AF281243

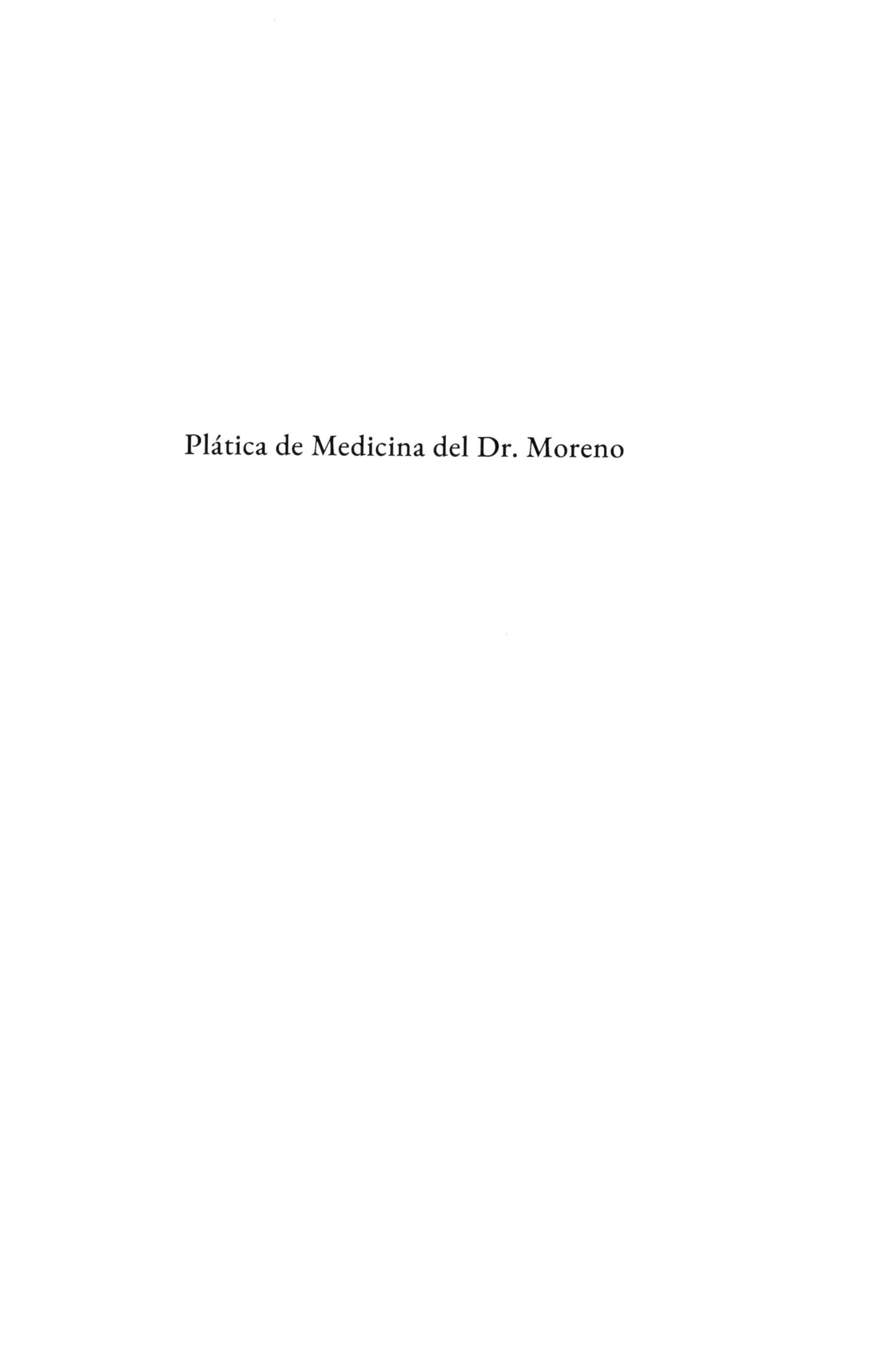

Plática de Medicina del Dr. Moreno

LOLA FERRE

PLÁTICA DE MEDICINA DEL DR. MORENO
(ESTAMBUL, 1645)

Edición, transliteración y estudio del
Ms. judeoespañol Fr. 3172 de la Biblioteca Nacional de Israel

GRANADA 2024

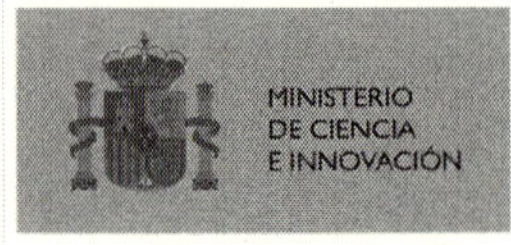
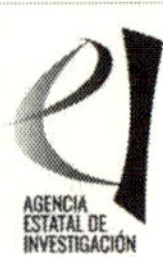

Este trabajo ha sido financiado por el Proyecto
Lengua y literatura del judaísmo rabínico y medieval
(PID2019-105305GB-I00) / MCIN / AEI/10.13039/501100011033

© LOLA FERRE
© UNIVERSIDAD DE GRANADA
PLÁTICA DE MEDICINA DEL DR. MOREN (ESTAMBUL, 1645)
ISBN: 978-84-338-7319-4
Depósito Legal: Gr. 1098-2024

Edita: Editorial Universidad de Granada
    Antiguo Colegio Máximo
    Campus Universitario de Cartuja
    18071 Granada
Diseño de la cubierta: .wilhelmi.
Ilustración de la cubierta: Médico otomano del s. XVII.
Maquetación: .wilhelmi.
Imprime: Printhaus. Bilbao.

A mis hijos Julia y Edu, siempre.

ÍNDICE

AGRADECIMIENTOS   11

PARTE I: INTRODUCCIÓN: EL AUTOR Y LA OBRA EN SU CONTEXTO

EL AUTOR

1. Biografía: una reconstrucción aproximada   17
2. Los Cristianos Nuevos en torno a 1580   22
3. La formación médica: Universidad de Salamanca   24
4. Médico en la Península Ibérica   28
5. El exilio en el Imperio Otomano   29
6. Los médicos sefardíes en el Imperio Otomano en los siglos XVI y XVII   33
6.1 El médico Moreno en Salónica   37
6.2 En Constandina (Estambul)   38

LA OBRA

1. Descripción del manuscrito Fr. 3172.   43
2. El contenido de la obra   47
2.1 Título e índice   47
2.2 El prólogo: contexto y motivaciones   49
2.3 La primera partida: Tratado primero   51
2.4 Las fuentes   54
2.5 La relación del texto con el Canon *de Avicena*   59
3. La obra en el contexto de la medicina del s. XVII   60
3.1 La medicina de los médicos conversos   65

LA LENGUA Y LA EDICIÓN

1. La lengua del texto en el contexto del español y del judeoespañol   69
1.1 Escritura y pronunciación   70
1.1.1 Vocales, diptongos y vacilación vocálica   70
1.1.2 Oposición: b/v.   71
1.1.3 Confusión entre las bilabiales /b] y /p/ y uso de n/m ante b/p   72
1.1.4 Confusión entre las interdentales d/t   72
1.1.5 Lecturas de la letra hebrea guimel   73
1.1.6 El yeísmo   74
1.1.7 Mantenimiento de la /f /latina en lugar de /h/   74

    1.1.8 Confusión r/l   75
    1.1.9 Las sibilantes: s, ss, ç, z, x, ch, j   75
    1.1.10 Grupos de consonantes   76
  1.2 Algunos rasgos morfosintácticos   78
  1.3 El léxico   80
2. La normalización del texto en la transcripción   84
  2.1 Transcripción del alefato   85
  2.2 Uso de la tilde   86
  2.3 Puntuación del texto   86
  2.4 Separación y unión de sílabas en las palabras   87
  2.5 Palabras al margen y tachadura   87
  2.6 Vocablos o párrafos en lenguas distintas al judeoespañol   88

PARTE II. TEXTOS, EDICIÓN Y TRANSLITERACIÓN DEL MS. FR. 3172

ABREVIATURAS Y SÍMBOLOS

  1. Abreviaturas y símbolos   91
  1.1 Abreviaturas   91
  1.2 Notas al texto   91
  1.3 Símbolos comunes al texto aljamiado y la transcripción   92
  1.4 Símbolos en el texto aljamiado   92
  1.5 Símbolos y uso de cursiva en la transcripción   92
  2. Glosario   92

LOS TEXTOS: PLÁTICA DE MEDICINA

  1. Edición del texto aljamiado y su transliteración   94

PARTE III: ANEXOS: GLOSARIO, ÍNDICES Y BIBLIOGRAFÍA

  1. Glosario   323
  2. Apéndices   339
  2.1 Listado de autores y obras citadas   339
  2.2 Índice de términos médicos, plantas y alimentos   341
  2.3 Índice de nombres propios   355
  3. Bibliografía   359

AGRADECIMIENTOS

La edición que presento en este libro es mi primera incursión en la medicina en judeoespañol. Tras haberme dedicado a lo largo de toda mi carrera académica a la medicina medieval en lengua hebrea, este texto ha supuesto todo un reto y me ha llevado a ámbitos de investigación hasta ahora desconocidos para mí.

La primera persona que me habló de este manuscrito fue Benjamin Richler, anterior director del «Instituto de Manuscritos Hebreos Microfilmados de la Biblioteca Nacional de Israel», que pensó en mí cuando vio una versión en judeoespañol del *Canon* del Avicena porque yo había trabajado su versión hebrea y mi lengua es el español. A él debo haber dado comienzo a esta aventura intelectual.

En un primer momento mi intención era solo hacer una descripción del manuscrito pero a medida que lo fui conociendo, creció mi interés por el texto y por el contexto histórico en que se escribió.

Tras una experiencia larga e intensa en la gestión universitaria, volver a la investigación con un tema tan nuevo me resultó vivificante porque me entregué a él con la pasión, y también las dudas, de quien empieza a investigar.

Han sido muchas las personas que me han ayudado para llegar a esta publicación y es este el momento y lugar para agradecérselo. La primera persona a la que le expresé mi intención de trabajar esta obra es también quien dirige la colección donde se publica, M. José Cano, y le agradezco mucho que haya estado al principio y al final de este trabajo y sus observaciones sobre el texto.

Comencé buscando publicaciones de obras médicas en judeoespañol y ahí me encontré con las de Pilar Romeu Ferré, investigadora independiente. Han sido frecuentes las veces que le he escrito y consultado sobre la transcripción o sobre términos que no encontraba y siempre he hallado una respuesta pronta, amable y bien documentada. Me he dirigido a otras personas del ámbito de los estudios sefardíes y todas ellas se han tomado un tiempo que les agradezco para responder a las dudas que les planteaba, me refiero a Doğa Filiz Subaşı (Universidad de Yozgat-Bozok), Cristobal J. Alvárez Lopéz (Universidad Pablo de Olavide) y Aitor García Moreno (Instituto de Lenguas y Culturas del Mediterráneo y de Oriente Próximo, CSIC).

Quería conocer también la evolución del español peninsular en los siglos XVI y XVII y encontré un gran apoyo en María Teresa García Godoy y Miguel Calderón

Campos, especialistas en historia de la lengua del s. XVII, que han leído el capítulo sobre la lengua desde su primera redacción. Sus observaciones y sugerencias me han sido muy útiles. También quiero mencionar a David Porcel con quien traté la influencia del portugués y Carlos de Miguel a quien he mostrado alguno de los textos latinos y me confirmó mi impresión de que este autor probablemente cita los textos de memoria. Es una satisfacción comprobar cuantas áreas filológicas se abordan en la Universidad de Granada y es una alegría comprobar la generosidad de sus investigadores para compartir conmigo un tiempo del que siempre andamos escasos.

Necesitaba comprender el contexto histórico y para esto conté con varios especialistas. De un lado Marciano Martín Manuel, investigador independiente, a quien visité en su precioso pueblo de Hervás, donde paseando entre sus calles me transmitió mucho de la historia y del sentimiento de los cristianos nuevos. Además, su familiaridad con los archivos y su disponibilidad a ayudarme, hicieron que los visitara buscando referencias documentales que no porque no aparecieran, dejo de agradecerle. También disfruté de una visita al Archivo de la Universidad de Salamanca donde me encontré con un personal buen conocedor de sus fondos y muy colaborador. Tuve entonces ocasión de hablar con Bertha M. Gutiérrez Rodilla, historiadora de la medicina de la Universidad de Salamanca, sobre los estudios en esta universidad tan importante para la medicina del s. XVII.

Compañero de la Facultad de Filosofía y Letras de Granada, Francisco Sánchez Montes, especialista en Historia Moderna, me proporcionó mucha información sobre la Península Ibérica de los siglos XVI y XVII en largas conversaciones y, por encima de todo, me transmitió una gran dosis de entusiasmo con la que me animó a adentrarme en una época que me era tan desconocida.

También me dirigí a Yaron Ben-Naeh (Universidad Hebrea de Jerusalén) que me resolvió la identificación de alguna de las personas que aparecen mencionadas en el texto. Y en ese sentido también me ayudó Dov Cohen (Universidad de Bar-Ilan).

En relación a la historia de la medicina de los conversos, los artículos de Jon Arrizabalaga (Institución Mila y Fontanals, CSIC), que fue compañero en los comienzos de mi carrera académica en la Universidad de Cantabria, me han aportado valiosas claves para entender la obra. Agradezco también a Guillermo Olagüe y a Mikel Astrain, ambos del área de Historia de la Ciencia de la Universidad de Granada, las sugerencias y lectura de la parte dedicada en la introducción a la medicina del XVII.

Cuando ya estaba acabando el libro, comencé a preocuparme por los aspectos materiales de la publicación. Confié plenamente en Carlos Wilhelmi, quien realizó un trabajo impecable en todos los volúmenes de esta colección y que tenía un exquisito gusto para la edición. Compartimos muchas horas de corrección del texto cuando ya la enfermedad le estaba debilitando y le agradezco profundamente su entrega y su dedicación para acabar esta su última edición. También a su memoria quiero dedicar este libro.

A todas y todos agradezco las informaciones certeras y las sugerencias y, sobre todo, el interés que han mostrado por mi trabajo. Por otro lado, asumo la responsabilidad en aquellos errores que pudieran apreciarse y que son solo míos.

Por último, al reconocimiento personal quiero unir el institucional. Este trabajo se ha realizado en el marco y con el apoyo del proyecto «Lengua y literatura del judaísmo rabínico y medieval» (PID2019-105305GB-I00), financiado por MCIN/AEI/10.13039/501100011033.

Lola Ferre
Granada-Bubión, mayo 2020-noviembre de 2023

PARTE I

INTRODUCCIÓN

EL AUTOR Y LA OBRA EN SU CONTEXTO

EL AUTOR

I. Biografía: una reconstrucción aproximada

Para conocer la vida del autor, la única fuente ha sido la propia obra objeto de esta publicación y que, a falta de un título explícito, he llamado *Plática de medicina*.

El tratado comienza con un prólogo donde el autor revela unos escasos datos biográficos: que tiene un hijo,[1] que su esposa murió y que él mismo había contraído una enfermedad grave dos años antes, pero no hay más referencias a su vida, ni siquiera dice cuál era su nombre. Será a lo largo del texto cuando vaya desgranando pequeñas dosis de información en frases intercaladas en el discurso médico.

Escribió el libro para su hijo y desde esta perspectiva se entiende que no tuviera necesidad de firmarlo ni abundar en detalles de su vida más allá de rememorar algunos acontecimientos lejanos. Más adelante hará mención de su apellido, su lugar de nacimiento y, la universidad donde se formó.

Con estas escasas referencias he tratado de reconstruir su biografía, buscando un apoyo documental —en archivos municipales, diocesanos, y universitarios y en el registro de las tumbas de los cementerios judíos de Estambul— que resultó bastante infructuoso. Ha sido necesario y, a la postre más ilustrativo, situarlo en el contexto de su época, la de los cristianos nuevos en el tránsito del siglo XVI al XVII. Y también, entenderlo desde las biografías de otros autores médicos contemporáneos que de cristianos nuevos devinieron, como él mismo, en judíos nuevos en tierras que no les habían visto nacer.

El primero de los datos biográficos, su lugar de nacimiento, aparece en un fragmento donde habla sobre los diferentes climas. Dice:

> Y en mi ciudad en la bera de Portugal que está asituada debaxo de unas montañas muy frías cuyos aires son fieraces y aquilonios, y se llaman las montañas en portugués Sierra de la Estrella —el nomre de la tierra de mi nacimiento, Fondón, tomado el nomre del lugar adonde está: ondo— (fol. 7v).

---

[1] Por lo que escribe más adelante, parece que son varios sus hijos: «salí de casa sano y bueno y contento de ver que quedava unos cuantos niños a mi mesa comiendo en mi casa, ¡bendicho aquel que me dio aquella alegría, él buelva sobre mí y sobre mi casa con sus piadades para servirlo!» (fol. 38v). Puede considerarse, también, que se refiriera a alumnos suyos.

Se refiere a Fundão, pueblo portugués de la diócesis de Guarda. Actualmente forma parte del distrito de Castelo Branco, y en sus calles se encuentran placas con referencias al pasado judío, incluyendo una judería. El pueblo está situado a las faldas de la Sierra de la Estrella y junto a la Sierra de Garduña.

Dado que el español es su lengua cabe suponer que nació en el seno de una familia hispana que ante la disyuntiva de conversión o expulsión del decreto de 1492 eligieron el camino del exilio, asentándose cerca de la frontera en Portugal. Solo cinco años más tarde, en 1497, estos judíos allí exilados se enfrentarían a la conversión forzosa.

En relación a la fecha de nacimiento, no he encontrado ninguna indicación directa en el texto pero se puede inferir a partir de los siguiente datos:

1. En el prólogo declara que hace dos años que está enfermo: «2 años ay que padesco (esta enfermedad) y dexo de ganar» (fol. 1v). Más adelante se refiere a esta enfermedad y a su comienzo: «el primer día de *ḥanuka* de año de 5404» (4 de diciembre de 1643) (fol. 38r). Entonces, si está escribiendo el libro dos años más tarde llegamos a la fecha de 1645 como fecha de redacción. Continuando con el relato de su enfermedad dice: «yo tenía entonces y va en 65 años» (fol. 39r). Por tanto, tiene 67 años en el momento de escribir la obra.[2]

2. Por otro lado, dice en el folio 143v que comenzó su carrera profesional con 24 o 25 años[3] y en el folio 18v había afirmado que llevaba 42 años ejerciéndola.[4] Hay que advertir que no sabemos si al hablar de la práctica de la medicina se refiere exclusivamente al ejercicio profesional, remunerado, o incluye los años de prácticas a los que estaba obligado para obtener sus títulos universitarios. De nuevo estos datos apuntan a que tiene 66 o 67 años al escribir su libro.

3. Una tercera alusión indirecta puede servir para establecer su cronología. Menciona dos 'guerras nuevas': Quzulbas (1623-1639) y Candía (1645-1669). Según los datos que he encontrado de estas guerra, la de Quzulbas ya habría acabado y la de Candía estaría muy en sus principios.[5]

---

[2] Este dato se contradice con una afirmación del propio autor: «Y ansí tengo algo de miraquia, la cual me dio de mancevo, antes que casase, muy fuerte siendo de 22 años ... siendo de 35 años que aze se me quitó» (fol. 38v). La suma de 22 y 35 nos daría 57, pero hay que advertir que el número 35 no está muy claro en el manuscrito y que el resto de los datos concuerdan con esta afirmación de tener 65 años.

[3] Fol. 143v: «y este cabso el primer año que gané selario por médico, siéndolo de la villa de Gata en Estremadura de España viniendo a una casada, a curar un hidalgo de una gran enfermedad que se llamaba Domingo Godines y estava desfehucieado (desahuciado) de grandes médicos y viejos y yo era mancevo de 24 o de 25 años, 2ª año que empecé a curar».

[4] Fol. 18v: «Y esto es todo la mejor que con mi esperencia y trabajo todo el tienpo que e usado la medicina, que son 42 años».

[5] *Qizilbash* (lit. cabeza roja) es el nombre de una secta chiita cuyos miembros hablaban turco y contribuyeron a la fundación de la dinastía Safavid. Zarinebal-Shahr escribió sobre este grupo considerado

4. Alude también a que estuvo al servicio del sultán Ibrahim, que ocupó el trono entre 1640 y 1648. En su relato él le estaba sirviendo en el año 1642.

Por tanto, si en el año 1645, el autor tenía 67 años, habría nacido en torno a los años 1578-79.[6] Fecha de gran significación para los Cristianos Nuevos portugueses de origen español y que vivían en la zona fronteriza.

En relación al dato más básico, el del nombre, hay que señalar el carácter anónimo de la obra. Ni en el prólogo ni en los varios colofones con los que da fin a los tratados que componen el texto escribe su nombre. Sin embargo, en el margen exterior superior de varios folios encontramos la firma de Samuel Moreno. En mi experiencia con obras manuscritas, los autores —ocasionalmente traductores o copistas— que firman sus obras suelen hacerlo en el colofón o el prólogo mientras que los nombres en el margen suelen corresponder al propietario del manuscrito. Si el propietario de la obra es el hijo cabría pensar que Moreno era el apellido familiar, lo que se confirma cuando escribe:

> Y con todo de mi natural, siendo mi tenple tan caluroso, causó en mi primera gerenación que salí moreno de color y *lo soy de nomre* y algo en la cencia de medicina (fol. 38v).

El apellido Moreno ha tenido interpretaciones diversas y algunos investigadores del ámbito de los estudios sefardíes hicieron la lectura Morenu, suponiendo una etimología hebrea: more + nu (nuestro maestro),[7] también se ha querido ver la relación con la palabra 'moro'. En este acaso el autor deja clara la lectura Moreno al vincularlo al adjetivo 'moreno' en referencia al color de la piel. Sin embargo, la frase final «algo en la cencia de la medicina» no tiene lógica desde la perspectiva del color de la piel;

---

herético y reprimido por el Imperio Otomano. El enfrentamiento se produjo especialmente a lo largo del siglo XVI y principios del XVII y fue conocido también como guerra de Persia. Se extendió desde 1623 a 1639. Véase su artículo: «Qızılbash "Heresy" and Rebellion in Ottoman Anatolia During the Sixteenth Century», en *Anatolia moderna - Yeni anadolu*, Tome 7: 1-15. La guerra de Candia es la guerra entre los otomanos y la República de Venecia. El asedio de Candia empezó en 1648, la guerra se desarrolló entre 1645 y 1669. White escribe: «Meanwhile, in 1642, the sultan had launched an ill-fated war with the Venetian over the island of Crete that was to drag on for a quarter-century», el sultán al que se refiere es Ibrahim, al que sirvió Moreno. Veáse White. *The Climate of Rebellion in the Early Modern Ottoman Empire*. E-book, New York, NY: Cambridge University Press, 2011: 211. La guerra de Candia se conoce también como guerra de Creta.

6   Curiosamente es el año que Yaron Ben-Naeh menciona como el comienzo de una crisis económica y política del imperio otomano, en Ben-Naeh *Jews in the realm of the Sultans. Ottoman Jewish Society in the Seventeenth Century*; Túbingen: Mohr Siebeck, 2008: 7.

7   Así parece interpretarlo Friedenwald cuando en su lista de médicos marranos cita a un tal Gomes Morenu de Moura, Portugal. Ver Friedenwald, «Spanish and Portuguese Physicians After the Expulsion at the End of the Fifteenth Century», Chapter 7 of the «History of the Jewish Physicians of Spain, Portugal and Southeastern France», en *The Jews and Medicine. Essays*, vol. II. USA: KTAV Publishing House, 1967: 701-771: 744.

sólo se la encuentro si está haciendo un juego de palabras, identificado Moreno con 'moro' y aludiendo a su galenismo arabizado. (Veáse más adelante, p. 64-65).

En todo caso, Moreno no se encuentra entre los apellidos que adoptaron los judíos cuando al convertirse al cristianismo cambiaron sus nombres,[8] y es posible que no fuera el apellido con el que fue bautizado ni conocido en la Península Ibérica. Mis dudas comenzaron al no encontrar a un Moreno de Fundão en los libros de matrícula de Salamanca. Posteriormente tuve acceso a los registros de bautizo de este pueblo y tampoco allí encontré referencia a ningún Moreno. Esto me lleva a pensar que es un apellido adoptado más tarde, tal vez ya en el exilio. Podría ser el caso de un apodo debido al color oscuro de su piel y que él convirtió en su apellido.

Este cambio de nombre no es un hecho excepcional. Aunque Ben-Naeh señala que muchos cristianos nuevos convertidos a judíos conservaron sus nombres,[9] encontramos cambios de nombre o apellido entre cristianos nuevos portugueses que salieron de la península y se declararon judíos.[10]

El autor hace referencia a su aspecto físico y a su carácter. Además de al color de la piel, señala que era un hombre 'escuálido y seco' y sobre su carácter dice que es colérico pero que ha podido controlarse con un uso correcto de las seis cosas no naturales.[11]

> Y ansí so un omre seco, escálido, de vasos largos y tanto que mi pulso tomo más con el ojo que nunca el tacto por estar la arteria muy descubierta y muy descarnada y ser muy ancha y gruesa. Tanbién con el entedimiento me fue sienpre mucho a la mano, refrenando esta colérica condición natural, que si no fuera el gran regimiento que he tenido en las 6 cosas no naturales, me iziera requemado tanto que engendrara una grande atrabilis en cantidad y calidad (fol. 38v).

[8] Sobre el apellido Moreno, véase Moreno. «El apellido Moreno y la burla de los linajes», *Nueva Revista de Filología Hispánica* (NRFH) 2019, n.2, 619-639: 620 y 622. Se basa en las lista de apellidos de judeoconversos que hicieron Lope de Barrientos y Fernán Díaz de Toledo en el s. XV.

[9] Ben-Naeh. *Jews in the realm of the Sultan*: 58. También afirma que la mayoría mantuvieron relaciones familiares y, en su caso, comerciales con la Península Ibérica.

[10] Es el caso de Fernando y su hermano Miguel Cardos que fueron a Venecia y allí mantuvieron el apellido Cardoso, pero adoptaron los nombres de Isaac y Abraham respectivamente. Véase Yerushalmi. *From Spanish court to Italian Ghetto. Isaac Cardoso a study in seventheeth-century Marranism and Jewish Apologetics.* New York and London: Columbia University Press, 1971: 202-203. Más llamativo es el caso de Isaac Orobio de Castro. Sus compañeros en la Universidad de Alcalá le conocieron como Baltazar Alvares; en la Facultad de Sevilla, donde enseñó, como Baltazar de Orobio; en Francia, en la Universidad de Toulouse, fue conocido como Baltasar Orobio de Castro y una vez en Ámsterdam donde fue enterrado tomó el nombre de Isaac Orobio de Castro. Véase Kaplan. *From Christianity to Judaism. The Story of Isaac Orobio de Castro,* tr. from Hebrew by Raphael Loew, Oxford: Oxford University Press, 1989. También el caso de Andrés de Fonseca cuyo nombre original era Andrés López y evolucionó a Andrés López de Fonseca y finalmente Andrés de Fonseca. Mientras que en el caso de Isaac Cardoso e Isaac Orobio el cambio de nombre obedece al cambio de condición de cristiano nuevo a judío, en el de Andrés López, parece ser que se debió a que el apellido López resultaba demasiado popular. Véase Schreiber. «Realidades conversas. Andrés de Fonseca y su familia (ss. XVI y XVII)», *Sefarad*, vol. 82:1, enero-junio 2022: 57-96: 70.

[11] Esto es el aire, la comida y la bebida, el ejercicio, el sueño y la vigilia, las retenciones y las evacuaciones, y las afecciones del alma.

En el mismo folio aparece otra alusión a su carácter colérico que le ha acompañado desde la niñez:

> Mi tenperamiento natural es muy colérico y tanto que de cualquera cosa desde mi ñines todo ka'as, mas luego me pasa (fol. 38v).

En relación a su familia, además del hijo Samuel Moreno, agradece a Dios que su mesa estuviera llena de niños. Menciona a una hermana que sufrió un ataque de epilepsia (fol. 18v), sin que especifique si esto ocurrió en la Península Ibérica o ya en el Imperio Otomano. Habla de la muerte de su esposa, que enfermó cuando él, y nos da su nombre: 'mi conpañera Hadasa' (fol. 39r).[12] Esta muerte le causó un gran pesar: «Y vine mucho malo a El, enojado de averme el Dio llevado mi conpañera» (fol. 40v). Alude a la fecha de matrimonio sin concretarla:

> Y ansí tengo algo de miraquia, la cual me dio de mancevo, antes que casase, muy fuerte siendo de 22 años bachelor en medicina....Y a un año de casado me vinieron almorranas de sangre negra y a[g]ua amaría (fol. 38v).

Otra fuente utilizada para reconstruir su vida han sido las inscripciones sobre las tumbas de los cementerios de Estambul.[13] No he encontrado demasiadas lápidas donde apareciera el nombre Moreno durante los siglos XVII y XVIII. Son en total doce y en solo dos de ellas hay referencias que nos puedan ser de utilidad. Se trata de referencias indirectas al hijo para quien ha escrito el libro, Samuel Moreno.

La más antigua es la de Calimera mujer de Samuel Moreno que murió el 27 de agosto de 1680. Habría muerto 35 años después de la composición del libro.[14] Otra referencia a Samuel Moreno es la lápida de Malka, viuda de Samuel Moreno muerta el 23 de enero de 1718. Podríamos aventurar que Samuel Moreno se casó con Calimera de la que enviudó a una edad ya adulta y casó de nuevo con Malka que le sobrevivió. Además, hay una lápida del año 1650 de un tal Abraham ben Yehuda Moreno que de ser hijo de nuestro autor nos daría su nombre como judío nuevo, Yehuda Moreno.[15]

La reflexión que hace sobre su vida, presenta un contraste entre una vida con muchas penalidades pero con éxito profesional:

---

[12] Hadasa, la versión hebrea del nombre de Ester, no es un nombre muy común entre las mujeres sefardíes.

[13] Pueden consultarse en la web: https://jewishturkstones.tau.ac.il/#/. Courtesy of the academic research site «A World Beyond: Jewish Cementeries in Turkey, 1583-1990» of the Goldstein-Goren Diaspora Research Center of Tel Aviv University.

[14] Tumba 72L.

[15] La lápida 52. Dice que era un estudiante.

> Que con <e>lla (la medicina) —poniendo si[en]pre a mi Dio por valedor en los
> trabajos que tuḃe en el discur[s]o (discurrir) de mi vida corta y mala que fueron
> munchos por mis pecados, por sus piadades passé caviendo sienpre entre los seño-
> res grande, ansí nuestros como de las ʾumot (fol. 1v).

Hasta aquí las escuetas noticias sobre la vida del autor que no permiten hacer una
detallada biografía pero sí dan las claves para situarlo en una época concreta donde
se produjeron acontecimientos que afectaron a su vida como a la de otros muchos
judíos forzados a la conversión al cristianismo.

2. Los Cristianos Nuevos en torno a 1580

En el año 1580 y en virtud de la unificación de los reinos de Castilla y de Portugal bajo
el reinado de Felipe II (Felipe I de Portugal), las familias conversas volvían a convertirse
en súbditos de una monarquía española. Pilar Huerga Criado que ha estudiado a los
Cristianos nuevos de la raya, escribe que

> A partir de 1580, los judíos conversos ibéricos pasaron a ser súbditos de un mismo
> rey gracias a la incorporación de Portugal a la corona de Felipe II. Este aconte-
> cimiento redujo las dificultades para traspasar la frontera castellana y propician
> aumento del flujo migratorio hacia la tierra de Castilla.[16]

En la historia que relata Markus Schreiber sobre los conversos del nordeste de Portugal, a partir de su investigación de la familia de Andrés de Fonseca, la apertura de la
frontera se presenta como una oportunidad, si bien, la razón que les lleva a cruzarla
es la persecución creciente de la Inquisición en Portugal. Cada vez que un inquisidor
visitaba un pueblo, varias familias huían hacia Castilla, y así afirma que:

> A causa de la presión inquisitorial, en la década de 1580 se produjo una desbanda-
> da general en Tras-os-Montes y en las Beiras situadas al sur. Muchas poblaciones,
> villas y ciudades sufrieron una sangría humana, pues muchos cristianos nuevos
> cruzaron la raya de Castilla.[17]

La comunidad conversa portuguesa presenta algunos rasgos distintivos respecto a la española. En los reinos hispanos la conversión masiva había comenzado a finales del s. xiv —siendo el año 1391 un punto de inflexión en este proceso— y, por

---

[16] Ver Huerga Criado. *En la raya de Portugal: solidaridad y tensiones en la comunidad judeo conversa*.
Salamanca: Universidad de Salamanca. Servicio de Archivos y Bibliotecas, 1993: 35. Los conversos
portugueses intentaron conseguir otra ventaja a raíz de esta unión: que se anulara la distinción entre
cristianos nuevos y viejos. El rey no sólo no accedió a esta petición sino que comenzó su reinado
sobre Portugal con un auto de fe en Lisboa.

[17] Schreiber. «Realidades conversas. Andrés de Fonseca»: 65.

tanto, la nueva comunidad de conversos había convivido durante un siglo con sus antiguos correligionarios y también con su nueva comunidad de cristianos. En Portugal la conversión afecta a todos los judíos a un mismo tiempo, pasando en su totalidad de ser judíos a cristianos nuevos tras el decreto de 1497, sin que hubiera un periodo de convivencia entre ambos grupos. Según Yerushalmi esto determina el fenómeno del marranismo, la práctica secreta del judaísmo. Mientras que el carácter progresivo de la conversión en los reinos hispanos habría erosionado la relación de estos cristianos nuevos con su antigua religión, en Portugal la conversión simultánea de toda la comunidad habría evitado esa erosión y habría favorecido que el judaísmo siguiera practicándose de forma secreta.[18]

A partir de esta unificación, en 1580 muchos conversos traspasaron la raya hacia España hasta el punto de que portugués se convirtió en sinónimo de cristiano nuevo lo que, de acuerdo con Yerushalmi, reactivó la persecución de la Inquisición hacia los conversos.

Por su parte, la Inquisición portuguesa se había ido fortaleciendo desde la mitad del s. XVI y el año de 1580 es testigo de persecuciones tanto en la región norteña de Tras-os-Montes como en las dos regiones del Beira[19] que llevaron a muchas familias conversas a atravesar la raya hacia la península.[20]

La visita del inquisidor, Marcos Texeira, tuvo consecuencias trágicas para los cristianos nuevos en 1579. Esta es la historia en palabras de Ricardo Escobar Moreno:

> A inicios de la primavera de 1579, Teixeira y su comitiva atravesaron el río Tajo y se adentraron en la Beira, esos territorios ondulados que se prolongan hasta el Duero por el norte y la sierra de la Estrella al oeste, bordeando la frontera española. Covilhã y Castelo Branco eran dos ciudades que se destacaban desde la Edad Media por la importancia de sus comunidades judías. La primera, al norte, era la más dinámica sobre el plano económico, gracias a su industria lanífera, y en aquella época, cuando el judaísmo era todavía permitido, contaba con la presencia de un delegado (ouvidor) del Rabinado Mayor de Lisboa, encargado de juzgar, según la ley mosaica, las causas civiles y criminales entre judíos. En sus alrededores, hacia el sur, *se halla Fundão*, seguida de São Vicente, que de estas cuatro es la población más modesta, tradicionalmente dependiente de Castelo Branco. Una miríada de veredas y pequeños pueblos, donde residían importantes minorías cristianas nuevas, giraban en torno a esos dos centros de gravedad.[21]

---

[18] Yerushalmi. *From Spanish court to Italian Ghetto*: 4-6. Sobre lo que supuso para la sociedad portuguesa la entrada de muchos judíos hispanos tras la expulsión, véase Schreiber. «Realidades conversas. Andrés de Fonseca»: 59-62

[19] Véase Schreiber. «Realidades conversas. Andrés de Fonseca»: 63-65.

[20] Huerga Criado también se hace eco de estas migraciones hacia la península, concretamente hacia Ciudad Rodrigo y señala también que todos procedían de la Beira la región portuguesa próxima la tierra salmantina. Véase *En la raya de Portugal*: 36-37.

[21] Esta visita del inquisidor Marcos Teixeira quedó registrada en un documento conservado en los Archivos Nacionales de Torre do Tombo en Lisboa, que será la fuente principal: el Livro 1° das denún-

Y continua el relato sobre las personas denunciadas y su origen geográfico:

> El número de personas denunciadas nominalmente en São Vicente ascendió a 95 (dejamos de lado tres acusaciones contra personas no identificadas formalmente); 52 eran mujeres, 43 hombres.
>
> De ellos, 88, todos cristianos nuevos, eran señalados por prácticas criptojudías; los siete restantes eran cristianos viejos, acusados de otros delitos menores (ninguno fue encausado).
>
> La gran mayoría vivía en São Vicente (61), quince en Castelo Branco, cinco en Covilhã, tres en Alpedrinha, *dos en Fundão*, dos en Lisboa; algunos entre dos localidades.[22]

No es muy arriesgado imaginar que en estas circunstancias la familia de Moreno aprovechara la apertura propiciada por Felipe II para cruzar la raya e instalarse al otro lado, donde el autor se formaría y desarrollaría sus años de ejercicio profesional en la península.[23] Sin embargo, tras haberse referido a su lugar de nacimiento —'Y en mi ciudad en la bera de Portugal'— encuentro otra referencia que podría hacer pensar que mantuvo lazos con esa ciudad y si salió de allí, pudo volver como médico:

> Y el primero fue en mi ciudad en una señora de tenperamiento sanguiño que le dio una febre ardiente en presencia de sangre de umor flema salada y gruessa, a la cual sangré 18 vezes como se verá en su ystoria en estas nuestras partidas adelante, y se <llamaba> la abadesa (fol. 9v).

3. La formación médica: Universidad de Salamanca

La mayoría de estos cristianos nuevos se dedicaron al comercio y fueron conocidos como los 'hombres de negocios'.[24] Pocos se dedicaron a las profesiones liberales,

---

cias da visitação do Santo Oficio nas ilhas dos Açores, Alentejo e Beira (ANTT, RSO/z/038/0794, en adelante Visitação), en el cual se recogen, de manera sucinta y metódica, las acusaciones de los habitantes que se presentaron ante el tribunal itinerante. Ver Escobar Quevedo. «Una família criptojudía del interior de Portugal ante una visita inquisitorial. São Vicente da Beira, junio de 1579. A Crypto-Jewish Family from the Portuguese Countryside in front of an Inquisitorial Visit. São Vicente da Beira, June of 1579, *Fronteras de la Historia*, vol. 25, núm. 2, pp. 8-34, 2020. La cursiva es mía.

[22] Véase Escobar Quevedo. «Una familia criptojudía del interior de Portugal»: 22. La cursiva es mía.

[23] Fue también el caso de la familia de Andrés de Fonseca (1584-c.1665). Andrés nace en Mirandela y recibe el nombre de Andrés Lopes. Solo un año más su familia sale de esta población portuguesa en 1585 con destino a Castilla donde vivirán en Medina de Rioseco y Madrid y luego la familia se traslada hacia Verín. Véase Schreiber. «Realidades conversas. Andrés de Fonseca».

[24] Huerga Criado escribe: «Los hombres de negocios. Ninguna expresión me parece tan afortunada como la utilizada por sus contemporáneos para identificar a la gran mayoría de los cristianos nuevos llegados Castilla desde el vecino reino portugués» y «Es un raro hallazgo encontrar entre los conversos de Extremadura alguno que no pueda ser identificado como comercial, categoría a la que pertenecía desde un modesto tendero hasta el más rico mercader». *En la raya de Portugal*: 95 y 105 respectivamente.

excepto la medicina, actividad que era común entre los judíos desde hacía siglos. Muchos de los médicos conversos llegados de Portugal hicieron sus estudios en universidades españolas, es el caso de Isaac Orobio de Castro que se matriculó en 1633 en la Universidad de Osuna y más tarde en la de Alcalá,[25] el de Isaac Cardoso que estudió en Valladolid, o de los hermanos Gaspar y Andrés López que estudiaron medicina y derecho respectivamente en Salamanca.[26]

Por la zona geográfica en que se desarrolla la vida del autor en España, la Universidad de Salamanca parecía la opción más verosímil, aunque contemple también la posibilidad de que fuese la Universidad de Coímbra su centro de estudio. La opción primera se confirma en palabras del propio autor:

> [...] demonstrando nos la el doctissimo y benamerento dotor Ruiz nuestro maestro en la Universidad de Salamanca (fol. 84v).

La referencia al prof. Ruiz permite comprobar la fiabilidad de la cronología que estoy construyendo. A finales del siglo XVI y principios del XVII sólo hay un profesor con este apellido, se trata de Diego Ruiz de Ochoa quien es profesor en la universidad desde 1592 a 1623, comenzando en la Partida de anatomía hasta alcanzar la Cátedra de prima.[27]

Con estos datos, me propuse encontrar en la documentación existente sobre los estudiantes de la universidad a uno que llevara el nombre de Moreno y fuera natural de Fundão. En los libros de matrículas o de exámenes de bachilleres se apuntaba el nombre, la localidad de nacimiento y la diócesis a la que esta pertenecía.[28]

En el periodo de Felipe II y tras la anexión de Portugal, una característica de los estudios de medicina es el gran número de portugueses matriculados, particularmente a partir de 1598-99 y estos médicos eran en su mayoría de origen judío. A Teresa Santander, quien fuera directora del Archivo de la Universidad de Salamanca y compilara los datos de matrícula de estudiantes de medicina en el siglo XVI, le llamó la atención que entre los estudiantes de medicina hubiera tan pocos que pertenecían

---

[25] Kaplan. *From Christianity to Judaism*: 8-15.

[26] Schreiber. «Realidades conversas. Andrés de Fonseca»: 68.

[27] Véase Rubio Muñoz. *La República de sabios. Profesores, cátedras y universidad en la Salamanca del siglo de Oro*, Madrid: Universidad Carlos III, 2020: 270.

[28] Por cada curso que matricula un estudiante hay un registro de matrícula. Los matriculados hacían un juramento ante un secretario nombrado por el rector. Si bien hubo negligencia en la toma y apunte de información, a partir de 1561 con los Estatutos de Covarrubias, esto se corrige y en todos los matriculados aparece nombre y lugar de donde eran naturales. La responsabilidad encargada por el rector al secretario y el valor del juramento son la garantía de la fiabilidad de los datos pues en este periodo no se acreditan los hechos con documentación. El secretario que era responsable de esta matrícula, tenía una multa de 1 ducado si no lo anotaba bien. Véase Santander. *Escolares médicos*: 12-16.

a los colegios y destacó que muchos procedían de Portugal y de Extremadura.[29] Las dos circunstancias están relacionadas entre sí porque muchos de los estudiantes venidos de Portugal eran cristianos nuevos y no eran admitidos en los colegios donde, a diferencia de las universidades, sí se aplicaban los Estatutos de pureza de sangre, y la medicina fue para ellos una profesión común como lo había sido antes para los judíos hispanos.

Dado que la edad habitual de ingreso en la universidad eran los 14 años, se puede pensar que Moreno iniciara sus estudios en torno a 1592/3, y, que tras dos cursos del bachiller de artes,[30] entrara en medicina en 1594/5. Hay dos personas apellidadas Moreno que proceden de Portugal pero no de Fundão y cuyas fechas de estudio son tempranas para tratarse del Moreno que nos ocupa y un tercero de Salamanca.[31]

Ante los pobres resultados buscando por el apellido, inicié la búsqueda por la localidad de origen. Este criterio podría ser más fiable que el del nombre, pues no es infrecuente que un estudiante use diferentes nombres, jugando, por ejemplo, con el apellido de la madre o el padre.

Aparecen ocho estudiantes procedentes de Fundão. Ninguno se llama Moreno y la mayoría realizan los estudios demasiado pronto como para poder identificarle con él.[32] De entre ellos el más cercano es alguno de los dos estudiantes llamados Manuel

---

[29] Santander. *Escolares médicos*: 17. Ella misma señala que de entre los portugueses que declararon donde habían nacido el 24,57% eran portugueses, los que más vienen del Alto Alentejo y menos de Beria y Trás-os-Montes (*Escolares médicos* : 58) y añade «Judaizantes famosos como Amato Lusitano, Tomás Rodrigues da Veiga o Rodrigo Lopes, médico de la reina Isabel I de Inglaterra, se graduaron en Salamanca» (*Escolares médicos*: 59).

[30] Según Luis Granjel para alcanzar el grado de bachiller era necesario cursar dos años de artes, 3 de 'oír' la medicina y uno y medio de prácticas que Carlos I amplió a 2. Tras los cuales se procedía al examen del Tribunal del Protomedicato. Véase su libro *Los estudios de Medicina en Salamanca (Ensayo histórico)*, Salamanca: Real Academia de Medicina de Salamanca, 1989: 26-27.

[31] Los portugueses son Juan Moreno, natural de Évora, que estaba en 1º de medicina en 1599-1600. Ángel Marcos de Dios, habla de Joao Moreno de Evora que habría estudiado Leyes, Canones y Medicina entre 1592-1600. Y Sebastián Alandroal Moreno (Elvás) que estudió medicina entre 1592-94. Y en el libro de matrículas dice que siguió estudiando medicina en Coímbra (Livro dos Autos e Graos, S.C. VII, 185). Santander. *Escolares médicos*, entrada 263-264. El estudiante procedente de Salamanca, Juan Moreno, se matricula en medicina en 1592 teniendo ya el título de bachiller, lo que implica que habría empezado su formación en 1589, año en que Moreno tendría 12 años. Santander. *Escolares médicos*: 263.

[32] Se trata de Álvarez, Domingo natural de Fundão. Empieza medicina en 1570-71 (Santander. Escolares médicos, entrada 123: 80). Jorge, Francisco estudia sobre 1555-60 (Santander. *Escolares médicos*, entrada 1478, 207). Morán Francisco: Natural de Fundon, dióc. Guarda. Bachiller artista. Matriculado en medicina 1588-89 (Lib. 303 f. 131). Examen para Bachiller en Medicina 11-I-1592 (Lib 740, f.29v). Grado de Bachiller en Medicina: 11-V-1592 con el Dr. Bernardo Sánchez (Lib. 741 f.120). (Santander. *Escolares médicos*, entrada 2074, p.262). Rodríguez, Gonzalo Fundon, dioc. Guarda, Bachiller artista matriculado en 2º de medicina en 1592-93 (Lib. 304f. 140) (Santander. Escolares médicos: 320). 1666 López, Manuel: Natural de Fundon, dioc. Guarda. Bachiller artista. Matriculado en Medicina 1587-88 (Lib 302 f. 130v); 1588-89 (Lib 303 f.131v). Examen para Bachiller en Medicina 15-III-1591 (Lib 740, f.5). Grado de Bachiller en Medicina: 30-IV-159 con el Dr. Juan Bravo (Lib. 741 f.115v). Santander. *Escolares médicos*, entrada 1666: 124.

López.[33] En este sentido, cabe señalar que en el registro de los bautizos de Fundão entre 1578-1580 no he encontrado ningún niño apellidado Moreno y sí, en cambio, hay bastantes niños llamados López, entre ellos dos de nombre Manuel, uno nacido el 15 de marzo de 1580 y el otro el 20 de agosto de 1580.[34]

La búsqueda en los libros de matrículas o de exámenes de bachiller no dieron resultados que permitieran identificar a nuestro autor. Hay que tener en cuenta que, según Luis Granjel, muchos estudiantes de Salamanca se examinaban para obtener el título en universidades menores bien porque era más fácil, bien por su condición de 'cristiano nuevo' respecto a la cual éstas sería menos exigentes.[35] No dudo, sin embargo, de que estudiara en Salamanca. La mención a un profesor concreto, el prof. Ruiz, la considero suficiente prueba.

Como he mencionado, el tal Manuel López es el más próximo por origen y fechas de estudio al autor de la *Plática de medicina*. Lo más lejos que se puede llegar en este caso es a aventurar que Moreno fuese tal vez bautizado como López y con tal nombre se matriculara. De ser esto cierto, la decisión de cambiar de López a Moreno podría explicarse por ser un apellido demasiado común, como vimos en el caso de Andrés de Fonseca.[36]

Hay otra alusión a la universidad que se refiere a la ceremonia de obtención de grados:

> [...] y los respetavan (a los médicos) como a dioses y Apolo primero médico de los gentiles le izieron tenplo adonde lo ivan a adorar después de muerto como a ídolo y de su nombre se llamó la medicina cencia de Apolo. Y cuando hoy en las universidades de Edom fazen a uno bachiller, lincenciado o dotor en la medicina, le dize su padrino que le da el grado: ego te creio bacalaurus vel licenciatu vel doctoris en apolinea facultatis. Yo te ago bachiller, licenciado o dotor en la cencia de Apolo

---

[33] Manuel López, natural de Fundon, dioc. Guarda. Bachiller artista. Licenciado en Artes por Coimbra. Matriculado en Medicina 2º, 1594-95 (f.145). Véase Santander. *Escolares médicos*, entrada: 124. Otro Manuel López, natural de Fundon, dioc. Guarda. Bachiller artista. Matriculado en Medicina 2º, 1595-96 (f.143v). Santander. *Escolares médicos*: 224. Podría tratarse del mismo aunque en ambos casos se dice que se matriculó en segundo curso. Tal vez empezara en el 1594-95 y en 1595-96 comenzara el segundo curso. En los libros de exámenes hay un Manuel López de Fundão de la diócesis de Guarda pero que se habría examinado en 1591. Una fecha muy temprana para que concuerde con los estudios de Moreno o los de Manuel López. Por último, hay un Antonio López de Fundão se gradúa en Junio de 1607. Esto significaría que de ser Moreno, tendría 26 o 27 años y resulta tardía la fecha porque Moreno habría comenzado a trabajar con salario a los 24 o 25.

[34] Estos archivos se encuentran en el Arquivo Nacional. Torre do Tombo y son accesibles on line en la página https://digitarq.arquivos.pt/details?id=4805793. Estas referencias aparecen en los registros de la Paróquia de Fundão, fol. 26r y 30v respectivamente.

[35] En *Los estudios de Medicina en Salamanca*: 29.

[36] Pero hay otras explicaciones posibles: que al matricularse usara de sus dos apellidos solo uno y no correspondiera al de Moreno, que cambiara su apellido real por el de su mote bien, como señalé antes, por tener un apellido muy común, bien por haber encontrado oportuno cambiar su apellido para proteger a la familia que quedara en la península, caso de que su salida hubiera sido por persecución inquisitorial.

> [...] y esto todo después de averlo muy bien esaminados a cavo de 14 años que han
> estudiado (fol. 145r).

En este texto describe la figura de un padrino que presenta y acompaña al estudiante
en el examen de bachiller y también la duración de los estudios.[37]

Esta ceremonia no se atribuye específicamente a la Universidad de Salamanca en
el texto sino que generaliza con las de Edom. Esto podría significar que hubiese estudiado en más de una universidad, o sencillamente que considerara o supiera que este
era un procedimiento común para todas las universidades cristianas, las universidades
de Edom.

El texto demuestra que el autor conoce el sistema, si bien no afirma que él hubiera
seguido el ciclo completo hasta el doctorado ('a cavo de 14 años que an estudiado').
En cambio, sí que menciona expresamente el título de bachiller ('siendo de 22 años
bachelor de medicina' fol. 38v).

4. Médico en la Península Ibérica

Sobre el ejercicio de la medicina aporta varias informaciones. La primera, antes recogida, es que lleva 42 años ejerciéndola:

> Y esto es todo la mejor que con mi esperencia y trabajo todo el tienpo que e usado
> la medicina, que son 42 años (fol.18v).

Si lo está escribiendo en 1645, tal y como hemos establecido anteriormente, significa
que comenzó a practicarla de manera profesional en el año 1603.

Declara que ha trabajado 13 años en España:

> Y en Yspania vide, curando en ella la medicina 13 años, la misma diferencia que
> a entre reg(i)on a reg(i)on y entre aire a aire en ella, porque en Andulucía y Es-
> tremadura suceden muchas y muy perfetas, y en Castilla la Vieja al contrario.
> Y en Coria, adonde curé 8 años, que es Estremadura y está situada en llano, de

---

[37] Tras siete años desde el inicio se podía obtener el título de bachiller de medicina si tenemos en cuenta
que el estudiante debía obtener previamente el título de bachiller en arte, luego tres de estudios de
medicina que se complementaban con dos años de prácticas y dos años de filosofía natural, aunque
estos dos últimos años se daban por hechos con el bachiller de Arte. El estudiante debía hacer un
examen y una vez completados los requisitos, el grado lo otorgaba un doctor o un maestro elegido
por el escolar. Por tanto, los catorce años del pasaje aluden a un grado mayor, el de licenciado o doctor
porque tras los siete años para el bachiller el estudiante debía hacer cuatro años más de estudios y en
unos meses de prácticas para alcanzar la licenciatura. El grado de doctor lo confería el Maestre escuela
y era un acto muy solemne y tan caro, incluía banquetes, corridas de toros, etc, que estaba reservado
para unos pocos estudiantes muy pudientes. Veáse Santander. *Escolares médicos*: 19, 30, 42.

> temperamiento caliente y úmedo y lodizes aires, que ahí corren, vide muchas y
> muy perfetas crisis. Y en Gata primero lugar de Extremadura situado en la monta-
> ña que aparta en Estremadura de Castilla la Vieja de todas 2 partes de la montaña
> y todos los más lugares que están cerca della en la misma montaña cuyos aires son
> fierazes y tramontañes. En todo aquel tienpo que estuve en ellas, ni todo el que
> estuve en Coria —siendo llamado muchas vezes para esos lugares a diversos enfer-
> mos— nunca vide en ellos ninguna cris (fol.7r-7v).

Sobre el comienzo de su ejercicio tiene un relato muy interesante del que transcribo
algunos párrafos:

> [...] y este cabso el primer año que gané selario por médico siéndolo de la villa de
> Gata en Extremadura de España viniendo a una casada a curar un ydalgo de una
> gran enfermedad que se llamaba Domingo Godines y estava desiuzieado de
> grandes médicos y viejos y yo era mancevo de 24 o de 25 años, 2ª año que empecé
> a cura [...] y sanó, por lo cual cobré gran fama y otro ydalgo viendo que no se ablava
> en otra cosa que en esta cura y se llamava Martín de Matieano (מארטין די מאטייאנו)
> me quizo provar con esta agua de igos y se echó en la cama y se hizo que estava
> malo[...] diciéndole que me quería engañar y que aquello era agua de igos y que él
> estaba sano y bueno y que a un médico como yo no se azía tal renque y se vido alcan-
> çando y beçándome los pies y las manos que le perdonasse y fue necessario cal-
> larme porque era un gran ombre y sacó 6 duc›(ados) de oro y medio y era regidor
> de Coria y por esta vantaje me hizo llevar en breve tienpo [...] y me valió mucho
> después y fue grandíssimo mi amigo (fol. 143v).

Marciano Martín Manuel, buen conocedor de los archivos extremeños, ha buscado a
este regidor tanto en el Archivo Histórico Provincial de Cáceres como en el Archivo
Municipal de Coria sin haber obtenido resultados porque hay una laguna documental para este periodo.

Otras fechas que aporta y son importantes para trazar el mapa de su práctica médica es cuando dice que hace 25 que 'pelegrinó' a Estambul (fol. 7v). Relata además su
experiencia de 2 años y medio en Salónica (fol. 19r).

5. El exilio en el Imperio Otomano

En el cómputo de años que hacemos a partir de los 42 años que declara haber ejercido
la medicina y de acuerdo con sus declaraciones respecto a su práctica de la medicina
en el Imperio Otomano, en Salónica y Estambul, resulta que trabajó 13 años en la Península Ibérica, 2 y medio en Salónica y 25 en Estambul. Esto suma 40 años y medio,
lo que parece indicar que en el camino de su exilio hubo una parada de año y medio
en ese peregrinaje entre España y el Imperio Otomano, para que sea coherente con los
42 años de experiencia médica.

Sobre su exilio no he encontrado ninguna alusión, ni sobre el año o trayecto realizado ni los motivos que le movieron a abandonar la Península Ibérica camino de Estambul, capital de ese Imperio Otomano que siendo el gran enemigo de la España del siglo XVII, era aún un lugar de acogida para los conversos que deseaban volver a la religión de sus ancestros.

Sin embargo, hay una experiencia compartida entre médicos que eran cristianos nuevos, muchos de ellos portugueses, que como él dejaron el catolicismo para abrazar el judaísmo. Esta experiencia compartida puede ayudar a entender el contexto y cuál pudo ser su historia y su motivación.

Amato Lusitano vivió entre 1511 y 1565, hijo de una familia conversa. Estudió medicina en Salamanca donde se graduó y al cabo de un tiempo volvió a Portugal donde fue testigo de la implantación de la Inquisición. Poco después abandonó el país y llegó a Amberes donde ejerció la medicina de manera exitosa durante 7 años. Allí comenzó a publicar su obra médica en latín y también inició un periplo que continuó por varias ciudades italiana, como Ferrara y Ancona, y concluyó en Salónica donde murió en una epidemia de peste. De acuerdo con Friedenwald, dos son los motivos tras sus viajes: un ambiente hostil contra los cristianos nuevos y el deseo de prosperar en su exitosa carrera como médico.[38] Su obra, la introducción a su famosa obra *Curationum medicinalium Centuriæ* (en adelante *Centuriæ*), fue muy bien conocida por Moreno, como tendremos ocasión de ver.

Otra biografía muy similar es la de Abraham Zacuto Lusitano, descendiente y homónimo del famoso autor del *Almanaque perpetuo*, Abraham Zacuto de Castilla, que tras 1492 se refugió en Portugal. Nació en Lisboa en 1575, estudió medicina en las universidades de Coimbra, Salamanca y Sigüenza y ejerció durante años con gran éxito en Lisboa hasta que a los 50 años abandona la ciudad, se dirige a Ámsterdam y allí se une a la comunidad judía. En los últimos años de su vida escribe una obra médica, al igual que hiciera Moreno.[39]

Otros casos paradigmáticos son los de Isaac (Fernando) Cardoso y Orobio de Castro, también incluidos entre las biografías de Friedenwald y que atrajeron la atención de otros investigadores.

Al primero dedicó un libro de Yosef H. Yerushalmi que contextualizó al autor en la sociedad de cristianos nuevos de la que nuestro autor formó parte. Como Moreno, Isaac Cardoso nació en la zona de Guarda, en el pueblo de Trancoso y estudió en una universidad española, la de Valladolid. Su carrera es bien conocida por sus éxitos que

---

[38] Friedenwald. «Amatus Lusitanus», en *The Jews and the Medicine. Essays*, U.S.A.: Johns Hopkins University (originalmente en *Bulletin of the History of Medicine*, vol. VIII, nº 7, July 1937): 332-380.

[39] Friedenwald. «Abraham Zacuto», en *The Jews and the Medicine. Essays*, U.S.A.: Johns Hopkins University (originalmente en *Bulletin of the History of Medicine*, vol. VIII, nº 5, May 1939): 295-321. En el listado de sus obras, junto a las ediciones latinas se encuentran dos textos en portugués, uno de ellos descrito como *Tratado sobre Medicina que fez o Doutor Zacuto para seu filho, etc...* (321) También en esto, el uso de la lengua vernácula, Moreno se parece a él.

le llevaron a la corte madrileña. Y desde allí se fue a Verona y Venecia donde pudo acabar sus días. Yerushalmi no llega a aclarar cuáles son los motivos de su exilio pues los acontecimientos que vinculan su nombre con la acción inquisitorial fueron posteriores a su salida del país.[40]

En el caso de Orobio de Castro, estudiado por Yosef Kaplan, la persecución inquisitorial jugó un papel muy claro.[41] Nacido en Braganza en 1617, su familia se trasladó a España y comenzó sus estudios en la Universidad de Osuna y los acabó en la de Alcalá. Su vida en la península estuvo ligada a la práctica de la medicina y a su enseñanza en la universidad y transcurrió entre ciudades del sur de España: Málaga, Cádiz y Sevilla. En Cádiz fue detenido por la Inquisición pero liberado sin cargos, tras lo que decidió abandonar el país. En esta ocasión se fue hacia Francia y de allí a Ámsterdam, donde decide practicar abiertamente el judaísmo y a sumarse a la comunidad española-portuguesa.

En la mayoría de los casos, los investigadores interpretan como causas para el exilio el rechazo que sufren como cristianos nuevos —aun cuando los autores citados tiene en común una exitosa carrera como médicos y en el caso de Isaac Cardoso y Orobio de Castro también como profesores universitarios— y una amenaza latente de la Inquisición que se concreta en Orobio de Castro.

Jon Arrizabalaga señala una red de medidas basadas en el concepto de pureza de sangre y que conducen a la exclusión social del médico converso. Esto ocurre desde su formación, pues la imposibilidad de acceder a los colegios los convierte en estudiantes de segunda clase, en la obtención de grados superiores de licenciado y doctor. Más adelante debían examinarse frente al Real Tribunal del Promedicato que discriminaba al converso que pudiera tener no ya en su propio pasado sino hasta la generación de los abuelos una condena de herejía o apostasía por la Inquisición.[42]

[40] Yerushalmi describe los distintos sucesos que dificultaron la vida de los cristianos nuevos portugueses entre 1640 y 1643 pero que no motivaron la huida de Cardoso como sí ocurrió con otros paisanos suyos. Cardoso no se fue hasta 1649. Diez años más tarde, en un proceso inquisitorial en 1659, uno de los testigos declaró que Isaac Cardoso judaizaba y animaba a otros a judaizar y remite a reuniones que habrían tenido lugar entre 1648 y 1650. De ser esto cierto, Cardoso estaba corriendo un gran riesgo al convencer de judaizar a otros y su salida del país se habría producido poco después de los hechos que, bajo tortura, declaró el testigo. ¿Se fue porque sintió cerca a la Inquisición? Es posible, pero lo cierto es que no hay la más mínima señal de que fuera perseguido por la Inquisición. El propio Cardoso no escribió sobre su salida de España ni las razones que le movieron por lo que el miedo a la Inquisición no deja de ser una especulación, aunque bastante creíble. Véase Yerushalmi.

[41] Muchos familiares, incluidos sus padres sufrieron de esta persecución con resultados muy lesivos, incluida la muerte en la hoguera. Véase Kaplan. *From Christianity to Judaism*: 25-63.

[42] Véase su trabajo «The World of Iberian converso practitioners, from Lluís Alcanyís to Isaac Cardoso», in Víctor Navarro Brotóns and William Eamon (eds), *Más allá de la leyenda negra: España y la revolución científica/ Beyond the black legend: Spain and the scientific revolution*, Valencia, Instituto de Historia de la Ciencia y Documentación López Piñero (Universitat de València-CSIC), 2007: 307-322: 314-315. El caso de Lluis Alcañiz pone en evidencia el equilibrio inestable en que un médico converso vivía: este médico valenciano del siglo XV pasó en cinco años de ser un prestigioso médico en Valencia y en la corte de Fernando el Católico y profesor de la recién creada Universidad de Valencia,

Juan Ignacio Pulido Serrano no comparte la idea de una única causa, como no comparte la idea de una única identidad entre los cristianos nuevos. La razón para el abandono de la Península podía ser, efectivamente, la persecución inquisitorial, pero también razones de índole profesional o el deseo de practicar abiertamente el judaísmo.[43] La libertad religiosa pudo bien motivar el viaje a lugares que la permitían. Yerushalmi recoge algunos testimonios en este sentido, como el de una mujer portuguesa a la que se le recomienda que vaya a Venecia donde «she could live better and more freely».[44]

Moreno no hace alusiones directas ni a su experiencia como cristiano nuevo ni a las razones que le llevaron a abandonar la península, ni a las circunstancias en que se produjo su peregrinaje a Estambul.

Lo que podemos percibir en su obra es que Moreno devino en un judío convencido. Declara que su primera elección para su hijo fue el estudio de la ley y alude con frecuencia al Dios de Israel. También el análisis de la lengua acredita su compromiso con el judaísmo: un número considerable de términos hebreos, incluyendo numerosos términos médicos, revelan un verdadero esfuerzo por aprender la lengua. Por otro lado, el relato de episodios de su vida en la Península Ibérica no revelan sentimientos negativos o conflictivos de ese pasado, como es el caso de Orobio de Castro, del que Yosef Kaplan señala que sentía remordimientos por su pasado cristiano, u otros nuevos cristianos que no consiguieron romper los lazos con la religión católica en la que habían sido educados y volvieron al catolicismo.[45] Ninguno de estos sentimientos se perciben en la obra de un ya anciano Moreno que mira hacia atrás sin ira.

En el prólogo aparece una frase que es la única que parece insinuar la razón de su exilio y tiene que ver con su apego a la religión y recuerda a Maimónides y su actitud ante la conversión forzada, recomendando hacer una conversión aparente para salvar la vida pero luego huir a un lugar donde poder practicar el judaísmo.[46] Escribe Moreno:

---

a morir en la hoguera junto con su esposa, acusados ambos de practicar secretamente el judaísmo (*Ibid.* 308).

[43] Señala también el caso de cristianos nuevos cuya salida del país estuvo motivada por la búsqueda de mejores oportunidades en sus negocios y que no tuvo como consecuencia que se convirtieran al judaísmo. Véase Pulido Serrano. «Plural identities: the Portuguese New Christians» in *Jewish History* (2011) 25: 129-151. A esto puede añadirse el caso de una familia, la de Rodrigo y Gabriel da Fonseca, tío y sobrino respectivamente que, aunque parece que abandonan Portugal por la presión de la inquisición, una vez en Italia siguen su vida como católicos. Nelson Novoa. «Gabriel da Fonseca. A new Christian doctor in Bernini's Rome», in *Humanismo e Ciência. Antiguidade e Renascimento*, António Manuel Lopes Andrade, Carlos de Miguel Mora, João Manuel Nunes Torrão (Coord.) Aveiro, Coimbra, Sao Paolo: UA Editora- Universidade de Aveiro- Impresa da Universidade de Coimbra-AnnaBlume, 2015: pp. 227-248.

[44] Yerushalmi. *From Spanish Court to Italian Ghetto*: 196.

[45] Kaplan. *From Christianity to Judaism*: 330 y 345.

[46] Maimónides en la 'Epístola sobre la conversión forzosa' recomienda una conversión aparente antes que perder la vida pero también señala que se debe abandonar el lugar para buscar un sitio donde

> Donde veo que esta cierta necedad quijo securrer El que sabe lo que es bueno para ordenar su mundo y truxo las más razonex para que aprendesex esta arte y la usasex con su temor y amor, que es el principio de la saviduría en esta ciudad adonde es tan ne[ce]saria; *y en todo lugar que él fuere servido pelegrinex* (fol. 1v).

Si no hay nada que indique expresamente la razón de su salida, tampoco lo hay sobre el modo en que esta se produjo. No llegó directamente a Salónica. Hay un hueco de año y medio entre su ejercicio de la medicina en la península y en Salónica que puede ser parte de ese peregrinaje y que pudo ser una parada en Italia en su camino hacia el Imperio Otomano. Esta fue una parada relativamente frecuente y el uso de dos palabras, 'fábrica' (del hombre) y 'barbarismo' hace pensar en su conocimiento de corrientes médicas originadas en Italia (ver más adelante, págs. 61-63).

De acuerdo con la cronología que he ido construyendo, el Dr. Moreno, abandonó la península en torno al año 1616. La razón por la que Moreno eligió asentarse en territorios otomanos tampoco se explica y es posible que algún familiar o amigo que hubiera emigrado con anterioridad le animara a unirse a él. Rhoads Murphey escribió sobre el incremento de médicos judíos en el Imperio Otomano a lo largo del XVII y lo relaciona no sólo con las persecuciones en el lugar de origen sino con las atractivas oportunidades que estos territorios seguía ofreciendo para inmigrantes, especialmente los profesionales bien capacitados.[47]

6. Los médicos sefardíes en el Imperio Otomano en los siglos XVI y XVII

El año 1580, una fecha transcendente para los conversos portugueses como hemos mencionado, es también un año significativo en la historia del Imperio Otomano hasta el punto de que, según Yaron Ben-Naeh, en los estudios otomanos el siglo XVII empieza en este año y se extiende hasta 1683 cuando las tropas otomanas son vencidas a las puertas de Viena.[48]

Distintos sucesos a nivel militar, comercial, estratégico y político, marcaron un cambio de rumbo que se encamina a una crisis y pérdida de influencia del imperio. Tampoco son buenos tiempos para la comunidad sefardí. La caída en desgracia y la muerte de Yosef Nasi, Duque de Naxos (1579), que fuera poderoso líder de la comunidad, es interpretada como el principio del fin de la Edad de Oro vivida por

---

practicar abiertamente el judaísmo. Véase Cano y Ferre. *Cinco epístolas de Maimónides*, Barcelona: Riopiedras Ediciones 1988: 73.

[47] En «Jewish contribution»: 66-67.

[48] Ben-Naeh. *Jews in the realm of the Sultans*: 7.

los judíos en Turquía, especialmente por la comunidad sefardí tras la expulsión de 1492.[49]

En la misma idea abundan otros investigadores como Avigdor Levy, quien señaló que desde 1580 y hasta 1826 se produjo un gran empobrecimiento tanto económico como espiritual en las comunidades judías, no homogéneo sino por etapas,[50] y Yaron Ben-Naeh apunta a un cierto declive intelectual cuando señala el apartamiento de las disciplinas filosóficas y científicas en favor de tratados relacionados con la práctica religiosa.[51]

Este empeoramiento cultural tiene que ver con las condiciones de vida de los judíos que en cuanto *dimmíes* no dejaban de ser ciudadanos de segunda clase sometidos a cambios que tenían que ver más con la voluntad y política de los dirigentes que con sus dinámicas internas como comunidad. Así, por ejemplo, bajo el gobierno del sultán Murad IV en 1630 hay una política de observancia estricta del Islam que margina a las minorías y les impone normas humillantes como la prohibición de montar a caballo o caminar en la misma acera que un musulmán. Durante su reinado hubo varios libelos de sangre (1624, 1633 y 1640) en Estambul, de los que Moreno pudo ser testigo.[52] Este ambiente hostil explica la historia de cómo Moreno llega a enfermar gravemente:

> Llevaba un raša' de moço y una mala mula y espantola y se cayó encima de un turco. Y fuyó el moço y el turco se levantó y alçó un ogar y vino con la punta para darme. Y me dio gran susto porque pensé que me avía muerto, mas no dio en mi y dio en la ancade la mula con el cavo y no con la punta.
>
> Y aunque yo so animoso e ize levantar la mula con más que le di con las piernas no quijo caminar y vídelo venir otra ves de punta con el ogar para mí, de lo que

---

[49] Rhoads Murphey escribe: «Joseph Nasi, Duque of Naxos (d. 1579) is frequently painted in the blackest of terms, as though Nasis's fall from favor and subsequent death was translated instantaneously into a degeneration of the conditions of the Jewish community at large». En «Jewish Contributions to Ottoman Medicine, 1400-1800» en *Jews, Turks, Ottomans. Shared History. Fifteenth Through the Twentieth Century*, edited by Avidor Levy, Syracuse University Press: Syracuse NY, 2002, 61-74: 62

[50] A lo largo del s. XVII el imperio vivirá diversas crisis que afectaron a las comunidades sefardíes. Para algunos el fracaso otomano en la batalla de Lepanto (1571) fue el principio de un declive marcado en su origen por la pérdida de influencia en el Mediterráneo. Avigdor Levy hace un resumen de las dificultades por las que el imperio pasó a lo largo del s. XVII a varios niveles y que considera consecuencia del propio éxito en su expansión geográfica como imperio y una evolución conflictiva dentro y en la periferia del imperio frente a países de la Europa cristiana que crece y se fortalece especialmente en el ámbito del comercio. Ver Levy. «The Era of Standstill and Decline, 1580-1826» en *The Jews of the Ottoman Empire*, ed. by Avigdor Levy, Princenton: The Darwin Press, Inc. in Cooperation with The Institute of Turkish Studies, INC. Whasington, D.C., 1994, 71-97: 71-74.

[51] «From the sixteenth century onwards, there was a decline in the number of works dealing with sciences such as astronomy and medicine, or with philosophy. Now there was an increase in the quantity of works written -and printed- dealing with practical issues: responsa, sermons, moral treatises, and various compilations». Ben-Naeh. *Jews in the realm of the Sultans*: 6.

[52] Ben-Naeh. *Jews in the realm of the Sultans*: 110-117

> me gusté (asusté) mucho más y me dio en la ijada <derecha> con el sap que pensé
> que me avía passado y no me bolví a casa, mas vijité a la enferma y todo lo que
> tenía que vijitar de judíos y turcos y vínome a una ora después de medio día a
> casa (fol. 38v y 39r).

Podría parecer exagerado ese temor por un accidente que no tuvo consecuencias para el turco y que, en cambio, a él le causó una enfermedad grave, solo así se entiende la reación, con las conseuencias fatales que para un judío podía tener levantar la mano contra un turco.[53]

Sin embargo, en relación al estatus social que aporta la práctica médica, los médicos judíos siguen gozando de fama y prestigio. Aún así, si tomamos como referencia la presencia de médicos judíos en la corte se observa que hay una progresiva islamización de los médicos cortesanos, tal vez consecuencia también de la política de Murad IV. La presencia más alta de médicos judíos desde el siglo XVI, se detecta en torno a 1609-1610 con un 66% de presencia de judíos en los equipos de médicos reales. Avigdor Levy refiere:

> The well-known mid-sixteenth century traveller, Nicholas (Nicolas) de Nicolay
> and Pierre Bellon de Mans, came away with the impression that Jewish physicians
> dominated the field of medicine in the Ottoman Empire; and that they were
> more numerous and knowledgeable that the physicians of any other group.[54]

También Nil Sari y Ali H. Bayat se hacen eco de la presencia de médicos no turcos, entre los que destacan los judíos, en las cortes:

> Of the physicians, surgeons and oculists who came to Istanbul from far away
> countries, such as Egypt and Iran etc., the famous ones were invited to the Palace
> when needed. Also, mostly Jews and a few Christians from Europe (frenk) were
> employed in the court. Being a Jew or a Christian was not an obstacle in treating
> Muslim patients. Jewish refugees from abroad mainly Iberia, were eagerly received
> by the Ottoman rulers. There were even several separate lists of the community
> consisting of a great number of Jewish physicians attached to the court, called
> *jamāʿ aṭibbāʾ-i Yahudiyān* in the treasury register, as high as 63 at the beginning
> of the 17th century.[55]

---

[53] «Actually, the Jews had no choice: raising a hand against a Muslim or public statements defame Islam could lead to the death of the perpetrator of such acts». (Ben-Naeh. *Jews in the real of the Sultans*: 117). También Bernard Lewis se refiere al maltrato que sufrían los judíos a pesar de su lealtad hacia el imperio, en *The Jews of Islam*, Princeton: Princenton University Press1984, 211, nº 9.

[54] Levy. *The Sephardim in the Ottoman Empire*, Princenton New Jersey: Darwin Press Inc., 1992: 26.

[55] «The Medical Organization at the Ottoman Court», *Studies in History of Medicine & Science*, Vol. XVI, Nº 1-2, New series (1999/00) 37-51: 38

Salo W. Baron puso cifras a la presencia de los médicos judíos estableciendo la siguiente relación: en 1536 había 4/5 judíos frente a 13/15 musulmanes y años más tarde en 1548 14/15 frente a 17 musulmanes. Sobre el comienzo del s. XVII advierte que aunque entre 1578 y 1648 se produjo un estancamiento social y político en el imperio, el número de médicos judíos en la corte aumentó en el primer tercio de este periodo.[56] A ese respecto, Abraham Galante señala que durante el periodo del sultán Mourad IV (1623-1640) 40 médicos judíos estaban al servicio de palacio.[57] Avigdor Levy escribe que en 1600 había 41 médicos judíos y 21 musulmanes, pero a mitad del s. XVII, había solo 18 médicos de los cuales catorce eran musulmanes y cuatro judíos.[58] También Moreno sirvió en palacio, como se verá más adelante.

El flujo de la llegada de cristianos nuevos que ejercen la medicina continuó a lo largo del s. XVII aunque con menor intensidad que en el s. XVI. Y a los que se instalan de manera definitiva hay que sumar los que pasan allí temporadas. En las listas elaboradas por Friedenwald, sobre los médicos tras la expulsión de España aparecen frecuentes casos de esta movilidad y Murphey pone como ejemplo el caso de Amato Lusitano que, como se dijo anteriormente, acabó sus días en Salónica, Miguel Cardoso que fue de Italia al Cairo o Joseph Salomon del Meldigo, nacido en Creta y que tras varios viajes de ida y vuelta acabó instalado en Ámsterdam.

De Italia llegaron médicos como Solomon Askenazi (Udine, c. 1520) que estudió en Padua y se estableció en Estambul en 1564, quien fue esencial en las negociaciones diplomáticas que condujeron al acuerdo de paz entre el Imperio Otomano y la República de Venecia, en 1573. Israel Conegliano, nacido en Padua c.1650, y se estableció en 1675 en Estambul. Además de como médico sirvió también en labores diplomáticas al gran visir Mustafa Pasha y al sultán Mehmed IV, Murió en 1717.[59] Uno de sus estudiantes fue el más célebre de los médicos judíos, Tobías Cohen (Tuviyyah Cohen ca.1652-1729), nacido en Metz donde recibió una educación tradicional. Abandonó Polonia debido a las persecuciones allí desencadenadas y se dirigió a Padua, cuya universidad admitía a judíos entre sus estudiantes en la Edad Media cuando otras los rechazaba. Más tarde se trasladó a Estambul donde sirvió a varios sultanes y escribió su obra *Maʿaseh Tuviyyah*, una de las obras más influyentes para los médicos judíos, visto el número de sus ediciones que comenzaron con la primera en Venecia

---

[56] Baron. *A Social and Religious History of the Jews*. Second edition, Revised and Enlarged. Vol. XVIII: *The Ottoman Empire, Persia, Ethiopia, India and China*. New York- Philadelphia: Columbia University Press, The Jewish Publication Society of America, 1983, pp 74-77, 120. También Murphey afirma: «The seventeenth century seems to have been a period of growth for Ottoman Jewish doctors at a variety of different levels», en «Jewish contribution»: 67.

[57] En «Médecins Juifs au service de la Turquie», Istanbul 1938: 13.

[58] «The Era of Standstill»: 73 y ss.

[59] Véase Galante. «*Médecins Juifs au service a la Turquie*» y Levy. *The Sephardim in the Ottoman Empire*.

en 1707.[60] Le sucede como médico de corte Daniel de Fonseca, médico marrano de origen portugués que estudió en Burdeos y en 1707 se establece en Estambul y abrazó abiertamente el judaísmo. También jugó un papel importante en el ámbito diplomático a favor de Francia, país que le acogió cuando su benefactor, el sultán Ahmed III cayó. Hacia finales del s. XVII aparece el médico R. Moshe Benveniste que es médico del gran visir de Estambul y parece ser que usa esta posición para hacer espionaje para, entre otros países, España. [61] A esta lista Rhoads Murphey añade a un judío que se convirtió al Islam, Mustafa Feyzi (Hayati Zadé), que no sólo consiguió el puesto de jefe de los médicos del sultán sino que él y sus descendiente mantuvieron el control sobre el grupo de médicos cortesanos durante mucho tiempo y fueron autores de una profusa obra médica. [62]

6.1 *El médico Moreno en Salónica*

La primera mención de la ciudad de Salónica, la hace Moreno al hablar de los climas en el fragmento donde también mencionaba su ejercicio profesional en la Península Ibérica, dándonos a conocer de paso el tiempo que duró su estancia. Escribe:

> Y en Saloniqui con tener una tramontana de tienpo en tienpo —que cuando viene limpia la ciudad toda de cualesquiera enfermedades agudas que irán por más malas que sean— nunca me aconteció en 2 años y medio que estube en ella (7v).

De acuerdo con la cronología que estamos estableciendo a partir de los datos del texto, la estancia de dos años y medio que menciona en Salónica debió ocurrir a su llegada a Turquía entre los años 1617/8 y 1619/20. Desde luego no más tarde porque menciona dos pacientes que murieron en el año 1621. Conviene recordar el párrafo:

> [...] y en Saloniki en los señores ḥakamim, que en paz descansen, en el señor ḥ' Isḥaq Levi y señor ḥ' Selomoh Ḥasson (fol. 19r).[63]

---

[60] La obra de este autor tiene un carácter enciclopédico, como es el propósito de Moreno con su obra. Cita a Hipócrates, Galeno y Avicena, pero de hecho, se aparta de ellos al seguir una de las corrientes más poderosas de la nueva medicina del s. XVII, la iatroquímica. Véase Ruderman. «Medicine and Scientific Thought: The World of Tobias Cohen» en *The Jews of Early Modern Venice*, Ed. by Rober C. Davis and Benjamin David, Baltimore-London: The Johns Hopkins University Press, 2001: 191-210.

[61] Barnai. «The Jews of the Ottoman Empire in the Seventeenth and Eighteenth Centuries», *The Sephardi Legacy*, ed. Haim Beinart, 2 vols., The Magnes Press, the Hebrew University, 1992, vol.2: 135-165. R.Moses Benveniste, sirvió a finales del s. XVII al gran vizir de Estambul, usó esta posición para hacer espionaje. (148) Benayahu. «Rofe ha-Hazer R Moshe Benveniste...» *Sefunot*,12 (1978): 123-144.

[62] Véase Levy. «The Era of Standstill and Decline»: 76-78 y Murphey. «Jewish contribution»: 70. Para Murphey el gran trío de médicos judíos del s. XVII lo componen este Mustafa Feyzi, Tobías Cohen y Daniel de Fonseca.

[63] Agradezco a Yaron Ben-Naeh que me proporcionara la siguiente información: R. Shlomo Ibn Hason es uno de los dos autores de *Mishpatim Yesharim*, murió en 1621. R. Yitzhak le-veit haLevi fue

Harry Friedenwald en su artículo sobre los médicos peninsulares después de la expulsión de los judíos hispanos identifica a varios médicos de origen peninsular que se instalaron en Salónica en los siglos XVI y XVII: Aaron Affia, médico, filósofo y matemático; Moises b. Baruch Almosino que nació en Salónica de una familia de origen aragonés, y escribió en español un régimen de salud,[64] y Salomón Caballero, también de familia aragonesa, que murió en 1530. Salomón ibn Habib que murió en 1504.[65]

Sobre la sociedad judía de Salónica, Minna Rozen señala que un judío podía pasar toda su vida sin cruzar apenas unas frases en otro idioma que no fuera el judeoespañol y sus relaciones fuera de la comunidad eran sólo con la clase dominante musulmana y exclusivamente para asuntos de negocios.[66]

Tampoco Moreno da razón de su traslado a Estambul desde Salónica, Yaron Ben-Naeh, que menciona que había una gran movilidad de los judíos entre ciudades del imperio, se refiere específicamente al deterioro de las condiciones de vida en Salónica que llevaron a muchos de sus habitantes a una migración a ciudades de los Balcanes, a Esmirna y Estambul.[67]

6.2 *En Constandina (Estambul)*

Su destino hasta la fecha en la que escribe el libro fue la ciudad de Estambul, llamada en las fuentes sefardíes Constandina. La comunidad judía de Estambul, junto con la de Salónica y la de Esmirna, eran las más importante de las comunidades judías en Turquía. Cuando escribe el libro Moreno, dice que han pasado 25 años desde que peregrinó a esta ciudad.

Sobre la población judía, Standfor J. Shaw aporta los datos que diera el famoso viajero turco Evliya Çelebi según el cual en 1638 la población judía de Estambul, mayoritariamente instalada en Haskoy, era de 11.000 familias (77.000 personas). Mien-

---

miembro de una famosa familia y murió también en 1621. A Salomón Ḥasson lo había mencionado también en el párrafo anterior: «si alguna ves una cris buena en el señor ḥakam nuestro maestro el R.(....) Šelomoh Ḥasson —¡que viva su memoria en el mundo venidero!— como en su cuento veremos adelante» (fol. 7v). Médicos en Salónica en este periodo son Barukh Faro (m. 1628), Yosef Ami (m. 1629), David Uziel (m. 1631), Moshe Avatz (m. 1653).

[64] Véase Friedenwald. «Spanish and Portuguese Physicians After the Expulsion at the End of the Fifteenth Century», Chapter 7 of the «History of the Jewish Physicians of Spain, Portugal and Southeastern France», en *The Jews and Medicine. Essays*, vol. II. USA: KTAV Publishing House, 1967: 701-771: 708.

[65] Véase «Spanish and Portuguese Physicians After the Expulsion», para Aaron Affia: 707; Moises b. Baruch Almosino: 708; Salomón Caballero: 715; Salomón ibn Habib: 729.

[66] Rozen. «The Ottoman Jews», en S. Faroqhi (Ed.), *The Cambridge History of Turkey* (Cambridge History of Turkey, pp. 256-271). Cambridge: Cambridge University Press, 2006, pp. 256-271: 260-261.

[67] Ben-Naeh. *Jews in the realm of the Sultans*: 60.

tras que los registros del pago de impuestos estableció que en 1690-91 había 8.236 familias judías (57.652 personas).[68]

Cuando Moreno llega a la ciudad entre los judíos podían distinguirse las comunidades de caraítas, romaniotas y sefardíes. De acuerdo con los datos extraídos de los miembros tributarios de la comunidad, los romaniotas tenían una comunidad estable mientras que los sefardíes habían doblado su número. Este desequilibrio se había producido por diversas causas, desde la política de atracción de habitantes hacia la ciudad que afectó a los judíos hispanos tras la expulsión, y a desastres como incendios o epidemias que afectaron a esta separación entre congregaciones. Todo esto fue debilitando a la comunidad de romaniotas que para finales del siglo estaba ya integrada entre los sefardíes cuya lengua hicieron suya.[69] Además en un principio había divisiones entre los sefardíes que se organizaban por su origen regional a lo largo del siglo XVI y a principios del XVII, pero también esta diferenciación quedó superada a partir de mediados del XVII.[70]

Minna Rozen hace una descripción de la judería de Estambul bien distinta a la de Salónica. Mientras que esta era una comunidad tan grande que no necesitaba del contacto con otras, Rozen destaca como los judíos de Estambul se integraron más en el ambiente de la sociedad musulmana y, especialmente las élites, se interesaron más por el destino del imperio. Son los judíos del Imperio Otomano que más hablan turco.[71] Esto influye en su propia lengua y según David Bunis el judeoespañol de Estambul tenía más palabras turcas que el de Salónica o el de otros lugares del Imperio.[72]

De las historias que Moreno cuenta en el libro algunos de sus protagonistas pueden identificarse con facilidad, es el caso, naturalmente, del sultán al que dice haber servido:

> [...] cuales vide yo en potentísimo señor *rei hamelej sultan Ibraim* ה ' *en el año 5402*[73] en su saray de Hascoy la primera vez curándole de una miraquia e inpo-

---

[68] Shaw. *The Jews of the Ottoman Empire and the Turkish Republic*, New York: New York University Press 1991: 37 y 42.

[69] Standford habla de 26 incendios en la ciudad entre 1606 y 1698 lo que provocó en el de 1606 un traslado hacia Hascoy, y en el resto hacia otro lugares. En *The Jews of the Ottoman Empire*: 113. Sam White pone el acento en los desastres naturales para entender el declive que se percibe en el imperio otomano. A estos mencionado habría que añadir un terremoto que tuvo lugar en Estambul unos años después de que se escribiera el libro, en julio de 1648, y que causó 30.000 muertos. White. *The Climate of Rebellion in the Early Modern Ottoman Empire*. E-book, New York, NY: Cambridge University Press, 2011, https://hdl-handle-net.i.ezproxy.nypl.org/2027/heb.32594. Sobre estos desastres y los datos obtenidos a partir del número de individuos que pagaban tasas, véase Uriel Heyd. «The Jewish Communities of Istanbul in the Seventeeth Century», *Oriens* 6 (1953): 299-314

[70] Ben-Naeh. *Jews in the realm of the Sultans*:55.

[71] Véase Rozen. *The Ottoman Jews*: 261.

[72] Sobre la lengua véase Bunis. *Leshon Judezmo: Mavo li-Lshonam shel ha-Yehudim ha-Sefaradim ba-Imperiyah* (Jerusalem, 1999), pp. 24-35 y del mismo autor *Voices from Jewish Salonika* (Jerusalem, 1999): 63-122.

[73] El año 1642 de la E.C.

tencia de su ajunta con mujer aviéndole dado un machon para que pudiese en-
guindar el cual en su iystoria en nuestra parte 3 de las enfermedad de la caveça en
el tratado primero capi de la cura de la melancolía e ipocondraca o mirauia escri-
viremos y esta misma una mañana queriéndolo purgar 11 médicos turcos y judíos
pareció el día antes... (fol. 141v).

Ibrahim llegó al trono el año 1640 y fue depuesto en 1648 por lo que Moreno parece
que le está tratando desde poco después de que llegara al trono y al escribir su obra ya
no era el sultán. Abraham Galanté en su obra *Medecins Juifs au service de la Turquie*
aporta el listado de médicos en la corte de Mourad IV (1623-1640) y de Muhammad
IV (1648-1686) pero desafortunadamente, y sin explicaciones, se salta el reinado de
Ibrahim.

De los personajes que cita, tanto médicos y pacientes, he podido identificar algunos. Muchos de ellos son llamados con el título 'hakamim' (sabios), una denominación para miembros de la elite rabínica que a pesar de su distinguida posición en la
comunidad pertenecían a clases medias y bajas en términos económicos.[74]

Entre estos pacientes ilustres cita a un 'señor principal' de la ciudad: Maharit
(be)n Yaʿiš al que llama '*ḥakam ha- šalem ha-rab ha-mebuʿaʔ* (el sabio perfecto,
renombrado maestro).[75] El relato de su enfermedad es muy extenso, abarca del fol.
64r al folio 67r. Según este relato, Maharit (be)n Yaʿiš tenía 4 médicos a su servicio
que habían planteado sangrarle. Esto causa alarma en los amigos que recomien-
dan llamar a Moreno. De esta manera, el autor destaca la confianza que genera.
Menciona Moreno 'la presunción y soberbia' con la que habla 'el viejo tenido por
grande médico'. Es posible que se refiera a Zacuto a quien menciona más adelante
como 'el viejo Zacuto, que era ya muy viejo'. Sus críticas a este médico son muy
afiladas. Cita también al médico Mehemet Chelebi, con quien también polemiza
en torno al tratamiento y cuestiona sus conocimientos. Mehemet Chelebi es un
nombre turco y esto significa que los judíos ilustres no tenían reparo en confiar su

---

[74] Véase Ben-Naeh. *Jews in the Realm of the Sultans*: 393-400.

[75] No he encontrado referencia a Maharit (be)n Yaʿiš pero sí otras personas con este apellido como
Yontov ben Yaesh que Standfor cita como gran rabino de Estambul entre 1639 y 1600, en *The Jews
of the Ottoman Empire*: 272. Ben-Naeh cita a la familia Yaʿish entre las familias adineradas de la sociedad, véase *Jews in the Realm of the Sultans*: 394-395. También son varias las tumbas en el cementerio
de Haskoy recogidas en la base de datos «Jewish Cemeteries in Turkey» enterrados a lo largo del s.
XVII: Encuentro a dos personas llamadas Yosef ben Haim n' Yaʿis, uno muerto en 1657 y otro en 1647
(por una plaga); Crisi, mujer de Abraham ben Yishaq ben Yaʿis muerta en 1635 (38MA, Haskoy);
1647: Yosef ben Abraham n' Yaʿish (60MA, Haskoy); 1647: Nehamah hija de Moseh ben Yaʿish, una
chica joven; 1650: Clara, viuda de Slomoh ben Yaish (30MA Haskoy); 1640: Ester, mujer de Haim
ben Yais e hija de Slomoh Ha-Cohen; 1650: un niño llamado Yosef ben Abraham ben Yais (53MA,
Haskoy); 1650: una joven hija de Abraham n' Yais; 1650: un hijo de Smuel Slomoh n' Yais; 1648:
Haim ben Abraham n' Yais; 1648: Yosef ben Abraham n' Yais. Harry Friedenwald mencionó a un tal
Baruch ben Samuel ibn Yaish que tradujo a Avicena, *After the expulsión*: 770.

salud a médicos turcos. De pasada cita a Yeuda (be)n Ya'ix, quien había fallecido en el transcurso de los últimos dos años.[76]

Otra historia afecta a Anbia, padre de Anbia el mozo. Se trata de un paciente mayor, 81 años, quien se preparaba para ir a pasar el verano a Ereṣ Israel, concretamente a Safed, cuando comienza a sentir un dolor de costado. Dos médicos han sido llamados antes que Moreno: el ḥakam España y el doctor Yacob Zacuto que posiblemente es el mismo al que había llamado 'el viejo Zacuto'. En este caso surge de nuevo la cuestión de la sangría pero en sentido contrario: ahora es Moreno quien la recomienda mientras que los otros médicos ya han dado al anciano paciente por muerto. Moreno hace venir al barbero. Al final del relato, que va del fol. 60v al fol. 63r, el paciente se recupera y aun vivirá varios años en Israel.

Otro caso es de una joven que era sobrina de un tal ḥakam Amarillo que vivía en la casa de Yeuda Rosales.[77] En este caso trabaja con otro médico, el doctor B(a)rzilai (fol. 15v).[78] Otras mujeres son la suegra del ḥakam Nehman Gallego[79] y Bula Bucha (fol. 59v) de la que dice que era cuñada de Abraham Cohen el Meniache y que vivía en la pescadería (fol. 60r).[80] Otras personas citadas son R. Matatía (be)n Arroyo y al meburak (bendito) Romano, que es un visitante o alguien que recientemente se ha instalado en la ciudad, 'un venido a ella' (fol. 19r).[81]

En conclusión, la información sobre la vida de Moreno se reduce a los datos que quiso proporcionar en su obra, ya que la consulta en archivos y fuentes externas no ha sido de excesiva utilidad. Sin embargo, estos datos, aunque escasos, permiten reconstruir los hechos fundamentales de su biografía, que comparte muchos aspectos de la historia de otros marranos portugueses de su época.

No explica la razón tras sus decisiones y hay lagunas que no se han podido resolver con el texto: por qué abandona la Península Ibérica, por qué elige el Imperio Otomano, por qué cambia de Salónica a Estambul o dónde estuvo entre su salida de

---

[76] Entre las tumbas se encuentra a una mujer de nombre Buena, la viuda de Yeuda (be)n Yais que muere en 1651 (30MA) y más adelante, en 1663, aparece la de un hijo de Ben Yeuda (be)n Ya'ish (60 MA).

[77] Con el apellido Rosales hay una tumba de 1619, la de Rosa, hija de Shelomoh Rosales (101MA) Sobre h. Amarillo, Galanté habla de un médico Moisés Amarillo que siendo originario de Salónica se estableció en Estambul y cuya fama llegó a las altas esferas. Ver *Histoire des Juifs de Turquie*: 133.

[78] Hay bastantes tumbas con este apellido, ברזילי, pero demasiado recientes. La más antigua es de 1727 y pertenece a Clara, viuda de Dov B(a)rzili (o Barzilay),

[79] La tumba 114MB es de un hombre llamado Sheʿlomo Gallego de 1650.

[80] No he encontrado ninguna tumba con el apellido Bucha. Sí hay varias para Abraham Cohen que no necesariamente tiene que tener relación con este personaje: La más antigua es la de tumba 5-7-18MA de una mujer (sin nombre) que muere de parto en 1638 y es mujer de Abraham ha-Cohen. Dos niños: tumba 10-6-100 un hijo del R' Abraham Cohen fechada en 1650 y tumba 3-3-15L de una niña que murió por la plaga en 1659, hija de un Abraham Cohen. Por último, también en 1650 habría muerto Abraham Cohen ha-Mizrahí siendo un hombre mayor (Tumba 2-2-72).

[81] Hay varias tumbas de personas relacionadas con el apellido Romano que se han fechado el 1 de enero de 1650, esto es, cuya muerte se produjo en torno a la mitad del siglo sin que se pueda concretar la fecha.

España y la llegada a Salónica. Lo que para mí son grandes preguntas, tal vez para él no tuvieran esa trascendencia o formaran parte de una normalidad vivida por tantos correligionarios que no merecen un comentario o, por el contrario, se tratara de reflexiones demasiado íntimas para compartirlas en un tratado práctico de medicina.

LA OBRA

I. Descripción del manuscrito Fr. 3172

El manuscrito perteneció a la colección del Dr. Harry Friedenwald y hoy se encuentra en la Biblioteca Nacional de Israel que adquirió su colección de manuscritos.[1]

Friedenwald fue un oftalmólogo estadounidense de prestigio, historiador de la medicina y los judíos y un coleccionista de manuscritos y obras impresas.

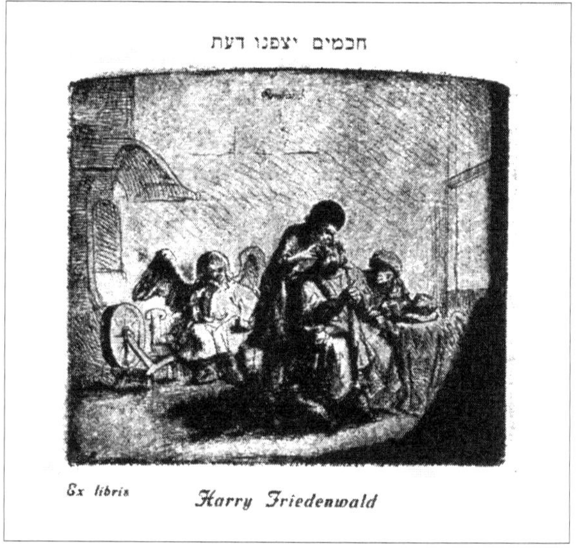

Dedicó bastantes de sus trabajos a médicos procedentes de familias de cristianos nuevos. En el catálogo que el propio Friedenwald hizo de su colección no aparece referencia a esta obra. La he buscado en lista de autores por Avicena ya que en el catálogo del Instituto de Manuscritos Hebreos Microfilmados (IMHM) de la Biblioteca Nacional

---

[1] Véase Richler. *Guide to Hebrew Manuscript Collections* Jerusalem: The Israel Academy of Sciences and Humanities, 1994: 56-7. De acuerdo con la descripción en el IHMH, el manuscrito recibió otro nombre: Lanfranquina, debido a que el folio 161r, en hebreo y en una letra diferente, contiene la primera página de un libro de Lanfranco de Milán cuyas obras de cirugía fueron muy apreciadas en la Edad Media.

de Israel se le considera una traducción del *Canon* de Avicena.[2] Tampoco menciona esta obra en los numerosos artículos que escribió sobre médicos conversos. Parece ser, pues, que Friedenwald no conocía el contenido del manuscrito.

La letra es cursiva sefardí y, excepto los primeros folios que tienen algunas manchas afectando al prólogo, el estado de conservación es en general bueno.

El texto en judeoespañol ocupa prácticamente la totalidad del manuscrito, desde el folio 1r hasta el 160r, el 160v está en blanco. Cada folio tiene entre 37 y 40 líneas. Hay dos fragmentos de textos en hebreo intercalados en el volumen: entre los folios 68r a 69v hay un texto sobre digestiones y del folio 161r a 162r el fragmento de la versión hebrea de una obra de Lanfranco. Lo cual indica que copias de tratados médicos en hebreo circulaban por Turquía.

A lo largo del manuscrito se encuentran numerosas anotaciones escritas al margen. Algunas están en hebreo y otras en judeoespañol.

Aparecen seis anotaciones en hebreo. Las dos primeras se encuentran en el primer folio. Una lo encabeza en el centro del folio y es una sola palabra: הקדמה (introducción, prólogo), la otra situada en el margen izquierdo y que se lee con dificultad, trae a colación una referencia bíblica, Proverbios 20,19:

וזהו [מה] שאמר הכתוב רבות מחשבות בלב איש ועצת [יהוה] היא תקום

> Y esto es [lo que] dice la Escritura: Muchos (son) los pensamientos en el corazón del hombre peo el consejo de [Yaveh] prevalece.

Con esta cita se refuerza el contenido de una de las frases con las que comienza el texto: «los cores (corazones) y pensamientos en las gentes y las echas en las manos del omni y potente Dio que [s]ea bendicho sobre todo bendición y loor». En el fol. 24r aparece una anotación similar formalmente a esta אסתר סול מלכה 'Ester sol reina'. Llamo la atención sobre el hecho de que la mujer se llamaba Hadasa, el nombre hebreo para Ester.

La tercera de estas anotaciones es la palabra גלגל (rodar, hacer girar) que aparece en el fol. 10v traduciendo el término שורקיאטוש (*surquietos*) que transcribe 'circuito'. Este término había aparecido antes como שורקיאיטוש (fol. 8v y 9r) y שירקואיטו (fol.10r).

Las otras dos anotaciones advierten sobre un problema surgido al coser los cuadernillos. La letra es claramente diferente a las anteriores. La primera en el folio 131v dice מכאן עיין בדפי קל״ב (desde aquí mira el folio 132). Lo cierto es que se ha

---

[2] Véase Friedenwal. *Jewish Luminaries in Medical History and a Catalogue of the private library of Harry Friedenwald*, U.S.A: The John Hopkins Press: 1946. Tampoco aparece bajo el nombre de Samuel de Modena, que es como identificaron al dueño del libro, ni Lanfranco. Tal vez este manuscrito concreto fue adquirido en el periodo de 5 años que va desde la publicación por Friedenwald de la descripción de su colección en 1946 a la adquisición por parte de la biblioteca en 1951.

cosido el folio 133r a continuación del folio 131v y después del 133r viene el 132r. Luego la numeración es anterior a haberse cosido y se ha producido un error que la persona que ha hecho la nota ha captado. Más adelante y en la misma letra se vuelve a advertir en el folio 132v: ‏5 עיין בדפי קל״ג שמתחיל קאפי‎ (mira en la página 133 que empieza el capítulo 5).

En judeoespañol hay anotaciones que podemos agrupar en dos tipos. Unas son palabras o frases cortas que señalan de que se habla en determinados párrafos, al modo de un índice temático. Comienzan en el folio 4v y son muy abundantes hasta el folio 12v. En el fol. 19r hay otra de estas anotaciones con el próposito de describir el contenido.

A partir del 13r comienzan anotaciones diferentes. Se trata de un sistema de notas al texto, con la referencia numérica tanto en texto como en nota. Aparecen escritas en el margen derecho o izquierdo a la altura de la referencia en el texto. Un sistema de anotación semejante —aunque usando letras en lugar de números— se encuentra en la edición del *Canon* de Avicena de 1562.[3] Estas notas afectan a la parte dedicada a los días críticos. Comienzan en el folio 12v en la *Distinción segunda de la naturaleza del día primero*. Las dos primeras notas no están numeradas pero en el folio 13r se las tiene en consideración porque comienza la numeración en 3. La numeración comienza en cada una de las distinciones y llega hasta el folio 19r en el que comienza un nuevo capítulo, sobre las juntas de médicos. Después de esto, las notas al margen son bastantes escasas y sirven para corrección de alguna palabra tachada en el texto.

Estas anotaciones en judeoespañol parecen escritas por la persona que esté escribiendo el texto, excepción hecha de una nota la margen al comienzo del capítulo 3º a la que me referiré más adelante.

A raíz del prólogo, partí de la idea de encontrarme ante la obra autógrafa de Moreno pero en el fol. 60v percibo la entrada de otra mano. Por lo pronto, llama la atención que un párrafo que no siendo un colofón se escribe como se hacen estos con frecuencia: líneas que van acortándose hasta acabar en una línea con una sola palabra formando un triángulo invertido (véase la edición aljamiada). ¿Quiere advertir ese formato de párrafo que quien escribía el texto va a pasar la pluma a otro? No hay ruptura ni con el contenido ni con la forma de escribir cada letra pero en conjunto el texto que sigue es distinto, mejor alineado y con la escritura algo más compacta y un trazo más seguro. Aventuro que el autor a partir de aquí dicte su obra a otra persona, tal vez su hijo, que de él aprendió el modo de escribir y por tanto tienen una grafía muy parecida a la suya. Podría ser la misma mano que en el fol. 19r había introducido

---

[3] *Avicennae liber canonis De medicinis cordialibus Cantica De remonvendis nocumentis in regimine sanitatis De syrupo*. Venecia, 1562.

la nota la margen que mencioné anteriormente[4] y a mediados del folio tacha una palabra y escribe otra y lo mismo hace a final del fol. 23r.

Por tanto, parece evidente que hay intervenciones de varias manos en el manuscrito que pudieron sucederse en el momento de su escritura y con posterioridad.

Con estos datos, vuelvo a la pregunta de si nos encontramos ante el manuscrito autógrafo o una copia de un original. A esto último apuntaría el hecho de palabras o frases repetidas como 'longo tiempo' (fol. 17r), 'de lo natural que avemos de considerar' (fol. 23r), 'salud' (fol. 23v), 'avagar' (fol. 28r), 'sen sesible' (fol. 49v) 'allelo' (fol. 60v), 'para después' (fol. 62v). Aunque las repeticiones de palabras y, sobre todo, de frases es un error típico de copista, la ocurrencia de este error en este manuscrito es muy escaso para que constituya una prueba definitiva a favor de la hipótesis de una copia.

Otra cuestión son las tachaduras. En algún caso es evidente que es una corrección hecha sobre la marcha, como se ve en el folio 63v; en otros casos que hemos comentado anteriormente la tachadura y posterior corrección está hecha por una segunda mano. Llama la atención cuando afecta a frases completas. En los folios 34r y 47v hay varias tachaduras de frases o palabras, algunas realizadas en la primera escritura y corregidas en el propio cuerpo del texto y otras que se han corregido escribiendo sobre el texto tachado, lo cual sugiere que ha sido en una corrección posterior. Otros casos quedan recogidos tanto en la edición como en la transliteración del texto.

De estas observaciones sobre el texto podemos deducir que no hay indicios suficientes para considerar que es copia y, por tanto y sin que sea concluyente, podemos seguir trabajando con la idea de que este manuscrito es el tratado original que fue escrito y corregido al menos por dos personas y con posterioridad alguien añadió notas en hebreo. Esto, junto a la inclusión de fragmentos de textos hebreos y el uso de terminología médica en hebreo llama mi atención porque muestra la perdurabilidad del uso e influencia de las traducciones hebreas medievales de textos de medicina.

En lo formal este manuscrito refleja dos modelos. El primero sería el que sigue el sistema de notas numeradas que hemos mencionado y los encabezamientos en los folios que se mantienen hasta el fol. 23r. Del sistema de notas hemos visto un referente en una edición del *Canon*, mientras que ninguna de las ediciones de las *Centuriæ* de Amato Lusitano lo utiliza. El resto del manuscrito carece de estos elementos como es usual en los manuscritos medievales.

Hay que señalar una paradoja temporal: mientras que para el autor formado en Salamanca las ediciones impresas eran un formato común, para su descendencia lo normal son las copias manuscritas. En Turquía, uno de los últimos libros en imprimirse en una imprenta judía fue *El diálogo del colorado*, la obra sobre la escarlatina de Daniel de Ávila Gallego impresa en Salónica en 1605, y no volvería a haber imprenta hasta el siglo XVIII.

---

[4] Y que dice: «mostra que se consulte bien para que en las juntas, amostre su saver y paresca el poco saver de aquellos que son inorantes e idiotas».

En realidad, es admirable la existencia de una imprenta para obras en judeo español en Salónica en esas fechas si tenemos en cuenta que los primeros libros turcos no se imprimieron hasta el año 1727 en Estambul. Y mientras que Moreno había trasladado formatos de los textos editados al manuscrito, estas primera ediciones turcas trataban de reproducir los hábitos de escritura y ordenación del texto de los manuscritos.[5]

Una de las copias manuscritas más tardías de la traducción del *Libro de las fiebres* de Isaac Israelí se hizo en el s. XVII en escritura oriental, con una factura muy profesional, y un propietario de nombre hispano. Todo ello hace verosímil que se trate del encargo de un médico sefardí que estaba en algún lugar del Imperio Otomano. El nombre del dueño lo vincula muy directamente con el tratado que aquí estudiamos: Samuel Moreno.[6] Aunque las firmas que aparecen en ambos manuscritos no son idénticas sí guardan semejanza suficiente en sus trazo como para considerar que se trata de la misma firma.

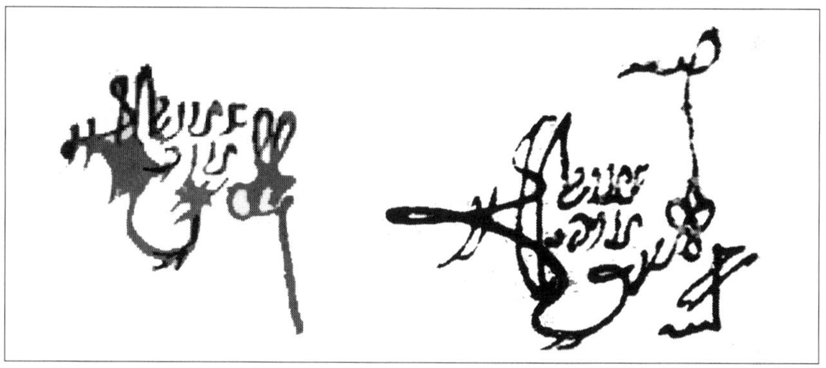

Ms. Fr. 3127 de Israel.   Ms. B92 de S. Petesburgo.

2. EL CONTENIDO DE LA OBRA

2.1 *Título e índice*

La obra comienza con un prólogo que el autor ha titulado *Plática sobre las causas que nos moben a hazernos médico* (fol. 1r). A partir de aquí, y a falta de un título explícito en la obra, la he llamado *Plática de medicina*.

---

[5] Véase Ihsanoglu – Aynur. «The Birth of the Tradition of Printed Books in the Ottoman Empire. Transition from Manuscript to Print (1729-1848)» en *Archivum Otommanicum*, ed. by György Hazai, Wiesbaden: Harrasowitz Verlag, 2007: 165-196.

[6] Se trata de un manuscrito del Instituto de Manuscritos Orientales de la Academia Rusa de la Ciencia, S. Petesburgo, signatura: B92.

El término *plática* podría ser una lectura del español del s. XVI para la palabra 'práctica' que sería también un nombre apropiado y bastante común para tratados médicos, pero es clara la significación que el autor da en este *incipit* y en otros pasajes del término como charla, discurso.[7] Tampoco este sentido es un título extraño en una obra médica, baste recordar la obra *Discursos medicinales compuestos por el Ldo Juan Mendez Nieto*. Y he añadido 'de medicina' porque el propósito del autor no es otro que un tratado generalista del arte médico, como puede apreciarse en el índice de la obra que aporta en su prólogo:

> Siete partidas.
>
> La primera contiene en sí un tratado con 3 capi' en los cuales se contiene como avemos dicho el modo de estutiar los auctores y la medicina. Es 2ª la economia medici con ogroto. La 3ª el modo de consultar y un tratado de pulsos y otro de orinas.
> La segunda partida tiene todas las febres.
> La 3ª, todas las enfermedades del cuero y de la cabeça y del pecho.
> La 4ª, las enfermedades del vientre y de la madre
> La 5ª, declaraciones sobre Galeno en los libros Del uso de las partes que contiene en sí toda la natomía.
> La 6ª, declaraciones sobre la fen primera del libro primero de Abicena adonde [se] trata la fáblica del omre y la fen segunda de este libro adonde se trata de las enfermedades y sus accidentes, pulsos y orinas, de los cuales nobatamos antes de los febres declarando el mismo Abicena en su sumas para que con más clareza escribiésemos las febres en particular.
> La sétima y última partida contiene en sí la declaración de la 4ª fen del primero libro, adonde trata Abicena de las acciones y operaciones humanas, y de las enfermedades en gerenal que dellas proceden, y de las 6 cosas no naturales, y de las [m]edicinas con que se curan, a saver: sangría y purga y otras evacaciones. Y como se an de regir en la dieta los enfermos. Y contiene tanbién en sí otra partida sétima y última: las declaraciones sobre la fen primera del libro 4 de Abicena adonde se trata de la naturaleza de las febres en gerenal y de su ensencia, causas, síntomas, pornósticos y cura.
> Esto cuanto a la medicina y lo que conpete a ella (lo que) es necesario para salir dixiplo perfeto en ella. Mas para cumplir con el oficio del médico y ser en todo gerenal como lo fueron Galeno y Abicena y los más principales de nuestra medicina, es menester saber bien la dotrina de las medicinas sinples y conpostas y la suregía.
> Las cuales 2 partidas por tener dix libros auténticos y sabios en la arte de suregía y farmacéutica que tienen en sí las medicinas sinples y conpuestas no tengo que tomar trabajo, que bos por bos solo travajando en ellas claramente las podex alcançar y más estando ya bien visto en toda la medicina (fol.2v).

---

[7] También la usa al referirse a la obra de un autor moderno que «trae esta dotrina en el libro de su *Plática en el tra(tado) de febres*» (fol. 158v).

Como puede verse en el índice, Moreno hizo un planteamiento ambicioso, casi enciclopédico, en línea con su interés por formar al hijo como médico. Desgraciadamente, el manuscrito solo contiene la primera de estas partidas aunque hace menciones a las otras a lo largo del texto, lo que nos hace pensar que o bien las escribió y no se han conservado o que, al menos, no había abandonado el proyecto de esta vasta obra. Al final del libro escribe:

> [...] y sea el señor alabado que nos llegó a cunplir este primer parte, nos llege a cumplir todas las otras 6 para su servicio y para todo género humano (fol. 160r).

En la presente publicación se edita el primer tratado de la Partida primera.

2.2 *El prólogo: contexto y motivaciones*

Aunque el prólogo de la obra no aporta la información autobiográfica que yo esperaba, sí que resultan interesantes algunas apreciaciones sobre la medicina en Estambul así como los argumentos por los que se ha decidido a escribir el libro.

Tres son las razones que esgrime para embarcarse en esta ambiciosa iniciativa. La primera de ellas es ayudar a su hijo a aprender el arte médico. Expresa que hubiera sido su deseo que el hijo se dedicara al estudio de la ley judía pero las circunstancias le conducen a este oficio. Ciertamente responde a un esquema muy tradicional de la familia judía donde un miembro puede tener el privilegio de dedicarse al estudio porque otro miembro provee para el resto de la familia.

> Bien pensaba yo, querido mío y amado hijo, que todo bos habíax de enplear en nuestra [lei] santa despartiéndola a Israel, de tal suerte que con buestros darušim (comentarios) les mostraras los caminos de la vida terr(e)na y perfeto servicio del Dio y con buestro pesaqim (veredictos), los juicios y dinim (sentencias) tan perfetamente que ni[nguno] los pode[mo] contradezir, [te]niendo el amor y temor del señor en buestro entendimiento. Y esta era sienpre mi pertension. Mas el todo poderoso or[dena] como es su veluntad para co[n]poner en los altos y en los baxos la duración y co[...cor...] de todo el mundo. Y ansí veo claramente que es su veluntad que aprendax la medicina y que vos agas grande en ella (fol. 1r).

Otro argumento es la demanda de los grandes señores para que redacte esta obra, gracias al prestigio del que goza entre ellos. Escribe Moreno:

> La segunda razón es todos los señores ḥakamim y gᵉbirim nuestros y del resto de las ʾumot de esta ciudad, cada hora me dezían y chateaban por qué no lo metía [por] obra, diziéndome con muchas razones que lo debía de azer, a las cualies sastifaziara porque abía en mi poder para poderlo sastifazer agora por lo que el señor del mundo fue [s]ervido (fol. 1v).

Por último, aflora la enfermedad del autor como desencadenante del cambio de la dedicación del hijo, de la ley al ejercicio de la medicina. Al no poder trabajar, su hijo tiene que hacerlo para mantener a la familia.[8] Y nada más común entre los médicos que el hijo continúe con la profesión del padre, cuyo ejercicio le ha procurado una cierta posición entre las clases pudientes tanto judías como gentiles.

> Y es la 3ª razón me quitó la posse, dándome enfermedad y pérdida de buestras (m)adres, y muncha azienda que gasté. 2 años que hay que padesco y dexo de ganar con que pudiera, sin (que) tomarex trabajo de aprender la sus<t>enta toratenu ha-queduša usándola como e declarado que pensaba la usaríax (fol. 1v).

Así explica sus razones pero ¿por qué es voluntad de Dios que el hijo sea médico? Sobre esto escribe:

> [...] quijo secorrer el que sabe lo que es bueno para ordenar su mundo y truxo las más razonex para que aprendesex esta arte y la usasex con su temor y amor, que es Él principio de la saviduría en esta ciudad adonde es tan ne[ce]ssaria (fol. 1v).

Y a partir de aquí entra en una descalificación de los médicos que ejercen en Estambul, que lo son de nombre pero no de oficio, porque no hay control sobre quien puede ejercer la medicina. Alude también a los que vienen de Francia, una referencia a comerciantes judíos de Francia e Italia, muchos de los cuales eran marranos o descendientes de marranos,[9] y otros personajes que no necesariamente serían judíos o marranos como los frailes predicadores, hombres de leyes, etc. De todos ellos denuncia que ejercen el oficio sin saber y describe, en definitiva, una situación de degradación generalizada de la práctica médica.

También se refiere al texto corrupto del *Canon* de Avicena. Reivindica la versión latina frente a los problemas de la traducción a hebreo y a las copias del original árabe:[10]

> Lo uno porque el que está tresladado en nuestra luenga santa cotejado con el nuestro latino, que está tanbién visto y concordado con el árabe, se allan en él dife[re]ntes yerros; y lo otro que parece quel autor como poco copiosse en la lengua en arábica y [ta]nbién en la nuestra no muy pronto lo tresladó tan escuro que

---

[8] Ejemplo de esto es el caso del más conocido de los médicos judíos, Maimónides, que se ocupa exclusivamente del estudio hasta que la muerte de su hermano David, dedicado al comercio, deja a la familia sin medios. Entonces comienza a ejercer la medicina. Lo cuenta el propio Maimónides en su carta a Yafet de Akko (Acre). Véase Cano-Ferre, *Cinco epístolas*: 45-47.

[9] Ben-Naeh. *Jews in the Realm of the Sultans*: 58.

[10] La existencia de errores en la versión árabe es un tema común. Así la edición de Venecia de 1562 contiene las correcciones al texto árabe que hace Andrea Alpago.

> pocos ay de los que en esta ciudad vide médicos o ninguno, que me dixese una
> vez una habanah (comprensión) que concordasse con el latino Abicena (fol. 1r).

Esto pone de manifiesto, por un lado, que las traducciones hebreas realizadas entre los siglos XII y XV en la Europa meridional siguen teniendo uso y vigencia en las comunidades judías del siglo XVII, y por el otro, la reafirmación en la fiabilidad de la literatura médica latina incluso frente a la fuente en su lengua original, corrompida por los copistas.

Estas deficiencias justifican la necesidad de recurrir a la tradición de formación individual, generalmente de padres a hijos y, a veces, pupilos fuera del círculo familiar. Tradición que Moreno no había necesitado pues se formó en la Universidad.

2.3 *La primera partida: Tratado primero*

De las siete partidas que el autor incluyó en su índice, este manuscrito contiene solo la primera. En ella, el autor distingue un tratado primero con tres capítulos que tiene claramente un carácter introductorio. Su objetivo es sentar la estructura sobre la que un médico debe operar antes de abordar temas médicos concretos. Trata las lecturas recomendadas, los días críticos, la relación del médico con el paciente y consejos sobre el proceder del médico en las juntas de médicos.

El capítulo primero se refiere al modo de estudiar a los autores. Desde el propio título se advierte, pues, que no se trata de recomendar una serie de obras de lectura necesaria sino del modo en que estos autores han de leerse. Trae a colación una frase que atribuye a Guido de Cauliaco (Guy de Chauliac): «somos como los ñiños puestos a los colos de los gigantes y vemos lo que ellos vieron y mucho más» (fol. 3r), y que transmite tanto el reconocimiento a los sabios que les precedieron como una vindicación de la ciencia moderna que sobre esas sólidas bases llegaron más lejos que sus ilustres predecesores.[11]

En este primer capítulo, que se extiende desde las últimas líneas del fol.2v al comienzo del fol. 4r, Moreno expresa sus opiniones sobre el arte médico en un siglo en que se va extendiendo el modo renacentista de entender el arte médico y se ponen los principios del movimiento de los novatores que no llegaría España prácticamente hasta el siglo XVIII.

---

[11] Una frase que tuvo mucho éxito en la Edad Media y que se le atribuye en las primeras referencias que se encuentran de ella a Bernardo de Chartres (s. XII) quien habló de enanos en lugar de niños y dijo: «Somos como enanos sobre hombros de gigantes. De esta manera, vemos más y más lejos que ellos, no porque nuestra vista sea más aguda sino porque ellos nos sostienen en el aire y nos elevan con toda su altura gigantesca».

El segundo capítulo es de mayor extensión que el anterior, del fol. 4r al 19r, y se titula *De la economia medici con ugroto*, título que el mismo autor había previamente explicado: «quiere decir cómo a de tratar el médico con el enfermo» (fol. 2r) y que otro autor de origen portugués instalado en Roma, Gabriel de Fonseca, había usado para titular su obra.

El capítulo se ocupa de las normas que deben regir la relación entre el médico y el paciente. Este capítulo no es una obra original del autor sino prácticamente una traducción de la introducción que Amato Lusitano hace a sus *Centuriæ*. Moreno lo traduce y adapta a su propia experiencia. Así, cuando Amato Lusitano cita casos concretos de su experiencia médica o se refiere a ciudades italianas, Moreno lo convierte en casos de su propia experiencia y las ciudades donde él ha vivido.

El autor, prolijo en la cita de autores clásicos y algunos contemporáneos (véase Apéndice 2.1), no cita, sin embargo, a Amato Lusitano ni aquí ni a lo largo de su obra. Tal y como está redactado, con sus referencias personales, induce al lector a creer que el texto era suyo. Esta apropiación del texto de Amato fue posible porque sabía que sus lectores en Estambul no entendían el latín.

Dentro del capítulo, en la parte dedicada a los días críticos,[12] introduce una nueva división que llama 'Distinciones' y que alcanzan hasta veinte, tantas como días críticos. Este término 'Distinción' no aparece ni en la obra de Amato Lusitano ni en la versión latina del *Canon* de Avicena.[13]

Concluye la partida primera con un tercer capítulo, de gran extensión (fol. 19r-67v) y que trata sobre las juntas de médicos. Sobre esta expresión había escrito en el prólogo: «Y a esta partida llama el dalet ha- 'am junta o colejo de médicos[14] y aún consulta», incurriendo en el error frecuente ya en los siglos XVII y XVIII de tratar como sinónimos 'junta' con 'consulta' cuando eran diferentes. La diferencia radicaba fundamentalmente en quien tomara la iniciativa para la reunión de médicos. En las consultas un médico pregunta a otro sobre una enfermedad al margen del enfermo y, en cambio, en la junta es el enfermo o su familia quien convoca a varios médicos para

---

[12] Aquellos en los que los síntomas de la enfermedad se hacen más evidentes y cuyo conocimiento permite al médico conocer la evolución de la enfermedad.

[13] Un buen análisis del tema de los días críticos en la obra de Amato Lusitano, que Moreno sigue fielmente, se encuentra en Recio Muñoz. «Medicus artifex sensualis est: Amato Lusitano ante la teoría de los días críticos», *eHumanista/Conversos* 7 (2019): 39-58.

[14] El uso de la expresión 'colejo de médicos' no vuelve a aparecer a lo largo del texto. Se ha registrado un primer uso de esta expresión para 1594 'colegio de médicos y cirujanos de la presente ciudad' (Zaragoza) y no vuelve a encontrarse hasta un texto de 1753. En relación a 'juntas de médicos', las primeras documentaciones del singular 'junta de médicos', son un testimonio de 1606-1611 (Méndez Nieto. *Discursos medicinales*) y otro de 1626 (Castillo Solórzano. *Jornadas alegres*..). De la variante plural (juntas de médicos) solo existe un ejemplo en este corpus, de datación imprecisa (c. 1599-1614), aunque los indicadores cronológicos no discrepan del singular. Veáse el CNDHE.

que juntos acuerden el diagnóstico y la curación.[15] Este es el sentido en que Moreno lo usa pues escribe:

> [...] en las juntas porque estas sienpre se azen aviendo ṣaʿar (pena, angustia) y disgusto en casa del enfermo y están esperando que de las juntas salga el remedio (fol. 20r).

y abunda en esta idea de que la junta se debe al enfermo en varias ocasiones como cuando dice:

> [...] son munchas cosas las que se an de tratar en las juntas ... porque aquella cosa para que fueren llamados los médicos pide que primero se trate della. Y ansí, si fue llamado el médico para quitar la enfermedad, primero della se a de tratar; y si para quitar algún accidente, dél primero se disputará; y si para consultar de todos los males que tiene el enfermo y sanarlos de todos ellos, certísimamente avemos de enpeçar de la enfermedad porque ella contiene todo en sí y acarrea la considración de las señales de la enfermedad y de las causas, de las síntomas (fol. 23v).

En una primera descripción del funcionamiento de las juntas, traslada la impresión de que es una reunión de médicos donde se ponen de manifiesto la sabiduría y la ignorancia y es, por tanto, el lugar donde se construye el prestigio o desprestigio de un médico. Alude a que en su época como 'pelegrino por ajenas tierras' fue en las juntas donde se ganó el reconocimiento como médico.

En las juntas se puede hablar de cualquier aspecto de la medicina aunque siempre condicionado a que se haya elevado una consulta. Una vez establecido que es el enfermo o su familia quien plantea la consulta, el fin no es otro que encontrar un remedio para la enfermedad. A partir de aquí describe como debe ser la intervención correcta en la junta, no olvidando las reglas de la buena oratoria.

A lo largo de este capítulo, Moreno va dando a conocer sus teorías sobre el arte médico y el ejercicio de la medicina, las herramientas del pensamiento al servicio del diagnóstico y de la curación y el ejercicio del oficio.

La junta tiene una doble finalidad o doble tarea: conocer y actuar, siendo inconcebible que no se persiga la acción. Lo primero se cumple conociendo lo que es natural en el ser humano y lo segundo distinguiendo lo no natural y que hay que tratar con su contrario.

Insiste en que el foco debe estar puesto sobre el enfermo y no hay que dejarse distraer por otros asuntos.

---

[15] Véase Pardo Tomás y Martínez Vidal. «Las consultas y juntas de médicos como escenarios de controversia científica y práctica médica en la época de los novatores (1687-1725)», *Dynamis. Acta Hisp. Med.Sci.Hist.Illus.*, 2020, 22: 303-325: 309-311

A lo largo del texto va desgranando elementos básicos de la medicina como son los síntomas o señales que proceden de 4 manaderos o fuentes, y las causas. Ambos —síntomas y causas— son fundamentales para hacer un pronóstico. También trata los tipos de acción del cuerpo y las facultades; el análisis de las evacuaciones, destacando entre ellas los excrementos y el problema de la retención o detenimiento; las causas del dolor; los efectos del exceso de determinados humores; criterios generales para la cura de la enfermedad; las 6 cosas no naturales en la conservación de la salud.

Y a modo de ejemplo de aplicación de esos conceptos aparecen mencionadas algunas enfermedades: diversas fiebres, el dolor de costado o pleurís, la disentería, la elefantiasis, la podagra o gota en el pie, el frenesí. Mención especial merece la ictericia porque resulta ser la enfermedad que lo tuvo postrado durante dos años postrado y que relata con bastante amplitud y detalle durante cinco folios (fol. 38v a 41v). Estos ejemplos le dan pie también al autor a la descripción de varios casos, creando historias clínicas como ya hiciera Amato Lusitano en sus *Centuriæ*. Como veremos más adelante este tipo de relato médico es una característica de la medicina renacentista.

Acaba el libro primero, objeto de la presente edición, anunciando que a continuación hablará de lo que llama 'los testigos' de la enfermedad, esto es el pulso y la orina, y dando por cumplido el propósito expresado al comienzo:

> Y con esto concl(u)imos este primera tratado onde enteramente tenex todo lo que deve saver un médico docto en estudiar la cencia cuanto es necessario para tratar con el enfermo. Y toda la dotrina de los días críticos y órdenes de discurrir en las consultas lo que todo bien estudiaro(n) y recordaro(n) de memoria. Serán bien aventurados los enfermos que con vos se curaren y bos alcansarex grande crédito y fama (fol. 67r).

A lo largo del libro señala temas sobre los que aparentemente ya ha escrito y otros que planea abordar en esta obra, con lo que parece que podríamos estar no ante el autor de una única obra sino de varias.

2.4 *Las fuentes*

Antes de mencionar a los autores que aparecen citados a lo largo del texto conviene recordar que citar a un autor no implica en ningún caso que lo haya leído, sino que en un gran porcentaje copia la cita de otro autor. Esto es evidente en el Capítulo segundo en el que ha seguido tan fielmente a Amato Lusitano, el cual, a su vez, puede estar haciéndose eco de esos por otras lecturas, no necesariamente de los textos originales. En algunos casos queda expresamente dicho como cuando cita a Dioscórides por el comentario de Laguna. Por tanto, no estamos hablando de la literatura médica que ha leído Moreno sino de los autores que tienen prestigio en su época y con cuya referencia se avala la erudición de un texto.

Quiero advertir que he extraído los nombres de autores citados del conjunto de la obra contenida en el manuscrito Fr. 3172, es decir de toda la partida primera y no solo de la parte editada y transcrita en esta publicación por lo que algún autor mencionado en esta lista no aparece en el texto.

El autor más nombrado en el texto es Avicena y su obra *Canon de medicina*. El título aparece mencionado una sola vez (en el fol. 66v), la mención expresa no era necesario porque la estructura de la obra la hace plenamente reconocible por no decir que era el texto más conocido no ya del autor persa sino de toda la literatura en árabe. En muchas universidades, entre ellas la de Salamanca, Avicena era tan importante como Galeno o Hipócrates. Como máximo representante de la transmisión de Galeno a través del árabe, los médicos humanistas rechazaron su obra pero con poco éxito. En las universidades del sur de Europa, destacando las muy importantes universidades italianas, siguió enseñándose hasta bien entrado el siglo XVII. Aunque a mitad del siglo comenzó su obsolescencia, en Bolonia fue parte del sistema hasta 1800.[16]

De entre los clásicos, el autor más citado es sin duda Galeno, cuyas obras son mencionadas con títulos tanto en latín como en castellano. También cita a Hipócrates, y otros autores clásicos greco-latinos como Erasístrato, Arquígenes y Dioscórides, a través del comentario de Andrés Laguna como he mencionado.[17] Autores de tradición bizantina: Pablo, al que se refiere como Paulo y que puede tratarse de Paulo de Egina, Aecio (de Amida), Oribasio, Dioclo, y Plinio Valeriano.[18]

Cita varias obras de Aristóteles a pesar de que en algún párrafo abomina del uso de la filosofía en la medicina y muestra desprecio hacia esa figura del médico-filósofo que fue tan frecuente en la cultura arabófona. Critica a aquellos que en las juntas se

---

[16] Según Nancy G. Siraisi a partir de 1620 comienza a decaer la influencia del *Canon* aunque se mantenga en Bolonia y en la muy prestigiosa universidad de Padua donde el *Canon* siguió leyéndose hasta 1767. Sobre este tema véase su obra *Avicenna in Renaissance Italy: The Canon and medical teaching in Italian universities after* 1500. Princeton: Princeton University Press, 1987.

[17] Erasístrato fue un autor del s. IV a.c.y fundador de la escuela de medicina de Alejandría. Destacó en la anatomía y la fisiología (pp. 159-160). Arquígenes de Apamea fue un médico del s. II que floreció en Roma y escribió la teoría más elaborada sobre el pulso de la Antigüedad. Véase Sarton. *Introduction to the History of Science: Vol. I: From Homer to Omar Khayyam*. New York: Robert E. Krieger Publishing Company, 1975: 159-160 y 280 respectivamente.

[18] Pablo de Egina, s. VII, fue el autor bizantino más conocido de la Edad Media por una obra enciclopédica que sirvió de manual. Aecio de Amida vivió en el siglo V-VI. Se estableció en Constantinopla. Escribió varias obras médicas y fue muy apreciado en el renacimiento. Oribasio (320-400 d.C.) perteneció a los círculos intelectuales de su ciudad Pérgamo. Fue médico del emperador Juliano el Apóstata. Se conservan varias de sus obras médicas, siendo la más célebre una *Collectiones medicœ* de carácter enciclopédico. Sobre este Plinio Valeriano, dice Sarton: «The so-called Medicina Plinii is a rearrangment a capite ad calcem of the medical contents of the Natural History. It was ascribed to Pliny or to one Plinius Valerianus. It dates probable from the second half of fourth century», en *Introduction to the History of Science, vol I*: 251. En 1736 se publicó una obra de título *De auctore operis de re medica. Vvlgo Plinio Valeriano adscripti*. Con Dioclo puede referirse a Diocles de Carystos autor de la primera mitad del s. IV que sincretizó las teorías de las escuelas de Cos y de la de Sicilia y el primero en usar una colección de escritos hipocráticos que posiblemente él mismo compuso. Se le atribuyen varias obras. Véase Introduction to the *History of Science*: 121.

desvían del propósito de las mismas y alude a la filosofía como una distracción del propósito de curar al enfermo:

> Otros ay que por pareceren sabios se ponen a tratar de cosas que estudiaron bien estudiadas, mas de ninguna manera no bienen al perpósito en las juntas. Como si alguna cosa de estrología o de filosofía estudiaron y la tienen bien en la memoria o de otra cencia la traen en medio para entretener el tienpo, y dicen que dixo algo aunque nada para el enfermo (fol. 20r-20v).

En todos los casos identifica a los filósofos y a la filosofía como un discurso vano en lugar de como una disciplina necesaria,[19] excepción hecha de los filósofos pitagóricos y su culto al número siete. Si bien este texto se encuentra en la parte en la que sigue la obra de Amato Lusitano, cabe pensar que comparte su llamativa pasión por el número siete.

Moreno menciona varios autores que escribieron en árabe, fueran judíos, cristianos o musulmanes: Mesué el Joven, Razes, Isaac Israelí, Avicena y Averroes.[20]

El mayor número de referencias es a Averroes y su obra *Generalidades de la medicina*, con el nombre con que fue conocido por los cristianos *Colliget* (derivado del árabe *Kulliyat*). Esta obra tuvo una enorme popularidad en la Europa tanto cristiana como judía pues fue traducida a latín y hebreo y copiada en numerosas ocasiones, mientras que en el mundo árabe no fue particularmente bien acogida a juzgar por las únicas 5 copias manuscritas que se conservan. El mayor número de citas se concentran en el *Tratado sobre el pulso*.[21]

En el *Tratado sobre la orina* cita en dos ocasiones a Isaac Israelí, quien había escrito un monográfico sobre el tema.[22] Isaac Israelí o Isaac Judaeus que vivió y escribió en la ciudad de Cairuán entre los s. IX-X, fue uno de los primeros autores de lengua árabe introducido en occidente por las traducciones latinas de Constantino el Afri-

---

[19] Escribe: «Ni conviene alegar filósofos autores de otras cencias en la materia medicinal, ni otras sofistarias» (fol. 51r).

[20] Sobre Mesué el Joven se sabe realmente poco y hay quien piensa de hecho que se trata de un grupo de discípulos de Avicena en lugar de una persona. Sarton escribió que su nombre era Masawaih al-Mardini, era un cristiano jacobita que floreció en la corte de al-Hakim. Habría muerto en 1015.Escribió varias obras de farmacología, siendo la más popular el *Antidotarium sive Grabadin medicamentorum compositorum* (Sarton, *Introduction to the History of Science, Vol I*: 728-729). Ullman en su *Islamic Medicine* (Edinburgh: University Press, 1978) no se hace eco de él. Razes (865-923), filósofo y médico de origen persa que escribió varias obras médicas de las cuales fueron muy populares en occidente las conocidas como *Continens y Liber Nonus*. Isaac Israelí (c. 855-932), también filósofo y médico escribió tres monografías —sobre la fiebre, la orina y la dieta— que fueron muy apreciadas tanto entre los médicos judíos y musulmanes como entre los cristianos. Averroes nació en Córdoba en 1126 y murió en Marraquech en 1198. Filósofo y médico, su obra *Generalidades de la medicina* fue extremadamente popular.

[21] Folios 80v, 88r, 110r, 125v.

[22] Folios 83r y 136v. Esta obra de Isaac Israelí estaba en el manuscrito de San Petersburgo mencionado anteriormente y cuyo dueño era Samuel Moreno, véase p. 45.

cano en el Monasterio de Montecasino, en el sur de Italia, en el s. XI. En la Baja Edad Media sus obras monográficas fueron lectura obligatoria en varias universidades y fue uno de los autores editados al comienzo de la imprenta.[23] Los autores cristianos parecen haberlo olvidado pues a pesar de las ediciones latinas no he encontrado referencia sobre él entre los muchos autores que cita José María López Piñero en su obra sobre la medicina de los siglos XVI y XVII.[24]

Por el contrario, Mesué el Joven, fue una autoridad en el campo de la farmacología llegando a superar en popularidad a Dioscórides. El autor lo cita una sola vez y es lo que podríamos llamar una cita hueca donde importe más la resonancia que tiene el autor que lo que aporta al texto.

> Lo cual Meusse en el principio de su plática avisando al médico, le dize ansí: «No perlonges el socorro porque después de muerto no hay remedio que pueda resucitar» (fol. 4r).

Lo cierto es que este autor, Mesué el Joven, tenía poco encaje en el texto ya que de forma expresa Moreno declara en el índice de la obra que no le va a dedicar ninguna parte a la farmacología ni a la cirugía porque

> Mas para cumplir con el oficio del médico y ser en todo gerenal como lo fueron Galeno y Abicena y los más principales de nuestra medicina, es menester saber bien la dotrina de las medicinas sinples y conpostas y la suregía.
>
> Las cuales 2 partidas por tener dix libros auténticos y sabios en la arte de suregía y farmacéutica que tienen en sí las medicinas sinples y conpuestas no tengo que tomar trabajo, que bos por bos solo travagando en ellas claramente las podex alcançar y más estando ya bien visto en toda la medicina (fol. 2v).

Se cita a Lactancio Fermiano, un apologeta cristiano de los ss. III-IV.[25] De los médicos cristianos de la Baja Edad Media menciona a Gentile da Foligno, Guy de Chauliac, Nicolai Florentino, Turisano y con más frecuencia a Gordonio (Bernard de Gordon).[26]

---

[23] Sobre Isaac Israelí vease Ferre, Lola (2023), *Isaac Israeli's The Definion of Fever and Its Essence in Its Hebrew Translations (The First Treatise of The Book on Fevers). (Accompanied by Arabic, Latin and Old Spanish editions and English Translation)*, with the collaboration of Esther Boucher and Basem Mahmud. Philadelphia: American Philosophical Society Press.: 3-12.

[24] Véase *Medicina e historia natural. En la sociedad española de los siglos XVI y XVII*. Valencia: Universitat de València, 2007: 389-403.

[25] Lactancio Firmiano publicó un libro profético llamado *Divinæ institutiones* que es la obra citada por Amato L. Esta referencia en la obra de Amato L. fue censurada en algunas ediciones. Véase: Recio Muñoz. «Medicus artifex sensualis»: 47-48.

[26] Gentile da Foligno nació en el último cuarto del s. XIII, estudió en Bolonia. Ejerció la medicina y, además, enseñó en las universidades de Siena, Perugia y posiblemente otras. Murió en 1348 a causa de la peste. Destaca en su obra el comentario al *Canon* de Avicena. Véase Maria Ceccarelli-Lemut.

> Donde dixo Guido de Cauliaco que somos como los ñiños puestos a los colos de
> los gigantes y vemos lo que ellos vieron y mucho más (fol. 3r).

Los autores más cercanos a su época son el médico francés Jean Francois Fernel cuyo
nombre fue latinizado como Ioanes Fernelius (1497-1558). Moreno le llama Farnelio
y cita de él un tratado sobre la orina. Cita también al italiano Girolamo Fracastoro,
cuyo nombre cambia a Geronimo Frescatorio.[27]

Como he ido señalando muchos de estos autores los cita cuando sigue la obra de
Amato y prácticamente todos ellos habían sido mencionados por Daniel de Avila al
comienzo de su obra en la parte llamada 'Catálogo de los autores que en este libro se
alegan'. Son reflejo, pues, de las lecturas de su época.[28]

Dizionario Biografico degli Italiani. Volumen 53 (2000) https://www.treccani.it/enciclopedia/gen-tile-da-foligno_(Dizionario-Biografico). Guy de Chauliac (1300-1368) se formó como médico en la Escuela de Medicina de Montpellier y continuó su formación en París y Bolonia. Siendo el canónigo de Saint-Just de Lyon ejerció en esta localidad la medicina. Hay que destacar su contribución a la cirugía. Véase Jaqueline Brossollet. «Guy de Chauliac», en *Enciclopœdia Universalis* https://www.universalis.fr/encyclopedie/guy-de-chauliac/. Nicolai Florentino puede ser Niccolò Falcucci que se cree que nació en el primer cuarto del siglo XIV. Tal vez estudió en Bolonia aunque no está probado. Alcanza el apogeo de su fama en torno a los años 80 y su obra más conocida fue los *Sermones medicinales*. Véase María Mucillo en *Dizionari Biografico degli taliani*, volumen 44 (1994), Trecanni, https://www.treccani.it/enciclopedia/niccolo-falcucci_(Dizionario-Biografico). En el *Catalogue of sixteenth century* se identifica con este nombre de Nicolai Florentino a una tal Lavachio cuyas obras editadas pueden verse en las entradas [1942] y [2422] para Lavachio. Pietro Torrigiano (Turisanus), se sabe poco de su biografía, incluso de su fecha de nacimiento que pudo tener lugar en el segundo tercio del s. XIII. Estudió en Bolonia con el famoso Taddeo Alderotti (muerto en 1295) a finales del s. XIII. Se le conoce sobre todo por un comentario al *Tegni* de Galeno. Véase Joel Chandelier, *Dizionari Biografico degli Italiani*. Volume 96 (2019). https://www.treccani.it/enciclopedia/pietro-torrigiano_(Dizionario-Biografico). La vida de Bernard de Gordon es poco conocida, debió nacer en la segunda mitad del s. XIII y murió antes de 1330. Fue un prestigioso profesor de medicina en Montpellier durante toda su vida profesional y su obra mas conocida el *Lilium medicinæ* que fue pronto traducida a castellano. Véase de Gordon. *Bernando Gordonio. Lilo de medicina*, Edición crítica de la versión española, Sevilla 1495 por John Cull y Brian Dutton. Madison: *The Hispanic Seminary of Medieval Studies*, 1991: I.

[27] Jean Fernel (1497-1558) estudió filosofía en París y más adelante medicina. Fue maestro de medicina en París. Siguió a Galeno muy fielmente y se manifestó contra las nuevas corrientes de la medicina representadas por Paracelso, Servet o Vesalio. Es autor de varias obras. Véase Jaqueline Brossollet. «Fernel, Jean» en *Enciclopedia universalis*. https://www.universalis.fr/encyclopedie/jean-fernel/ En la obra de Moreno dice: «Farnelio en el libro 3, libro de orina capi 3 referendo esta setencicia dize que ...» (fol. 135r). Fue un escritor muy apreciado hasta el punto de que en el siglo XVI Guillaume Plancy escribió su biografía. Véase Siraisi. *History, medicine, and the Traditions of Renaissance Learning*. Arbor: The University of Michigan Press, 2008: 124. Girolamo Fracastòro (Verona, c. 1478-Incaffi 1553), estudió en Padua, poeta, médico y filósofo, muy representativo del Renacimiento italiano. Entre sus obras destacan las tituladas Syphilis sive. *De morbo gallico y De contagione et contagioses morbis et curationes*, que es la aludida por Moreno cuando escribe: «Y esto se vide en aquella gran peste de Ynglaterra en la cual como escrivió Geronimo Frescatorio en el libro 2 de *Las enfermedades contingeozas*, capi' 3 mataba a todos los que tocavan y le llama sudor angrico» (fol. 155v). Sobre el autor véase: Enrico Peruzzi, *Dizionari Biografico degli Italiani*, volumen 49 (1997). https://www.treccani.it/enciclopedia/girolamo-fracastoro_(Dizionario-Biografico).

[28] Véase *Dialogo del colorado*: 74-90.

No cita autores contemporáneos aunque se refiere a ellos con el adjetivo 'modernos': 'algunos de los modernos' (fol. 130r) y a lo largo del Tratado 4 sobre el sudor cita con frecuencia a un 'autor moderno' que no identifica y cuyas opiniones refuta.[29]

Junto a nombres de autores, cabe señalar las menciones genéricas que nos permiten apreciar los grupos en que el autor clasifica a médicos y filósofos. A la de 'algunos de los modernos' hay que sumar 'los autores griegos', 'la escuela médica', 'los filósofos latinos', 'los filósofos pitagóricos', 'los sabios', 'los sabios antiguos'. También está el siempre denostado grupo de 'los médicos de esta ciudad', marcando distancia con sus coétanos.

2.5 *La relación del texto con el* Canon *de Avicena*

Como he indicado con anterioridad, la información aportada por el Instituto de Manuscritos Hebreos Microlfimados afirma que esta obra es una traducción del *Canon* de Avicena. Se entiende esa observación por la frecuencia con la que este autor es citado y por el paralelismo que se establece en el índice del prólogo entre ambas obras, pero lo cierto es que no puede calificarse de traducción del *Canon*.

Hay que advertir que el tratado primero, objeto del presente libro, no se asemeja ni en el contenido ni en la estructura a la obra de Avicena. En el primer capítulo aborda un tema ajeno a la obra del persa aunque lo cita con frecuencia. Por tanto, este primer libro en sus tres capítulos desarrolla temas y estilos propios de la literatura médica de su tiempo y que no guarda relación con el *Canon*. Por este motivo, la relación con este tratado clásico la he buscado en los dos tratados que completan la Partida primera: los dedicados al pulso y a la orina.

En una primera aproximación, he comparado los contenidos entre los tratados sobre el pulso y la orina en la obra de Avicena y en la de Moreno y se observa que Moreno sigue de una manera muy literal el índice de Avicena. Hay, sin embargo, detalles que los diferencian: omisión de algunos capítulos y ampliación, o al menos sudivisiones en capítulos, que no se encuentran en el *Canon*. Otra aproximación es la comparación de fragmentos del texto y se observa que son redacciones diferentes.

En conclusión, está claro que el *Canon* es para Moreno el modelo tanto en la estructura de algunas partes como en el contenido pero no es una traducción, ni se declara que lo sea en ninguna parte de la obra.

---

[29] «la cual dotrina un médico moderno docto y sabio condena raéndose de semejante remedio porque dize que con ... mas perdone este sabio eminente que mejor se pode reír dél y de su razón» (fol. 156r), «el cual remedio condena tanbién este moderno dicho arriva» (fol. 156v), «y dize este autor moderno que esto se aze con la comida y bebida» (157r), y «prova mas este moderno su dotri' de la deribación y rebución del sudor» (fol. 157v).

Para llegar a establecer el nivel de semejanza entre ambos textos y la fuente de la que parte Moreno, para dilucidar si allí donde se aparta del *Canon* es su propia reflexión o la de alguno de los numerosos comentarios al *Canon*, es necesario un estudio comparativo entre los tratados sobre el pulso y la orina contenidos en ambos libros que queda fuera del objetivo de este volumen.

3. LA OBRA EN EL CONTEXTO DE LA MEDICINA DEL SIGLO XVII[30]

A un nivel teórico y a grandes rasgos, los conceptos médicos que van apareciendo a lo largo de la obra se asemejan mucho al galenismo que había dominado la Edad Media. No es muy distinto de la medicina que habían escrito Avicena o Maimónides en árabe ni la de los médicos cristianos de los s. XIV y XV, a pesar de ser una obra de mediados del s. XVII.

Lo cierto es que la medicina humanista no niega la autoridad de Hipócrates o Galeno, sino el modo de acceder a sus obras, si en traducciones del original griego como reivindica o a través de la larga tradición árabe que rechaza.[31]

Esa tradición árabe engloba tanto las traducciones árabes de los autores clásicos, que fueron la base para las traducciones latinas, los textos de los médicos musulmanes, judíos y cristianos que escribieron en árabe, y también los autores universitarios desde los s. XIII al XV que basaron sus obras en esa tradición. Es un rechazo al pasado.

Así, al Galeno arabizado se opone el llamado Galeno humanista, fruto del renacimiento italiano del s. XV. Se busca leer su obra traducida directamente del griego, rescatarla de los errores de la tradición medieval. Pero también se quiere 'entender' y esto significa que se quiere comprobar con la experiencia que las teorías son ciertas. Ese contrastar teoría y experiencia es la novedad y lo que conduce a la crítica o el distanciamiento de los clásicos cuando la experiencia contradice sus teorías.

Muestra de ello es lo que pasó en una de las ramas de la medicina que se vio más afectada por este deseo de entender el texto a través de la observación, la anatomía. En la Baja Edad Media la disección estaba asumida en bastantes escuelas de medicina pero no se generaliza hasta el renacimiento. El conocimiento del cuerpo humano que proporcionó la exploración anatómica no sirvió para corroborar la anatomía de Galeno sino, por el contrario, provocó una ruptura con ella.

---

[30] Sigo en este capítulo fundamentalmente a López Piñero. *Medicina e historia natural. En la sociedad española de los siglos XVI y XVII*. Valencia: Universitat de València, 2007.

[31] La medicina greco-árabe comenzó a ser criticada por los humanistas desde finales del s. XV, que criticaron, sobre todo, a la obra más conocida de ese *corpus*: el *Canon* de Avicena. Véase Siraisi. *Avicenna in Renaissance Italy*: 43.

Ahora bien, este fue un proceso muy largo que duró tres siglos con algunas figuras imprescindibles en dicho proceso como la de Andrés Vesalio. Estos nuevos estudios del cuerpo humano encontraron una fuerte resistencia. Aunque en España la obra de Vesalio sí encontró en un principio apoyo y seguimiento para el último tercio del s. XVI —cuando la contrarreforma con su rechazo a todo innovación se va instalando en las instituciones— en la Universidad de Salamanca los profesores no querían incorporar en su programa de estudios nuevas enseñanzas, como la anatomía o la cirugía.[32]

No hay declaraciones expresas en relación a la anatomía en este libro primero *De la plática de medicina*, pero sí quiero llamar la atención sobre el uso de una palabra que adquiere un significado mayor a la luz de estas controversias en torno a la anatomía. Se trata de la expresión 'fábrica del hombre' que aparece al describir la parte sexta:

> La 6, declaraciones sobre la fen primera del libro primero de Abicena adonde [se] trata la fáblica del omre (fol. 2v).

Inevitablemente, esta expresión trae a la cabeza la conocida obra *De humani corporis fabrica* de Antonio Vesalio, una obra que fue punta de lanza de la revolución que se estaba gestando. El uso de este vocablo, muy poco frecuente en las obras de medicina en castellano,[33] no puede ser inocente o baladí sino, tal vez, una forma consciente de apoyo hacia una apertura a nuevas ideas que se ve confirmada por otros párrafos de la obra.

Las autoridades médicas no abarcaron todo el arte médico:

> Y es que devemos mucho a los antigos autores y que los avemos de estudiar y travajar en ellos con mucha dili<ze>ncia y cuidado; mas que con todo avemos de entender que no alcanzaron ellos todo, lo que confesó Ypocr' en el libro primero de *Aforis'*, el primero, cuando dixo que era la arte larga (fol. 5v).

---

[32] Tan es así que la Cátedra de Anatomía se dota en el año 1551 por una petición popular apoyada por el rey no por deseo del claustro de profesores. Esta cátedra se pone en manos de profesores que no tenían formación anatómica y aunque conocían la obra de Vesalio no la siguen. Véase Granjel. *Los estudios de Medicina en Salamanca*: 31.

[33] En 1543 Antonio Vesalio publicó *De humani corporis fabrica (Sobre la estructura del cuerpo humano)...* La expresión 'fábrica del hombre en una obra médica aparece por primera vez en el tratado *Anothomia* de Bernardino de Montaña de Monserrate (1551): «la anothomia y fabrica del corazó». Fray Luis de Granada usa profusamente la expresión 'fabrica del cuerpo' tanto en referencia a animales como a personas en obras de carácter religioso aunque con un fuerte contenido de descripción anatómica como es la *Introducción al Símbolo de la Fe* (1583). Juan de Pineda la usa en un tratado de agricultura (1589). Hasta 1620 en CNDHE no aparece ningún caso más de su uso en medicina.

Y además pueden ser rebatidas, especialmente cuando la experiencia no avala sus teorías.

> Es esta dotrina a mi ver de Ypcr' muy sospechosa y fuera de razón (fol. 5r).
>
> A la cual dotrina no da Galeno mucho crédito porque la escribió Ypocr' antes que con la <esperienç(a)> confirmasse la cencia (fol. 12v-13r).
>
> Y ansí en el 3º de los *Días decretorios* dize que el 17 indica para el 20, mas en verdad la dotrina que havemos dicho arriva acerca del 21 es la verdadera pos <ansí>la esprimentamos y la esperiencia no puede faltar (fol. 18r-18v).

Su insistencia en el valor a la experiencia frente a la autoridad se encuentra en varios pasajes de los que destaco los siguientes:

> Y ansí, dixo el mismo Galeno que si contradize la experiencia a la cencia, se a de dar más crédito a la experiencia porque se ve con el ojo, y el entendimeinto se puede engañar. Y es ansí (fol. 18r).
>
> Y solo usaremos de autoridades —de los autores— cuando no bastare para la prova la razón y experiença (fol. 51r).

Moreno es consciente de que lo que importa o lo que está en el centro del debate no son tanto los autores de referencia como la manera en que el autor y el médico se acercan al arte, y por eso da un significativo título al primer capítulo: «Capi' primero que enbeza cómo se an de estudiar los autores médicos de la medicina» y desde la primera frase pone el peso en la posición que cada cual adopta ante la medicina«.

> Todos los que agora en estes nuestros tienpos aprenden la medicina o la anbezan a dixiplos o azen libros y escrituras sobre ella, se diferencia en el modo de deprenderla, enseñarla y escribirla (fol. 2v).

Las dos corrientes que hemos definido como el galeno humanista frente al galeno arabizado tienen su correlación en los grupos que Moreno llama 'galenistas' y 'avicenistas':

> Y ansí a los que (en) los tienpos passados seguían la dotrina de Abicena llamaron *abicenistas*. Y estos, confindieundo barbarería y desonra de la medicina, la conteminaron e izieron yerrado e incheron de infinitos yerros y cachi de todo destruyeron.
>
> Otros se llamaron *galenistas* y se venden por tales, y se sujetaron a los autores gregos como esclabos a sus señores, de tal suerte de que no en lo largo de una uña se apartan dél y totalmente con su dotrina se contentan y todo cuanto dexaron reciben como bueno y como perfetíssimo aprovan (fol. 3r).

También en este párrafo una palabra adquiere un valor referencial. Se trata del término 'barbarería' referida a los avicenistas porque los humanistas italianos usaron el término 'barbari' para referirse a ellos.[34] Lo cierto es que ese galeno humanista del s. XV tardó bastante en atravesar la frontera italiana y llegar a Europa y particularmente en llegar a España y a una institución como la Universidad de Salamanca, fuertemente anclada a la ortodoxia de la medicina escolástica y reacia a la innovación.[35]

Pero si Moreno usa ese término y comienza con estas reflexiones es porque conocía esa expresión utilizada por los médicos humanistas, igual que la palabra 'fábrica' revela que conocía la obra de Vesalio.

Puede apreciarse que es crítico con ambas corrientes, pero también se observa a lo largo de la obra que comparte rasgos de ambas. Escribe Juan Antonio López Piñero: «la dialéctica entre tradición y renovación estuvo asociada a las grandes corrientes intelectuales de un modo complejo, que se resiste a toda interpretación simplista».[36]

Las citas de autores en su obra revelan tanto su estudios en Salamanca como su origen converso.[37] El uso de los clásicos griegos y del propio Avicena rememoran las tres cátedras de la universidad salmantina mientras que las referencias a autores que provienen del contexto islámico, como Averroes o Isaac Israelí, constituyen características de los médicos conversos, frente a los representantes de la nueva medicina que paulativamente abandonaron estas fuentes.

Con la invención de la imprenta y en sus primeros años, el periodo de los llamados incunables, se hicieron ediciones de autores andalusíes y orientales: Abulcasis, Avenzoar, Ioannitius (Ḥunayn ben Isḥaq), Maimónides, y Serapion, el joven y el viejo.[38]

Para analizar lo que ocurre a continuación, la permanencia o desaparición de la literatura médica árabe, traducida a latín, a lo largo de los s. XVI y XVII podemos utilizar las listas de obras impresas en estos siglos. Los catálogos de la National Library of Medicine (Bestheda, Madison) pueden ser muy ilustrativos por la enorme colección que han reunido,[39] aunque no exhaustivos, de lo que pudo ser la presencia editorial en este siglo:

---

[34] Ver Documentado en CORDE en 1573–1581 http://corpus.rae.es/cgi-bin/crpsrvEx.dll]. Plancy, biógrafo de Jean de Fernel, escribió que en la primera parte de su vida este célebre médico realizó sus estudios en la universidad de Paris con un 'barbaric' curriculum que luego remedió leyendo a Cicerón, Celso, Aristóteles y la traducción de Platón por Ficino. Vease, Siraisi. *History, medicine*: 124.

[35] Así la describe Antonio Carreras Pachón: «En el siglo XVII, el marco normativo no hizo más que reforzar el tradicional sistema docente y el atenimiento cada vez más rutinario y acrítico de los textos de Galeno e Hipócrates, con la alta consideración del *Canon* de Avicena como suprema compilación de saberes médicos», en «La medicina, siglos XVI-XIX», en *Historia de la Universidad de Salamanca*, Ediciones Universidad de Salamanca, 2006, vol. 3, tomo I, pp. 303-344: 314.

[36] López Piñero. *Medicina e historia natural*: 40.

[37] He tenido en cuenta las citas en todo el manuscrito no sólo en el Libro primero editado en esta publicación.

[38] Véase Klebs. «Incunabula scientifica et medica. Short title List», *Osiris*, 4, 1938: 1–359.

[39] Véase Durling. *A Catalogue of Sixteenth Century Printed Books in the National Libray of Medicine*, Bethesda: 1967 y Krivasty. *A Catalogue of Seventeenth Century Printed Books in the National Libray of Medicine*, compiled by, Bethesda: 1989, se recogen 13.300 volúmenes.

- ► Abulcasis, editado en 1516, 1519, 1541.
- ► Ali ibn Abbas (al-Majusi), editado en 1523.
- ► Al-Kindi, editado en 1541 (en obra colectiva reeditada en 1549), 1584.
- ► Avenzoar, editado en 1514 y 1530.
- ► Averroes, editado en 1514, 1521,1537, 1542, 1574.
- ► Avicena, editado desde 1500 hasta 1595, se conservan 29 volúmenes.[40]
- ► Hunayn ben Ishaq, editado desde 1523 a 1534, hay 8 libros, siempre como parte de la Articella.
- ► Ibn Ridwan, editado en 1501.
- ► Ibn Serapion, editado en 1531.
- ► Ibn Wafid, editado en 1541 y en una obra colectiva reeditada en 1549.
- ► Isaac Israelí, editado en 1515 y 1570.
- ► Maimónides, editado en 1508 y 1579 (los Aforismos que fundamentalmente recogen el comentario de Galeno a los Aforismos hipocráticos).
- ► Mesué, editado desde 1502 a 1589, se conservan 30 libros.[41]
- ► Razes, editado desde 1508 hasta 1566, se publican 7 libros con su obra.

No es un número pequeño de autores. A principios del XVI se mantiene el interés por estos autores y se incorporan nuevos respecto a los incunables. Este interés, sin embargo, va declinando y en los últimos 25 años del siglo, de los once autores de esta lista se publican seis. Destacan Razes y Avicena con 29 y 30 obras publicadas respectivamente. Conviene poner estas cifras en contexto y apuntar que de Galeno se conservan en esta biblioteca 245 libros y de Hipócrates 130.

¿Qué ocurre en el siglo XVII?[42] Varios libros del *Canon* de Avicena siguen atrayendo interés y se publican 13 libros entre 1608 y 1674, de Mesué 6 entre 1602 y 1635 e Isaac Israelí en 1607. Del resto de los autores ya no se publican sus obras aunque a veces, no demasiadas, se hace referencias a ellos.[43]

Otro rasgo distintivo de la literatura humanista en adelante es la introducción la descripción de casos concretos de pacientes. Esta descripción adquiere diferentes formas: *consilia, consultationes, epistolæ*, etc. y de esta manera se construye un género

---

[40] Con la traducción de Gerardo de Cremona y comentarios, particularmente el de Andrea Alpago. La mayor parte de los impresos son libros del *Canon* y en algún caso del *Cántica*, traducido por Armengaud Blasi y también comentado por Andrea Alpago. Veáse Durling. *A Catalogue of Sixteenth* entradas desde [377] a [406]. A esto habría que sumar otros 13 comentarios y compendios (Durling. *A Catalogue of Sixteenth*: 52-53).

[41] Véase Durling. *A Catalogue of Sixteenth*, entradas [3121] a [3151]. Fragmentos de su obra aparecen en otras ediciones.

[42] Véase Krivasty. *A Catalogue of Seventeenth*.

[43] Las publicaciones de Galeno caen también a 32 mientras que las de Hipócrates suben hasta 116, aunque siendo muchas de ellas los *Aforismos* con los comentarios de Galeno, cabría hacer un balance entre estas cifras, si eso fuera el objetivo de esta introducción a la *Plática de medicina*. Véase Krivasty. *A Catalogue of Seventeenth*.

narrativo que no estaba totalmente ausente en los textos médicos medievales pero sí aparecían en muy contadas ocasiones.[44] La obra más célebre de Amato Lusitano, las *Centuriæ*, precisamente es un ejemplo de esto pues se trata de una recopilación de historias clínicas y en la *incipit*, Moreno describe con especial detalle su propia enfermedad.

La relación de fuentes utilizadas que vimos en el capítulo anterior pone de manifiesto una clara preferencia por el galenismo-arabizado, bien por la cita de autores del periodo islámico o bajo medieval u otros como Jean Fernel, autor del XVI que se declara contra las corriente humanista. De algún modo también lo hace Moreno con esa alusión a 'los autores modernos' cuyos nombres omite y hacia los que es crítico. Esta actitud es distinta de la que décadas antes había mantenido Juan Méndez Nieto, nacido en 1531, que hace un reconocimiento de los autores anteriores, pero reivindica los de su época y cuando es preguntado por los 'práticos' que se debe leer, dice:

> En lo que toca a causas, método y cosas universales, Galeno, Paulo y Aeçio, médico, son los mejores; pero en remedios particulares los árabes hazen ventaja y, entre ellos, Aviçena y Rasis son los mejores. Mas no tenéis necesidad de leer sino los modernos latinos, que ellos refieren todo lo que los otros dicen y déstos buscad a Leonelo Faventino y a Mateo de Gradi y Gainerio, que ésos bastan.[45]

Mientras que Méndez Nieto está próximo a la medicina humanista que triunfa a principios del s. XVI, Moreno es ya fruto de la reacción de la contrarreforma que reivindica el escolasticismo clásico.[46] Por otro lado, hacia finales de siglo la innovación en el arte médico llama a las puertas de la profesión.

En conclusión, sobre la medicina en el siglo XVII habría que decir que hay tradición, novedad, contrastes y viajes de ida y vuelta.

3.1 *La medicina de los médicos conversos*

Si la condición de estudiante de la Universidad de Salamanca del Dr. Moreno se refleja en la *Plática de medicina*, de no menos importancia en su trayectoria es ser miembro de una familia de cristianos nuevos. En cambio, su vida profesional en el Imperio Otomano, realizado en una edad madura cuando ya se había formado

---

[44] Véase Siraisi. *History, medicine*: 63-69

[45] *Discursos medicinales*. Introducción: Luis S. Gracnjel, descripción bibliográfica: Teresa Santander, Transcripción: Gregorio del Ser Quijano y Luis E. Rodríguez-San Pedro, Salamanca: Universidad de Salamanca, Junta de Castilla y León, 1989: 23

[46] Véase López Piñero. *Ciencia y técnica en la sociedad española de los siglos XVI y XVII*, Barcelona: Labor, 1979.

66 LOLA FERRE

y ejercitado como médico, no parece haber afectado al contenido de su obra médica.[47] Jon Arrizabalaga ha estudiado la obra de varios médicos conversos y llega a definir unas ciertas pautas que caracterizan a los médicos cristianos nuevos frente a los cristianos viejos.[48]

Uno de los rasgos que señala es el aprecio por la herencia árabe y bajo-medieval latina, y el otro la dedicación a un tipo de tratado que pudiera ser considerado como de ética y etiqueta médica.

En el primer caso hay que considerar el contexto descrito: la medicina del nuevo humanismo no rechaza la lectura de los autores clásicos, sino que rechaza la lectura que de ellos hicieron los árabes. Se promueve la traducción desde el griego y el abandono de las versiones latinas del árabe así como la lectura de autores cristianos de la Edad Media tardía. Los médicos conversos, sin embargo, reivindican ese legado y junto a Galeno e Hipócrates, leen a los autores de la literatura médica árabe que van cayendo en el olvido. Es el caso de Moreno que cita a Isaac Israelí y Averroes y a los primeros autores medievales bajo el influjo de este galeno arabizado como Bernard de Gordon, Gentile de Foligno o Guy de Chauliac. Y antes de Moreno, se leen en la obra de Amato Lusitano referencias a un miembro de la familia sevillana de médicos, los Avenzoar, o en Daniel de Ávila, que cita a la tradición árabe y la cristiana bajo medieval en su catálogo de autores.[49] Por su parte Rodrigo de Castro establece los tres grandes grupos de autores médicos en griegos, latinos y árabes.[50]

---

[47] No encuentro, efectivamente, influencia alguna de la medicina que se desarrolla en su entorno turco. Véase Sari y Bayat. «The Medical Organization at the Ottoman Court», *Studies in History of Medicine & Science*, Vol. XVI, Nº 1-2, New series (1999/00) 37-51. Shefer-Mossensohn. *Ottoman Medicine: Healing and Medical Institutions*. Albany: State University of New York Press, 2009.

[48] Sobre el contexto de la medicina de los cristianos nuevos véase su contribución «The World of Iberian converso practitioners, from Lluís Alcanyís to Isaac Cardoso», en Víctor Navarro Brotóns and William Eamon (eds), *Más allá de la leyenda negra: España y la revolución científica/ Beyond the black legend: Spain and the scientific revolution*, Valencia, Instituto de Historia de la Ciencia y Documentación, López Piñero (Universitat de València-CSIC), 2007: 307-322. Sobre las ideas médicas que caracterizan sus obras véase del mismo autor «Medical Ideals in the Sephardic Diaspora: Rodrigo de Castro's Portrait of the Perfect Physician in early Seventeenth-Century Hamburg» *Medical History. Supplement* 29, 2009: 107-24.

[49] Por contra, un autor de origen converso pero convencido de la fe cristiana, Andrés de Laguna, rechaza la herencia árabe y apuesta por la lectura directa de los griegos, lo que refleja su conexión con el humanismo médico. Arrizabalaga. «The World of Iberian converso practitioners»: 319.

[50] «To De Castro, this early ceding of medicine to the Greeks did not cancel the Jews' original primacy in this art, but marked a turning point in the history of medicine. Indeed, his indispensable library for the "perfect physician" had as its mainstays three groups of "most proven writers": the Greeks, the Latins, and the Arabs. All were presided over by a trio made up of Hippocrates, "supreme father of medicine", Galen, "from whose works you can perfectly grasp medicine", and Avicenna, whom he described as the architect of the structure of medicine. Among the Greeks, De Castro included ancient classical authorities (Hippocrates, Plato, Aristotle, Theophrastus, Dioscorides, and Galen) as much as post-classical and Byzantine medical writers (Aretaeus of Cappadocia, Oribasius, Alexander of Tralles, Paul of Aegina, Aetius of Amida and Joannes Actuarius). Among the Latin medical writers, he first mentioned Cornelius Celsus—whom he called the "Latin Hippocrates"— and then Scribonius Largus, Pliny the Elder, Quintus Serenus, Caelius Aurelianus and Theodorus

El porqué de esta reivindicación puede interpretarse como la añoranza de un periodo en que los judíos podían vivir libremente su religión y tradición. Otra clave, especialmente para aquellos que han salido de la península, es la de la reivindicación de su cultura hispana.[51]

Esta simpatía por lo árabe, nos lleva de nuevo a la frase sobre el nombre del autor y ayuda a descifrar el enigmático final, en el que parece que lo moreno se puede interpretar como lo árabe (lo moro):

> Y con todo de mi natural, siendo mi tenple tan caluroso, causó en mi primera gerenación que salí moreno de color y lo soy de nomre y algo en la cencia de medicina (fol. 38v)

Este aspecto sería propio de los conversos de origen peninsular y no compartido por otros conversos o judíos. Así, Tobías Cohen (1652-1729) médico judío y afincado también en Estambul de origen polaco, sigue a los clásicos griegos pero sólo incluye a Avicena entre los autores que escribieron en árabe, dejando fuera a los de origen andalusí.[52]

En relación a los escritos de ética o etiqueta, Arrizabalaga señala los trabajos impresos de Henrique Jorge Henriques (*Retrato del perfecto médico*) y el *Medicus-Politicus, sive De officiis medico-politicis tractatus*, (1614). A esta lista podemos sumar a Gabriel da Fonseca y al capítulo 2 de la obra que nos ocupa y que trata de la correcta relación que el médico debe guardar respecto al enfermo.

Aunque esta parte está tomada enteramente de Amato Lusitano, es cierto que el autor ha sumado otras lecturas. Tal vez de Gabriel de Fonseca y su obra *De Medicis economiæ*, con lo que sería el segundo caso en que usa la obra de un correligionario, cristiano nuevo que deviene en judío nuevo, sin mencionar su nombre.

Mas allá de esto, a lo largo del capítulo dedicado a las juntas, el autor manifiesta todo el tiempo su opinión sobre la actitud correcta del médico en la práctica de la profesión. Critica la ignorancia, la vanidad, la distracción, la impostura y la codicia. Como cuando escribe:

Priscianus. Last but not least, among the Arabs, he referred, in the first place (inprimis [sic]), to Avicenna, and then to Averroes, Rhazes, Avenzoar, Mesue and Serapion». Véase Arrizabalaga «Medical Ideals in the Sephardic Diaspora»: 118.

[51] En el siglo XVIII un prestigioso intelectual Jesuita, Juan Andrés, exilado en Italia, hace una defensa de la herencia árabe de España lo que se interpreta en parte por una defensa del país frente a las críticas de la leyenda negra contra el país. Véase Mazzeo. *The Abate Juan Andrés. Literary historian of the XVIII century*. New York: The Hispanic Institute in the Unites States. 1965: 125.

[52] Sobre Tobías Cohen que se adhirió a las teorías químicas de Paracelso, véase Ruderman. «Medicine and Scientific Thought. The World of Tobias Cohen», en *The Jews of early modern Venice*, ed. by C. David and Benjamin Ravid, Baltimore, London: Johns Hopkins University Press, 2001:191-210, p. 203.

> Mayormente en esta ciudad que son tan inorantes los médicos que hasta que los
> vean por la caye a los enfermos, no dexan de vigitarlos y dezir que no están linpios
> de calientura; ya que sea por inorancia, ya que por esta con cobdicia de aclearlos
> (fol. 25r)

También se plantea la relación con el paciente pobre, que resuelve haciendo gala de
un gran pragmatismo:

> Y no come el enfermo o que no tiene que, o que no tiene gana, o por estar malos
> lo caminos por donde pasa la comida como es el vešet, (garganta) el estómago,
> los dientes, la lengua, las agallas. Y las otras más partes que son necessarias para
> englutir la comida.
>
> Y cuando no ay que comer o que no ay más que cosa seca que comer, no con-
> viene al médico preguntarlo, porque su oficio no es enriquecer al pobre mas curar
> los pobres. Y si tubiere que darles, darles si pudiere. Y curar aquellos que tienen
> azienda para curarse. Y cuando estos son muy ricos pedirles para aquellos pob/res,
> sin vergüença ni enpacho, para remediar a aquellos que por la proveza le falta el
> remedio. Y deve curar a todos con igual delixencia y piadad y pagarse muy bien, si
> pudiere, de los ricos antes que se acave la cura porque cuando el enfermo está muy
> malo, al rico y que puede bien pagarle, parece el médico ángel; cuando está mejor
> le parece omre y cuando ya está ya bueno y no a pagado bien le parece diablo. Y
> el que no tiene nada antes a menester que le dé, el médico sienpre le parece al en-
> fermo ángel aunque esté bien sano, salvo (si) es algún ingrato poco temeroso del
> Dio (fol. 36r).

En conclusión, la obra de Moreno es fruto de varias circunstancias: su educación
en la Universidad de Salamanca, de las controversias en torno al arte médico, de la
pervivencia de Avicena en las universidades del sur de Europa, y de su condición de
médico sefardí.

LA LENGUA Y LA EDICIÓN

I. La lengua del texto en el contexto del español y del judeoespañol

Para hacer un análisis lingüístico de la *Plática de medicina* hay que situarlo en las circunstancias que rodearon la vida del autor así como en los periodos de evolución de la lengua. En el verano de 1492 el español inició dos caminos bien diferentes, de un lado viajó con las primeras carabelas hacia América y, del otro, con los judíos expulsados, que dirigieron sus pasos hacia infinidad de lugares.

La diversidad de lenguas que los sefardíes encontraron en su amplia diáspora provocó que el judeoespañol se manifestara de diferentes maneras dependiendo de la lengua de los países a los que arribaron, de su condición de minoría pequeña y aislada o, por el contrario, de un grupo de población grande y autosuficiente cuyos miembros podían mantener el español casi como única lengua.

Los años en que Moreno escribe la *Plática de medicina* se corresponden con la etapa de formación del judeoespañol, un periodo de dos siglos que se extiende desde finales del siglo XV hasta el final del XVII. En la *Plática de medicina* se encuentran rasgos característicos de este periodo: arcaísmos en el nivel fonológico, morfosintáctico y léxico; influencia en el léxico del portugués, el aragonés y presencia de palabras turcas y hebreas, el polimorfismo en un buen número de términos que se escriben de distinta manera o cambian su género, a veces dentro del mismo párrafo. La falta de una norma ortográfica en judeoespañol tiene su correlación en la falta de estandarización del texto que aún se produce en el español peninsular durante el s. XVII.[1]

A continuación, se exponen los aspectos lingüísticos que he considerado más relevantes del texto.

---

[1] Wulf Oesterreicher escribe: «que la elaboración del español esté prácticamente consumada no significa de ninguna manera que la *estandarización* de la lengua haya llegado ya a una perfecta *codificación*. Por el contrario, en la lengua escrita se encuentran diferencias y oscilaciones importantes y bien conocidas en el sistema fónico, la morfología, la sintaxis y el léxico.» Véase su capítulo «Textos entre inmediatez y distancia comunicativas. El problema de lo hablado escrito en el Siglo de Oro», en *Historia de la lengua española*. Rafael Cano (Coord.) Barcelona: Editorial Ariel, 2004, pp. 729-769: 730. Rafael Lapesa advierte que la codificación es consecuencia de la abundante producción textual del Siglo de Oro y culmina con la fundación de la Real Academia (1713) y la publicación del Diccionario de Autoridades. Véase su *Historia de la lengua española*, especialmente el Cap. XIII: El español del Siglo de Oro: cambios lingüísticos generales. Madrid: Gredos, 2014 (9.ª edición refundida y aumentada, Publicación original: Escelicer, 1942): 312-351.

1.1 *Escritura y pronunciación*[2]

1.1.1 Vocales, diptongos y vacilación vocálica

La transcripción de las vocales aisladas es la previsible con las posibilidades del alfabeto hebreo: alef א para /a/, yod י para /i,e/, vav ו para /o,u/.[3]

En diptongos decrecientes con /a/, la אא aparece duplicada, siendo la vocal y también la consonante muda de la semivocal: /au/ (אאו) : אאוטור 'autor', אאון 'aún', אאוטינטיקוש 'auténticos' y /ae/, /ai/ (אאי) : אאינדה 'ainda', אקאאיסן 'acaecen', קאאי 'caí'.

El diptongo /ie/ se representa por una doble yod como en פינשאמיינט 'pensamientos' o ביין 'bien'. La doble yod י con nun נ representa la grafía ñ como en סיניור 'señor', אנייוש 'años', דאנייו 'daño'.

Pervive en este texto la alternancia medieval: /ie/ /i/: suciederien, medicamiento, acontieciere, calienturas, niengando.

Son frecuentes también las alteraciones en el uso de las vocales como:

- añadir-eñadido[4]
- autoridad-auteridad
- conociendo-conoçondo
- número-númaro
- semana-semena
- melancolía-malancolía
- tres por tras (en la frase 'tres la evacación sigue')
- enbezar-anbezar (término judeoespañol)

---

[2] He consultado diversas fuentes para este apartado, en muchas de las cuales hay referencia a los mismos fenómenos. Comencé con un clásico, el estudio de Rafael Lapesa citado en nota anterior. He seguido fundamentalmente los trabajos de Rafael Cano Aguilar. «Cambios en la fonología del español durante los siglos XVI y XVII» en *Historia de la lengua española*. Cano (Coord.) Barcelona: Editorial Ariel, 2004: 825-857. Me ha sido de mucha utilidad el libro de Francisca Medina Morales que sistematiza los fenómenos fonológicos del periodo, *La lengua del Siglo de Oro. Un estudio de variación lingüística*. Granada: Universidad de Granada 2005: 222-225, y artículos que se centran en algún aspecto concreto como el de Eva Núñez-Méndez. Eva Núñez-Méndez «A Diachronic Approach to the Confusion of b with v in Spanish» en Núñez-Méndez (ed.): *Diachronic Applications in Hispanic Linguistics*. Cambridge: Cambridge Scholars Publishing, 2016: 126-166

[3] Utilizo comillas simples para señalar una palabra y doble comilla cuando se trata de dos palabras o más.

[4] Corominas recoge 'Eñedir', que se halla en Berceo. Véase: Corominas, Joan y Pascual, José A. Diccionario Crítico Etimológico Castellano e Hispánico. Madrid: Gredos 1984-1991, 6 vols: 284.

1.1.2 Oposición: b/v

Para las letras b/v en el texto encontramos las grafías ב y ו que he transcrito como /b/, /v/ respectivamente. Aparece, además, una variante de ב/ḇ, que parece el alófono [ß] y no señala una diferenciación fonética por lo que no haría falta recogerla en la transliteración del manuscrito. Sin embargo, he optado por representarlo como /ḇ/ por reflejar de la manera más cercana la grafía hebrea que hay detrás. Aún no siendo su uso completamente sistemático y consistente, es posible hacer algunas observaciones:

- No aparece en posición inicial de palabra o tras un fonema nasal, con la excepción de 'ḇezes' y 'conserḇar'.
- Se usa cuando hay dos consonantes seguidas, tanto en situación implosiva como a principio de sílaba: 'caḇso', 'feḇre', 'duḇda', 'coḇdicia', 'oḇra' y 'noḇle'. El autor es constante en el uso de /ḇ/ en estas palabras, aunque ocasionalmente olvida la marca sobre la letra. En ese caso he transcrito solo /b/, aún consciente de que no es un cambio deliberado, sino un descuido del autor.
- En algunos casos, la encontramos en posición implosiva con valor vocálico /u/ que constituye una tradición escrituraria del castellano en palabras concretas como, 'caḇsa', 'ciḇdad'. Según Lapesa estos casos —'ciḇdad', 'caḇso' o 'caḇsa'— perduraron como muy decadentes en la primera mitad del siglo XVI.[5] En la transcripción he decidido usar 'causa' y 'ciudad'.
- Entre vocales: 'saḇios' (excepcional, más frecuente 'sabios'), 'liḇiana' (en el mismo párrafo encontramos 'y liḇianas con libianos accidentes') , 'ecesiḇa'.

En todo caso, no parece que estas diferentes grafías reflejen diferentes pronunciaciones. El fenómeno de la pérdida de oposición b/v lo datan la mayoría de los autores, como generalizado y completo en el siglo XVI. Así lo afirma Eva Núñez-Méndez que destaca que fue un conservadurismo ortográfico y las prácticas tradicionales de los escribas las que provoca la ficción de una distinción fonética entre b/v y es en el s. XVII cuando finalmente se acepta y reconoce que tal distinción no existe. Por tanto, las diferentes grafías en los escritos castellanos no reflejan una diferencia fonológica.[6]

Por el contrario, Rafael Cano sí le da una cierta verosimilitud a esta distinción b/v cuando escribe: «Algún apoyo real en el habla, no obstante, debía tener la distinción en esta época: por ello, algunas hablas judeoespañolas o cacereñas la conservaron hasta el siglo XX».[7]

---

[5] Lapesa. *Historia de la lengua española*: 313.
[6] Véase Núñez-Méndez. «A Diachronic Approach to the Confusion of b with v in Spanish»: 154.
[7] Cano Aguilar. «Cambios en la fonología del español»: 831.

No es, sin embargo, el caso de este autor que realmente no parece que las distinga ya que a lo largo del texto aparecen palabras escritas indistintamente con b/v, por ej.:

- ► 'bilioso' y 'vilioso'
- ► 'bapores' y 'vapores'
- ► 'ḃos, bos' y 'vos '

1.1.3 Confusión entre las bilabiales /b/ y /p/ y uso de n/m ante b/p

Cabe mencionar también en relación a la /b/ su confusión con otra bilabial /p/ en algunos casos como en 'disbarate', o bien usado indistintamente: 'sensiplemente' o 'insensible'.

Respecto al uso de /n/ como /m/ ante las bilabiales /b/ y /p/ ocurre indistintamente:

Así, escribe /n/ antes de /b/ y /p/ en las siguientes palabras: 'ánbito', 'anbezar', 'conbate', 'enbezar', 'enbever', 'enviar', 'enbustero', 'tanbién', 'conbatir', 'conpesar', 'conposta', 'conpostura', 'corronper', 'costunbre', 'cunplir', 'inperfeta', 'inportar', 'sienpre'.

Y /m/ delante de /b/ y /p/ en: 'costumbre', 'hambre', 'lombo', 'lumbre', 'membrana', 'membrillo', 'membro', 'muchedumbre', 'ombre', 'comprobar', 'acompañar', 'computación', 'cumplir', 'emplear', 'empeçar', 'enxemplo', 'imperfeto', 'importar', 'imposible', 'interrumpir', 'limpiar', 'simple', 'temperamiento', 'temprano', 'tiempo'.

1.1.4 Confusión entre las interdentales d/t

Aparecen varios casos de confusión entre las interdentales /d/ y /t/, como :

- ► 'faculdades'.[8]
- ► 'estutiar' y 'estudiar' (fol. 2v), 'estutia' (fol. 3v).
- ► 'putreficación' junto a 'pudrificaçión' (fol. 27r, 27 y 29).
- ► En posición implosiva como en 'atvertir' (fol. 20r), aunque también se encuentra 'advertir' (fol. 26r). Es este caso he corregido en la transliteración escribiendo a(d)vertir.

---

[8] Esta variante no está documentada en los diccionarios o bases del español, puede ser una más de las peculiaridades en el uso de la lengua del autor.

1.1.5 Lecturas de la letra hebrea guimel

A lo largo del texto guimel aparece con o sin una marca (rafé), en la parte superior (גּ y גֿ), pero en este caso no se puede entender como alófono como ocurría con la /ƀ/ sino que representa sonidos diferentes. La transcripción de estos diferentes sonidos no es fácil porque no hay uniformidad en la escritura del español de la época para reflejarlo.

- ► La prepalatal africada sorda /ĉ/, transcrita por /ch/.
- ► La prepalatal africada sonora /ŷ/, transcrita por /g/ o /j/.
- ► La velar fricativa sorda /x/, también transcrita como /g/ o /j/.

Esta última ocurre en palabras como 'vigitar' que más adelante pasará a 'visitar'. Este 'vigitar' está documentado en un texto de 1360, y Juan Valdés en su obra *Diálogo de la lengua* (1535-1536) escribe:

> Sélo muy bien, y en esto tanto no quiero contender con vos, con tanro que me digáis quál tenéis por mejor; dezir quige y quigera, o quise y quisiera. ¿Y quál os contenta más escrivir: vigitar o visitar?

Y más adelante añade:

> [...] porque veo algunos, y aun de los cortesanos principales, usar más la g que la s.[9]

Otros casos de uso de la velar fricativa sorda /x/ en lugar de /s/ en este texto son 'registir' para 'resistir', 'quijo' por 'quiso', 'quijere' por 'quisiere'. Otro caso es la palabra 'gusto' (גושטו) que en muchas ocasiones sólo puede entenderse como 'susto' en una enumeración de emociones, y en el mismo folio 'gusté' por 'asusté' (fol. 38r). El caso contrario, /s/ por /g/, se encuentra en 'resión' por región (fol. 23v).

La decisión de transliterar esta guimel marcada no ha sido sencilla, especialmente en su realización como prepalatal africada sonora /ŷ/. Finalmente me he guiado por la práctica más habitual de la escritura del s. XVI y principios del s. XVII de acuerdo con la frecuencia con que aparecen en el CNDHE, así 'general' aparece siempre como 'general' mientras que encontramos 'iucio' y 'iusgar' junto a 'juicio' y 'jusgar' pero ningún caso de 'iudicatorio' frente a 'judicatorio' por lo que decidí adoptar la /j/ en lugar de la /i/ para todos los términos derivados de 'juzgar', también encontramos 'aiuntar' pero es más frecuente 'ajuntar'. Por todo esto y para dar coherencia a la transcripción decidí transliterarlas como /g/ y /j/.

---

[9] Citado en CNHD, *s.v.* vigitar.

1.1.6 El yeísmo

La grafía refleja una única pronunciación para la /ll/ y la /y/ consonántica. Encontramos tres formas para escribir la /ll/ e /y/ consonántica de la grafía española en hebreo: ליי / יי / ג̄.

La suma de la doble yod con la letra ל se utiliza para representar la ll, como en la palabra 'ella' (אילייא), y 'lleban' (לייבאן). Me queda la duda de si, como en la escritura de los moriscos, habría que leer 'elia' o 'lieban' pero no hay indicios claros de ese uso especial.[10]

Hay una palabra —yema— que se escribe 'llema' (ליימה) y 'yema' (ג̄ימה) 'yema'. También se encuentra alternancia entre 'cuyos' (קויש) (fol. 7v) y 'cuyas' (קוג̄אש).

Respecto a la grafía יי aparece en la mencionada 'cuyos' (קויש), 'suyo' (שוייו), 'yo' (ייו) y 'cayó' (קאייו).

1.1.7 Mantenimiento de la /f /latina en lugar de /h/

Encontramos pervivencia de /f/ donde el castellano evoluciona a /h/, como en los siguientes casos:

- 'fastío' por 'hastío'
- 'facer' por 'hacer', 'fecha' por 'hecha', 'refacer'. En un mismo párrafo encontramos «aziéndo<se> celeríssimos a[p]ri/ssándose mucho las pulsadas, faziéndosse quebros si tienen fernesí» (fol. 21v)
- 'fervor' por 'hervor'
- 'fere' por 'hiere' y 'firéndolo'
- 'fulló' por 'huyó'
- 'afoga' por 'ahoga'

Se da el uso de ambas letras en:

- 'ferida' y 'erida' (en el mismo párrafo, fol. 17r)
- 'fasta' junto a 'asta'
- 'fígado' e 'ýgado' (en la misma línea, fol. 65r, línea 6)

Según Lapesa, la permanencia de esta /f/ es un rasgo arcaizante que se toleraba a principios del XVI pero en el s. XVII solo era usada por notarios y leguleyos.[11] Como

---

[10] Rafael Cano pone como ejemplo *liama* por *llama* y *xebolia* por *cebolia*, en «Cambios en la fonología del español»: 848.

[11] Lapesa. *Historia de la lengua*: 313.

podemos apreciar, también se mantiene en el judeoespañol sin que sea un lenguaje especial asociado a un tipo de discurso.

1.1.8 Confusión r/l

Se observa confusión entre /r/ y /l/, un rasgo común en posición implosiva, como:

- ► 'expulsión' – 'expursión'
- ► 'alterias' – 'arterias'.

Y no siempre ocurre en situación implosiva, véase

- ► 'ralo' – 'raro',
- ► 'declinación' – 'decrinación'
- ► 'discurso'– 'disculso'.

En algunos casos el autor parece que no sabe que letra es la que debe usar y escribe una sobre la otra, así en la edición aparece:

- ► 'radicalres': ראדיקאלריש
- ► 'restaulración': רישטאאולראשייון
- ► 'perlsuadido': פירלשואדידו
- ► 'espurlio': אישפורלייו

En el caso de la palabra 'excrementos' encontramos tres formas en un mismo folio (fol. 28v): 'exquermentos' / 'esclemento' / 'excrementos'
    Como ya señalé el polimorfismo es un fenómeno extremadamente frecuente en el texto.

1.1.9 Las sibilantes: s, ss, ç, z, x, ch, j

Dejo para el final de esta descripción el grupo de las sibilantes, la parte más difícil de clarificar en función de la ortografía. No es de extrañar el comportamiento —que a veces parece errático— del texto judeoespañol, en cuanto es en la Edad Moderna cuando se produce el reajuste de los seis fonemas sibilantes originarios en el español medieval.
    Rafael Cano sigue un modelo que establece distinciones sobre la base de la oposición sorda/sonora y fija los siguientes pares:

- ► /ce/, /ci/, /ç/ frente a /z/

- ► /ss/ intervocálica frente a /s/
- ► /x/ frente a /ge/, /gi/, /j/ (y todavía i)

La diferenciación entre ce, ci, ç frente a z se refleja en alfabeto hebreo en el uso de ס (ocasionalmente שׂ) para ce, ci, ç y ז para z. La letra ס y ocasionalmente שׂ la he transcrito como /ç/ junto a las vocales a/o/u y como /c/ ante e/i. Ejemplos con ס y שׂ son 'caveça' (קאויסה), 'coraçón' (קוראשון) y con ז 'razón' (ראזון).

En posición implosiva, no he transcrito שׂ como /ç/ ni /z/ sino como /s/ en 'bos', 'mordas', 'ves' (vez), 'mesclado', 'jusgar', 'naris', todos ellos están documentadas en el CNDHE. Con la palabra 'pleuris' escrita con שׂ y ז, he mantenido esta dualidad transcribiendo 'pleuris' y 'pleuriz'.

En relación a la diferenciación /x/ frente a /ge/, /gi/, /j/ en hebreo encontramos שׁ para /x/ y en mi transcripción he usado /x/ para reflejar la presencia de la silibante en la escritura: 'dixo', 'dexo', 'lexano', 'poplexía', 'congoxa', 'baxa'. Rafael Cano señala como los poetas del s. XVI no riman cabeça con grandeza mientras que a partir de Cervantes riman «cabeça con grandeza, como fixa con hija y dexa y vieja». Sin embargo, en judeoespañol esa /x/, que se expresa en grafía hebrea por una שׁ, tiene el valor de una prepalatal sorda (sh).

Aparece como una sibilante que cierra sílaba en 'buxcar' y, sobre todo en la segunda persona singular del verbo en indicativo y con cierta frecuencia subjuntivo, modo éste no muy común en español pero sí en portugués y tal vez por influencia de este en judeoespañol: 'entriex', 'habex', 'usarex', 'alcancex', 'podex', 'mietrex', 'hallarex', 'honrarex', 'anbezarex', 'verex', 'querex', 'videx', 'conocex', 'tenex', 'havierex', 'esper(i) mentarex', 'caerex', 'darex', 'regirex', 'seguirex'.

La /s/ apicoalveolar —que es la que ha permanecido en el castellano actual— se expresa en hebreo fundamentalmente con la letra שׂ. En el texto la he transcrito como /s/ o con /ss/ en posición intervocálica. A veces encuentro en su lugar ס, y lo transcribo también como /s/ porque con relativa frecuencia encontramos la misma palabra escrita indistintamente con una u otra letra como, por ejemplo 'pulso' o 'señal'.

1.1.10 Grupos de consonantes

Antes de hablar de la ocurrencia de dos consonantes en una sílaba en el texto conviene mencionar las que han desaparecido, como 'expersadas' por 'expresadas', 'pernósticos' por 'pronósticos',[12] 'esquermentos' (aunque también 'escrementos'), 'fercuencia' (y también 'frecuencia'), 'treminación' en lugar de 'terminación', 'perlongues' por 'prolongues', 'perguntar' por 'preguntar', 'porp(o)ción' por 'proporción' o 'porcede'

---

[12] El uso de 'pernosticar', 'pernóstico' en el texto es muy consistente. Sólo en el fol. 43r, aparece «Pronóstico».

por 'procede'. Esto puede deberse a la influencia del aragonés y en algunos casos al portugués, dos comunidades muy poderosas en la Turquía otomana que influyeron en el judeoespañol en su etapa de formación

También tenemos el caso contrario: dos consonantes seguidas en una sílaba donde ahora hay dos sílabas como 'considrar', 'exprimentar', 'esprito'

Un caso diferente son consonantes obstruyentes en las sílabas cerradas que reflejan el origen latino. Hay varios casos:

- Con bilabial [b] cobjunta. La he transcrito por la letra correspondiente en nuestra grafía, escrita entre paréntesis: co(n)junta.
- Con bilabial [p]: 'optrucción' que he transcrito como 'o(b)trucción' y así aparece más adelante en el propio texto: 'obtruciones'; 'opservación' que he transcrito como 'o(b)servación'; 'apceso' trascrita como 'a(b)ceso'.
- Se encuentra ג /g/ como en 'ogtima', 'agcidental', o 'agto'. En la transcripción aparece: 'o(p)tima', 'a(c)cidental', y 'a(c)to' respectivamente.
- La ק en posición implosiva aparece en dobles consonantes provenientes del latín. Con sibilantes encontramos קס se transcribe como /cc/ como en 'cocción', 'accidentes', 'acción' y así también קש en 'accidentes', 'acciones', 'prefección'
- Aparece también el par קט que se ha transcrito como /ct/ como en 'docto', 'auctores', 'efectos'.

En el s. XVII, estas grafías complejas eran defendidas por los preceptistas cultos pero cada vez eran menos frecuentes y llegan a identificarse con la pedantería. Moreno mantiene tanto la lectura culta como la más común en la época: encontramos efecto/efeto, auctores/autores.

Frente a esto, en el texto se conservan grupos de consonantes como en las palabras 'cabso', 'cibda', 'cabsa' que, como comentamos anteriormente, son un rasgo arcaico. En el texto he transcrito esa /b/ como /u/ resultando ciudad y causa y he dejado 'cabso' porque no existe un 'causo'.[13]

También cabe señalar que son relativamente frecuentes los casos de prótesis y aféresis en formas verbales:

- 'comer' y 'acomer'
- 'contencer' y 'acontecer'
- 'levantar' y 'alevantar'
- 'llegar' y 'allegar'
- 'mostrar' y 'amostrar'

---

[13] En el fol. 58v aparece «ciudad» varias veces.

- ► 'provechar' y 'aprovechar'
- ► 'quietar' y 'aquietar'
- ► 'venir' y 'avenir'

1.2 *Algunos rasgos morfosintácticos*

Algunos rasgos morfosintácticos del texto lo sitúan en una fase de la lengua castellana en que se están fijando aún lo que sería la norma y esto afecta al nombre, el pronombre y el verbo. A esto se suma la evolución propia del judeoespañol.

Hay confusión con el género de algunas palabras, de manera que aparecen al mismo tiempo como femeninas y masculinas. Esto afecta a nombres que no acaban con los marcadores de género (a, o) o bien que acaban en /a/ pero han resultado masculinos, como:

- ► la sangre – el sangre, 'sangre mala', 'sangre puro y vilioso'.
- ► las señales – los señales, 'buenas señales', 'propio señal'. [14]
- ► las síntomas – los síntomas, 'las síntomas', los 'síntomas'.

En relación al número, encontramos algún caso de confusión como 'las causa', 'señores grande', 'otros humores puro', que creo más un *lapsus calami* que de morfosintaxis.

En la determinación del nombre me llama la atención algún nombre común que sin embargo no usa artículo cuando está determinado, como la palabra 'naturaleza'. Girón señala que hasta mediados del s. XVI se escribían sin artículo sustantivos determinados por otro complemento 'río de Gualdaquivir' o abstractos como 'natura'.[15]

Los diminutivos se hacen en -ico/ica como 'estomagico', 'livianicas', 'venicas', 'calienturicas'. De acuerdo con Francisca Medina Morales este diminutivo con un sentido cariñoso se emplea sin límites geográficos en todo el Siglo de Oro. También tenía un cierto deje de rusticidad. Como podemos observar en las palabras citadas, en este caso el uso de -ico/-ica no tiene ese matiz de cariño. Rafael Lapesa señala que en el Siglo de Oro, autores de las dos Castillas usan -ico que sólo más tarde se limitaría a otras zonas geográficas.[16]

---

[14] Medina Morales. *La lengua del Siglo de Oro*: 187. En este capítulo la autora habla de cambios de género e incluye entre otros el término 'señal'. Según Rafael Lapesa en los siglos XVI y XVII había mayor conciencia del uso de /la/ para femenino y /el/ para masculino y desaparecen expresiones como 'el espalda' conservándose 'el' para femenino cuando la palabra empezaba por la vocal /a/, en *Historia de la lengua*: 331.

[15] Véase Girón. «Cambios gramaticales en los Siglos de Oro»: 872.

[16] Medina Morales. *La lengua del Siglo de Oro*: 202-205. Lapesa, *Historia de la lengua española*: 334.

Se encuentra la confusión entre los prefijos des- y es- por compartir ambos los matices de contrario o intensivo. Esto en el Siglo de Oro se da tanto en el habla vulgar como en la literatura.[17] Son ejemplos de esto las palabras 'estenplaça' junto a 'destenplança' o 'esparcirse' junto a 'desparcirse'.

En relación al uso del pronombre se observa el usos de 'bos', o 'vos' (tú) y 'os'. En el XVI se impone el 'nosotros', 'vosotros' frente a 'nos', 'vos' para evitar el equívoco que podría provocar el 'nos', 'vos' sobre si era singular y plural ya que se mantenían en el uso reverencial.[18] Moreno utiliza 'vos' al dirigirse directamente a su hijo, especialmente en el prólogo:

- ► «todo ƀos aƀíax de enplear en nuestra l[ei] santa despartiéndola a Israel».
- ► «ƀos es necessario con toda vuestra koaḥ apricar ƀox a ella».
- ► «ƀos seréx ansí be[ez]rat ha- ʔEl».
- ► «ƀos es necesario saƀer es el modo de que aƀex de tener en las ju[ntas]».

Entre los tipos de 'voseo' que distinguen Miguel Calderón Campos y María Teresa García Godoy, no cabe en esta relación paterno-filial pensar en un uso reverencial sino familiar. Si en el español medieval tú y vos distinguen un trato familiar del de respeto, en el español clásico tú/vos se usan, como es el caso en la *Plática de medicina*, en una relación familiar.[19]

Sobre el verbo se observan dos fenómenos:

- ► Infinitivos acabados en /-en/: 'seren' en lugar de 'ser' (fol. 67r). Según Aldina Quintana Rodríguez «todos los autores sefardíes, aun siendo descendientes de familias que procedían de los reinos de Castilla y Aragón, empleaban el infinitivo personal flexionado como en portugués.» En el texto encontramos 'seren', 'comeren', 'fazeren'.[20]
- ► Formas de futuro 'porná', 'vernan' que desaparecen del castellano pero se integran en el judeoespañol.[21]

---

[17] Medina Morales. *La lengua del Siglo de Oro*: 191-193.

[18] Lapesa. *Historia de la Lengua*: 335.

[19] Véase Miguel Calderón Campos y María Teresa García-Godoy (2023). «Historia de las fórmulas de tratamiento», en Steven N. Dworkin, Gloria Clavería Nadal y Álvaro S. Octavio de Totelo y Huerta (eds): *Lingüística histórica del español. The Routedge Handbook of Spanish Historial Linguistics*, London and New York, Taylor and Francis, Routledge Handbooks, 208-221.

[20] Véase «El sustrato y el adstrato portugueses en judeoespañol», *Neue Romania. Judenspanisch VIII* (2004), 167-192: 173.

[21] Es una forma de futuro muy común en textos de XIV al XVI. Al respecto dice Rafael Lapesa: «En el futuro y condicional, como se advertía que su primer elemento era el infinitivo, se restableció éste íntegro en *debería*, en vez del medieval *debría* y otros semejantes que subsistían hacia 1540... las formas porné, verné, terné sucumbieron, tras un periodo de alternancia que duró hasta finales del s. XVI, ante pondré, vendré, tendré...», en *Historia de la lengua*: 331.

1.3 *El léxico*

El léxico es un reflejo de las experiencias vitales del autor. Su español refleja su pertenencia a una familia de origen español asentada en Portugal y su contacto con la lengua en la Universidad de Salamanca y en su experiencia profesional. Si hemos calculado que nació en 1578/79 y salió al exilio en 1616 hablamos de una experiencia en el medio parlante del castellano de en torno 38 o 37 años. Después de esto se integra en la comunidad sefardí del Imperio Otomano —primero en Salónica y después en Estambul— y ahí el entorno parlante sigue siendo el español pero ya en proceso de construcción del judeoespañol y con todos los matices que implica el mundo sefardí: influencia de dialectos o lenguas peninsulares con las que no había estado en contacto con la península, el turco como lengua de contacto con el mundo exterior y el aprendizaje del hebreo en cuanto su nueva condición de judío.

En la formación del judeoespañol y su distanciamiento de la evolución de la lengua en España tras 1492, un elemento fundamental es el mantenimiento de palabras que caen en desuso en la península. Los considerados arcaísmos en el estudio de la lengua española del s. XVII, son en un gran porcentaje palabras que enriquecen y diferencian de la lengua original al judeoespañol.

Ejemplos de estos términos son los siguientes:

- ► 'Ansí'. La forma antigua ansí aparece con mucha frecuencia y solo 2 veces encontramos 'así'.
- ► 'Agora' es utilizado siempre, no hay ningún caso de 'ahora'.
- ► Dixiplo: Esta forma sincopada de 'Discípulo' era común en la Edad Media[22]
- ► Aparece 'nomre' y 'omre' en lugar de 'nombre' y 'ombre' —con un caso de 'ombre' en una anotación al margen (fol. 4v, 17) y en el texto (fol. 38r). Y también se encuentra 'renomrar' (fol. 24v, 12). La prof. M. Teresa García Godoy me hizo notar que la disimilación y epéntesis se dieron a la vez en 'omne' y 'nomne' como cambio temprano medieval. En el CNDH nuclear no hay ninguna evidencia de 'omre' y 'nomre'; en el CNDH total hay 57 ejemplos de 'nomre' entre 1263 y 1324 (demasiado raros ya en el XIV). Ningún ejemplo de 'omre'—salvo del verbo 'onrrar'. En definitiva, desde la perspectiva del historiador del español, es muy extraño que una variante del siglo XIII aparezca en un hablante del XVII. Respecto a su presencia en judeoespañol, no lo recogen los diccionarios de Nehama, ni el DHJE, si bien en el corpus de textos en judeoespañol (CORRHIJE) sí que aparece en un documento de 1815 el término 'nomre'. En un caso sí encontramos 'ombre'. Se trata de una anotación en el

---

[22] Corominas, *s.v.*, 'Discípulo'.

    margen: 'de los lugares/que en el/ ombre/' (fol. 5r). Aquí la palabra hombre, sí lleva la b. Podría ser una anotación de Samuel Moreno.

- ► También es arcaico el uso de 'onde' por 'donde'
- ► En anatomía se observa una preferencia por determinados términos, que se podrían calificar de tradicionales o populares frente a otros que acabarían imponiéndose en el lenguaje médico: 'carcañal' para talón, 'cuero' para piel, 'pescueço' para cuello, 'meollo' por cerebro.
- ► Otros términos arcaicos que aparecen con frecuencia en el texto son 'acutísimas enfermedades' 'atimamiento', 'atorgar', 'cartilajenes', 'conciteción', 'cris' por 'crisis', 'enfamarlos', 'englutió', 'galea', 'enchir' y 'enchimiento', 'manaderos', 'punja', 'rejo'.[23]

Estos términos antiguos del castellano medieval incorporados a la lengua pueden sumarse a la lista de palabras que son consideradas palabras propias del judeoespañol: 'agallas', 'amaría', 'avagar', 'ayuda', 'azino', 'bostillas', 'chatear', 'chiní', 'conpessa', 'deprendimiento', 'dilizencia', 'extravasado', 'ferugento', 'fígado', 'güezmo', 'manaderos', 'mayorgar', 'pechero', 'pescudar', 'solombra', 'tolondros'.

    Dentro de este apartado, podría incorporarse la palabra 'ogar' que aparece en el diccionario de Klara Perhaya como un término judeoespañol que significa «brasero» y que posiblementese tenga su origen en el término castellano 'hogar' (fuego). Encuentro la expresión 'quende zemani' para señalar un periodo de tiempo, el segundo término parece proceder del hebreo זמן.

    Una característica del judeoespañol en formación es la incorporación de palabras de otras lenguas. Comenzamos por la lengua del país que le vio nacer y donde ejerció la medicina. En este sentido sorprende la escasez de términos portugueses. El más utilizado de los términos portugueses es 'aínda' incorporado desde pronto al judeoespañol y que en el texto significa 'aunque', 'aun' y 'todavía'. Aparece 'colo' por cuello y 'atimar' (acabar, terminar). Hay una expresión 'Suposto cabso' o solamente 'Suposto' en el sentido de 'una vez esto aceptado o conocido' que es frecuente a lo largo del texto y no he encontrado en CNDHE o CORDE pero sí en una obra portuguesa.[24] Si atendemos a la lista de términos portugueses que señala Aldina Quintana podemos ampliarlo con 'buraco', e incluso 'plática' o 'escuras' que aparecen en un texto de Salónica de 1568.[25]

---

[23] Todas estas palabras, así como las que siguen en el párrafo siguiente judeoespañolas, incluidos los términos de otras lenguas romances, se encuentran en el Glosario.

[24] «Epanaphoras de varia historia portuguesa» de Francisco Manuel de Melo (Lisboa, 1608-1666), escritor, militar y diplomático.

[25] «El sustrato y el adstrato del portugués»: 184 y 173. El texto es la *Meza de el alma*.

Respecto al turco, utiliza otro término incorporado al judeoespañol, kolay (fácil) y castellanizado al extremo de convertirlo en adverbio con el sufijo -mente: 'kolaymente.' A esto hay que sumar palabras que designa hechos o realidades turcas y no había necesidad de traducir: 'bayizanies' que no he podido identificar pero por el contexto puede referirse a bandas de bandidos o insurgentes que abundaban en la primera mitad del siglo XVII en el Imperio Otomano, Kilz(i)bas referido a una guerra con ese nombre y lodos (un viento de la zona). Junto a estos tenemos: 'cheletes' posiblemente de la palabra turca 'čellat' (verdugo), y sap que es la punta de un bastón. También puede considerarse un balance pobre teniendo en cuenta que ya llevaba 25 años en el país.

En cambio, el uso de términos hebreos me ha resultado más abundante de lo que podía esperar. Estos judíos nuevos que no tenían una verdadera formación en judaísmo debían afrontar un periodo de formación que incluyera la lengua hebrea o al menos el aprendizaje de oraciones que se recitaban en hebreo. En el caso de Moreno, el conocimiento del hebreo va más allá pues, además de abreviaturas y fórmulas comunes en el culto religioso, encontramos un buen número de términos de medicina.

De estos podemos distinguir aquéllos que forman parte de la práctica judía, incluyendo términos religiosos, legales, términos de uso común, nombres propios hebreos o hebraizados y abreviaturas:[26]

- ► Días y fiestas religiosas: 'ḥanuka', 'šabat qodeš', 'pesaḥ', 'purim', 'sukot'.
- ► Literatuta legal y religiosa: 'dayan', 'dᵉrašim', 'dinim', 'ḥakam', 'nebiʔot', 'pesaqim', 'toratenu ha-qᵉduša'.
- ► Nombres comunes: 'baḥur', 'ʕed', 'gᵉbirim', 'habanah', 'haslaḥah', 'ʕiqar', 'maʕaśeh', 'rašaʕ', 'ramaʔut', 'rab', 'rob', 'šabuʕa', 'talmid', 'tᵉnaʔim', 'ʔumot', 'zᵉman'.
- ► Nombres propios en hebreo o usados por los judíos: 'Costandina', 'Miṣraim', 'Saloniki' y 'Sᵉfat'.
- ► Abreviaturas: ‏אײי, במהרײר, בעײה, זײל, זלהײה, עײה, נײע, נרײו, שײת, תובײב, תײל‎.
- ► Expresiones comunes: 'lᵉ-ʕabodoto hitbarek', 'dalet ha-ʕam', 'ḥakam ha-šalem ha-rab'.
- ► Conectores entre frases: 'ʔafilu', 'mašal', 'mašal bi-pratut', 'še-domeh'.
- ► Términos médicos: 'koaḥ', 'mᵉṣuqot', 'nᵉšimah', 'qanehʔ', 'ṣaʕar', 'sam ha-mavet', 'sidafon', 'tarpas', 'ṭebaʕ', 'vešeṭ'.

---

[26] Todas estas palabras y expresiones con sus correspondientes traducciones están en el glosario, excepto las abreviaturas que se encuentran desarrolladas en hebreo y traducidas en introducción a la edición y transcripción del texto.

Por último, hay que mencionar el uso del latín que condiciona el modo en que expresa algunos términos castellanos[27] y, sobre todo, hay que destacar las numerosas citas latinas. El autor las traduce siempre a español porque es consciente de que no se van a entender. Este uso del latín revela dos circunstancias: de un lado su orgullo por su formación universitaria de la que hace gala con estas citas, del otro su convencimiento de la fiabilidad de las fuentes latinas frente a versiones en otras lenguas. Del propio *Canon* dice que la versión hebrea era oscura y difícil de comprender, que la versión árabe contenía errores de los copistas y por tanto la válida era la versión latina que llama 'nuestro latino'[28] (fol. 1r).

Respecto a la terminología médica, en general hay un número considerable de términos medievales. En alguna ocasión el autor no parece seguro del nombre a usar para definir una misma cosa, es el caso para designar la podagra (gota) para la que llega a usar tres términos en un mismo párrafo:

> [...] era poargroso y en el invierno le bolvió a venir la poigra con gran dolor y febre, y avía comido y bevido mucho y en tienpo de poiras (fol. 31r).

A veces presenta una lectura bastante deformada del término, como cuando escribe 'elepaziansie' para referirse a la elefancía o elefantiasis.

Para acabar este apartado sobre el léxico me referiré a un grupo de palabras que no he podido encontrar en los diccionarios, ni he podido resolver en las consultas a personas con más conocimiento que el mío del judeoespañol. En algunos casos el significado se puede deducir del contexto y en otros no, muchas son términos médicos y algunas las explica el propio autor. Los términos médicos no aparecen en el *Diccionario Español de Términos de Medicina Antiguos* (DETEMA), que es la mejor fuente para consultar la terminología médica española desde el siglo XIII hasta el XV. He estudiado la posibilidad de que sean deformaciones de términos conocidos pero esto funciona para solo unos pocos casos; pueden ser términos nuevos en español, creados a partir del siglo XVI, pero tampoco los he encontrado en los diccionarios o bases del español antiguo; transliteraciones de textos latinos irreconocibles en su forma aljamiada y, por último, palabras usadas en la comunidad sefardí de Estambul que no han sido recogidas en los diccionarios de judeoespañol. Estos términos desconocidos se encuentran en el Glosario.

---

[27] Como la facultad 'exputres', o incluso el termino 'colo' que puede ser de origen portugués como he mencionado, pero también una traducción del latín ya que lo usa citando a Guy de Chauliac.

[28] «Y cuanto al Abicena que meldan, los aze más tas yerrar. Lo uno porque el que está tresladado en nuestra luenga santa cotejado con el nuestro latino, que está tanbién visto y concordado con el árabe, se allan en él dife[re]ntes yerros; y lo otro que parece quel autor como poco copiose en la lengua en arábica y [ta]nbién en la nuestra no muy pronto lo tresladó tan escuro que pocos hay de los que en esta ciudad vide médicos o ninguno, que me dixese una vez una habanah que concordasse con el latino Abicena» (fol. 1r).

2. La normalización del texto en la transcripción

Con la transcripción del texto a la grafía del castellano, se hace el camino de vuelta del que recorrieron los textos sefardíes: si estos trasladaron al alefato hebreo los sonidos del español, ahora se trata de poner ese texto en grafía española. Esa transformación está lejos de ser un ejercicio mecánico de letra por letra y obliga a tomar decisiones basadas en el propósito de la transcripción. Y dicho propósito no es otro que de un lado aportar un texto fiel a la grafía castellana, con la dificultad de que esta no tuviera aún una norma fijada para la escritura, del otro, que resulte un texto accesible para un lector del s. XXI, no necesariamente conocedor de la historia de la lengua ni acostumbrado a los signos diacríticos o la transcripción fonética. Conciliar estos dos propósitos es un difícil ejercicio de equilibrismo que difícilmente podría contentar a todos los posibles lectores de esta obra.

La relación entre la grafía y la pronunciación en esta etapa de la lengua no siempre resulta fácil de establecer porque la escritura no refleja necesariamente como se pronuncian las palabras sino que a veces responde a tradiciones de escrituras antiguas que no se corresponden al modo en que se habla, o sencillamente responden a la improvisación del que escribe. Este uso personalizado de la grafía afecta especialmente a quien, como nuestro autor, escribe lo que habla con un alfabeto diferente al propio de esa lengua.

Por este motivo decidí publicar una edición diplomática del manuscrito Fr. 3172 junto a su transcripción, dando así la oportunidad a los especialistas del judeoespañol de conocer el texto tal y como fue escrito por su autor con la mínima intervención por mi parte. Esta opción me permite una normalización del texto que siendo respetuosa tanto con el español de la época como con la escritura judeoespañola, es también una lectura cómoda para el lector.

2.1 *Transcripción del alefato*

/a/	א
/y/, a principio de algunas palabras como 'Yspania'.	אי
/b/	ב
/b/	בֿ
/ga/, /gue/, /gui/, /go/, /gu/	ג
/ge/, /gi/, /ch/, /ja/, / jo/, /ju/	גֿ
Aparece solo a final de palabra cuando el sonido es /a/, con frecuencia en palabras femeninas pero no exclusivamente.	ה
/v/	ו, וו
/z/ como en 'azer', /s/ como en 'casa, cosa, usar, crisis', y cuando cierra sílaba como en 'Aforismos'	ז
/i/, /y/ consonántico como איודה, ayuda	י
/y/ consonántico como en 'suyo'	יי
/ll/ o /lle/ como en 'llevava'	ליי
/ñ/ como en 'señales'	ניי
/s/, /ce/, /ci/, /ç/ como en 'caveça'	ס
/ca/, /que/, /qui/, /co/, /cu/	ק
/ct/	קט
/gn/	קנ
/cc/	קס
/cc/	קש
/r/, /rr/	ר
/s/, /ce/, /ci/, /ss/ intervocálica, /ç/	ש
x (dixo)	שֿ

Algunas precisiones que conviene hacer sobre esta tabla y que no se han mencionado antes son:

- ► Transcripción de la /t/. Prácticamente siempre se usa el ט, como es norma en todos los casos de transcripción al hebreo desde cualquier otra lengua, pero hay dos excepciones que como tal quiero señalar: תומאר, 'tomar' en la que se usa el ת y תרפס o תרפש que es conocido en textos hebreos de medicina con la palabra טרפשה (pleura) en una traducción de Shem Tov ben Isaac.[29]

- ► Transcripción de la conjugación copulativa /y/. La conjugación copulativa al ser en letra hebrea אי puede leerse /e/ /i/ o bien /y/. Ya la norma del Siglo de Oro imponía el uso de /e/ ante una palabra que comenzara por /i/ e /y/ para el resto.[30]

- ► Uso de /r/ y /rr/ en el texto: En el texto nunca aparece escrita una doble /rr/ y el uso de la vibrante acabó desapareciendo en el judeoespañol.[31] Sin embargo he considerado que la lengua del autor estaba muy cercana a la de la península y ese fenómeno de desaparición en el judeoespañol puede que no se haya producido todavía. En textos del siglo XVI y XVII españoles se usa tanto /r/ como /rr/ en la grafía y encontramos 'guera' y 'guerra' y 'tiera' y 'tierra'. También en este caso he optado por usar /r/ o /rr/ como posiblemente la usaron los judíos de origen peninsular.

- ► Uso de la /h/. Me he debatido en la incorporación o no de esta /h/ muda, en ese equilibro difícil entre reflejar el español de su tiempo y hacer una lectura accesible. Finalmente decidí no usarlo. Dos verbos muy frecuentes como son 'hacer' y 'haber' fueron usados hasta bien entrado el s. XVIII con las formas 'azer' y 'aber'. Solo en una ocasión lo he utilizado, para la palabra 'ahí' para distinguirla de 'ay' y porque el propio autor marca esa diferencia al escribir אאי para 'ahí' y אי o איי para (h)ay.

2.2 *Uso de la tilde*

Otra decisión relacionada con la normalización del texto es el uso de la tilde siguiendo la acentuación actual del español. No hace falta decir que no hay signos de acentuación en el texto.

2.3 *Puntuación del texto*

En el texto aparecen algunas señales que indican pausas en el discurso. Hay separación entre el final de un párrafo y el inicio de otro a través de espacios en blanco entre

---

[29] Concretamente en su traducción del *Kitāb al-taṣrif* de Abulcasis. Véase Bos. *A Concise Dictionary of Novel Medical and General Hebrew Terminology from the Middle Ages*. Leiden/Boston: Brill, 2019: 114.

[30] Medina Morales. *La lengua del Siglo de Oro*: 254.

[31] ר es una letra del alefato que junto a las guturales no admite el *dageš ḥazaq* que duplica la letra. David M. Bunin señala que en los dialectos actuales no se pronuncia la r como vibrante compuesta. Lo cual no es aplicable a un texto muy cercano al español original como es éste. Véase Bunis, *The Historical Development of Judezmo Ortography*, en Max Weinreich Center for Advanced Jewish Studies of the YIVO Institute for Jewish Research, 1974: 36.

la última palabra y la primera del siguiente párrafo. Esta forma de indicar una pausa viene acompañada a veces de un punto o una coma. En algún caso se produce una división en el párrafo sin sentido, como en el fol. 65v donde aparece entre una frase latina y su correspondiente traducción española. Fuera de estos casos excepcionales, he respetado esta división en la transcripción.

Sin embargo, de esta división del texto resultan párrafos excesivamente largos. He observado que la expresión 'y ansí' suele indicar el comienzo de un nuevo párrafo y lo he mantenido como señal de una pausa excepto en contadas ocasiones. Para el resto del texto he aplicado los distintos signos de pausa de acuerdo con mi comprensión del texto y siempre con el propósito de hacer su lectura más fácil.

2.4 *Separación y unión de sílabas en las palabras*

En muchas palabras las sílabas aparecen separadas —como en el adverbio 'aun que'— los adverbios acabados en -mente, el prefijo des —'des apegadas', 'des secar'— y también el verbo 'le vantan'. En otros casos aparecen unidas palabras que hoy usamos separadas, por ejemplo 'enel', 'alos', 'sean' (se han). La frecuencia de este fenómeno es alta por lo que desistí de señalarlos y me he limitado a transcribirlo de acuerdo con el hábito actual de escritura.

2.5 *Palabras al margen y tachaduras*

En el texto se presentan casos de corrección de palabras, tachaduras y otros fenómenos que a menos que fuera oportuno para entender mejor el sentido del texto no los he trasladado a la transcripción. Estos son los casos:

- ► A veces ocurre, no con mucha frecuencia, que una línea acaba con una sola letra, que se repite al inicio a la línea siguiente. No he incluido en la transcripción esa letra a final de la línea.
- ► Con bastante frecuencia una palabra aparece tachada. Sólo en el caso de que me parezca relevante, señalo esta circunstancia en forma de nota al pie en la transcripción, en la mayoría de los casos la ignoro y pongo el texto corregido por el propio autor. Esas tachaduras sí las he mantenido en la edición del texto aljamiado.
- ► Muchas veces tacha y corrige, escribiendo la palabra o frase correcta sobre la palabra tachada. Señalo la corrección en el texto, poniéndola entre paréntesis angulados <>. Utilizo este mismo signo para cualquier palabra introducida bien encima de la línea, bien en el margen derecho o izquierdo.

2.6 *Vocablos o párrafos en lenguas distintas al judeoespañol*

Una cuestión que me he debido plantear es si en el proceso de normalización debía escribir en cursiva cada palabra que no fuera judeoespañola, como es norma para los términos extranjeros.

He optado por ponerme en la mente del autor y observo que los términos hebreos y los turcos están completamente integrados en su lengua mientras que las numerosas citas latinas las traduce.

Entiendo que en su conciencia lingüística esas palabras hebreas y turcas forman parte de su lengua, y, por tanto, no he usado cursiva, mientras que el latín es una lengua ajena que debe traducir y son éstos los únicos textos que en mi transcripción escribo en cursiva. Uso también la cursiva para títulos de las obras que cita.

En conclusión, nos encontramos con una obra del periodo de formación de judeoespañol que presenta muchos rasgos característicos de ese estadio y también de la lengua española peninsular. En su redacción y escritura se refleja la falta de una norma ortográfica y gramatical. El léxico está enriquecido por la influencia de diversas lenguas y en relación a la terminología médica manifiesta la persistencia de la medicina medieval y el conocimiento de las traducciones hebreas medievales, en un momento en que la medicina avanza hacia la modernidad, hacia el movimiento de los novatores.

1. Abreviaturas y símbolos usados en la edición del texto aljamiado y en su transcripción

1.1 *Abreviaturas*

Algunas palabra aparecen abreviadas y las he mantenido porque se comprenden fácilmente en su contexto, es el caso de Capi' por capítulo o Ypocr' por Hipócrates.

Un caso diferente son las frecuentes abreviaturas en hebreo en las que no cabe una transliteración de las misma, sino que las he desarrollado y traducido.

ʾEreṣ Iśraʾel, א״יי ◄

במהר״ר de מוהר' ר, מורינו הרב רבי ◄
(Con) nuestro maestro, el Rabino R.,

Con la ayuda de Dios, בע״ה, בעזרת השם ◄

¡Bendita sea su memoria!, ז״ל, זכרונו לברכה ◄

זלה״ה, זכרו לחיי העולם הבא ◄
¡Que viva su memoria en el mundo venidero!

DEP, lit. Que descanse en el paraíso, נ״ע, נוחו עדן ◄

¡Dios le guarde! נר״ו, נטריה רחמנא ופקדיה ◄

Que en paz descanse, ע״ה, עליו השלום ◄

El Nombre, ¡benditos sea! שי״ת, השם יתברך ◄

תוב״ב, תבנה ותכונן במהרה בימינו , ◄
¡Que se reconstruya y restablezca (Jerusalén o alguna otra
ciudad santa como Safed)

1.2 *Notas al texto*

El autor escribe notas al texto en los márgenes del folio y su numeración empieza en cada capítulo, con lo que en un mismo folio puede haber dos numeraciones si hay dos capítulos. En la nota se pone entre paréntesis el número de nota de acuerdo al folio. A veces se alternan notas numeradas y no numeradas.

1.3 *Símbolos comunes al texto aljamiado y la transcripción*

- ► [ ]: reconstrucción de una letra o letras que se leen con dificultad.
- ► < > : escrito encima de la palabra o en el margen del texto.
- ► […] : letra o letras ilegibles e indescifrables.
- ► | : se interrumpe el texto por deterioro del manuscrito.

1.4 *Símbolos en el texto aljamiado*

- ► ~~טובאר~~ : texto tachado en el manuscrito.
- ► אׄ : Nombres propios que en el manuscrito vienen señalados con tres puntos junto al nombre.
- ► + : se suma a la línea, alargándola.
- ► {} : en notas, encabezamientos del manuscrito.

1.5 *Símbolos y uso de* cursiva *en la transcripción:*

- ► En algunas partes hay encabezamientos en algunos folios. Los he escrito en cursiva y letra de menor tamaño.
- ► ′ : inicio de línea, se señalan de 5 en 5.
- ► ″ : inicio de folio, se escribe el número de folio junto a r (recto) y v (verso).
- ► ( ) : inclusión de letra o letras que ayudan a la lectura del texto.
- ► «» : citas en castellano que introduce el autor.
- ► Se usa cursiva en las citas en latín y en títulos de libros.

2. GLOSARIO

En el Glosario se incluye la traducción de términos que no son españoles así como términos técnicos que resultan difíciles de entender porque han caído en desuso. Cuando la dificultad para comprender la palabra depende de su escritura, he recogido su lectura en nota.

LOS TEXTOS

פלאטיקה שו[ב]רי לאש קאבזאש קי מי
מוביֿן אזירנוש
מידיקו

Plática so[b]re las causas que me
moƀen azernos
médico

פלאטיקה שו[ב]רי לאש קאבזאש קי מי
מובֿין אזיֿרנוש
מידיקו

איל   קי איש טודו פו[די]רוזו אורדינה אישטי[י] מונדו שיגון שו ו[יל]ונטאד אי אינפֿיניטה שינשייא
קומו איל קי טודו סאבֿי אי קי טודו פֿ[ו]ידי דיזי[י] איל קומון די לה גֿינטי אפֿירמאן
דולו לוש סאבֿייוש אי לוש גראנדיש אומריש קי לוש קורוש אי פֿינשאמיינטוש אין לאש גֿינטיש אי לאש
איגֿאש אין לאש מאנוש דיל אומני אי פֿוטיינטי דייו קי [ש]יאה בנדיגֿו שובֿרי טודה ביינדישייון אי לו

אור²   5   ביין פֿינשאבֿה יו קירידו מיאו אי אמאדו איגֿו קי טודו בוש אבֿיאש די אין
פֿלייר אין נואישטרה ל[יי] שאנטה דישפארטיינדולה אה ישראל די טאל שואירטי קי קון בֿואישטרוש דרושים
ל[י]ש מושטרארראש לוש קאמינוש די לה וידה טירנה אי פֿירפֿיטו שיר[ו/י]שיו דיל דייו אי קון בֿואישטרו
פסקים לוש גֿואישייוש אי דינים טאן פֿירפֿיטה מינטי קי ני[נגונו] [לו[ש] פודי[מו] קונטראדיזיר [טי]
ניינדו איל אמור אי טימור דיל סיניור אין בֿוא[ש]טרו אינטיגדימיינטו א[י] איסטה אירה

10   שיינפֿרי מי פֿירטינשייון מאש איל טודו פֿודי‹רו›זו אור[דינ]ו קומו איש שו וילון[טאד] [פֿארה] קו[ן] פו
ניר אין לו לוש אלטוש אי אין לו לוש באשוש לה דוראשייון אי [...ר..] די טודו איל מונדו אי אנשי
ויאו קלארה מינטי קי איש שו וילונטאד קי אפֿרינדאש לה מידישינה אי קי בוש אגֿאש גראנדי אין
אלייא פֿרובֿה איש די אישטו אי איל פֿרימירה ראזון לה פֿאלטה גראנדי קי ויאו שיירטה
מינטי קי טייני אויי אישטה שיבֿדאד די מידיקוש קי שיפֿאן דיבֿידה מינטי לה שינשיא פֿורקי

15   נו אינטיינדו קי אה אין אלייא אומרי קי ליגֿיטימה מינטי אי קומו איש דיוידו אגֿה איל אופֿישיו
די מידיקו פֿרובֿושו פֿורקי קואנטו אלוש נאטוראליש דיזיינדו קי מילדאן אבֿישינה טיינין נומרי די
מידיקוש מאש לאש אובֿראש שון די גֿיליטיש מאטאדוריש אי אנשי ייראן טוטאל מינטי אין
איל קונושימיינטו די לאש אינפֿירמידאדיש אי אשטה איל נומרי די אלייאש שי אישקורישין
אי לאש קאבזאש פֿור דונדי לאש אן די קונושיר מאש [...] פֿורקי לאש איגנוראן

20   אי לאש שינייאליש נו שאבֿין קאלושי שיאן אין לה אפליקאשייון די לוש רימ[ידיו]ש שון דיגֿיגֿינטיש
אין לה אורדין די לה קומידה שי אינטורפֿישין די פֿינאל מינטי שין אורדין שין קונושיגֿו אה אישקוראש
בֿאן אורדינאנדו אלוש פֿובֿריש אינפֿירמוש נו קונשיינדו לו פֿאשאדו אין לאש אינפֿירמידאדיש נו
לו פֿריזיינטי נו פֿור לו ויניר אי שי אלגו בֿואינו ליש אקונטי[שי] נו איש פֿור אבֿיר קוראדו קון איל
מיטודו אי מודו די קוראר קי אורדינה נואישטרה שינשייא מאש שושידילייש אנשי פֿורקי טופֿא

25   רון נאטוראליזאש פֿואירטיש אירו בושטאש קי פֿודיירון וינשיר לא אינפֿירמידאד אי לה מאלה קורה
קי אין אלייא איזיירון אי קואנטו אל אבֿישינה קי מילדאן קי אבֿישינה לוש אזי מא[ש] טאש ייראר לו אי אונו
פֿורקי איל קי קי אישטה טרישלאדאדו אין נוא[ש]ט]רה לואינגה שאנטה קוטיגֿאדו קון איל נואישטרו לאטינו
קי אישטה טאנבֿיין וישטו אי קונקורדאדו קון איל ארבי שי אלייאן אין איל דיפֿ[ירי]נטיש ייֿרוש אי
לו אוטרו קי פֿאריש קיל אאוטור קומו פֿוקו קופֿיאוזי אין לה לינגואה אין אראביקה אי [טא]נבֿיין אין

30   לה נואישטרה נו מוי פֿרונטו לו טרישלאדו טאן אישקורו קי פֿוקוש אי די לוש קי אין אישטה שיבֿדאד
וידי מידיקוש או נינגונו קי מי דישי שי אונה ויש אונה הבֿנה קי קונקורדאשי קון איל לאטינו
אבֿישינה אילוקי מאש לוש אזי פֿאלטוש איש אישטי גֿיניֿרו די גֿינטי [דו...אש] לאש בֿואינאש
ריגלאש די מידישינה איש קי נינגונו אפֿרינדיייו נונקה קון אורדין שינו אה [...]דאש נו די עיקר
ני קון מאישטרו דוקטו אי קי שופֿיישי לה שינשייא אי אנשי שיינפֿרי בֿאן [אישקו[ן]ראש אי ש

35   שי אלייא אלגונו קי טובֿיישי וינטורה קי אין אישטה שיבֿדאד פֿודו אלקאנשאר אפֿרינדיר קון אשטאש
קונדישייונינוש אי אנבֿיזארשי קון פֿורמי אה אלייאש פֿור קיריר איל אוזו איל די לא שיבֿדאד א
און קי שאלייו דישֿי[פֿ]לו נו שלייו תלמיד פֿירפֿיטו   אה אי אוטרו גֿיניֿרו קי לייבֿאן אישטי

1 [הקדמה]

2 ⟨וזהו [מה] שאמר׳ הכתוב רבות מחשבות׳ בלב איש ועצת [יהוה] היא׳ תקום⟩

Plática so[b]re las causas que me
moben azernos
médico

//[1r]El que es todo po[de]roso ordena est[e] mundo según su v[el]untad e infinita cencia, /como el que todo sabe y que todo p[u]ede, de donde dize el común de la gente —afirmán/dolo los sabios y los grandes omres— que los coros y pensamientos en las gentes y las /echas en las manos del omni y potente Dio, que [s]ea bendicho sobre todo bendición y lo/[5]or.[1]

Bien pensaba yo, querido mío y amado ijo, que todo bos abíax de en/plear en nuestra l[ei] santa despartiéndola a Israel, de tal suerte que con buestros d[e]rušim /les mostraras los caminos de la vida terr(e)na[2] y perfeto servicio del Dio y con buestro /p[e]saqim, los juicios y dinim tan perfetamente que ni[nguno] los pode[mo] contradezir, [te]/niendo el amor y temor del señor en buestro entendimiento. Y esta era /[10]sienpre mi pertension, mas el todo poderoso or[dena] como es su veluntad para co[n]po/ner en los altos y en los baxos la duración y [...r...] de todo el mundo.

Y ansí, /veo claramente que es su veluntad que aprendax la medicina y que vos agas grande en /ella. Proba es de esto, y la primera razón, la falta grande que veo cierta/mente que tiene oy esta ciudad de médicos que sepan debidamente la cencia. Porque /[15]no entiendo que a en ella omre que legítimamente y como es devido aga el oficio /de médico proboso, porque cuanto a los naturales diziendo que meldan Abicena tienen nomre de /médicos, mas las obras son de yeletes matadores.

Y ansí, yerran totalmente en /el conocimiento de las enfermedades y asta el nomre de ellas se escurecen, y las causas por donde las an de conocer las ignoran, /[20]y las señales no saben c(u)áles sean, en la aplicación de los remedios son degligentes, /en la orden de la comida se entorpecen. De (donde) finalmente sin orden, sin consejo, a escuras/ban ordenando a los pobres enfermos, no conociendo lo [p]assado en las enfermedades, no /lo presente, no por lo venir. Y si algo bueno les aconte[ce] no es por aber curado con el /método y modo de curar que ordena nuestra cencia, mas sucédeles ansí porque topa/[25]ron naturalezas fuertes y robustas que pudieron vencer la enfermedad y la mala cura /que en ella izieron.

Y cuanto al Abicena que meldan, los aze más tas yerrar. Lo uno /porque el que está tres-ladado en nuestra luenga santa cotejado con el nuestro latino, /que está tanbién visto y concor-dado con el árabe, se allan en él dife[re]ntes yerros; y /lo otro que parece quel autor como poco copiose en la lengua en arábica y [ta]nbién en /[30]la nuestra no muy pronto lo tresladó tan escuro que pocos ay de los que en esta ciudad /vide médicos o ninguno, que me dixese una vez una habanah que concordasse con el latino /Abicena.

Y lo que más los haze faltos a este género de gente [do...as] las buenas /reglas de medicina es que ninguno aprendió nunca con orden sino a [...]das, no de [ʕ]iqar /ni con maestro docto y que supiesse la cencia. Y ansí, ban sienpre a e[scu]ras; y /[35]si se halla alguno que tubiesse ventura que en esta ciudad pudo alcançar aprender con estas /condiciones y anbezarse conforme a ellas por querer seguir el uso de la ciudad, a /unque salió dixi[p]lo no salió talmid perfeto.

Ay otro género que lleban este

---

[1] Al margen está escrita en hebreo una explicación de esta frase, usando una cita bíblica (Prov 20, 19): «Y esto es lo que dice /la Escritura: Muchos (son) los pensamientos /en el corazón del ombre pero el consejo de Dio/s prevalece». Nótese el uso de 'ombre' en lugar de 'omre', que es como aparece en el texto.

[2] También podría leerse (e)terna.

IV נומרי ויינדוש די פראנקיאה קי [ש]יינ[ד]ו פור אלייא ש[ו]לדאדוש ויינין [פור] אקי איגוש באייאיניש אי
ואן מאטאנדו [טו]דו מודו די [ג]נ]טי אי אוטרוש קי פֿואירון קי אלייא ליינס[י]רוש או מירקאדיליש
די דייירשוש [...א[...]אגוש או בוטיקארייוש שין שאווירין אאון לאטין קון אישטי נומרי מאטאן
גינטי אי טומאן מונידה אוטרוש קי שיינדו לאטינוש פֿילוזופֿוש אלייא פראיליש דיפירדיקאר

5 או ליטראדוש די לייש דוטרואיקו די מאנטינייר די קואירפוש פייירדין לאש אלמאש קי דיזין קי בֿיי
נין אה גאנאר אוטרוש קי פֿורקי אזיירון אלגון דיאה או אלגונה שימינה או אנייו מידישינה
שין שאוויר אורדינאר אונה [...ש[...]פֿטה טומאן אישטי אופֿישייו אי פֿארה אינקובֿריר שו פוקו שאוויר
שי אלגונו דיאה שי אלייאן דילאנטי די אלגון אומרי דוקטו אי קונשומאדו אין לה מידישינה אי ארה
שירקה די אילייא שי טראטה אלגונה קוזה קומו שי ווי קי נו שאוויין פור דונדי אן דיקאמינאר דיזין

10 [קי] לי [נינ]גאן [לוש] פרינסיפיוש אי איל אינוראנטי נו סאבי קי קוזה סון פרינזיפיוש
אוטרוש [וו]יינדושי אין לאש גֿונטאש ניסייוש אי שין סאבֿיר רישפונדיר אלוש סאבֿייוש ליש
דיזין קי סופונין פֿאלסו אי נו סאבֿין לוש ניסייוש קי קוזה איש סופונני פֿאלשו אי קי שיאה אישטה
וירדאדירה וירדאד אילייוש אין שי אי לוש קי לוש קונושין לה קונפֿיסאראן פור לו קואל נו אה מיני
שטיר מאש פרובֿה פורקי נו איי מיגֿור ‹דוש› קי לה אישפיירייינסה פארה עד איילוש קי וויומוש קי איי שון

15 איל מישמו טישטיגו דונדי ויאו קי אישטה סיירטה ניסידאד קיגֿו שיקור איל קי סאבֿי לו קי
איש בואינו פארא אורדינאר שו מונדו אי טרושו לאש מאש ראזונש פארא קי אפרינדישיש אישטה
ארטי אי לה אוזאיזש קון שו טימור אי אמור קי איש איל פרינסיפייו די לה שאוווידו
ריאה אין אישטה סיבֿדאד אדונדי איש טאן ני‹סי›סארייא אי אין טודו לוגאר קי איל פֿואירי שירווידו
פיליגרינישֿ קי קון ‹אי›לייא פוניינדו סי‹ין›פֿרי אמי דייו פור אלידור אין לוש טראוואגֿוש קי טובֿי

20 אין איל דישקור[ש]ו די מי וידה קורטה אי מאלה קי פֿואירון מונגֿוש פור מיש פיקאדוש פור שוש
פיאדאדיש פאשי קאוויינדו סיינפרי אין טרי לוש סינייוריש גראנדי אנסי נואישטרוש קומו
די לאש אומות אי בֿוש שיריש אנשי ב[עז]רת האל   לה שיגונדה ראזון איש טודוש לוש שיניי
וריש חכמים אי גבֿירים נואישטרוש אי דיל רישטו די לאש אומות די אישטה סיבֿדאד קאדה אורה
מי דיזיאן אי גֿאטיאבֿאן פורקי נו לו מיטיאה [פור] אוברה דיזיינדומי קון מוגֿאש ראזונש קי לודי

25 בֿיאה די אזיר אלאש קואלייש סאשטיפֿאזיארה פורקי אבֿיאה אין מי פֿודיר פארה פֿודירלו סאשטי
פֿאזיר אגורה פור לוקי איל שינייור דיל מונדו פֿואי [ש]ירוויידו אי איש לה 3 ראזון מי קיטו לה פוסי
דאנדומי אינפֿירמידאד אי פירדידה די בואישטראש [מ]אדריש אי מונגֿה אזיינדה קי גאסטי 2
אנייוש קי איי קי פאדישקו אי דישֿו די גאנאר קון קי פֿודוויירה שין טומאריש טראבֿאגֿו די אפֿרינדיר לה
שוש[ט]‹ט›ינטה תורתינו הקדושה אוזאנדולה קומו אי דיקלאראדו קי פֿינסבֿה לה אוזאריאשֿ ויאו קלארה

30 מינטי בֿוש איש ניסיסארייו קון טודו בואישטרה כח אפֿריקאר בֿושֿ אה אלייאה שון [קין] שיגיריש איל
איל מודו די אפרינדיר לאש סינסייאש קי איי אין אישטה סיבֿדאד נו קונקלואינדו נונקה קוזה דילוקי
שי דישפוטה אינטרי לוש סאבֿייוש דילייא מאש קאדה אונו קי דאנדושי קון איל פֿארישיר קי טייני
פינסאנדו קי אינקונטרדיזיר אישטה לה סינסייאה אי אנסי אנטיש קי אינטריישֿ אה אפֿרינדירלה
איש ני[סיסא]רייו סאבֿיר 3 פונטוש מוי ניסיסארייוש פארה לה אלקאנסאריש פירפֿיטה

35 מינטי איל 1 איש סאבֿיר אל מודו קומ[ו] אביש די אישטודיייאר לוש אאוטוריש דיל[ייא]
איל שיגונדו אינטינדיר קומו אביש די קונ[וו]רשאר קון לוש אינפֿירמוש פארה אגראדארלוש אי
דארליש גושטו אי פירפֿיטה מינטי אי אין סירווישייו דיל דייו אוזאריש בֿואישטרו ארטי אי אה

2r

אישטה פארטידה אדונדה פירפֿיטה מינטי שי אינסינייא לה מידיסינה לייאמאן לוש דוקטוש מידיקוש
איקונומיאה מידיסי קון אוגרוטו קי קיירי דיזיר קומו אה די טראטאר איל מידיקו קון איל
אינפֿירמו אין לי לה קואל פארטידה בֿושֿ א[נ]בֿי[זאר]י[1] איל אורדין די לוש טירמינוש די לאש אינפֿירמי
דאדיש קי לייאמה לה מידיסינה דיאש קריטיקוש ק[י] א] אה און קי בֿוש פארישקה קי שין סאוויר לאש

5 אינפֿירמידאדיש נו סאבֿיריש שוש טירמינוש קון טודו בֿוש אה דישיר די גראן די לוז אי פרוווגֿו
פארה קי מאש קולייי מינטי אי מאש אינבֿריווי אלקאנשישֿ לה דוטרינה די לוש נומריש די לייא[ש]
די שו שיר אי אשינשייא די שוש קאבֿאזאש די שוש אקסידינטיש די שוש אקשידינטיש אי סינטומאש די שוש פורנו

<hr>
1 ‹אינבֿיזארי›

//1vnomre ven(i)dos de Franquia que [s]ien[d]o por allá s[o]ldados vienen por aquí echos bayizaines y /van matando [to]do modo de [ge]nte. Y otros que fueren por allá lienc[e]ros o mercadeles /de diversos [...a...]achos o boticarios (que) sin saveren aún latín, con este nomre matan / gente y toman moneda. Otros que siendo latinos filósofos allá, frailes de perdicar, /5o letrados de leies, dotroico de mantener los cuerpos pierden las almas que dizen que bie/nen a ganar.

Otros que porque azieron algún día o alguna semena o mes o año medicina /sin saver ordenar una [...s...]fta toman este oficio. Y para encubrir su poco saver /si alguno día se allan delante de algún omre docto y consumado en la medicina y (e)ra/cerca de ella, si trata alguna cosa como se ve que no saven por donde an de caminar, dizen /10[que] le [nie]gan [los] principios, y el inorante no sabe que cosa son principios.

/Otros, viéndosse en las juntas necios y sin saber responder a los sabios, les /dizen que suponen falso y no saben los necios que cosa es suponer falso, y qué sea esta /verdadera verdad. Ellos en sí y los que los conocen la confesarán, por lo cual no a mene /ster mas proba, porque no hay mejor que la esperiença para 'ed, ellos que vemos que ahí son /15el mismo testigo.

Donde veo que esta cierta necedad quijo securrer el que sabe lo que /es bueno para ordenar su mundo y truxo las más razonex para que aprendessex esta /arte y la usasex con su temor y amor —que es el principio de la savidu /ría— en esta ciudad adonde es tan ne[ce]saria; y en todo lugar que él fuere servido /pelegrinex. Que con ‹e›lla —poniendo si[en]pre a mi Dio por valedor— en los trabajos que tube /20en el discur[s]o1 de mi vida corta y mala que fueron munchos por mis pecados, por sus /piadades passé caviendo sienpre entre los señores grande, ansí nuestros como /de las umot y bos seréx ansí be[ez]rat ha-ʿEl.

La segunda razón es todos los señores ḥakamim y gᵉbirim nuestros y del resto de las umot de esta ciudad, cada ora /me dezían y chateaban por qué no lo metía [por] obra, diziéndome con muchas razones que lo de/25bía de azer, a las cualies sastifaziara porque abía en mi poder para poderlo sasti/fazer agora por lo que el señor del mundo fue [s]ervido.

Y es la 3ª razón me quitó la posse, /dándome enfermedad y pérdida de buestras (m)adres, y muncha azienda que gasté. 2 /años que ay que padesco y dexo de ganar con que pudiera, sin (que) tomarex trabajo de aprender la /susṭinta toratenu ha-qedušah usándola como e declarado que pensaba la usaríax.

Veo clara/30mente bos es necesario con toda buestra koaḥ apricar box a ella s(i)n [que] seguirex /el modo de aprender las cencias que ay en esta ciudad, no concluiendo nunca cosa de lo que /se disputa entre los sabios della, mas cada uno quedándose con el parecer que tiene, / pensando que en contradezir está la cencia.

Y ansí, antes que entriex a aprenderla /es ne[cesa]rio saber 3 puntos muy necesarios para la alcançares perfeta/35mente. El 1º es saber el modo com[o] abex de estudiar los autores del[la]. /El segundo entender como abex de con[ve]rsar con los enfermos para agradarlos y /darles gusto y perfetamente y en servicio del Dio usarex buestro arte. Y a

//2resta partida adonde perfetamente se enseña la medicina llaman los doctos médicos /«Economia medici con ogroto», que quiere decir como a de tratar el médico con el /enfermo. En la cual partida box e[nbe]zare el orden de los términos de la enferme/dades que llama la medicina días críticos, q[ue a]unque bos paresca que sin saver las /5enfermedades no saberes sus términos, con todo bos a de ser de grande luz y provecho /para que más kolaymente y más en breve alcancex la dotrina de los nomres della[s], /de su ser y essencia de sus causas, de sus accidentes y síntomas, de sus pornó/sticos

---

1 Discurrir.

סטיקוש אי שו קורה פור לה קלאריזה קון קי בוש לוש דיקלארה   לו 3 קי בוש איש ניסיסארייו

סאביר איש איל מודו די קי אביש די טינר אין לאש גו[נטאש] אי פושידיר אין אלייאש אי איש לוקי

10 מאש אינפורטה אל מידיקו דוקטו פור לו קי אזי גראנדי אי אינשילינטי פרימירה מינטי אין לוש

אוגוש דיל דייו אי דישפואיש די לה גינטי אי פרינסיפאל מינטי אל אינפֿירמו קי איש מוי פרובֿי

גוזו אי אה אישטה פארטידה לייאמה איל דלת העם גונטה או קוליגֿו די מידיקוש אי און

קונשולטה לה קואל קואנדו שיאזי קון טימור דיל דייו אי אינטרי סאבֿיייוש מידיקוש וירה מינטי

שילייאמה אונרה די מידיקוש די דישא איפֿאמייא די אינוראנטיש אישפוראנסה דישפו

15 איש דיל דייו אה לוש אינפֿירמוש אי שו רימידיו שי לו טיינין   שון מוי דיפֿירנטיש די אישט

אש קונשולטאש אי מוי דישפֿורמיש לאש קי שיאזין אין אישטה סיבֿדאד [אי] קונטרה טודה רא

זון פורקי מאש שי פירטינדי אין אלייאש לה מואירטי דיל אינפֿירמו קי לה וֿידה טראינדו אין מידייו

שוש [ק]ונטראדישייוניש נו אינטינדיינדו לו קי דיזין אי קונטראדיזין פארה אינקוברير שוש יירוש קי

אינטיינדין קי שו אונרה איש קונטראדיזיר ואון קי שי פיירדה לה שאלוד אי וֿידה דיל אינפֿירמו

20 אי קואנדו שי קונקורדאן איש אינטרי לוש פוקוש סאבֿיייוש פארה קי אין אוטרא שימיגֿאנטיש שיאן

איודאדוש פור דיזירין קי שון רוב פארה אזירין שוש דינארייא[ו]ש קי ויגגאן אין איפֿיטו אלה אוברה קון

דאנייו אינפֿיניטו דיל אינפֿירמו קומו קאדה דיאה אין מוגֿאש אישפירמאנטאמוש נו ויינדו לוש

שינייוריש קי אישטאן פריזינטי קי לו קי טינגו פריוואדו אריווה איש שיירטה וירדאד קי טודוש לוש קי

קאמינאן פור מידיקוש אין אישטי זמן שון די אקיל גֿינירו קי לוש אי פינטאדו קי לייבֿאן נומרי די

25 מידיקוש אי פארה שיר רוב איש מיניסטיר קי שיאן מידיקוש אי קואנדו לו שון אי לוש איי אין לה

גונטה איש רוב אי שי נו איי מאש קי או[נו] אקיל שולו לו איש פורקי איש איל שולו מידיקו אי און קי

אייא טרינטה קי טינגאן שולו איל נומרי איש קומו קי נו אובֿיורה נינגונו פורקי לה סינסייא אזי איל

מידיקו אי איל נו איל נומרי קי אין אישטה סיבֿדאד קאדה אונו סימי [ט]י איל נומרי דיל אופֿישיייו קי קיירי

אי לו דישֿאן פאשאר לו קי שופואישטו אין טראש איגֿו מיאו אפרינדיר אישטה סינסייא לה קואל פא

30 רה אינבֿיזארבֿולה פירפֿיטה מינטי איש מיניסטיר אישקריביֿירבֿוש אין נומרי דיל דייו בינדיגֿו שייטי

פארטידאש לה פרימירה קונטיייני אין שי און טראטאדו קון 3 קאפי' אין לוש קואליש שי קונטיייני קומו

אווימוש דיגֿו איל מודו די אישטוטיאר לוש אאוקטוריש אי לה מידיסינה איש 2 ‹לה› אין[ק]ונומיאה מידישי

קון אוגרוטו לה 3 איל מודו די קונשולטאר אי און טראטאדו די פולשוש אי אוטרו די אורינאש

לה שיגונדה פארטידה טייני טודאש לאש פיבֿריש לא 3 טודאש לאש אינפֿירמידאדיש דיל קואירו

35 אי די לה קאבֿיסה אי דיל פיגֿו לה 4 לאש אינפֿירמידאדיש דיל וויינטרי אי די לה מאדרי לה

5 דיקלאראסייוניש שובֿרי גאלינו אין ~~איל~~ ~~לִיבֿרُ~~ לוש ליברוש דיל אוזו די לאש פארטיש קי קון

טייני אין שי טודה לה נאטומיאה לה 6 דיקלאראסייוניש שובֿרי לה פֿין פרימירה דיל ליברו

פרימירו די אבֿישינה אדונדי [שי] טראטה לה פאבֿליקה דיל אומרי אי לה פֿין שיגונדה אדונדי

די אישטי ליברו אדונדי שי טראטא די לאש אינפֿירמידאדיש אי שוש אקשידינטיש פולשוש אי

אורינאש די לוש קואליש נובֿאטאמוש אנטיש די לוש פיבֿריש דיקלאראנדו אל מישמו אבֿישינה

5 אין שו שומאש פור פארה קי קון מאש קלאריזה אישקריביֿיסימוש לאש פיבֿריש אין פארטיקולאר

לה שיטימה אי אולטימה פארטידה קונטיייני אין שי לה דיקלארסייון אין שי לה 4 פֿין דיל פרימירו

ליברו אדונדי טראטא אבֿישינה די לאש אקשיייוניש אי אופֿיראשייוניש או מאנאש אי דילאש אינפֿיר

מידאדיש אין גירינאל קי דילייאש פרושידין איבֿ[...]ל[...]שֿ די לאש 6 קוזאש נו נאטוראליש אי די לאש

מידיסינאש קון קי שי קוראן אה שאוויר שאנגריאה אי פורגה אי אוטראש איואקאשייוניש אי קומו

10 שיאן דיריגֿיר אין לא[שֿ] די איטה לוש אינפֿירמוש אי קונטיייני טאנביין אין שי אוטרה פארטידה

שיטימה אי אולטימה לאש דיקלאראשייוניש שובֿרי לה פֿין פרימירה דיל ליברו 4 די אבֿישינה

אדונדי שי טראטה די לה נאטוראליזה די לאש פיבֿריש אינגֿירינאל או די שו אינסינסייא קאבֿזאש

שין טומאש פרונוסטיקוש אי קורה אישטו קואנטו אלה מידיסינה אלה לוקי קונפיטי אה אילייה איש

pornó/sticos y su cura, por la clareza con que bos los declara.

Lo 3º que bos es necesario /saber es el modo de que abex de tener en las ju[ntas] y p(r)oceder en ellas y es lo que /[10]más inporta al médico docto, por lo que aze grande y enselente primeramente en los /ojos del Dio y después de la gente y principalmente el enfermo que es muy prove/choso. Y a esta partida llama el dalet ha-am junta o colejo de médicos y aún /consulta, la cual cuando se aze con temor del Dio y entre sabios médicos veramente /se llama onra de médicos e ifamia de inorantes, esperança despu/[15]és del Dio a los enfermos y su remedio si lo tienen.

Son muy diferentes de est/as consultas y muy disformes las que se azen en esta ciudad [y] contra toda ra/zón porque más se pertende en ellas la muerte del enfermo que la vida, traendo en medio /sus [c]ontradiciones, no entendiendo lo que dizen y contradizen para encubrir sus yerros. Que /entienden que su onra es contradezir aunque se pierda la salud y vida del enfermo. /[20]Y cuando se concordan es entre los pocos sabios para que en otra semejantes sean /ayudados por deziren que son rob, para azeren sus denari[o]s que vengan en efeto a la obra con /daño infinito del enfermo como cada día en muchas exper(i)mantamos, no viendo los /señores que están presente que lo que tengo provado arriva es cierta verdad: que todos los que /caminan por médicos en este zeman son de aquel género que los e pintado, que llevan nomre de /[25]médicos y para ser rob es menester que sean médicos. Y cuando lo son y los ay en la /junta es rob y si no ay más que u[no], aquel solo lo es porque es el solo médico. Y (a)unque /aya trenta que tengan solo el nomre es como que no ubiora ninguno porque la cencia aze el /médico y no el nomre. Que en esta ciudad cada uno se mete el nomre del oficio que quiere /y lo dexan pasar.

Lo que supuesto, entrax ijo mío (a) aprender esta cencia la cual pa/[30]ra enbezárbo(s)la perfetamente es menester escribirbos en nomre del Dio bendicho siete /partidas.

La primera contiene en sí un tratado con 3 capi/ en los cuales se contiene como /avemos dicho el modo de estutiar los auctores y la medicina. Es 2ª la economia medici /con ogroto.[1] La 3ª el modo de consultar y un tratado de pulsos y otro de orinas.

/La segunda partida tiene todas las febres.

La 3ª todas las enfermedades del cuero /[35]y de la cabeça y del pecho.

La 4ª las enfermedades del vientre y de la madre.

La 5ª declaraciones sobre Galeno en los libros *Del uso de las partes* que con/[/]tiene

/[/2v]tiene en sí toda la natomía.

La 6ª declaraciones sobre la fen primera del libro /primero de Abicena adonde [se] trata la fáblica del omre y la fen segunda /de este libro adonde se trata de las enfermedades y sus accidentes, pulsos y /orinas, de los cuales nobatamos antes de los febres declarando el mismo Abicena /[5] en su sumas para que con más clareza escribiésemos las febres en particular.

/La sétima y última partida contiene en sí la declaración de la 4ª fen del primero /libro, adonde trata Abicena de las acciones y operaciones umanas, y de las enfer/medades en gereral que dellas proceden, y de las 6 cosas no naturales, y de las /[m]edicinas con que se curan, a saver: sangría y purga y otras evacaciones y cómo /[10]se an de regir en la dieta los enfermos. Y contiene tanbién en sí otra partida /sétima y última: las declaraciones sobre la fen primera del libro 4 de Abicena /adonde se trata de la naturaleza de las febres en gereral y de su ensencia, causas, /síntomas, pornósticos y cura.

Esto cuanto a la medicina y lo que conpete a ella es

---

[1] Amato Lusitano trata este tema en su introducción al Centuriae. Hay una obra con este nombre por Gabriel de Fonseca, autor lusitano en Roma, en el siglo XVII. Para Amato he manejado la edición Amati Lvsitani. Medici Physici Medicinalium Centuria prima, variáq: rerum cognitione referta. Florentiae 1551, y para el libro de Gabriel de Fonseca la edición Gabrielis a Fonseca Lusitani Medici OEconomia. In qua Omnia que ad perfecti Medici munus attinent breuibus explanantur, Roma 1623.

ניסיסארייו פארה שאליר דישיפלו פירפיטו אין אילייא מאש פארה קומפליר קון איל אופישיו דיל
15 מידיקו אי שיר אין טודו ג׳ירינאל קומו לו פואירון גאלינו אי אב׳ישינה אי לוש מאש פרינסיפאליש
די נואישטרה [מיד]יסינה איש מיניסטיר סאוויר ביין לה דוטרינה די לאש מידיסינאש סינפליש
אי קונפושטאש אי לה שוריג׳יאה לאש קואליש 2 פארטידאש פור טיניר דיש ליב׳רוש אאוטינטיקוש
אי סאביוש אין לה ארטי די שוריג׳יאה אי פ׳ארמה שיפטיקה קי קון פ׳דידי טיניין אין שי לאש
מידיסינאש סינפליש אי קונפואישטאש אי טינגו קי טומאר טראבאג׳ו קי בוש פור בוש שולו טרא
20 וגאנדו אין אילייאש קלרה קלארה מינטי לאש פודיש אל קאנשאר אי מאש אישטאנדו ייא
ביין וישטו אין טודה לה מידיסינה אי [...]״ה מידיארה איל דייו וידה פארה קי ווש פואידה אינטירראר די
טודו אילייו לו קואל אלקאנסנדו בוש טיינדו שיינפרי איל רישפיטו דיידו אל שיניור דיל מונדו
פירקוראנדו לה אומאנה שאלוד אריש גראנדי פרוויג׳ו אלוש אומריש אי פרינסיפאל מינטי אה טודה
קאזה די ישראל קון לה איודה דיל וירדאדירו ‹דייו› קי ווש די הצלחה קי אין טודו לו קי מייטרוש מא
25 נו אייא שאלוד אי בואין שושישו.

פארטידה פרימירה
טראטאדו פרימירו קי קונטייני אין
שי קאפי׳ טריש
3
קאפ׳י פרימירו קי אינביזה קומו שי
אן די אישטודייאר לוש אאו
טוריש מידיקוש די
די לה מידישינה

טודוש לוש קי אגורה אין אישטיש נואישט[רו]ש טיינפוש אפרינדין לה מידיסינה או לה אנביזאן אה
דישיפלוש או אזין ליב׳רוש אי אישקריטוראש שוב׳רי איילייא שי די פ׳ירינשייאן אין איל
מודו די דיפרינדירלה אינשיניארלה אי אישקריב׳ירלה מאש פו[ר] לה מאייור פארטי טודוש שיאוקופאן

1* 3r

אין טראיר אאוטורידאדיש אי שינטינסייאש די לוש אישקריטוריש אנטיגוש דיקלאראנדולאש אי
קונקורדאנדולאש אי אין אישטו פונין טודו שו פואירטה טראב׳אג׳ו אי אינדוסטרה אי אישטוטיו די
דונדי קון מוג׳ה פו[רא]דה או מינוש גאוז די נואישטרה ארטי שי לי ואנטאן ש[ייט]אש קונפראשייו
ניש די אופינייוניש אישפי[ר]שאדאש מוג׳ו קון מוג׳אש אאוטירידאדיש די אאוטורוס דייורשוש
5 דיפ׳ינדיינדולאש אישטוש טאליש קומו קי שי פ׳ואירה לייש אי מאנדאמיינטוש קי איראן אוב׳ליגא
דוש אה גואדאר פארה שאלואר שוש אלמאש טראואואנגאנדו די שושטינטארלאש מאש פור שא
ליר קון לה שייא קי נו פור לה וירדאד אי אנשי אלוש קי לוש טיינפוש פאשאדוש שיג׳יאן לה דו
טרינה די אב׳ישינה לייאמארון אב׳ישיניישטאש אי אישטוש קון פ׳ידייונדו ב׳ארבארירייאה אי דיז
אונרה די לה מידישינה לה קונטימינארון אי איזיירון ייראדו ל אי אינג׳ירון די אינפ׳יניטוש ייריש אי
10 קאג׳י די טודו דישטרוויירון.‏   אי אאון קי דישפואיש וינ׳יירון אוטרוש אאוטוריש מאש שאב׳יי[ש]
או מאש דוקטוש קי מיג׳ור אי מאש שא[ב]ייא מינטי לה דיקלארארון אישמיראר ון אי פוריפ׳יקארון
קון טודו נו פ׳ואי באשטאנטי פארה קי וירדאדירה מינטי שי אלימפייאשי די ייריש קומו אגורה וימוש
אי פרינ[ש]יפאל מינטי איל קי אישטה מינטי אישטאנפאדו אין נואישטרה לינגואג׳ שאנטה קומו אישטה
דיג׳ו   אוטרוש שי לייאמארון גאלינישטאש אי שי וינדין פור טאליש אי שי שוג׳יטארון אלוש
15 אאוטוריש גריגוש קומו אישקלאב׳וש אה שוש שינ׳יוריש די טאל שואירטי קי נו אין לו לארגו די

1 {פארטידה פרימירה טראטאדו פרימירו / קאפי׳ 1 די קומו שיאה / דיאפרינדיר}

/(lo) necesario para salir dixiplo perfeto en ella. Mas para cumplir con el oficio del /15médico y ser en todo gerenal como lo fueron Galeno y Abicena y los más principales /de nuestra medicina, es menester saber bien la dotrina de las medicinas sinples /y conpostas y la suregía.

Las cuales 2 partidas por tener dix libros auténticos /y sabios en la arte de suregía y farmacéutica que tienen en sí las /medicinas sinples y conpuestas no tengo que tomar trabajo, que bos por bos solo tra /20vagando en ellas claramente las podex alcançar y más estando ya /bien visto en toda la medicina.

Y [...]"a[1] me diera el Dio vida para que vos pueda enterar de /todo ello, lo cual alcançando bos, t(en)iendo sienpre el respeto devido el señor del mundo, /percurando la umana salud aréx grande provecho a los omres y principalmente a toda /casa de Israel con la ayuda del verdadero ‹Dio› que vos dé ḥaṣlaḥah, que en todo lo que mietrex ma/25no aya salud y buen suceso.

Partida primera
Tratado primero que contiene en
sí capi' tres
3
Capi' primero que enbeza cómo se
an de estudiar los au
tores médicos de
de la medicina

Todos los que agora en estes nuestros tienpos aprenden la medicina o la anbezan a /dixiplos o azen libros y escrituras sobre ella, se diferencian en el /modo de deprenderla, enseñarla y escribirla.

Mas, por la mayor parte, todos se ocupan

//3ren traer autoridades y sentencias de los escritores antigos, declarándolas y /concordándolas. Y en esto ponen todo su fuerte trabajo e industria y estudio. De /donde con mucha por[va]da o menos chauz de nuestra arte, se levantan c[iert]as conparacio/nes de opiniones esp[er]xadas mucho con muchas auteridades; de auteros diversos, /5defendiéndolas estos tales como que si fuera leis y mandamientos que eran obliga/dos a gua(r)dar para salvar sus almas; travajando de sustentarlas más por sa/lir con la suya que no por la verdad.

Y ansí, a los que (en) los tienpos passados seguían la do/trina de Abicena llamaron abicenistas. Y estos, confindieundo barbarería y des/onra de la medicina, la conteminaron e izieron yerrado e incheron de infinitos yerros y /10cachi de todo destruyeron.

Y aunque después vinieron otros autores más sabios /o más doctos, que mejor y más sabiamente la declararon, esmeraron y purificaron, /con todo no fue bastante para que verdaderamente se alimpiasse de yerros como agora vemos. /Y principalmente el que está estanpado en nuestra lenguaje santa como está /dicho.

Otros se llamaron galenistas y se venden por tales, y se sujetaron a los /15autores gregos como esclabos a sus señores, de tal suerte de que no en lo largo de

---

[1] Podría ser una abreviatura hebrea pero con el solo dato de que acaba en /ה/ no la encuentro. Por el sentido de la frase y la última letra a podría ser el árabe 'inshallá', o su forma castellana 'ojalá'.

אונה אונייא שי אפארטאן דיל אי טוטל מינטי קון שו דוטרינה שיקונטינטאן אי טודו קואנטו

דישׁארון רישׁיבין קומו בואינו אי קומו פירפֿיטישׁימו אפרוואן   טודוש אישטוש ווירדאדירה

מינטי שאקארון די לאש אישקולאש אי דיל מונדו איל ו[יר]דאדירו מודו די אינשינייאר אי טודו מיטו

דו אי ראזון פֿירמי אי קוסטאנטי פארה בושׁקאר פירגונטאר אלייאר אי דיקלאראר אי אנביזאר לה

20 מידיסינה אי פֿינאל מינטי אלקאנשאר לה ו[יר]ד[ד] קי אין אילייא שי אינשייירה טיניינדו פארה שי קי

טודו אלייארון לוש אנטיגוש אי טודו אלקאנסארון אי קי אין נינגונה קוזה ייראר[ון] אי קי נונקה טאן

ניגריגֿינטי טורפי אי ניסייא מינטי ~~פֿרושׁודֿישׁין~~ פֿרושידישׁין קי פודֿיישׁין אין אקיל קאבֿזו לוש

אומריש די נואישטרוש טיינפוש דיזיר מיגֿור קילייוש אי פור אישטו אפֿירמאן אי נונקה שיאן די

אפֿארטאר די אישטאש דוטרינאש די לוש אנטיגוש ני אן די אינייאדיר ני קיטאר ני מודאר קו

25 זה דילייאש נו וויינדו ני קונושונדו קי אבֿלאן קונטרה לה ווירדאד פוש וימוש קי איי מוגֿוש או

מריש אין נואישטרוש טיינפוש אין טודאש לאש ארטיש אנשי מאקאניקאש קומו ליוראדיש

קי לייואן מוגֿה ואנטאגֿי אלוש פאשאדוש אין לוש לאווריש אי אובֿראש די לאש ארטיש אי שי נו

דירריימוש אה לוש פינטוריש אי אה לוש טראגֿיש אי לוש נאוי גאשייוניש אי אישקריטוראש די לוש

אוטוריש די נואישטרו טיינפו אין טודאש לאש סינסייאש אי טודוש לוש מאש אופֿישייוש קי שי

30 אפרינדין קון מאש פירפֿיטה מינטי אגורה לוש אוזאן קי לוש פאשאדוש טיינפוש די דונדי דיזי

איל מונדו קי קוזה קולאי איש אינייאדיר שובֿרי לו אינייאדידו אי יא איגֿו דונדי דישׁו גידו די

קאאוליאקו קי שומוש קומו לוש נייניוש פואישטוש אלוש קולוש די לוש גֿיגאנטיש אי וימוש לו קי

אילייוש ויירון אי מוגֿו מאש טאנביין אישטוש טאליש קי אנשי אוזאן אין לה מידיסינה קון

טראדיזין אל מישמו גאלינו איל קואל אין לוש ליברוש די פֿאקולטאטיבֿוש נאטו[ראליב]וש דיזי איש

35 טאש פאלאבֿראש אקיל קי קון שו סינ[ס]ייא קיירי שיר אטודוש פירפֿירידו אינטרי לוש קי לה פרופֿי

שאן אי שיר איל מאש סאבֿייו אין אילייא אזי שו נאטוראל דיטיניר מ[י]גֿור אינטינדימיינטו

מימורייא אי אינגֿיניייו קי אוטרוש אי נו שולו אישטו מאש שין פֿירדיר אורה טודו שו טיינפו אה די

3v

אינפֿליאר אין איל אישטודֿ[י]יו די אקילייא סינסייא קי קיירי אלקאנשאר אשישטינדו סיינפרי אה

אילייא אי טומאר לו מיגֿור קי אישקריוויירון לוש דוקטוש די לוש אנטיגוש אין אילליא מאנ

דאנדולו אה לה ~~ממואה~~ מימורייא דישׁאיגאנדו לו קי לי פֿארישׁי מאל אה [ש]ו אינטינדימיינטו

קי אי אין אילייוש אי אבראשאנדו לו בואינו אי קי איש קונפֿורמי אראזון אי דיזה איל מיש

5 מו גאלינו לו[א]יגו קי איל [קי] אנשי אוזארי לי אפֿרוויגֿאראן שוש ליברוש מאש פֿאלטא[נ]דולי אינטינדי

מיינטו אי נו טראוואגֿאנדו שיינפרי אין לה סינסייא אי נו דישׁאיגֿאנדו לו מאלו אי טומאנדולו

לו בואינו לי שיראן שוש ליברוש קומו קיין קונטה אונה אבֿלה אה און אזנו קי דיזי קי איל קי

אישטוטייא שוש ליברוש אי שי אלייארי אין אילייאש אלגו מאלו שי נו לו דישׁאיגֿארי קי איש טאל

קואל דיזי אי אנשי אקילייוש קי שי אפֿיגאן אלה דוטרינה די לוש אאוטוריש פֿורקי אילייוש אנשי לו

10 אישקריויין נו בושקאנדו לה ו[יר]דאד אי דישׁאיגֿאנדו לה מינטירה נו אזין לה דוטרינה די גאלינו דונדי

שיוי מאניפֿישטה מינטי קיאיל קי אפֿרינדי או אישקריוי סינסייא שולו סיאה די אינפֿליאר

אין אלקאנשאר לה ו[יר]דאד דישׁאנדו אופֿינייוניש אי דוטרינאש אי אאוטוריש קואנדו נו שון קונפֿור

מי לה ראזון אי לה ו[יר]דאד   לוקי שׁופֿושׁטו לוקי אמי מיאגראדו שיינפרי

פֿואי שיגיר לוקי און אינטינדימיינטו ליבֿרי קלארו אי אינגֿינוזו שיגי אזי איגואארדה

15 אי אינשינייא אי איש קי איש קי דיוימוש מוגֿו אלוש אנטיגוש אאוטוריש אי קי לוש אומוש די איש

טודייאר אי טראוואגֿאר אין אלייוש קון מוגֿה דילי<גֿ>נשייא אי קודֿאדו מאש קי קון טודו אוימו

ש די אינטינדר קי נו אלקאנשארון אילייוש טודו לוקי קונפֿישו איפֿוקר' אין איל ליברו פרימירו

די אפֿוריס' איל פרימירו קואנדו דישׁו קי אירה לה ארטי לארגה אי נו אישקריבֿיירון טאן קונפֿלידה אי

פֿירפֿיטה מינטי קי אין טודו קונשיי[ר]ין לה ו[יר]דאד אי אלקאנשאשׁין לאש קאבֿזאש דילאש קוזא

20 ש מאש אנטיש דיוימוש די קונשידיראר קי פֿואי[רון] אומריש אי קי פֿודֿיאן ייראר אין מוגֿו קי אנשי

איש אינפֿירטינשייא אי טימירידאד גראנדי אקי אטארשי קון לו קי דיזין לוש אאוטוריש אי

טיניׂרלו טודו פור ו[יר]דאד קומו שדומה די גוארדארלו קומו ליי מאש אנטיש איל בואין אישטוד

ייאנטי אה די ויר אי פֿישקודאר אי אטינטאר ביין שו יירו או מאנקו או שובֿרה אין אקילייא

דוטרינה די אאוטור קי אישטה מילדאנדו אלגונה פֿאלסה אי קונטרה ראזון אי דישׁאיגֿארלה אאון

/una uña se apartan dél y totalmente con su dotrina se contentan y todo cuanto /dexaron reciben como bueno y como perfetísimo aprovan.

Todos estos verdadera/mente sacaron de las escolas y del mundo el v[er]dadero modo de enseñar y todo méto/do y razón firme y costante para buxcar, perguntar, allar y declarar y anbezar la /²⁰medicina y finalmente alcançar la verdad que en ella se encierra, teniendo para sí que / todo allaron los antigos y todo alcançaron, y que en ninguna cosa yerraron y que nunca tan /negrigente, torpe y neciamente procedessen[1] que pudiessen en aquel caɓso los /omres de nuestros tienpos dezir mejor quellos.

Y por esto afirman y nunca se an /de apartar de estas dotrinas de los antigos ni an de eñadir ni quitar ni mudar co/²⁵sa dellas, no viendo ni conoçondo que aɓlan contra la verdad. Pos vemos que ay muchos o/mres en nuestros tienpos en todas las artes, ansí macánicas como liverades, /que llevan mucha vantage a los passados en los lavores y obras de las artes. Y si no /diriemos a los pintores y a los trachís y los navegaciones y escrituras de los /autores de nuestro tienpo en todas las cencias y todos los más oficios que se /³⁰aprenden, con más perfetamente agora los usan que los passados tienpos. De dónde dize /el mundo que cosa kolay es eñadir sobre lo eñadido y ya echo. Donde dixo Guido /de Cauliaco que somos como los ñiños puestos a los colos /de los gigantes y vemos lo que /ellos vieron y mucho más.

Ta(nb)ién estos tales que ansí usan en la medicina, con /tradizen al mismo Galeno el cual en los libros *De facultatibus natural[ralib]us* dize es /³⁵tas palaɓras: «Aquel que con su cen[c]ia quere ser a todos perferido entre los que la profes/an, y ser el más sabio en ella, aze su natural de tener mejor enten[d]imiento /memoria e ingenio que otros». Y no solo esto, mas sin perder ora todo su tienpo a de

//3venplear en el estudio de aquella cencia que quiere alcançar asistendo sienpre a /ella. Y tomar lo mejor que escrivieron los doctos de los antigos en ella, man/dándolo a la memoria, desaichando lo que le parece mal a su entendimiento /que ay en ellos y abraçando lo bueno y que es conforme a razón.

Y dize el mis/⁵mo Galeno: luego que él [que] ansí usare, le aprovecharán sus libros, mas faltándole entendi/miento y no trabajando sienpre en la cencia y no desaichando lo malo y tomándolo /lo bueno, le serán sus libros como quien conta una aɓla a un asno. Ansí que dize que el que /estutia sus libros y si allare en ellas algo malo, si no lo desaichare que es tal /cual dize.

Y ansí, aquellos que se apegan a la dotrina de los autores porque ellos ansí lo /¹⁰escriven, no buscando la verdad y desaichando la mentira, no azen la dotrina de Galeno. Donde /se ve manifestamente que el que aprende o escrive cencia sólo se a de emplear/en alcançar la verdad, dexando opiniones y dotrinas de autores cuando no son confor/me la razón y la verdad.

Lo que suposto, lo que a mí me agradó sienpre /fue seguir lo que un entendimiento libre, claro e ingenoso sigue, usa, aze y guarda /¹⁵y enseña. Y es que devemos mucho a los antigos autores y que los avemos de es/tudiar y travajar en ellos con mucha dili<ze>ncia y cuidado; mas que con todo avemo/s de entender que no alcançaron ellos todo, lo que confesó Ypocr' en el libro primero /de *Aforis'*, el primero, cuando dixo que era la arte larga.

Y no escribieron tan cunplida y /perfetamente que en todo conocie[r]en la verdad y alcançasen las causas de las cosa/²⁰s. Mas antes devemos de considrar que fueron omres y que podían yerrar en mucho; que ansí /es inpertin(en)cia y temeridad grande aquí atarse /con lo que dizen los autores y /te<ne>rlo todo por verdad, como šᵉ-domeh de guardarlo como ley.

Mas antes el buen estud/iante a de ver y pescudar y atentar bien su yerro, o manco o soɓra en aquella /dotrina de autor que está meldando alguna falsa y contra razón y desaicharla aun//que

---

[1] Previamente ha escrito la misma palabra como 'Procedieron' y luego la ha corregido.

25 קי שיאה די שו מאישטרו אי שי איש בואינה אי פירפֿיטה אבראשאארלה אי גוארדאראלה אי דיפֿין
דירלה דאנדו אקונושיר קון שוש פרוואאש אי ראזוניש אלוש ויינדירוש קי אקילייייא דוטרינה איש
בואנה אי פירפֿיטה אי לה פאלסה אי קואינטרה ראזון מושטראר קומו איש טאל קון איקי
ואלינטיס ראזוניש פֿואירטיש קושטאנטיש קי מושטרין קי איש אנשי לה ארטי פֿיאה ייראדה פירטוואדה

30 פֿאלטה ניגרה אי מינוספריסייאדה מוי ‹מאש› אירמוזה ביל‏ייא שיירטה אי ויטוריוזה קואנדו שי א
אבראשה לו בואינו דיל‏ייא ביין אליייאדו ביין פרוואדו קון גראן אוזאדילייא שי ריפרווה אי שי
אינמינדה לו קי ריפוקנה אלה ראזון אי ריגלאש די לה שינשייא פולינדולה אי אורנאנדולה קון
ויראדיראש [רט]יטישייאש אי שיירטוש פרינסיפיוש אי פֿונדאמיינטוש פֿירמיש אי ויר
דאדירוש [אשט]ה אלקאנשאר לה פריפֿיקשיון דיל‏ייא אי איל קי איזיירי [די] אישטה שורטי שיירטו

35 שירה פירפֿיטו מידיקו אי אלקאנשארה לה פאלמה די לה מידיסינה אי דישטי נומארו איגו מיאו
שירה דובֿדה אליייאריש אלגונו אין אישטה שיבֿדאד פורלו קואל פורשי פרושידיינדו בֿוש אין איל
אישטודייו אי דיפרינדימיינטו דילייא דישטה שורטי טודוש שורטי בוש קידארן אטראש אי קאיראן

41

דילאנטי בֿוש אונראריש איל ארטי קי אישטה אניקילאדה באשֿה אי פור נאדה ריפוטאדה
טינ[ו]דולה לה גינטי אין פוקו ויינדו קי לוש קי לה פרופֿישאן שון ניסייוש אין אליייאה נו קון פיקי
נייא קיבֿרה דילייא נו מיראנדו לה גינטי קי לה פאלטה נו איש די לה ארטי מאש [ד]אקיל קי דיזי קי לה
או[זה] קי לה מידיסינה איש שינשייא גראנדי אי אימיניינטי קי לה קריאו איל דייו בינדיגֿו קומו

5 דיזי אבן סירה פארה איל ביין אומאנו קואנדו איש אורדינאדה פור מידיקו סאבֿייו אי שיינטי
פיקו קי קון מיטודו אי אורדין קי בֿוש אנביזאמוש לה אינביזו אי לה אלקאנסו אי דיאקי פור
דילאנטי אין איל דישקורשו דיל אינביזאר אנביזאריש אי אלקאנשאריש קון בואינה מאנו דירייגֿה
קי בֿוש די איל אלטישו מו אמן

קאפיֿ 2 די לה אקונומיה מידישי
קון אוגרוטו

[1]טריש קוזאש שון אין לה מידיסינה [...] קון לאש קואליש אי פור לאש קואליש שי אזי לה קורה

10 איל דייו פרימירה מינטי אשטאביר איל מידיקו אל אינפֿורמי אי לה אינפֿירמי
דאד   איל מידיקו איש מיניסטיר פרימירה מינטי קי שיאה דוקטו מוי אליגרי מוי דיליגֿינטי
גראווי אין שו אינטראגֿדה פאלאבֿרה פֿיגורה וישטידו קאבֿיליא אונייאש אי גולוריש קי אגראדי אל
אינפֿירמו אי לי אפרווייגֿין קון אישטו אי גוארדישי די אינטראר קון בואנאש גולוריש אדונדי
אובֿ‏ייירי מוגֿר פארידה או קון שו קושטומבֿרי די דוטרינה די איפֿוקר׳ אין איל ליברו שֿישטו

15 די לאש איפֿידימיאש אדונדי דיזי קי איל אופֿישייו דיל מידיקו איש קוראר קון שיגורידאד
אפרישה אי שאוורוזה מינטי   [2]אי לה ק[ו]רה שי אזי קון שיגורידאד קואנדו אפרווייגֿה אי

1 ‹טראטאדו די 3 קוזאש קי שון[ן] לה מידישינה איל מידיקו איל אינפֿירמו אי לה אינ׳ פֿירמידא פארה שאנאר׳ דולויינטי קוזאש קי אה׳ מיניסטור טיניר איל׳ מידיקו אי איל׳ אינפֿירמ[ו] ׳ אי שיאה דיאזיר אין לה׳אינפֿירמידאד›
2 ‹טינפֿראנאה לה קורה׳ פרישטו אין שו טיינפו׳ אי נוריט[א]רדאר›

aun/²⁵que sea de su maestro.

Y si es buena y perfeta abraçarla y guardarla y defen/derla, dando a conocer con sus probas y razones a los venideros que aquella dotrina es /buena y perfeta. Y la falsa y cuentra (contra) razón mostrar como es tal con equi/valentes razones fuertes, costantes que mostren que es ansí la verdad.

Y no p(r)oce/dendo de esta sorte los profesores de la medicina queda la arte fea, yerrada, pertuvada, /³⁰falta, negra y menospreciada. Muy <más> /ermosa, bella, cierta y vitoriosa cuando se /abraça lo bueno della, bien allado, bien provado. Con gran osadiya se reprova y se/enmenda lo que repugna a la razón y reglas de la ciencia, puléndola y ornándola con /verdaderas (s)etecias y ciertos principios y fundamientos firmes y ver/daderos, asta alcançar la prefección della.

Y el que iziere [de] esta sorte, cierto /³⁵será perfeto médico y alcançará la palma de la medicina. Y de esto númaro, ijo mío, /(sin) dubda allarex alguno en esta ciudad. Por lo cual, procediendo bos /en el estudio y deprendimiento della desta sorte todos bos quedarán atrás y caerán

//⁴ʳdelante bos porque sólo onrarex el arte, que está aniquilada, baxa y por nada reputada, /tenéndola la gente en poco, viendo que los que la professan son necios en ella, no con peque/ña quebra della, no mirando la gente que la falta no es de la arte mas [d]aquel que dize que la /u[sa].

Que la medicina es cencia grande y eminente, que la crió el Dio bendicho, como /⁵dize Aben Sira, para el bien umano cuando es ordenada por médico sabio y centí/fico. Que con el método y orden que bos anbezamos, la enbezo y la alcanço; y de aquí por /delante en el discurso del enbezar, anbezarex y alcançarex con buena mano derecha /que bos dé el altísimo. Amen.

Capi' 2 de la economia medici
con ogroto¹

<²>Tres cosas son en la medicina con las cuales y por las cuales se aze la cura /¹⁰el Dio, primeramente, a saber, el médico, el enfermo y la enferme/dad.³

El médico es menester primeramente que sea docto, muy alegre muy diligente, /grave en su entrada, palabra, figura, vestido, cabella, uñas y golores que agrade al /enfermo y le aprovechen con esto.⁴ Y guárdesse de entrar con buenas golores adonde /ubiere mujer parida o con su costumbre.⁵ De dotrina de Ypocr' en el libro sexto /¹⁵de *Las epidemias*⁶, adonde dize que el oficio del médico es curar con seguridad, /aprissa y savrosamente.

<⁷> Y la cura se aze con seguridad cuando aprovecha y

---

¹ Un artículo de Victoria Recio sobre Amato Lusitano me descubrió que Moreno en este capítulo sigue muy fielmente la introducción al Centuriae de Amato Lusitano. Señala Victoria Recio que esta introducción sirvió de inspiración a otros tratados posteriores como el Diálogo del perfecto médico de Alfonso de Miranda, el Retrato del perfecto médico de Enrique Jorge Enríquez y el Medicus Politicus de Rodrigo de Castro entre otros. A partir de este descubrimiento he comparado el texto de la Plática de medicina con las citas de V. Recio y editio prínceps de la obra de Amato L. de Florencia de 1551(disponible on line). Vid. Victoria Recio, «Ut iuvet et non noceat: médico, paciente y enfermedad en el Introitus de Amato Lusitano a las Curationum medicinalium Centuriae, Euphrosyne vol. 46, 2018: 261-277.

² Escrito en el margen: <tratado de 3 cosas que so[n] /la medicina el médico / el enfermo y la e[n] / fe[r]medad para sanar doliente cosas que a / menester tener el / médico y el enfermo / y se a de azer en la / enfermedad>.

³ Mismo párrafo que en Amato Lusitano, el cual lo hace ligeramente diferente a las fuentes originales Hipócrates y el comentario de Galeno. Véase Recio, «Ut iuvet et non noceat» 263: «Tria in universum sunt in arte medica in quibus et per quae curatio conficitur nempe medicus, aeger et ipse morborum».

⁴ También en Amato L., vid. Recio «Ut iuvet et non noceat»: 264: «Primo medicus doctus sit oportet, diligens, hilaris et gravis, cuius introitus, sermones, figura, vestitus, tonsura, ungues, odores, aegro grata sint decet, ut mandat Hippocrates libro sexto Epidemorium».

⁵ Esta frase: adonde/ubiere mujer parida o con su costumbre no está en Amato. Sin embargo, lo menciona Gabriel de Fonseca en Medici Oeconomia, fol 15.

⁶ Esta frase la recoge Amato L. en su obra. Vid. Recio, «Ut iuvet et non noceat»: 264. Donde compara la fuente original de Hipócrates con el comentario de Galeno

⁷ Escrito en el margen: <tenprana la cura / presto en su tiempo / y no retardar>

נו דאנייא קומו דיזי איל מישמו איפוקר' אין איל ליברו פרימו אליגאדו קומו טאנביין דיזי אליי קי
קורור אפרישה איש אפליקאר לאש מידישינאש שין טארדאר אי קי קורור קון גושטו איש שין
דאר פֿאשטיאו אל אינפֿירמו דולשי מינטי או פור לו מינוש קואנטו פֿואירי אין שו מאנו דיל

20 מידיקו קומו דיזי איל מישמו איפוקר' אין לה קארטא קי אישקריויו אל אאולאריר קראטיוה
אדונדי קונדינה מוגֿו אין אישטה ארטי לה טארדאנשה אי לה אבונימה קון אישטאש פאלאבֿראש
אין טודאש לאש ארטיש וירדאדרה מינטי איש מוי טאגֿאדה לה טארדאנשה מאשימה מינטי
אין לה מידישינה אין לא קואל איי פֿיליגרו די לה וידה לוקואל מיאוזי אין איל פרנסיפיו די שו
פלאטיקה אויזאנדו אל מידיקו לי דיזי אנשי נו פֿירלונגיש איל שוקורו פורקי דישפואיש די מואיר

25 טו נו איי רימידייו קי פֿואידה רישושיטאר אי שין דוֹבֿדה איש מידיקו קרואיל אקיל קילה אנפֿירמי
דאד קי אין פוקאש אוראש דיאש או טיינפוש שיפֿואידי רימידייאר אלארגה אי דיטייני אלוש אינפֿיר
מוש אין אינפֿירמידאד פֿאזיינדולוש פיגֿירוש פארה שי קומו שי אדוויירטו פליניאו ואליריאאנו
אי בולבֿיינדו אנואישטרו פירפוזיטו פארה קי איל מידיקו פירפֿיטה מינט פֿא[די]זי שו אופֿישייו
אה מינישטיר טינר 10 קוֹזאש[1] אישטאנפֿאדאש אי שאוידאש אין שו אינטינדימיינטו טודאש

30 שאקאדאש די דוטרינה די גאלינו אי פארה קי קולי מינטי לאש טומיש אין לה מימורייא בֿוש
לאש פוזי אין אונה שישטה אי 3 קוארטאש די וירשוש אי שון אישטאש בֿוש דייש קוֹזאש

2*[2]   4v

לה ריגֿון אי איל טיינפו	איל קולור אי אקשידינטיש	איש די נוטאר
לה דולינסייא אי לה אי[ד]אד	אקין לוש אאוטוריש גריגוש	איגֿו מיאו מוי קירידו
אי טאנביין קונסידרר	לוש קי שון מאש אימיניטיש	פארה ויר די פֿיניטראר
די לה נאטורא איל טינט[...]‹טינטו›	שין טומאש לייאמאן איקריאדוש	די לוש אומוריש איל בריאו
		אי טאנביין פארה קיטאר
		די לוש קואירפוש איל פודרידו

לה קומידה פושה וזאר
אי לה ארטי קון גראן טינטו
אי קון אישטו בושקה
לה מונטאשיוניש דיל טיינפו

10 שון אישטאש דייש קוֹזאש מוי אל מידיקו קולאי אקונשירלאש אי אלקאנשארלאש אי אנשי נו
טיינו נישישידאד די לאש דיקלאראר מאש ני דיטינירמ[י] אין אילייאש פורקי שיאלגו פֿאל
טארה פארה אינטינ‹טינ›דירלאש אין איל דישקורשו דיל מילדאר לה שינשייא אנביזה לה נאטוראליזה
דילייאש אי קואנטו אינפורטה שאוירלאש ביין פארה אישטאר דישטרו אין לה מידיסינה
אינדה מֿ פֿואיש פור אדילאנטי אין נואישטרו קאבֿזו פירקורארה איל יפֿיל[3]

15 מידיקו בואין פלאטיקו דיל אינפֿירמו שי אוטרה ויש אינפֿירמו אי די קי אינפֿירמידאד שי פֿואי
אגודו אלֿלארגה אינטרי פֿולאדה [ש]י שאנו אין בֿריוי קי מידיקאמיינטוש טומו שי פֿואירון ביוי
דאש או ליגֿטואריייוש פילדוראש או בוקאדוש אי פורגו שי פורגו ביין קון ‹אי›לייוש שי איש [ב]לאנדו או אפרי
טאדו דיל טבע פורקי אישטוש אה מינישטיר מאיור מידיקאמיינטו פורשי ליבֿראר די לוקי דיזי
איפוקר' אין איל ליברו די לאש מידיסינאש פורגאנטיש קי נו פֿואידי שיר מאיור דישֿוינטורה

---

1 ‹10 קוֹזאש קי [א]ה מינ‹יש›/ טיר טיניר איל מיד[יקו] / פארה קורור ‹לה› אינפֿירמ[ידא]›
2 [קאפֿי 2 דיל טראטאדו פרימירו]
3 ‹קי אה דידימאנדאר איל/מידיקו שי אוטרה ויש/ אינפֿירמו קי [מ]ידיקא/מינטוש טומו›

/no daña, como dize el mismo Ypocra' en el libro primo alegado.[1] Como tanbién dize allí que /curar aprissa es aplicar las medicinas sin tardar, y que curar con gusto es sin /dar fastío al enfermo, dulcemente, o por lo menos cuanto fuere en su mano del /[20]médico.[2]

Como dize el mismo Ypocr' en la carta que escribió al aularir Crativa[3] /a donde condena mucho en esta arte la tardança y la abomina con estas palabras: /«En todas las artes verdaderamente es muy tachada la tardança, máximamente /en la medicina en la cual ay peligro de la vida». Lo cual Meuse en el principio de su /plática avisando al médico, le dize ansí: «No perlonges el socorro porque después de muer/[25]to no ay remedio que pueda resucitar».[4]

Y sin dubda es médico cruel aquel que la enferme/dad que en pocas oras, días o tienpos se puede remediar, alarga y detiene a los enfer/mos en enfermedad faziéndolos pecheros para sí como bien adviertó Plinio Valeriano.

/Y bolbiendo a nuestro perpósito para que el médico perfetamente pa[de]ze su oficio /a menester tener 10 cosas‹5› estanpadas y savidas en su entendimiento, todas /[30]sacadas de dotrina de Galeno. Y para que kolaymente las tomex en la memoria bos, /las puse en una xesta y 3 cuartas de versos y son estas dies cosas:

//4v(1ª) Es de notar
ijo mío muy querido
para ver de penetrar
de los umores el brío
/[5]y tanbién para quitar
de los cuerpos el podrido

(2º) el color y accidentes,
a quen los autores griegos,
los que son más eminetes,
síntomas llaman y criados

(4ª) la comida possa[6] usar
Y la arte con gran tento
Y con esto buxca
La mutaciones del tienpo[2]

(3ª)la reg[i]ón y el tienpo
la dolencia y la edad
y tanbién considrar
de la natura el ‹tento›

/[10]Son estas dies cosas muy al médico kolay a conocerlas y alcançarlas. Y ansí, no tieno /necessidad de las declarar más ni detenerme en ellas. Porque si algo fal/tara para en‹ten›derlas en el discurso del meldar, la cencia anbeza la naturaleza /dellas y cuanto inporta saverlas bien para estar destro en la medicina.

/[7]Aínda pues por adelante en nuestro cabso percurará el /[15]médico buen plático del enfermo: si otra ves enfermó y de qué enfermedad, si fue /aguda o larga o entrepolada[8] y /si sanó en breve, qué medicamentos tomó, si fueron bevidas o lectuarios, píldoras o bocados, si purgó bien con ‹e›llos, si es blando o apre/tado del teba?. Porque estos a menester mayor medicamiento por se librar de lo que dize /Ypocr' en el libro de Las medicinas purgantes: que no puede ser mayor desventura

---

[1] También Amato L. recoge la sentecia: «Ut iuvet et non noceat» «Para ayudar y no perjudicar» que se atribuía falsamente a Hipócrates. Recio, «Ut iuvet et non noceat»: 265.

[2] La siguiente frase no está en el texto de Amato L.: «y que curar con gusto es sin / dar fastío al enfermo, dulcemente, o por lo menos cuanto fuere en su mano del / médico».

[3] Epístola a Crateuam, Amato L., Florencia 1521: fol 2. No conozco el témino 'alaurir'.

[4] También Amato L. cita a Mesué el Joven: auxiliari ne differs, que Amato explica diciendo: *quia semel pereunti nulla postea sufraggia pros*unt, tal y como recoge nuestro autor. Véase Recio «Ut iuyet et non noceat»: 266.

[5] Escrito en el margen: ‹10 cosas que a [a] men[es]/ter tener el méd[ico] / para curar ‹la› enferm[edad]›.

[6] La palabra coherente sería 'poca' pero la lectura del término es clara. Puede ser un error al escribirla. En el verso equivalente de Amato L. usa la palabra victus (vencido, derrotado) lo que no arroja mucha luz sobre el término. El verso correspondiente es: «Natura, et Victus, Mutatio temporis, arsá». Véase Amati Lvsitani. Medici Physici Medicinalium Centuria prima, variáq: rerum cognitione referta. Florentiae 1551: fol. 2.

[7] Escrito en el margen: ‹Que a de demandar el / médico si otra vez / enfermó qué [m]edica /mientos tomó›.

[8] Amato L. dice «interpellato». Véase *Amati Lvsitani. Centuria prima*: fol.2.

20   פארה איל מידיקו קי מוריר אין איל דיאה די לה פורגה   טאנביין אשירקה די לה שאנגריא אה

די דימאנדאר שי לי שושידייו ביין אין אוטראש אינפֿירמידאדיש או שי שי דישמאייו ש[י] שולי

איל אינפֿירמו אה דישמאייר קון לא שאנגריאה איש מינישטיר קי נו שי שאנגרי שין אישטאר

איל מידיקו דילאנטי דאנדולי קוזאש קי ליקיטין איל דישמאייו קומו דאנדולי אה בֿיויר אגואה

פֿריאה פֿריגאנדולי לאש פיירנאש אי דארלי אה גוליר ויניאגרי אי אגואה רוזאדו טינײנדולי

25   איל פולשו אין לה מאנו פארה קי [נו] לו דישי דישמאייאר אישטו ‹איש› קואנטו לוקי קונוייני אל מידי

קו אל..[1] איל אינפֿירמו איש מינישטיר קילי שיאה אובידײנטי קומו מאנדה איפוקר'

אין איל פרימיר אפֿורישמו אפֿוריז' דיל ליברֹו פרימירו אי שון אישטאש לאש פֿאלאברֹאש נו באש

טד קי אגה איל מידיקו טודו לו דיוזידו פארה שאנאר לה אינפֿירמידאד מאש אה די אובידישיר

איל אינפֿירמו קומו איל שיירבו אל שיניֹיור נו אזײנדו אין נינגונה קוזא שו וילֹונטאד מאש

30   שי לה דיל מידיקו פור לו קואל אקילייוש קי נו לו אובידישין נו איש ראזֹון קוראלוש ני

אנביזארלי מידיקאמינטו אלגונו שיגון גאלינו אין איל ליברֹו די ויני שיקשיאוני אי אין

איל ליברֹו 6 די טואינדו שאניטאטי אי אין איל פרימירו די לוש דיאש אקֹריטיקֹוש קריטיקוש אנ

שי קי איל אינפֿירמו אי איל מידיקו שיאן די פֿוניר אאונה קונטרא לה אינפֿירמידאד פורקי איל

מידיקו אי לה אינפֿירמידאד שון אינימיגֹוש ריאל מינטי קואנדו איש סאבֿייו אי שיינפרי קי

35   טורה לה אינפֿירמידאד אישטה אין גירה קון אילייא פורקי ‹איל› אי לה פֿואירסה דיל אינפֿירמו טראוא

[2*]

5r

גֿאן די שאנארלה אי אילייא פירקורה קי איש אונה די לה 3 קוזה דיגֹה אל פרינסיפֿיו דיל קאפֿי' פיר

קורה די נו קידאר דיבֿאשֹו דילייוש לוקי אקונטיסי שיאיש שאנאבֿלי קי פונינדושי איל אינפֿירמו

אי איל מידוקו אאונה לה דישבֿאראטאן אי ‹לה› פֿיניששין פורקי די אורדינארייו שיינפרי דוש אאונה שין

פֿרי ליבֿאן לה ויטוריא מאש שי איל אינפֿירמו איש דישאובֿידײנטי אישטאונדו קון שוש א

5   אפֿיטיטיש נו אויינדו אל מידיקו שי פוני די פֿארטי דילה אינפֿירמידאד אי אינדה קי נו שי

אה פֿיליגרֹוזה לה אזי אי אאון קי שיאה קי שלֹי־בֿ שאלֹודאבֿלי קון שוש דישואריאוש לה פֿאי

די אזיר מורטאל אזײנדושי אאונה קון אילייא קונטרה איל מידיקו קי אישטאוה פור שו פאדרינו

איואלידור נו שין אגראבֿייו גראנדי דיל קי לי פיזה דיויר איל קאבֹֿזו מאש מה לה פֿיאור פארטי

איש דיל אינפֿירמו קי בֹושֹקו מאל פארה שי אקאריאנדוש לה מואירטי אי איל פֿיליגרֹו

10   ביין קונשידֿיראדֹאש אישטאש קוזאש אי פֿואישטאש אין אורדין קונפֿישה איל קוריאוזו אי סאב

ייו מידיקו אה קוראר לה אינפֿירמידאד קומו קונוייני מאש [נ]ו קונשיינדולה דארה אקומיר

מוי פוקו אל אינפֿירמו או קֿאגֿי נאדה שיגון לה אליגֿאנטי דוטרינה די אבֿישינה אין לה פֿין

פרימירה דיל 4 טראטאדו שיגונדו קאפֿי' 8 קיייאש פֿאלאבֿראש שון אישטאש אי סאבֿיראש

קי שי נו קונושיש לה פֿי[ב]רי אל אדילגאשאלי מוגֹו לה קומידה אי דישֹילה אלה נאטוראליזה אי נו

15   אפֿליקיש נינגון רימידייו שאלו שי טי פאריששיירי איגֹאר אלגונה מוי ליוויאנה איֹודה אי איפוקר'

אין איל ליברֹו די לושיש[3] איריש אינאומוני דיזי קי אין אישטי קאבֹֿזו דֿזֿ שיאה די דאר אלאינפֿי

רמו פור לה בוקה אלגונה מידיסינה בלאנדה אי ליוויאה אי נו פֿואירטי ני פֿוטינטי

אי שון שוש פֿאלאבֿראש אישטאש[4] שי אלגונו נו קונושי לה אינפֿירמידאד די אלגון מידיקאמי

נטו קי נו שיאה פֿואירטי אי שי קון איל איל דולײנטי מיגֹורו אוײרטו אישטה איל קאמינו אי

20   קונושידו פארה לו פורקי מושטרה קי אפֿלאקאנדו אל אינפֿירמו שי קוראלה לה אינפֿירמידאד

מאש שינו שי אלייא מיגֹור או מאש מאלו שי אדי או[ז]אר איל קונטרארייו פורקי שינו א[פרו]

ויגֹה אזיר פֿלאקו אל אינפֿירמו לי אישטאורה ביין דארלי פֿואיר[ס]ה איגֹי[נ]דולי אי דאנדולי אקומיר

אי איר מודאנדו מוי אמינודו די טאל שואירטי קי אוזאראן די אישטי קונסיגֿי שי שיאה דימו

דאר אלגו אין לה אינפֿירמידאד פורקי קואנדו איש פֿואירטי איל אינפֿירמו אי לה אינפֿירמידאד

---

1   ‹דיקי איל אינפֿירמו/ שיאה אובידײנטי אל/ מדיקו איפוקר'›

2   "די לה איקאמוניאה מידיסי קון אוגֿוטו"

3   ›די לוש לוגאריש/ קיאיי אין איל/אומברי‹

4   ›טראטאדו דיל מידיקו קי/ נו קונושי לה אינפֿ'רמי/דאד נו לי די מידיקא/מיינטו שינו קיטאר לה/ קומידה אבֿישינה קונטרה/ איפוקר'‹

/20para el médico que morir en el día de la purga.[1]

Tanbién acerca de la sangría, a /de demandar si le sucedió bien en otras enfermedades o si se desmayó. Si sole /el enfermo a desmayer con la sangría, es menester que no se sangre sin estar / el médico delante, dándole cosas que le quiten el desmayo, como dándole a bever agua /fría, fregándole las piernas, y darle a goler vinagre y agua rosada,[2] teniéndole /25el pulso en la mano para que [no] lo dexe desmayar. Esto <es> cuanto lo que conviene al médi/co.

[3]El enfermo es menester que le sea obediente como manda Ypocr' en el primer *Aforis'* del libro primero, y son estas las palabras: «No bas/ta que aga el médico todo lo devido para sanar la enfermedad, mas a de obedecer /el enfermo como el sierbo al señor no aziendo en ninguna cosa su veluntad mas /30sí la del médico». Por lo cual, aquellos que no lo obedecen no es razón curarlos ni /anbezarle medicamento alguno según Galeno en el libro *De vene seccione* y en /el libro 6 *De toendo sanitati* y en el primero *De los días críticos.*

An/sí que el enfermo y el médico se an de poner a una contra la enfermedad porque el / médico y la enfermedad son enemigos. Realmente cuando es sabio, y sienpre que /35tura la enfermedad está en guerra con ella, porque <él> y la fuerça del enfermo trava//jan

trava//5rjan de sanarla y ella percura — que es una de la 3 cosa dicha al principio del capí' —, per/ cura de no quedar debaxo de ellos. Lo que acontece si es sanable que ponéndosse el enfermo /y el médico a una la desbaratan y <la> finessen porque de ordinario sienpre dos a una sen/pre lleban la vitoria.[4]

Mas si el enfermo es desaobediente estando con sus /5apetites, no oyendo al médico, se pone de parte de la enfermedad y aínda que no se/a peligrosa, la aze. Y aunque sea saludable, con sus desoarios la pue/de azer mortal, aziéndose a una con ella contra el médico que estava por su padrino /y valedor, no sin agrabio grande del que le pesa dever el cabso. Mas la peor parte /es del enfermo que buxcó mal para sí, acarreando la muerte y el peligro.

/10Bien consideradas estas cosas y puestas en orden, conpessa el curioso y sab/io médico a curar la enfermedad como conviene. Mas no conociéndola, dará a comer /muy poco al enfermo o cachi nada, según la alegante dotrina de Abicena en la fen /primera del 4, tratado segundo, capi' 8, [5]cuyas palabras son estas: «y saberás /que si no conoces la fe[b]re adelgásale mucho la comida y déxela a la naturaleza y no /15apliques ningún remedio salvo si te pareciere echar alguna muy liviana ayuda».[6] E Ypocr' /en el libro *De locis* <[7]>, *aeris y neumoni* dice que en este cabso se a de dar al enfe/rmo por la boca alguna medicina blanda, begnina y liviana y no fuerte ni potente /y son sus palabras estas<[8]>: «Si alguno no conoce la enfermedad dé algún medicamento que no sea fuerte, y si con él el doliente mejora, avierto está el camino y /20conocido para curarlo porque mostra que aflacando al enfermo se curará la enfermedad. /Mas si no se alla mejor o (está) más malo, se a de u[s]ar el contrario porque si no a[pro]/vecha azer flaco al enfermo, le estará bien darle fuerça iché[n]dole y dándole a comer /e ir mudando muy a menudo; de tal suerte que usarán de este consejo si se a de mu/dar algo en la enfermedad». Porque cuando es fuerte el enfermo y la enfermedad

---

[1] Parece el mismo párrafo que en Amato, si bien el final se parece más a Hipócrates, ambos citados por Recio «Ut iuvet et non noceat»: 269

[2] La siguiente frase no se encuentra en el texto de Amato L.: «Como dándole a bever agua / fría, fregándole las piernas, y darle a goler vinagre y agua rosada».

[3] Escrito en el margen: <de que el enfermo / sea obediente al / médico Ypocr'>.

[4] Estas dos metáforas del siervo y la guerra se encuentran también el texto de Amato L. Véase Recio, «Ut iuvet et non noceat»: 270

[5] Amato L. cita a Avicena pero no la obra en la que se encuentra el texto. Recio ha considerado que se refiere al *Cantico.*

[6] Amato L. cita a Avicena pero no la obra.

[7] Escrito en el margen: <de los lugares / que ay en el / ombre>.

[8] Escrito en el margen: <tratado del médico que / no conoce la enferme/dad no le dé medica/mento si no quitar la / comida Abicena contra Ypocr'>. Amato omite desde aeris hasta aquí, Florencia 1551, fol.4

25 פיקיניייא אי ל[...] פוקה אינטוסיש דיזי איפוקר' אין וירדאד שיאה די אוזאר מאש פֿואירטי מי

דיקאמינטו קי פירטיניסי אלה אינפֿירמידאד פורקי אאון קי קון לו מאלו שישאקה אלגו די לו בואינו נו

איי נינגון דאנייו פורקי איל אינפֿירמו אישטה פֿואירטי מאש שי לה אינפֿירמידאד פֿואירי גרא

נדי אי איל אינפֿירמו פֿאלקו אוזארימוש פֿלאקאש אי נו פֿואירטיש מידיסינאש אי שולו קואנ

טו פודין וינשיר לה אינפֿירמידאד אי קוראלה[1] איש אישטה דוטרינה אמי ויר

30 די איפוקר' מוי דֿי שושפיגֿוזה אי פֿואירה די ראזון פרימירה מינטי פורקי אאון קי שיאה לה אינפֿי

רמידאד גֿיקה או גראנדי אי איל אינפֿירמו פֿלאקו או פֿואירטי מוגֿו מיגֿור שי דישקוברֿי

לה אינפֿירמידאד קי נו שי קונושי קון שולה מינטי קיטאר לה קומידה קי קון דאר מידיקאמינטו גֿי

קו או גראנדי קואל קירה קי שיאה פורקי קואנטו אלו פרימירו קומו שידארה אאון אינפֿירמו מידיקא

מינטו אין דיוודה קאנטידאד אי קלידאד נו שאווינדו קי אינפֿירמידאד טייני מאש קי אאון קי

35 שיאה איל מאש ליבֿיאנו אי מינוש פֿואירטי קי פודאמוש אין מאגֿינאר דיזיינדו איל מישמו

5V *[2]

איפוקר' אין איל ליברו 2 די לוש אפֿוריז' לאש אינפֿירמידאדיש קי שיאזין די אישטאר איל קואי

רפו ליינו שיקוראן קון איוואקוארלו לאש קי שיאזין די אישטאר איל קואירפו ‹שיקו› שי קוראן קון אין

גֿירלו אי לה קי שיאזי די פֿריאו קון קאלור אי לה די קאלור קון פֿריאו אי קאדה קוזה קון שו קו

נטאריייו נו קונושיינדו איל מידיקו לה אינפֿירמידאד די קי פרושידי שי די פֿריאו שי די קאלור

5 שי די אינגֿימיינטו שי די שיקורה שי די אוטרה קואל קירה קוזה אאינדה קי לה מידיסינה קי שי לי

דה שיאה מוי ליוויאנה אי לה אינפֿירמידאד פיקיניייא שי לי דיירי איל מידיקו פרושידיינדו די

פֿלאקיזה לה אינפֿירמידאד אי די פֿאלטה קואל ארה איל אינפֿירמו די איל פור פֿאירסה לי ארה מוגֿו

דאנייו אי מאש לי ואליירה קי נו לה קונשיירה איל מידיקו קי קונושירלה אזיינדולה מאיור לה

אינפֿירמידאד אי מאש די פיקולטוזה דיקורַאר אי שיפֿואיירי לה אינפֿירמידאד די אינגֿימי

10 נטו אי ל[דיי]רימוש מידישינה פורגאטיווה ליוויאנה נו ליארה מוגֿו דאנייו שי פורקי

מווי לוש אומוריש אי נו לוש פורגה פורקי אישטאן קרודוש או שי נינגון קוזימיינטו אי אנשי

מוווידוש שי אינקרודישין מאש פורקי פארה לה קוקשיון[3] איש מיניסטיר קיאטאשייון אי שושיגו

אי די אקיל מווימיינטו ריזולטאן אל אינפֿירמו מוגֿוש מאליש אי שיפֿואיירי לה אינפֿירמידאד

די קאבֿזה אומידה שי לי דיירימוש אומידה מידיסינה נו דאנייארימוש טאנביין מוגֿו אנשי קי

15 שי פודימוש קונושירלה שין אישטוש דאנייוש שין דארלי מידיקאמינטו ני פֿואירטי ני [ב]לא

נדו שולו קון קיטאלי לה קומידה פארה קי אוזארימוש מידיסינה נינגונה פורקי שיאיש די אינגֿי

מיינטו לה אינפֿירמידאד איל קאלור נאטוראל נו שי איקופֿאנדו אין גאשטאר לה קומידה אי קוזיר

לה שיאינפליאה אין קוזיר לה קאבֿזה די לה אינפֿירמידאד די דונדי ריזולטאן אקשידינטיש או שינטו

מאש קי מאניפֿישטה מינטי שינייאלאן לה אינפֿירמידאד פורקי קונפֿורמי שי לה אינפֿירמי

20 פֿריאין אל אינפֿירמו פוֹר דאן שינייאל דיל אומור קי פי[ק]ה אי קי איש לה אינפֿירמידאד אי שי קון

פֿואירסה אפֿריאין מושטראן לה גראנדיזה די לה קאבֿזה אי מאלינדאד אי שי דישקוברֿי לה

נאטוראליזה לה אינפֿירמידאד אי לה קאבֿזה דילייא פור לוש שינטומאש פורקי שי לה אינפֿירמי

דאד איש די קולורה איי אמארגורי שי בוקה די קומיינדו שיקאשי אי אזישו אמאריאה לה לין

גואה איי קונגושֿאש אי באשקאש אין איל אישטומאגו אי אישטה מוי קיאיטו איל אין

25 פֿירמו אי אוטראש שינייאליש קי אין איל דישקורשו די אישטי טראטאדו ויריש מאש לארגה

מינטי שי די שאנגרי אישטה לה בו[ק]ה דולשי אי שֿאבֿדו שי די פֿלימאש לה בוקה אישטה

מוי אומידה שי די פֿלימה אגרה או די מלינקוליאה אגרה אי קומו נו קומין לוש אינפֿירמו'

קונפֿורמי איש אל אומור קי שיאזי לה אינפֿירמידאד די אישטי שוואירטי אישטה איל שאוור

די לה בוקה שי אגרו שי שאלאדו שי אמארגו שי דולשי קואל טאל איש שי ריפֿריזינטה אין לה לין

30 גואה אי אנשי דישֿו גאלינו לינגואה לוטיאו אינדיקאט קי קיירי דיזיר לה לינגואה קונפֿורמי

שון לוש אומוריש קי איי אין איל קואירפו אנשי לו ריפֿריזינטה דיל קולור אי שאוור קי איי אין

---

1 ‹ארגומינטו שובֿרי›/ אפוקר'

2 [קאפי' 2 דילה פארטידה פרימירה]

3 ‹קוזימיינטו›

/25pequeña y poca, entonces dize Ypocr': «En verdad se a de usar más fuerte me/dicamento que pertenece a la enfermedad porque aunque con lo malo se saca algo de lo bueno, no /ay ningún daño, porque el enfermo está fuerte. Mas si la enfermedad fuere gra/nde y el enfermo flaco, usaremos flacas y no fuertes medicinas y sólo cuan/to poden vencer la enfermedad y curarla».[1]

<2>Es esta dotrina a mi ver de /30de Ypcr' muy sospechosa y fuera de razón. Primeramente porque aunque sea la enfe/rmedad chica o grande y el enfermo flaco o fuerte, mucho mejor si descubre /la enfermedad, que no se conoce con solamente quitar la comida, que con dar medicamento chi/co o grande cualquiere que sea. Porque cuanto a lo primero: ¿Cómo se dará a un enfermo medica/mento en devida cantidad y calidad no saviendo que enfermedad tiene, mas que aunque /35sea el más libiano o menos fuerte que podamos inmaginar?

Diziendo el mismo

//5vYpocr' en el libro 2 de los *Aforis'*: «las enfermedades que se azen de estar el cue/rpo lleno se curan con evacuarlo, las que se azen de estar el cuerpo <seco> se curan con en/chirlo y la que se aze de frío con calor y la de calor con frío y cada cosa con su co/ntario».

No conociendo el médico la enfermedad de que procede, si de frío, si de calor, /5si de enchimiento, si de secura, si de otra cualquiera cosa — aínda que la medicina que se le /da sea muy liviana y la enfermedad pequeña — si le diere el médico procedendo de /flaqueza la enfermedad y de falta ¿cuál ará al enfermo? De por fuerça le ará mucho /daño. Y más le valiera que no la conociera el médico que conocerla aciéndola mayor la /enfermedad y más dificultosa de curar.

Y si fuere la enfermedad de enchimi(e)/10nto y l[e dié]remos medicina purgativa liviana no le ará mucho daño si porque move los umores y no los purga porque están crudos o si ningún cozimiento. Y ansí, /movidos se encrudecen más, porque para la cocción[3] es menester quiatación y sosego. /Y de aquel movimiento resultan al enfermo muchos males.

Y si fuere la enfermedad /de causa úmeda, si le diéremos úmeda medicina no dañaremos tanbién mucho. Ansí que /15si podemos conocerla sin estos daños, sin darle[4] medicamento ni fuerte ni blan/do, sólo con quitarle la comida ¿para qué usaremos medicina ninguna? Porque si es de inche/miento la enfermedad, el calor natural —no se ecupando en gastar la comida y cozer /la— se empleará en cozer la causa de la enfermedad.

De donde resultan accidentes o sínto/mas que manifestamente señalan la enfermedad. Porque conforme los accidentes a/20fríen al enfermo dan señal del umor que peca y que es la enfermedad. Y si con /fuerça afríen mostran la grandeza de la causa y malinidad y se descubre / la naturaleza (de) la enfermedad y la causa della por los síntomas. Porque si la enferme/dad es de colora ay amargores de boca, no comiendo sécasse y ázesse amaría la len/gua, ay congoxas y bascas en el estómago, y está muy quieto el en/25fermo y otras señales que en el discurso de este tratado veréx más larga/mente.

Si de sangre está la boca dulce y xaudo, si de flemas la boca está /muy úmeda, si de flema agra o de melancolía agra; y como no comen los enfermo(s) /conforme es el umor de que se aze la enfermedad, de esta suerte está el savor /de la boca si agro, si salado, si amargo, si dulce, cual tal es se representa en la len/30gua.

Y ansí, dixo Galeno: *lingua lutio indicat* que quiere dezir: la lengua conforme /son los umores que ay en el cuerpo, ansí lo representa del color y savor que ay en

---

[1] Amato L. lo presenta como una sola cita de Hipócrates al que no cita al principio sino al final: «*Haec illa aurea Hippocratis verba, a quo Auicenna citata accepit*». (Estas son las palabras de oro de Hipocrátes, al que Avicena citó), Florencia 1551: fol. 5.

[2] Escrito en el margen: <argumento sobre / Ypocr(as)>. A partir de aquí y hasta el folio 6r (línea 12), Moreno expone una opinión que no está en el texto de Amato L.

[3] Escrito en el margen:<cozimiento>.

[4] Debiera ser 'darle' pero la lectura es clara.

אילייא   אי שי לה אינפֿירמידאד איש די פֿריאו אי אומידאדיש קון נו קומיר שי אינפלי
אה איל קאלור נאטוראל אין אישקאלייניטאר איל פֿריאו או גאשטאר לאש אומידאדיש אי נו שולה
מינטי דישקובֿרי לה אינפֿירמידאד פואש לה שאנה שי איש דיקאלור אי שיקידאד קון פוקו
35 דאנייו לה דה אקונושיר מושטראנדו קי איש מיניסטיר ריפֿאזיר אלה נאטוראליזאה פוניר אי
נו קיטאר אי אנשי מישמו קואנדו ריזולטה די פֿלאקיזה אי נו דאנייא לו קי אריאה איל מידי

6r

דיקאמינטו די קואל קיר גֿירינו או ליוויאנו או פואירטי אי אנשי די נינגונה מאנירה ‹שי› נו שי קונו
שי לה אינפֿירמידאד נו שי פואידי דאר מידיקאמינטו אי מאש שי איל מידיקאמינטו אקא'
אישי דישיר אינקונטרה דילוקי ריקירי איל אומור קי פיקה פארה רימידייארשי מאיֿיורגה מוגֿו מאש
אי שי אקרישינטה אי שיינפרי קידה אין לאש פארטיש לה קאלידאד מאלה דיל מידיקאמינטו קיטיייני
5 די שווי אי לאש דישטימפלה מאש אזיינדושי פור טודאש לאש ויאש לה אינפֿירמידאד מאש
פואירטי אי אנשי טוטאל מינטי קואנדו איל מידיקו נו קונושי לה אינפֿירמידאד דיוי שיגיר לה
דוטרינה די אבֿישינה קי איש די פירפֿיטה וירדאד
[1] איויינדו איל מידיקו קונושידו לה אינפֿירמידאד אי פירשיוויראנדו נוש אין לה 3 קוזה קי שי אל[ייא]
פארה קוראלה קי איש לה מישמה אינפֿירמידאד פארה קי פרושידה קומו קונוויייני אי [ב]יין פודיר
10 אורדינאר לה קומידה אל אינפֿירמו אי פירונסטיקאר לאש קריזיש[2] אי טירמינוש די לה אינפֿיר
מידאר קי אן די ויניר איש ניסיסארייו אל מידיקו קונושיר לוש 4 טיינפוש אונוויירשאליש
די קאדה אינפֿירמידאד אי לוש פארטיקולאריש די לוש פארושישמוש אי אקשיוניש אי פור
אישטו דישֿו איפֿוקר' אין לה פרימירה די אפֿוריז' קואנדו מורבוש אין שו אוויגורי קונסטיריט איש
טרימי טימא טינואישימו ויקטו אוטינדו [...] אישט קואנדו לה אינפֿירמידאד אישטובֿיירה
15 אין איל אישטאדו אי אין שו פֿואירסה שיאה די דאר קומידה טוטאלמינטי דילגאדה אי פוקה מוש
טראנדו קומו דיזי אוריבאשייו קומינטאנדו אישטה סינטינסייא די איפֿוקר' קי טודה לה אינפֿיר'
מידאד או שיאה אגודה או קרוניקה או טארדיאה שי איש שאנאבֿלי אדי דיויניר 4 טיינפוש
פרינספייו אאומינטו אישטאדו אי די קלינאשיון לוש קואליש טיינפוש אינביזה גאלינו אה
קונושיר אין איל ליברו ג' די לוש טיינפוש גֿירינאליש די לאש אינפֿירמידאדיש אי אין לוש לי
20 ברוש די קריזיבוש דיזיינדו קי איל אישטאדו איש מאש פֿואירטי אי מאש דיפֿיקולטוזו קי טודוש
לוש אוטרוש טיינפוש לוקאל פרובֿה מוי דוקטה מינטי גֿינטיל די פוליגֿינייו אין שוש קיסטו'
אוניש מידיסאנאליש דונדי דישֿו איפֿוקר' אין לה פרימירה די אפֿוריז' שירקה אי ניסייא איט פי
ניט אומניא אין דילשיאורה שירקה אישטאטוס אירו פֿולטיאורו שירקה דיל פרינשפייו אי
דיל פֿין לה אינפֿירמידאד שיינפרי איש שירקה פוקה אי אישטאדו דיל אישטאדו שיינפרי אישטה מוגֿה
25 איפֿואירה קי טודה לה אישקולה מידיקה אנטיגה דאווה אין פרינסיפייו מאש קופיאוזה קומי
דה קי נינגונו אוטרו טיינפו אי מינוש קופיאוזה אין איל אישטאדו קי אין טודוש לוש דימאש
פורקי לה פֿואירסה דיל אינפֿירמו אין אישטי אישטה מאש דיוילייטאדא אי אופרימידה קי אין אוטרו
טיינפו די לה אינפֿירמידאד שיווי טאנבֿיין אין אישטו די לה אישפֿירייינשה די קאדה דיאה אין לוש
אפושטימאש אי פֿלימוניש קי אין איל אישטאדו טיינין לאש מאטיירייאש מאש פוטרידאש אי
30 פֿידייונדאש קי אין אוטרו טיינפו נינגונו דונדי מאנפֿישטה מינטי פאנישי קי אין איל אישטאדו
אישטאן שיינפרי לאש אינפֿירמידאדיש מאש פֿואירטיש קי אין נינגון אוטרו טיינפו פורקי אין איל
ניסיסארייא מינטי קונפֿיסאמוש קי שיאזי שומה קוקסיון אי שומה פוטריפֿיקאסייון קומו שי
שיינטי די לה דוטרינה די איפֿוקר' אין לה פרימירה אפֿוריז' קואנדו דישֿו דוס מורבי אין קרא‹נט› שי
קואוט די טודו וידיטו מוויונדוס מובֿיט שירקה אישטאטוש וירו מיליאוש אישטי קי איטין אבירי
35 קואנדו אינפישאן לאש אינפֿירמידאדיש שיטי פארישי מווי מוי פורקי אין איל אי

/ella.

Y si la enfermedad es de frío o umedades, con no comer se enple/a el calor natural en escalientar el frío o gastar las umedades y no sola/mente descubre la enfermedad pues la sana. Si es de calor y sequedad con poco /³⁵daño la da a conocer mostrando que es menester refazer a la naturaleza, poner y /no quitar. Y ansí mismo, cuando resulta de flaqueza y no daña, lo que aría el medi//

medi//⁶ʳdicamento de cualquier géreno, o liviano o fuerte.

Y ansí, de ninguna manera si no se cono/ce la enfermedad, no se puede dar medicamento. Y más si el medicamento aca/ece de ser en contra de lo que requere el umor que peca para remediarse, mayorga mucho más /y se acrecenta. Y sienpre queda en las partes la calidad mala del medicamento que tiene /⁵de suyo, y las destempla más aziéndosse por todas las vías la enfermedad más /fuerte. Y ansí, totalmente cuando el médico no conoce la enfermedad deve seguir la / dotrina de Abicena que es de perfeta verdad.

<¹> Aviendo el médico conocido la enfermedad y perseverándonos la 3ª cosa que se alla / para curarla —que es la misma enfermedad— para que proceda como conviene y [b]ien poder /¹⁰ordenar la comida al enfermo y pernosticar las crisis<²> y términos de la enfer/medad que an de venir, es necesario al médico conocer los 4 tienpos unuversales /de cada enfermedad y los particulares de los paroxismos y acciones.

Y por /esto dixo Ypocr' en la primera de *Aforis'*: *quando morbos en su avigore constiret es/treme tenuissimo victo otendo [...] est*,³ cuando la enfermedad estuviera /¹⁵en el estado y en su fuerça se a de dar comida totalmente delgada y poca, mos/trando —como dize Oribasio comentando esta sentencia de Ypocr'— que toda la enfer/medad, o sea aguda o crónica o tardía, si es sanable a de devenir 4 tienpos: /principio, aumento, estado y declinación.

Los cuales tienpos enbeza Galeno a conocer en el libro 3º *De los tienpos gerenales de las enfermedades* y en los li/²⁰bros *De crisibus* diziendo que el estado es más fuerte y más dificultoso que todos /los otros tienpos.

Lo cual proba muy doctamente Gentil de Foliguiño en sus *Quest/ones medisanales* donde dixo Ypocr' en la primera de *Aforis'*: *circa e necia et fi/nit omnia en delsiura cerca estatus vero folt/ioro*,⁴ cerca del principio y /del fin, la enfermedad siempre está poca; y cerca del estado sienpre está mucha.

/²⁵Y fuera que toda la escola médica antiga dava en principio más copiosa comi/da que ninguno otro tienpo y menos copiosa en el estado que en todos los demás /porque la fuerça del enfermo en este está más devilitada y oprimida que en otro /tienpo de la enfermedad.

Se ve tanbién esto de la esperiença de cada día en los /apostemas y flemones, que en el estado tienen las materias más pútridas y /³⁰fediondas que en otro tienpo ninguno. Donde manifestamente parece que en el estado están sienpre las enfermedades más fuertes que en ningún otro tienpo, porque en él /necesariamente confesamos que se aze suma cocción y suma putreficación; como se /siente de la dotrina de Ypocr' en la primera *Aforis'* cuando dixo dos *morbi en cra<nt> se quot de todo videto⁵ moviendos movit circa estatus vero melios este que etin abere* /³⁵cuando enpeçan las enfermedades, si te parece mover algo move, porque en el

---

¹ Escrito en el margen; <tratado del médico de que / conociendo / enfermedad que medi(rá) / 4 tienpos para azer / remedios <y en el> movimiento[...] / [...] no aza (haga) ningún remedi(o)>.
² Escrito en el margen <crecimietos>.
³ El texto latino en Amato L. es distinto: «Quum morbus consistit suo vigore, tunc tenuisimo victū uti necesse est».
⁴ Amato L.: «Vt Gentil. Fulginas abūde in suis quæ ftionibus probauit, cui Hipp. Suffratur lib.2. /Aphorismorum, quum ait: Omnia quum incipiunt & siniunt, leuiora sunt quum confiftūt, grauiora». Florencia, 1551, fol 5 y 6. Aunque el significado es el mismo, la redacción es diferente. Puede que esté usando una edición distinta o que la cite de memoria.
⁵ Esta cita no se encuentra en la obra de Amato L.

1* 6v

אישטאדו אי שירקה דיל איש מיגור דישאר איל אינפֿירמו קיאיטו אי נו טוקאר ²קונטרה אישטה

דוטרינה אישטאן טוריזאנו אי אוריבאשייו קויא אופינייון פור שיר טוטאל מינטי ייראדה אי שין

נינגון פֿונדאמיינטו אי פור טאנטו לוש דישאמוש קון שו דישבֿאראטי שופושטו אי

שטו נוטאמוש מאש אשירקה דילה אינפֿירמידאד קי נונקה אקונטיסייו מואירטי אנינגונו

5   אין ויודאדירה די קלינאסיון אי אונוויירשאל די לוש 4 טיינפוש שאלו שי אין אלייא ריקאייו איל

אינפֿירמו פור אלגון יירו קי איזו אין לאש 6 קוזאש נו נאטוראליש פורקי קומו אה פאש[אדו] איל

אישטאדו אין קי שי גושגו לה אינפֿירמידאד אווויינקואדו טודה לה קאבֿזה מורבֿי פֿינאל

שאלייו איל אינפֿירמו דיל קונבֿאטי קון לה ק[רי]ז קידאנדו לימפֿיו די לה אינפֿירמידאד

³אישטה קריס נו איש אוטרה קוזה מאש קי אונה שופֿיטה מודאנסה די לה אינפֿירמידאד פארה

10   שאלוד או פארה מואירטי אי אנשי אין לאטין דיזימוש קי איש שופֿיטה מוטאסייו אד שאלוטין

ויל אד מורטין פורקי איש פֿי פארה שאלוד שופֿיטה פאשה שילייאמה בואינה קריס אי שי פארה

מואירטי מאלה אי לה בואינה קריס או איש פירפֿיטה או אינפירפֿיטה קי שי איש פירפֿיטה

אינטירה מינטי אישקאפֿה דילה אינפֿירמידאד קון אלגונה איוואקואשייון באשטאנטי פארה

לימפייאר איל קואירפו די טודוש לוש אומוריש מאלוש אי שיאה לה איוואקוא[ש]ייון פור גו

15   מיטו או פור סאנגרי די נאריזיש קואנדו אישטה לה אינפֿירמידאד אין לאש פֿארטיש אל

טאש אי שי שי אין לא באשאש פור קאמארה או שאנגרי די אלמוראנאש או די לה מאטריש אי

שי אין לאש וינאש אי ואזוש גראנדיש אי גֿיקוש פור אורינה אי פור שודור אי פור לוש

פורוש דיל קואירפו אין שיבֿישיבֿלי מינטי   די לה אינפירפֿיטה קריס אולה

איפוקר' אין לה 2 די אפֿוריז' קואנדו דיזי קואי ריליקונטו אימורבֿיש רישיבֿיבֿאש פאשירי

20   קונשואיביאוט קואנדו קידה אלגו די לאש קריזיש אינפירפֿיטאש אין לוש קואירפוש שו

לין ריקאיר לוש אינפֿירמוש מאש שי לה קריס אינטירימינאסייון די לה אינפֿירמידאד

פֿואירי קון אלגון אפֿשישו אי אינגֿאשאשייון די לה פֿארטי או די לה דיינטרו לה לייאמה

אוישינה פֿירמוטאשייון די קריס לה קואל שי אפרינסיפֿיו שושידירי איש שינייאל שיירטו די

מואירטי קומו אקונטיסי אין לה פֿון[...]טי ⁴נוטאשי טאנבֿיין אשירקה די לה

25   אינפֿירמידאד קי אנטיש דיל דיאקריטיקו שיינטין לוש אינפֿירמוש גראנדי פֿירטובֿאשייון דו

נדו דישו איפוקר' אין איל 2 ליברו די לוש אפֿוריז' קי בוס קונקואי אקשישייוניש פֿיאון

אי איש נוס גראוויש אנטי אקשישייוני קואי וירו שופֿישיקיטור מאגש אישפֿאטי לינו

אור אי שאישטיט אקילייוש קי טיינן טירמינוש קריזיש אי אקשישיוניש שיינפֿרי לה נוגֿי

אי איל דיאה אנטיש לי שון גראבֿיש אי פיזאדוש מאש לה נוגֿי אי איל דיאה שיגיינטי

30   פור לה מאיור פֿארטי שיינפֿרי אישטאן מאש אליבֿיאנאדוש די דונדי גאלנו אין איל ליברו 3

די לאש קריסיש אין איל קאפֿי' 2 קי נו שי אישפֿאנטי איל מידיקו דיל מוויימיינטו די לה

קריס אאון קי וויאה אל אינפֿירמו מוי קונגושאדו פורקי אין אישטי קאבֿזו שי קונושי איל קי

איש פירפֿיטו מידיקו או אישטה בוין אינטינדידו אי סאבֿיו אין לוש פירשיטוש אי ריגלאש

די לה מידיסינה פורקי קואנדו אישטה [ביי]ן שיירטו אין לה אינפֿירמידאד אי שוש מוויימיינטוש

35   סאווי קי לה אינפֿירמידאד אישטה אין איל אישטאדו אקאואנדושי די קוזיר פארה שי קוסטרואר

5* 7r

סי קי איש אפֿארטאארשי איל מאלו דיל בואינו אי איואקואר אי קי איואקואנדו שי

אין איל דיאקריטוקו דיל מוויימיינטו אי אינשולטו קי נאטוראליזה טומה פארה איואקוארלו

שין אקילייאש קונגושאש באשקאש אי אשידינטיש פֿואירטיש קי טיינן איל אינפֿירמו אי אנשי

[נו] שי פֿירטובֿה איל מידיקו קי אישטה אישפֿיראנדו איל בואין סוסיסו איל אישפֿירה קי אה די ויניר

5   אי לו שאווי אאון קי וויאן קי לוש דולייינטיש נו דורמין טיינין פֿרי[ני]זי דולור די קאויסה דיל פיש

---

1   {קאפֿי' 2 די לה פֿארטידה פֿרימירה}

2   ›קונטראדישׁיֿיון די / אוריבאשייו אי טו /ריזאנו...‹

3   ›מודנזה די לה קריס/ שי פארה מואירטי/ שי פארה שאלוד קי מוש/טרא איואקאשיין די/ לוש אומוריש מאלוש‹

4   ›אנטיש די ויניר לה/ קריס ויינין קונגו/שאש גראנדיש אלוש/ אינפֿירמוש אי נו איש/ די אישפֿאנטאר‹

5   {די לה אקמוניאה מידיסי קון איגרוטו}

///6vestado y cerca de él es mejor dexar el enfermo quieto y no tocar.

[1]Contra esta /dotrina están Turisano y Oribasio[2] cuya opinión por ser totalmente yerrada y sin /ningún fundamento y, por tanto, los dexamos con su desbarate.

Suposto e/sto, notamos más acerca de la enfermedad: que nunca aconteció muerte a ninguno /[5]en verdadera declinación y universal de los 4 tienpos salvo si en ella recayó el /enfermo por algún yerro que izo en las 6 cosas no naturales. Porque como a pass[ado] el /estado en que se jusgó la enfermedad aviéndosse evacuado toda la causa morbi final, /salió el enfermo del conbate con la cris quedando limpio de la enfermedad.

/<3> Esta cris no es otra cosa más que una súpita mudança de la enfermedad para /[10]salud o para muerte. Y ansí, en latín dezimos que es *supita mutacio ad saluten /vel ad morten*. Y si para salud súpita passa se llama buena cris y si para /muerte mala.

Y la buena cris o es perfeta o inperfeta. Que si es perfeta, /enteramente escapa de la enfermedad con alguna evacuación, bastante para /limpiar el cuerpo de todos los umores malos. O sea la evacua[c]ión por gó/[15]mito o por sangre de narizes cuando está la enfermedad en las partes al/tas; y si en las baxas por cámara o sangre de almorranas o de la matres; y /si en las venas y vasos grandes y chicos, por orina y por sudor y por los /poros del cuerpo en sebsiblemente.

De la inperfeta cris avla /Ypocr' en la 2[4] de *Aforis'* cuando dize *cui relecto e morbis resibibas fassere /[20]consuibiavut,* cuando queda algo de las crisis inperfetas en los cuerpos so/len recaer los enfermos. Mas si la cris en treminación de la enfermedad /fuere con algún apceso e inchaçión de la parte de afuera o de la dientro, la llama /Avicena permutación de cris, la cual, si a principio sucedere, es señal cierta de /muerte como acontece en la fu[...]te.

<5> Nótasse tanbién acerca de la /[25]enfermedad que antes del diacrítico sienten los enfermos grande pertubación. Do/nde dixo Ypocr'en el libro 2 de los *Aforis'*: *quibus cunque acciciones feun/ e es nos graves ante accicione cui vero subsequitur maga espati lino/or e saestet,*[6] aquellos que tienen términos, crisis y accesiones sienpre la noche /y el día antes le son grabes y pesados. Mas la noche y el día siguiente /[30]por la mayor parte siempre están más alibiandos.

De donde Galeno en el libro 3º /*De las crisis* en el capi' 2 (dice): que no se espante el médico del movimiento de la /cris aunque vea al enfermo muy congoxado porque en este cabso se conoce el que /es perfeto médico o está buen entendido y sabio en los percetos y reglas /de la medicina. Porque cuando está [bie]n cierto en la enfermedad y sus movimientos /sabe que la enfermedad está en el estado acavándosse de cozer para secostrar//se

secostrar//7rse, que es apartarse el malo del bueno, y evacuarse el umor. Y que evacuándose /en el diacrítico del movimiento e insulto que naturaleza toma para evacuarlo /sin aquellas congoxas, bascas y accidentes fuertes que tienen el enfermo.

Y ansí /[no] se pertuba el médico que está esperando el buen suceso que espera que a de venir /[5]y lo sa[ve] aunque vean los dolientes no dormen, tienen fre[ne]sí, dolor de caveça, del pes

<hr>

1 Escrito en el margen: <Contradición de / Oribasio y Turisano>.
2 Amato L.: «Trusianus alter Scotino», luego cita a Oribasio y se extiende más en este párrafo, Florencia 1551, fol.6.
3 Escrito en el margen: <mudanza de la cris / si para muerte / si para salud que mos' tra evacación de / los umores malos> .
4 Amato L. no especifica qué es «En la 2».
5 Escrito en el margen: <antes de venir la / cris vienen congo/xas grandes a los /enfermos y no es / de espantar>
6 Amato L: *Quibuscunque crisis fit his nox antea grauis est: Quae vero subsequitur, magna ex parte leuior existit"*, Florencia 1551, fol.7.

קואיסו דיל איטומאגו אינקיאטאשייוניש שונידו די אוויידוש לא[גר]ימיאר די אוגוש שין לייוראר

מוויימיינטו די לאוויייוש גראנדי פֿריאו ריגור אי אוטרוש מונגוש מאלוש שינטומאש פורקי

טודוש אישטוש שיניפֿיקאן לה בואינה קריס קיאישפּירא איל מידיקו דוקטו מאש לוש אינוראנטיש

שי אישפּאנטאן פור נו סאוויירין אי קונוסירין לה אינפֿירמידאד אי איל דישקורריר דילייא ני שוש

10 טיינפּוש אי טירמינו אי קומו אישטאן ס[יי]גוש פינסאן קי שון שינייליש די מוארטי אי

דאן פור מוארטו אל אינפֿירמו מאש לוש פּרודינטיש איראשיינואליש אישטרינאדוש אין לוש

פינזאמיינטוש די לה ביין אינטינדידה מידיסינה אלוש קי אישטאן לייראנדו דאן פור שאנוס

פורקי דונדי איל 4 דיאה די לה אינפֿירמידאד שיאה די סוסידיר לה קריס ווירון סינייאליש קילה

מושטראן אין איל ד די אקלייניש אקסידינטיש פֿוירטיש קי פֿאדישין אי אינטונסיש אי

15 שטה אישטי איקשינו מידיקו קומו איל גואיש סינטאדו גושגאנדו פור לוש עדים אלה אינ

פֿירמידאד אי אלה פֿואירסה דיל אינפֿירמו קי פירקורה אונו וינשיר אל אוטרו דיזיינדו לה אינפֿיר

מידאד ייו וינסו אי איל כח דיל אינפֿירמו ייו טינגו לה ויטורייא אי דישפּואיש קי שוקאליי

אן לאש פארטיש קונפֿורמי לוש טישטיגוש אידה לה שינטינסייא קי איל אינפֿירמו וינשייו

אי אלה אינפֿירמידאד אנשי שושידי אין לה בואינה קריס אפּאזיגואנדושי טודו פור

20 קי אישטאווה איל גואיש מוי ביין אינפֿורמאדו דיל קאבזו אי דה לוש טישטיגוש[1] מאש קון

טודט איש מיניסטיר קי אין טודאש לאש סינייאליש אי רקיזיטוש קי שון נישישארייוש פארה

קונושירלה אי שו טירמינו אישטאיה איל מידיקו מוי פּירווינידו אי פירפֿיטה מינטי אינפֿור

מאדו פור לו קואל אדי מיראר קי אין לוש לוגאריש קאליינטיש אקאאיסן מוגֿאש קריזיש אי אין לוש

פֿריאוש או פוקאש או נינגונאש אי אנשי אין אפריקה אי אין אישפּאנייא קי אישטאן די בֿאשֿו אי

25 קינטו קלימה איי מוגֿאש קריזיש אי אין פראנסייא אי אין אנמאנייא קי אישטאן דיבֿאשֿו דיל

שישטו אי שייטי קלימה פוקאש או נינגונאש אי אין[2] אישפּאנייא וידי קוראנדו אין איליייא לה

מידיסינה 13 אנייוש לה מישמה די פֿירינסייא קיאה אין טרי ריגֿון אה ריגֿון אי אין טרי אייירי

אה אייירי אין איליייא פורקי אין אנדולוזיאה אי אישטרימאדורה שושידין מוגֿאש אי מוי פירפֿיטאש

אי אין קאשטילייא לה וויגֿה אל קונטראריו אי אין[3] קורייא אדונדי קורי 8 אנייוש קי איש אישטרי

30 מאדורה אי אישטה שיטואדה אין לייאנו די טימפּיראמיינטו קאליינטי אי אומידו אי לודיז[...]

יש אייריש קי אאי קורין וידי מוגֿאש אי מוי פירפֿיטאש קיריזיש אי אין[4] גאטה פרימירו

לוגאר די אישטרימאדורה שיטואדו אין לה מונטאנייא קי אפארטה אין אישטרימאדורה די

קאשטלייא לה וויגֿה די טודאש די לה מונטאנייא אי טודוש לוש מאש לוגאריש קי

אישטאן שירקה דילייא אין לה מישמה מונטאנייא קֿא קוייוש אייריש שון פיאיראזיש אי טרא

35 מונטאנייאש אין טודו אקיל טיינפו קי אישטווי אין איליייאש ני טודו קי איל קי אישטווי אין

7ᵛ *[5]

קורייא שיינדו לייאמאדו מוגֿאש ויזיש פארה אישטוש לוגאריש אה דיוויירשוש אינפֿירמוש נונקהווידי אין

איליייוש נינגונה קריס אי אין מי שיוודאד[6] אין לה בירה די פורטוגאל קי אישטא אשי

טאדו די באשֿו די אונאש מונטאנייאש מוי פֿריאש קוייוש אייריש שון פיאיראזיש איאקילונייוש אי שי

לייאמאן לאש מונטאנייאש אין פורטוגיז שיירה דילה אישטרילייא אי

5 איל נומרי די לא טיירה די מי נאשימיינטו פֿונדון טומאנדו איל נומרי דיל לוגאר אדונדי

אישטה אונדו איי מוגֿאש קריזיש אי מוי פירפֿיטאש אזיינדו לאש אינפֿירמידאדיש

מוי שאלודאבֿליש אי פור שיר אקיל לוגאר באשֿו אי אבליגאדו די לוש אייריש די לה מון

טאנייא ביין טינפלאדו מודיראדה מינטי קאליינטי אי אומידו אי ריגאדו די מוגֿאש אגואש

קי איי אין איל קי באשֿאן די לה מונטאנייא סיינדו איל שיילו אאי מוי ביגנינו אי די אונה

10 אוירטורה קי טייני אינטראנדולי און פוקו די פוראיייראש נו מוי פואירטי אי קווילייאנה

---

1 ‹אישטאר פרונטו אה⟩ סאוויר איל מידיקו/ סינייאליש די לה קריס/ קי שיאה אין לוגאריש/ קאליינטיש קי לאש/ אזי קי אין פריאוש/ נו איי אי קואנדו לאש/ אי איש פוקאש›

2 ‹אישפּאנייא קי איי דיפֿי/רינסייא אין לוגֿא/ריש קי איי קאליינטייש/ אי פֿריאוש›

3 ‹קורייא›

4 ‹גאטה›

5 [קאפֿי' 2 דילה פארטידה פרימירה]

6 ‹פֿונדון›

pes/cueço, del estómago, inquiataciones,[1] sonido de oídos, lagrimear de ojos sin llorar, /movimiento de lavios, grande frío, rigor y otros munchos malos síntomas porque /todos estos sinifican la buena cris que espera el médico docto.

Mas los inorantes /se espantan por no saveren y conoceren la enfermedad y el dicurrir della ni sus /[10]tienpos y término /y, como están ciegos, pensan que son señales de muerte y /dan por muerto al enfermo.

Mas los prudentes y racionales estrenados en los /pensamientos de la bien entendida medicina a los que están llorando dan por sanos, /porque dende el 4º día de la enfermedad se a de suceder la cris. Vieron señales que la /mostran en el 7º día de aquellos accidentes fuertes que padecen. Y entonces e/[15]stá este iqsine[2] médico como el juez sentado juzgando por los ꜥedim a la en/fermedad y a la fuerça del enfermo que percura uno vencer al otro diziendo la enfer/medad: «yo vençço» y el koaḥ del enfermo: «yo tengo la vitoria». Y después que se calle, /an las partes conforme los testigos y da la sentencia que el enfermo venció. /Y a la enfermedad ansí sucede en la buena cris, apaziguándosse todo por /[20]que estava el juez muy bien informado del caƀso y de los testigos

[3]Mas con /todo es menester que en todas las señales y requisitos que son necessarios para / conocerla y su término estea el médico muy prevenido y perfetamente infor/mado, por lo cual a de mirar que en los lugares calientes acaecen muchas crisis y en los /fríos o pocas o ningunas.

Y ansí, en África y en Yspania, que están debaxo e(n) /[25]quinto clima, ay muchas crisis y en Francia y Anemania que están debaxo del /sesto y siete clima pocas o ningunas.[4]

Y en[5] Yspania vide, curando en ella la /medicina 13 años, la misma diferencia que a entre reg(i)on a reg(i)on y entre aire /a aire en ella, porque en Andulucía y Estremadura suceden muchas y muy perfetas, /y en Castilla la Vieja al contrario. Y en Coria, adonde curé 8 años, que es Estre /[30]madura y está situada en llano, de temperamiento caliente y úmedo y lodiz[...]/es aires que ahí corren, vide muchas y muy perfetas crisis. Y en Gata,<[6]> primero /lugar de Extremadura situado en la montaña que aparta en Estremadura /de Castilla la Vieja de todas 2 partes de la montaña y todos los más lugares que /están cerca della en la misma montaña cuyos aires son fierazes y tra/ montañes.

En todo aquel tienpo que estuve en ellas, ni todo el que estuve en

/[7v]Coria —siendo llamado muchas vezes para esos lugares a diversos enfermos— nunca/vide en ellos ninguna cris.[7] Y en mi ciudad en la bera de Portugal que está asi/tuada debaxo de unas montañas muy frías cuyos aires son fieraces y /aquilonios— y se llaman las montañas en portugués Sierra de la Estrella, /[5] el nomre de la tierra de mi nacimiento, Fondón, tomado el nomre del lugar adonde /está: ondo— ay muchas crisis y muy perfetas aziendo las enfermedades /muy saludaƀles y por ser aquel lugar baxo y abligado de los aires de la mon/taña, bien tenplado, moderadamente caliente y úmedo, y regado de muchas aguas /que ay en él, que baxan de la montaña siendo el cielo ahí muy begnino y de una /[10]avertura que tiene entrándole un poco de poraieras, no muy fuerte, y Coviliana

---

[1] Inquietudes.
[2] Insigne.
[3] Escrito en el margen: ‹estar pronto a / saver el médico / señales de la cris que sea en lugares / calientes que las / aze, que en fríos no ay y cuando las / ay es pocas›.
[4] A partir de aquí Amato L. se va a referir al clima de varias ciudades italianas: Ferrara, Padua, Venecia, Ancona. Florencia 1551, pag. 8 y 9.
[5] Escrito en el margen: ‹Yspania que ay dife/rencia en luga/res que ay calientes / y fríos›.
[6] Escrito en el margen: ‘Gata’·
[7] Escrito en el margen: ‹Fondon›·

אי לה גוארדה קי אישטאן אונה די אונה פארטי אי אוטרה די אוטרה די לה מונטאנייא

פור טינירין איל מישמו טינפיראמיינטו די לה מונטאנייא איי מוי פוקאש אי

אינפירמיטאש קריזיש[1] אי אין קאזה רוביוש שיודאד טינפלאדו אדונדי פֿואי מידי

קון 3 אנייוש איי מידיאינאש קריזיש אי אישפירימינטי אין טודאש אילייאש בואין שו

15 שישו[2] אי אין אישטה שיודאד אדונדי בֿה אין 25 אנייוש קי פיליגרינו קון טיניר 2 א

ייריש קונטראריוש קי אין אילייא ‹באיראש אי לדוש› שופלאן מוגֿש דיאש דיל אנייו אין קאדה אונה דיואר

שה מינטי יא אונו ייא אוטרו איי מוגֿאש קריזיש ייא בואינאש ייא מאלאש אנשי פור

לה ויריידאד די לוש אייריש אי פור איל מאל גוויראנו קי טיניין לוש מוראדוריש דילייא

אין לאש 6 קוזאש נו טוראליש אי אין קונפליר שוש אפיטיטוש[3] ‹אי› אין סאלוניקי קון טיניר

20 אונה טראמונטאנה די טיינפו אין טיינפו קי קואנדו ויני לימפייא לה שיודאד טודה דיקֿואליש

קיארה אינפֿירמידאדיש אגודאש קי איראן פור מאש מאלאש קי שיאן נונקה מי אקונטישייו

אין 2 אנייוש אי מידיו קי אישטובֿי אין אילייא נונקה מי אקונטישייו או שי אלגונה ויש

אונה קריס בואינה אין איל שיניור חכם המהר״ר שלמה חסון זלה״ה קומו אין שו קואינ

טו וירימוש אדילאנטי מאש אה מוגֿאש אי שו פור לאש מאיור פארטי טודאש מאלאש

25 פור אויר אאי מוגֿאש טינאש קויוש באפֿוריש אי נפֿישיונאן איל אאיירי איל קואל די

קונטינו איש שולאנו אי מאליני אי פור אישטו איל מידיקו אה די שיר מוי איזירשישטא

דו אי שאוידו אין אקלייאש דייש קוזאש קי אריוֿה אשינייאלי אין אקלייוש פוקוש וירשוש

6 אי 3 קוארטאש

דישטינשיון פרימירה אין קי שיטראטה
די לוש דיאש קריטיקוש

אווינדו[4]‏ פואיש דיקלאראדו טודו לוקי קונוייני אל מידיקו קונשידיראר אשירקה די לה קואלקיירה

קורה קי טו[מ]ה אין לה מאנו אשי אין לו טוקאנטי אנשי מישמו קומו לוקי

30 טוקה אל אינפֿירמו אי קומו שיאן דיאויר טודוש 2 אשירקה דילה אינפֿירמידאד אוויינדו שיניפיקאדו

[5]

קואנטו אינפורטה אל מידיקו דוקטו שאוויר לוש טיינפוש דילייאש אונוויירשאליש אי פארטיקולאריש

אי לוש דיאש קריטיקוש אי דיקרוטורייוש אין קי שיאזין לוש קריזיש איש מוגֿה ראזון נו שאליר

נוש די אישטי קאפֿי' שין טראטארנוש אאון קי בריוי מוגֿו קלארה מינטי אי‹ש› קולאי די אפרינ

דיר לוקי אי אין אישטוש דיאש אי שוש פֿואירסאש אי וואלור אין לאש אינפֿירמידאדיש פור

5 לו קואל פרימירו איש די נוטאר קי איל דיאקריטיקו איש די 2 מאנירֿאש בואינו או מאלו איל

בואינו איש אקיל קי ויניינדו לה קריס דה שיירטה אישפיראנסה די שאלוד איל מאלו איל מאלו מינטי שושידי

קריס אין איל אי שי אקאישי איש שינייאל מורטאל לוש[6] דיאש קריטיקוש בואינוש שון איל

27 איל 31 איל 34 איל 37 איל 40 אי[7] 44 דישטוש לוש פרינסיפאליש אי מאש

מיגֿוריש גֿודיקאטורייוש אי קי שיאזין מיגֿוריש קריזיש אין אילייוש שון איל 7 אי איל 14 אי

10 איל 20[8] לוש מאלוש שון לוש 2 איל 6 איל 8 איל 10 איל 12 איל 16 איל 19 אי

קואנדו ויני לה קריס אין אישטוש דיאש איש מוי מאלה פורקי נו ויני אישטי מווימיינטו פור

1 ‹קזה רוביוש›

2 ‹קושטאנדינה›

3 ‹סאלוניקי›

4 ‹טראטאדו די קריזיש/ קי אה דימינישטיר/ סאוויר איל מידיקו/ אין קי דיא שירה›

5 [דישטינשיון פרימירה דיל קאפֿי' 2 דיל טראטאדו

‏ 1 דילה פרימירה פארטי דונדי

‏ שיאינפֿישה טראטאר

‏ די לוש קריזיש]

6 ‹אין קי דיאש ויניין לוש/ קריזיש בואינוש›

7 ‹איל 7 אי 14 אי 20/ שון לוש מיגוריש›

8 ‹לוש דיאש קי ויניין/ לוש מאלוש›

/y La Guarda,[1] que están una de una parte y otra de otra de la montaña, /por teneren el mismo tenperamiento de la montaña ay muy pocas e /inperfetas crisis[2] y en Casa Rubios,[3] ciudad tenplado adonde fui médi/co 3 años, ay medianas crisis y experimenté en todas ellas buen su/[15]ceso.

[4]Y en esta ciudad, adonde ba en 25 años que pelegrino, con tener 2 a/ires contrarios que en ella ‹boeras y lodos› soplan muchos días del año en cada una diver/samente, ya uno ya otro, ay muchas crisis, ya buenas ya malas. Ansí por /la veriedad de los aires y por el mal govierno que tienen los moradores della /en las 6 cosas no (na)turales y en cunplir sus apetitos.[5]

Y en Saloniki con tener /[20]una tramontana de tienpo en tienpo — que cuando viene limpia la ciudad toda de cuales/quiera enfermedades agudas que irán por más malas que sean — nunca me aconteció /en 2 años y medio que estube en ella; o si alguna ves /una cris buena en el señor ḥakam nuestro maestro el R. Šelomoh Ḥason —¡que viva su memoria en el mundo venidero! — como en su cuen/to veremos adelante. Mas a muchas y por las mayor parte todas malas /[25]por aver ahí muchas tinas cuyos bapores infecionan el aire el cual de /contino es solano y maline. Y por esto el médico a de ser muy ecersita/do y savido en aquellas diez cosas que arriba aseñalé en aquellos pocos versos 6ª y 3 cuartas.[6]

Distinción primera en que se trata
de los días críticos[7]

[8]Aviendo pues declarado todo lo que conviene al médico considrar acerca de la cualquera /[30]cura que to[m]a en la mano así en lo tocante, ansí mismo como lo que toca al enfermo y /como se an de oír todos 2 acerca de la enfermedad. Y aviendo sinificado

//[8r]cuanto inporte al médico docto saver los tienpos dellas unuversales y particulares, /y los días críticos y decrotorios en que se azen los crisis, es mucha razón no salir/nos de este capi' sin tratarnos, aunque breve, mucho claramente.

E[s] kolay de apren/der lo que ay en estos días y sus fuerças y valor en las enfermedades, por /[5]lo cual primero es de notar que el diacrítico es de 2 maneras, bueno o malo. El /bueno es aquel que viniendo la cris da cierta esperança de salud; el malo ralamente sucede /cris en él y si acaece es señal mortal.

Los[9] días críticos buenos son el /3, el 4, el 5, el 7, el 9, el 11, el 14, el 17, el 20, el 24, el /27, el 31, el 34, el 37, el 40.[10] Y destos los principales y más /[10]mejores judicatorios y que se azen mejores crisis en ellos son el 7 y el 14 y /el 20[11].

Los malos son los 2, el 6, el, 8, el 10, el 12, el 16, el 19. Y /cuando viene la cris en estos días es muy mala porque no viene este movimiento por

---

1. Deber referirse a Covilha y Guarda en los márgenes sureste y noroeste de la Sierra de la Estrella.
2. Escrito en el margen: ‹Casa Rubios›.
3. Hay 6 referencias a Casa Rubios en CORDE, la última de 1724 donde menciona a un pintor que iba hacer un cuadro en la Iglesia parroquial de Casa-Rubios. Actualmente hay un Casarrubios del Monte (provincia de Toledo) que parece ser el de las fuentes de CORDE.
4. Escrito en el margen: ‹Costandina›.
5. Escrito en el margen: ‹Saloniki›.
6. Se refiere al poema del fol. 4v.
7. Amato L. no distingue en está parte una distinción. A pesar de esta diferencia formal, Moreno sigue el texto de Amato.
8. Escrito en el margen: ‹Tratado de crisis/ que ḥ de menester/ saver el médico/ en que día será›.
9. Escrito en el margen: ‹en que días vienen los / crisis buenos›.
10. Escrito en el margen: ‹el 17y 14 y 20/ son los mejores›.
11. Escrito en el margen: ‹los días que vienen / los malos›.

וינשיר לה נאטוראליזה קון שו פואירסה אלה אינפֿירמידאד מאש ויני דילה פֿואירסה אי
מאלינידאד קי פונגֿה אי אישטימולה אלה נאטוראליזה אקי איגֿי איל אומר פֿואירה שין אישטאר

15 קוזידו קי איש גראן דאנייו אי שי קון טודו קון לה קואל קריס אליבֿיאנה איל אינפֿירמו נו
אי קי פֿיאר דישטה מיגֿורה קי אמינאזה ריקאידה מאש לו שיירטו קי שיינפרי אזי מאש מאל
אי טראי אלוש אינפֿירמוש אין לה מואירטי או שיר[ק]ה דילייא איל דיאה די 13 אישטה אין
מידייו אין טרי לוש בואינוש אי מאלוש דיאש דיקריטורייוש אי נו שי אה דיטיניר פור טאן מאלו
קומו לוש מאלוש ני טאן בואינוש קומו לוש בואינוש   אי דילוש דיאש מאלוש[1]

20 7 אונוש שון פרופייא מינטי גֿודיקאטורייוש אי גֿודיקאטורייוש קי שי קונטאן אי אורדינאן די
אין 7 קומו איש איל 7 איל 14 איל 20 פורקי 3 שייטי קונפלין 20 קומו אינ
ביזה גאלינו אין איל ליברו 3 דילוש פורנוסטיקוש קאפי׳ פרימירו אי 4 אין לו לוש קואליש לוגא
ריש דיזה קי אין לאש 3 שימאנאש[2] שיאה די קונטאר איל דיאה די 20 אי נו איל די 12
פורקי אין איל 20 פור לה מאיור פארטי שיאזין בואינאש גֿודיקאשייוניש אי פורטי שימאש

25 אי פור אישטו דישֿו איפוקר׳ קי אויאמוש די טיניר פור גֿודיקאטורייו איל 40 אי נו איל
42 ני מאש ני מינוש איל 60 אי 80 ני 69 ני נו איל 84 פורקי אלגונו די לוש
דיאש בואינוש דיקריטורייוש די קי שי קונפונין לאש שימאנאש שי לייאמן פור לה מאיור אי
אינדיקאטיבוש אי דימושטראטיבוש פורקי מושטראן איל דיאה קי שיאה די אזיר לה קריס אי
אישטוש אינדיקאטיבוש שיקונטאן די 4 אי 4 דיטאל מאנירה קי אין קאדה שיפטינארייו[3] קיפֿאן 2

30 קואטרינארייוש די אישטה מאנירה איל 4 קונטאנדו דיל פרימירו קואַטינארייוּ איש
לה פֿין דיל פרימירו קואטרינארייו אי פרינסיפייו דיל שיגונדו אי איל 8 איש איל
פֿין דיל שיגונדו אי פרינסיפייו דיל 3 פורקי איל 2 שייטי נארייו אינפישה דיל 8 אי
איש[טי 3] קואטרינארייו קי אינפישה דיל 8 אקאווה אין איל 11 דיא אי אישטי 11 קי איש
פירינסיפייו 4 קואטרינארייו דיל 14 אין פֿין שו טיני אי איל 5 אי קואטרינארייו אין

8v   [4]*

אינפישה דיל דיאה די 14 פורקי אין איל שיאגונטה קון איל 3 שייטי נארייו אי איל פֿין
דיל קינטו 4 איש איל 17 אי אישטי איש פרינסיפויו דיל 6 קואטרינארייו פור
לה קואינטה די גאלינו קי לייאמה אל וינטי די קריטורייו אי נו אל 21 פורקי דיזי קי אין אישטי
דיאה לי אקאישיירון מונגֿאש אי מוי בואינאש קריזיש אי נו אין איל 21 אי אנשי

5 וינו אשיר קי איל דיאה די 20 איש פֿין דיל 3 שייטי נארייו אי דיל 6 קואטרינארייו איפארה קי מאש
קלארה מינטי לו בולו אה ריפיטיר אי דיקלאראר שון פואיש לוש דיאש
גֿודיקאטורייוש אי פרינסיפאליש: 4, 7 ,11, 14, 17, 20 : שיגון אירא ראש טירה
אישטראטו ארקיגֿיניש אי אוריבאשטוקו אי אוטראש מונגוש : איל דישימו אוק
טאוו איש אינדיקאטורייו דיל 21[5] פורקי שי אין איל דיאה 4 אי דיאה שי אין איל אפארישיירי לה אורינה

10 נובֿליזה קולוראדה או בלאנקה או פירשויירארי אשטה איל 7 אי אובֿיירי בואין קוזימיינטו
טאנבֿיין אין איל אישפוטו קון בואינה דיגֿישטייון אי שודוריש אי אומאדאדיש שודוריפֿי
קאש ‹אין› איל טיינפו דיל 4 אשטה איל 7 או ‹בֿיירי› אפונטאמיינטו די שאנגרי דינאריזיש
אי איל אינפֿירמו טובֿיירי ביין שוש אופיראשייוניש קון בואין אפיטיטו דיקומיר שו
שיגאדו שו אינטינדימיינטו אי מיגֿור אי שוש אקשיוונויש טודאש קי פֿואירסה די שירה

15 לה קריס או שו גֿושגארה פארה ביין אין איל 7 לה אינפֿירמידאד אי שי שודיירון טו
דאש אישטאש בואינאש קוזאש דינדי איל 11 שי גֿושגארה אל 14 אישי אין איל 17 שי גֿוש
גארה אל 20 אנשי קי אישטוש בואינוש דיאש: 7: 11: 17: שי לייאמאן אינטרי קאלאריש
או אינטרי דישינטוש פורקי אפארטאן רונפין אי שי פונין אין מידייו די לוש דיאש פרינסי
פאליש דקריטורייוש קומו אין לוש פֿיבריש אגודאש שי פונין איל 3 איל 5 אי איל 9

20 אין לוש קואליש מוגֿאש ויזיש אקונטיסי קריס אי אישטוש דיאש דיקריטורייוש אי

<hr>

1 ‹לוש דיאש מיגֿוריש / פארה לה קריס קי שון 7 / 14 נאריש 20 קי שי / אורדינאן דוראן 7›

2 ‹איל 20 איש קריס / אי נו 21 גאלינו›

3 ‹שייטי דיאש›

4 {דישטינשייון פרימירה דיל קאפי׳ 2}

5 ‹ 4 ,11, 17: שי לוי / לייאמאן אינטרי / קלאריש קי מושטראן / קאדה אונה לוקי אה / דישיר אין שו 7›

/vencer la naturaleza con su fuerça a la enfermedad, mas viene de la fuerça y /malinidad que punja y estimula a la naturaleza a que eche el umor fuera sin estar /[15]cozido, que es gran daño. Y si, con todo, con la cual cris alibiana el enfermo no /ay que fiar desta mejora que amenaza recaída. Mas lo cierto que sienpre aze más mal /y trae a los enfermos en la muerte o cerca della.

El día de 13 está en /medio entre los buenos y malos días decretorios y no se a de tener por tan malo /como los malos, ni tan buenos como los buenos.

[1] Y de los días malos[2] /[20]unos son propiamente judicatorios y judicatorios que se contan y ordenan de 7 /en 7, como es el 7, el 14, el 20. Porque 3 sietes cumplen 20 como en/beza Galeno en el libro 3º *De los pornósticos*, capi' primero y 4º, en los cuales luga/res dize que en las 3 semanas[3] se a de contar el día de 20 y no el de 21 /porque en el 20 por la mayor parte se azen buenas judicaciones y fortísimas.

/[25]Y por esto dixo Ypocr' que avíamos de tener por judicatorio el 40 y no el /42, ni más ni menos el 60 y 80 y no 69 ni el 84, porque alguno de los /días buenos decretorios de que se conponen las semanas se llaman por la mayor /indicativos y demostrativos porque mostran el día que se a de azer la cris y /estos indicativos se contan de 4 y 4, de tal manera que en cada septenario[4] quepan 2 /[30]cuatrenarios.

De esta manera el 4 contando del primero es /la fin del primero cuaternario y principio del segundo, y el 8 es el /fin del segundo y principio del 3º porque el 2º sietenario enpeça del 8. Y /es[te 3ᵉʳ] cuaternario que enpeçara del 8 acava en el 11 día, y este 11 que es /principio del 4º quatenario tiene su fin en el 14 y el 5 cuaternario

//[8v]enpeça del día de 14 porque en él se ajunta con el 3er sietenario y el fin /del quinto 4º (cuaternario) es el 17.

Y este es principio del 6º cuaternario por /la cuenta de Galeno que llama al vente decretorio y no al 21, porque dize que en este /día le acaecieron munchas y muy buenas crisis y no en el 21. Y ansí /[5]vino a ser que el día de 20 es fin del 3er sietenario, y del 6º cuaternario. Y /para que más claramente (se vea) lo bolvo a repetir y declarar, son pues los días /judicatorios y principales: 4, 7, 11, 14, 17, 20 según Eras/ístrato, Arquígenes y Oribastico y otras munchos.

El décimo oc/tavo es indicatorio del 21[5] porque si en el día 4 apareciere la orina /[10]nubliza, colorada o blanca, o perseverare asta el 7 y ubiere buen cozimiento, /tanbién en el esputo con buena digestión, y sudores, y umedades sudorífi/cas <en> el tienpo del 4 asta el 7, u<biere> apuntamiento de sangre de narizes /y el enfermo tubiere bien sus operaciones, con buen apetito de comer, so/segado su entendimiento y mejor y sus acciones todas de fuerza será /[15]la cris o se jusgará para bien el 7 la enfermedad.

Y si su(ce)dieron to/das estas buenas cosas dende el 11 se jusgará el 14, y si en el 17 se jus/gará al 20 ansí que estos buenos días: 7, 11, 17, se llaman entre calares /o entre disentos[6] porque apartan, ronpen y se ponen en medio de los días princi/pales decretorios como en los febres agudas. Se ponen el 3, el 5 y el 9 /[20]en los cuales muchas vezes acontece cris.

Y estos días decretorios y

---

[1] Escrito en el margen: <los días mejores / para la cris que son 7 / 4 nario / 20 que se / ordenan duran 7>.
[2] Amato L. dice «días buenos» lo que es más acorde a lo que viene después, Florencia 1551, fol.10.
[3] Escrito en el margen: <el 20 es cris / y no 21 Galeno>.
[4] Escrito en el margen: <siete días>.
[5] Escrito en el margen: <4, 11, 17: se ll/aman entre /clares que mostran / cada una lo_que a /desir en su 7>.
[6] Amato L. escribe: «intercalares nominan /tur, intercidentes quoque diĉti» Florencia 1551: pag.11 y 12.

שיקטי נאריייוש שורקיאיטוש אי קוארטי נאריייוש שורקיאיטוש ביין לאש מושטרו איפוקר'
קואנדו דישׄו שיפטינאריי קוארטוש איש איגדיש אלטיריו שיטי מאש אוקטאבׄו פרישיפיו
איש אאוטין אי דו[ש] אודישימוש קון טׄינפלאביליש איפשי איניי קוארטוש איש
אלטיריו שיפטי מאני אישטא אאוטין איד דישימוש שיפטימוש קונטינפלאבׄיליש

25 איפשי אינו קוארטוש איש אקוארטו דישי מו איפשיטימוש אבונדישימו : קירי
ديזיר איל 4 מושטרה לוקיאה דיאקונטישיר אין איל 7 אי איל 8 לוקיאה די אי אקונטי
שיר אין לה שימאנה קי שי שיגי טאנביין איש קונטיופלא טיוו איל 11 פורקי איש
4 די לה אוטרה שימאנה אי טאנביין איל 17 שיאה די מיראר מוגׄו פורקי איש איל 4
קונטאנדו דיל 7 אי 14 אי 11 קונטאנדו דיל 11 אונייאדו אה אישטו אוריבׄאשייו אוטרה

30 דוטרינה אין נומרי די איפוקר' אי נו לה דיגׄו פורקי נו שאווי אלה דוטרינה די איפוקר' ני[1] די
גאלינו אנטיש איש קונטרה לוקי דיזי איפוקר' אי טודה בואינה מידיסינה איל קואל איפוקר'
פארישי קי ווייני מוי אינקונטרה דילוקי אוימוש דיגׄו פורקי ‹פוני› קלארא מינטי איל 21 אי נו
איל 20 פור דיאה דיקריטורייו קומו שיווי דיל ליבׄרו פרימירו די לוש מורווש בורגאליש
קון אישטאש פאלבׄראש אין לאש אקשיזיוניש מוגׄאש ויזיש שושידין לוש גׄואישייוש

35 פורקי אין אילייאש שי מווין ~שויש~ מוגׄו לוש אומוריש אי שאלין קומו פׄירויינדו פור
פלושו די שאנגרי או שודוריש גומיטו [או] קאמאראש או אלמוראנש אי פור איל מישטרו

אין לאש מוגׄיריש אי טאנביין פורקי אין אקיל טיינפו לה נוטוראליזה איפׄורשאדו אה אי בׄאקואר
אקילייוש אומוריש אי רוטידה[3] אי אגראבׄאדה קון איל פי[ןזו די]לייוש או פורקי איוויינדושי מאש
אדילגאשאדו לוש אומוריש קידאן מאש פרונטוש אי אפֿארייגׄאדוש פארה איואקואיארשי אסיין
דושי מאש קולאי לה איואקואשייון דילייוש אי איל גׄואישייו אי פׄין מאש סוסיגאדו אי קון
5 מינוש קונגושׄאש קי שושידין לוש שורקיאיטוש די לוש דיאש או לה קריס די לה איואקואש
ייון אין דיאש אינפֿאריש אי נו פׄאריש קואליש שון פרימירו : 3 : 5: 7: 9: 11: 17: 21:
אי לוש דימאש קונטאנדו די אישטה מאנירה פור דיאש אינפֿאריש אדונדי פוני קלארה מי
נטי איל 21 פור גׄודיקאטיוו אי דיקריטורייו אי נו איל 20 ני קונטה לוש קי שיינדו פא
ריש קריטיקאן קומו איל 14 קי איש אונו די לוש פרינסיפֿאליש קריטיקוש[4] אלו קואל פרימירה
10 מינטי רישפונדימוש אי איש בואינה ריפׄואישטה קי נו שיינפרי שי קומפלין לוש 3 שייטי
נאריייוש אין 20 דיאש מאש קי מוגׄאש ויזיש שי קומפלין אין 21 פורקי לוש דיאש דיל
מיש שיקונטאן פור לה לונה אי לה לונה טייני פארטיש גׄרואישאש אי דילגאדאש אי
קואנדו אקונטיסי קי קאייו לה אינפֿירמידאד אין טיינפו קי קאמינאן לאש פארטיש גׄרו
אישאש די לה לונה טאردה אין שו מוויميינטو אי שיאזין לוש 3 שייטו נאريייוש די לה
15 אינפֿירמידאד אין 21 דיאה קי אקונטיסי אין איל אי לאש קריזיש לו קואל סושידי פוקאש
ויזיש פורקי איש ~גׄרֿאישֿה לֿה~.. פוקה לה פארטי גׄרואישה די לה לונה אי פורקי פור לה
מאיור פארטי אקאישי קי לה לונה קאמיני לאש פארטיש דילגאדאש פירשובׄיין מוגׄאש [או]
מאש אקונטיסי קי לוש טיינפוש די לאש אינפֿירמידאדיש ואייא מאש אפרישה אי שיאזי
לוש 3 שייטי נאריייוש אין איל 20 אי לה קריזיש אאון קי יו טינגו וישטו מוגׄאש אין
20 איל 21 פור לה דיגׄה ראזון די לאש פארטיש גׄרואישאש די לה לונה אי קון בואין שושי
שו אי שין רישירידה אי מונגׄאש אין איל 20 די לה מישמה מאנירה קי נו קונטו פור[5]
נו אלארגאר מאש שי קונטאראן אין שו לוגאר. אוטרה ריפׄואישטה טראין אוטרוש
אי טאנביין קואדרה אי איש שיגון לה דוטרינה די גאלינו אי דיזימוש קי איל 21 דיאה
איש די קריטורייו מאש נו קֿא טאן איפֿיקאש קי פואידה קונפֿאראארשי קון איל 20 מאש ריאל[6]
25 מינטי מוגׄאש ויזיש גׄושגה אי דיקריטה קומו אוימוש דיגׄו די דוטרינה די איפוקר'

---

1 ‹ארגומינטו קי פארישי'/די גאלינו קי ווינ
י קונטרא'/די איפוקר' די קונטה איל '20/ אי נו 21 אי גאלינו' קונטה איל 21›
2 {די לוש דיאש קריטיקוש}
3 ‹פינגׄאדה›
4 ‹ריפׄואישטה›
5 ‹ריקאידה›
6 ‹שיירטו›

/sectenarios surquietos (circuitos) y cuartenarios circuitos bien las mostró Ypocr' /cuando dixo septenarii quartos es indes alteriu sete mas octabo pricipio /es auten e do[s] udecimos contenplabiles ipse eno quartus es /alteriu septi mani esta auten ed decimos septimus contenplabiles /25ipsi yne quartos es a quarto desimo ipsetimos abundessimo, quere /decir el 4 mostra lo que a de acontecer en el 7, y el 8 lo que a de aconte/cer en la semana que se sigue. Tanbién es conteplativo el 11 porque es /4 de la otra semana y tanbién el 17 se a de mirar mucho porque es el 4º /contando del 14 y 7 contando del 11.

Añade a esto Oribasio otra /30dotrina en nom(b)re de Ypocr' y no la dijo porque no save a la dotrina de Ypocr' ni[1] de /Galeno. Antes es contra lo que dize Ypocr' y toda buena medicina. El cual Ypocr' /parece que viene muy en contra de lo que avemos dicho porque ‹pone› claramente el 21[2] y no /el 20 por día decretorio como se ve del libro primero de *Los morbos burgales* /3 con estas palabras: en las acciones muchas veces suceden los juicios /35porque en ellas se moven mucho los umores y salen como ferviendo por /fluxo de sangre o sudores, gómito [o] cámaras o almorranas y por el mestro

//9ren las mujeres.

Y tanbién porque en aquel tienpo la noturaleza eforçada a ebacuar /aquellos umores y rotida[4] y agrabada con el pe[so de]llos, o porque aviéndosse más /adelgasado, los umores quedan más prontos y aparejados para evacuarse azié/dose mas kolay la evacuación dellos y el juicio y fin más sosegado y con /5menos congoxas que suceden los circuitos de los días o la cris de la evacac/ión en días inpares y no pares cuales son: primero, 3, 5, 7, 9, 11, 17, 21 /y los demás. Contando de esta manera por días inpares adonde pone clarame/nte el 21 por judicatio y decretorio y no el 20, ni conta los que siendo pa/res critican, como el 14 que es uno de los principales críticos.[5] A lo cual primera/10mente respondemos —y es buena repuesta— que no sienpre se cumplen los 3 siete/narios en 20 días, mas que muchas vezes se cumplen en 21. Porque los días del /mes se contan por la luna y la luna tiene partes gruessas y delgadas. Y /cuando acontece que cayó la enfermedad en tienpo que caminan las partes gru/essas de la luna tarda en su movimiento, y se azen los 3 sietenarios de la /15enfermedad en 21 día que acontece en él las crisis, lo cual sucede pocas /vezes. Porque es poca la parte gruessa de la luna y porque por la /mayor parte acaece que la luna camine las partes delgadas por su bien. Muchas [o] /más acontece que los tienpos de las enfermedades vaya más aprissa y se aze /los 3 sietenarios en el 20 y la crisis. Aunque yo tengo visto muchas en /20el 21 por la dicha razón de las partes gruesas de la luna y con buen suce/so y sin resireda; y munchas en el 20 de la misma manera, que no conto por[6] /no alargar más. Se contarán en su lugar. [7]

Otra repuesta traen otros /y tanbién cuadra y es según la dotrina de Galeno. Y dezimos que el 21 día /es decretorio más no tan eficas que pueda conpararse con el 20. Mas real[8] /25mente muchas vezes jusga y decreta como avemos dicho de dotrina de Ypocr',

---

[1] Escrito en el margen: ‹argumento que parece /de Galeno que viene contra /de Ypocr' que conta el /20 y no 21 y Galeno conta el 21›.

[2] En la obra de Amato L. hay un párrafo en el que se menciona a «Pelopsi aut Lyci … Ruffi … Eraristrtum, Ptolomeo» y los astrólogos. Florencia 155, pag.13.

[3] Amato L. escribe «De Morbis vulgaribus», Florencia 1551, fol 13.

[4] Escrito en el margen: ‹pinchada›.

[5] Escrito en el margen: ‹repuesta›.

[6] Escrito en el margen: ‹recaída›.

[7] En estos dos últimos párrafos (desde «A lo cual primeramente respondemos») el texto de Moreno se aparta del de Amato L.

[8] Escrito en el margen: ‹cierto›.

אי גאלינו לו איל אין אפירמה אין איל פרימירו דילוש דיאש דיקריטוריוש אנטיש קי דיישי רא
זון קומו קורטווה שו מיס פארה קונטאר לוש דיאש דיקריטורייוש אי אנשי לאש איג אין
פירמידאדיש קי אזין שוש אקשיוניש אין דיאש אינפארייש אישטאש די לאטאן שוש
גואישייוש אשטה איל 21 אאון קי דיזי קי שון רימיסוס אי פוקו איפיקאזיש אי קינו
30 שיפודי דילייוש אזיר קונסידראסייון אי קי פור אישטו טייני פור מיגֿור אזיר אל 20
גודיקאטורייו פוש שיאזין אין איל גואישייוש פֿירמיש פוטינטיש אי ואלירוזוש קומו
מושטרה לה אישפירייינסה אי איל מישמו איפוקר' אין מוגֿוש לוגאריש אזי איל 20
גודיקאטורייו קומו שיוו[ן] דיל ליברו 4 די אפוריז'[1] אין איל 37 שודוריש פרידישי טאנטי
שיאישופירה בוני אינטירסייו אין קינטו אין סיטימו אין נונו אין און דישימו אין דישי[2]*

9v

מו קוארטו אין דישימו שייטימו אין 12 אי 27 אין ‹31 אין› 34 אי אינין שודוריש גֿידיקה
מורבוש שיוירו אליטו איויני[...ש] מאל   לוש סודוריש קי אין לאש פֿיבריש וייני אין
איל 3 דיאה אין איל 5 אין איל 7 אין איל 9 אין איל 11 אין איל 14 אין איל 17 אין
איל 20 אין איל 27 אישטוש שודוריש שון בואינוש מאש שי וינייריין אין אוטרו דיאה
5 שון מאלוש אי מושטראן מוגֿו טראוואגֿו אי לארגה אינפֿירמידאד אי ריקאן אילו מיש
מו דיזי אין איל 2 די לוש פורנוס[טי]קוש אי אין איל ליברוש די לאש איפידימייאש אין
לה אישטוררייא די אבֿדירי ניקודימו ליברו 3 קומינטאריו 3 אי אין לה אישטוררייא די אימו[3]
קראטיש מישמו קומינטאריו אין איל ליבֿרו פרימירו אי אין לה אישטוררייה די קריזו מיני
אין איל מישמו לוגאר אי אוטרוש מונגֿוש קי פור נו אלארגאר נו טראייו סואיוש אין לוש
10 קואליש שיווי קלארה מינטי קי טינייה פור מאש גֿודיקאטורייו איל 20 קי נו איל 21 אי אנשי
לו מושטרה לה אישפירינסייא אאון קי יו אי אישפרימינטאדו מוגֿישימוש אין איל
21 פור קומפלירשי אין איל 21 לוש 3 7 נארייוש אי פֿור מוידֿואֿי אי איל פרימירו
פואי אין מי שיבֿדֿאד אין אונה שינייורה די טינפֿיראמיינטו סאנגי נייו קילי דייו אונה
פיבֿרי ארדיינטי אין פריזינסייא דיל שאנגרי די אומור פֿלימה סאלדה אי גרואיסה אלה
15 קואל שאנגרי 18 וייזי קומו שיוירה אין יא שו אישטורייא אין אישטאש נואישטראש פאר
טידאש אדילאנטי אי שי אלייאווֿ ‹לייאמאבֿה› לה אבאדישה אי שי גֿושֿן לה אינפֿירמידאד פירפֿיטי
שימה מינטי אין איל 21 פור קא[מ]ארה די מונגֿאש פֿלימאש סאלאדאש גרואישאש אי
פיגֿאֿד פיגאדֿושאש קון פֿלימאש קומו גֿימה די גואיוו אין קי שיאואיה קונוירטידו לה[4]
פארטי קי קידי קון ‹די לה› שאנגרי מאלה קון בונישימו שושישו שין ריקאיר לאש קואליש לי
20 טוראראון אשטה 28 קון פֿירינשייא אי טולאראנסה אי בואינאש סינייאליש די קוזי
מיינטו קי פירשיוויראראון דינדי איל 11 אשטה איל דיאה די לה קריס אי אייורוש ק
קאבֿושו מוגֿו קי דישו פור אקורטאר.   פור דונדי לאש 2 שולושייוניש[5] קי דישֿי
מוש אריבֿה די לוש ארגומינטוש שון בואינאש לה פרימירה מיגֿור פֿורקי אין אילייא שידה
אינטיירה ריפואישטה די קואל שיאה לה קאבֿזה פורקי אין איל 20 אי 21 שיאגאן בואינאש
25 קריזיש פיר[פֿי]רטושימאש קון גראנדי פרובֿיגֿו דיל אינפֿירמו שין בולוויר אה ריקאיר אי איש
לה ראזון קי קואנדו איל אינפֿירמו קאאי אין טיינפו קי לה לונה קאמינה פור לאש פארטיש
מאש גורדאש די שו אישפֿירה טארדה מאש אין שו מוומיינטו אי אנשי אקיל שייטי נארייו
אין קי קאייו איל אינפֿירמו וייני אשיר די שייטי דיאש קונפלידוש אי אזי לוש 3 שייטי
נארייוש אשטה איל 21 אי שי קונפלי אין איל איל טירמינו דיריגֿו אי דיאקריטיקו
30 מאש שי איל אינפֿירמו קאאי אין לוש דיאש קי לה לונה קאמינה פור איל דילגאדו אזי
שו מוומיינטו מאש אינבריווי אי וייני אה קומפליר לוש 3 שייטי נארייוש אי אזי די
אקריטיקו פירפֿיטישימו אין איל 20 אי אנשי טאנביין לה ריפואישטה די גאלינו איש
בואינה פורקי שי לה אינפֿירמידאד אזי שוש אקש[...]שייוניש פור אדיאש פאריש אאון

---

1 ‹אפֿוריז' די איפוקר'/ 27 אין איל 4›

2 {דישטינשיון פרימירה דיל קאפי' 2}

3 ‹קואינטו די אבֿדירי/ ניקודימו›

4 ‹קואינטו די לה/ באדישה›

5 ‹ריפֿואישטאש›

/y Galeno lo afirma en el primero *De los días decretorios* antes que diesse ra/zón como cort(a)va su mes para contar los días decretorios.

Y ansí, las en/fermedades que azen sus acciones en días inpares, estas dilatan sus /juicios asta el 21, aunque dize que son remisos y poco eficaces y que no /30se pode dellos azer considración. Y que por esto tiene por mejor azer al 20 /judicatorio pos se azen en él juicios firmes, potentes y valerosos como /mostra la esperiença.

Y el mismo Ypocr' en mu(ch)os lugares aze el 20 /judicatorio; como se v[e] del libro 4º de *Aforis'* en el 37[1]: *sudores fredisitanti/ si isupere boni en tersio, en quinto, en setimo, en nono, en undecimo en deci//mo*

deci//9vmo cuarto, en decimo sietimo, en 21 y 27, en <31 en> 34 ienin sudores chedica/ morbos severo altiu eveni[...]s mal. Los sudores que en las febres vienen en /el 3 día, en el 5, en el 7, en el 9, en el 11, en el 14, en el 17, en /el 20, en el 27, estos sudores son buenos, mas si venieren en otro día /5son malos y mostran mucho trabajo y larga enfermedad y recaen.[2] Y lo mis/mo dize en el 2º *De los pornós[ti]cos* y en el libros de *Las epidemias*[3] en /4 la ystoria de Abdere Nicodemo[5] libro 3º comentario 3º, y en la ystoria de Ymocrates mismo, comentario en el libro primero, y en la ystoria de Crizomene, /en el mismo lugar y otros munchos, que por no alargar no trayo, suyos en los /10cuales se ve claramente que tenía por más judicatorio el 20 que no el 21.

Y ansí /lo mostra la esperiencia aunque yo e esperimentado muchísimos en el /21 por cumplirse en el 21 los 3 (siete)narios[6]. Y el primero /fue en mi ciudad en una señora de tenperamiento sanguiño que le dio una /febre ardiente en presencia de sangre de umor flema salada y gruessa, a la /15cual sangré 18 vezes como se verá en su ystoria en estas nuestras par/tidas[7] adelante, y se <llamaba> la abadesa. Y se jusgó la enfermedad perfetí/simamente en el 21 por cá[m]ara de munchas flemas saladas, gruessas y pegadosas con flemas como yema de güevo en que se avía convertido la /parte que quedó <de la> sangre mala, con boníssimo suceso, sin recaer. Las cuales (cámaras) le /20turaron asta 28 con ferencia y tolerança y buenas señales de cozi/miento que perseveraron dende el 11 asta el día de la cris. Y avioros[8] /cabsos muchos que dexo por acortar.

Por donde las 2 soluciones[9] que dexi/mos arr[i]ba de los argumentos son buenas. La primera mejor porque en ella se da /entera repuesta de cual sea la causa porque en el 20 y 21 se agan buenas /25crisis per[fe]rtíssimas, con grande probecho del enfermo sin bolver a recaer.

Y es /la razón que cuando el enfermo cae en tienpo que la luna camina por las partes /más gordas de su esfera, tarda más en su movimiento. Y ansí, aquel siete nario /en que cayó el enfermo viene a ser de siete días cunplidos y aze los 3 siete /narios asta el 21 y se cunple en él el término derecho y diacrítico.

/30Mas si el enfermo cae en los días que la luna camina por el delgado aze /su movimiento mas en breve y viene a cumplir los 3 sietenarios y aze di/acrítico perfetíssimo en el 20.

Y ansí, tanbién la repuesta de Galeno es /buena porque si la enfermedad aze sus ac[...] cesiones por días pares aun

---

[1] Escrito en el margen: <*Aforis'* de Ypocr'/ 27 en el 4> Amato L: vigésimo sexto.

[2] Véase texto latino en nota anterior.

[3] Amato L.: *Historia Chaericuis*, Florencia 1551.

[4] Escrito en el margen: <cuento de Abdere/ Nicodemo>

[5] Caso clínico que cuenta Hipócrates en Epidemias III, caso 16. Galeno utilizó este caso en su libro a Glaucón.

[6] En el texto «7nario».

[7] Escrito en el margen: <cuento de la/ badesa>.

[8] Hubieron.

[9] Escrito en el margen: <repuestas>.

קי די טודו נו אייא לייגאדו איל 21 אין ראזון די לה אקשאשיון קי קאי אין איל 20 גוש[ג]

35 אן איללייא לה אינפ̄ירמידאד קון בונישימו שושישו און קי נו אאיאן לייגאדו דיל

101 *[1]

טודו לוש 3 שייטי נאריוש פור לו קי פ̄אלטה דילייוש קונפליר לה אק[שי]שיון אי פור אישטה קאבזה אי פורקי קומו פאשה איל שייטינו לאש אינפ̄ירמידאדיש פור לה מאיור פארטי שי מוין פור אינ פאריש אין לו לאש אקשישייוניש און קי שי קונפלאן לוש 3 שייטי נאריוש אין איל 20 מו גאש וויסיש שי קידה לא קריס פארא איל 21 מוי אינטירה אי פירפ̄יטה מינטי פור איל מוימיינ

5 טו דילה אינפ̄ירמידאד אין לאש אקשישייוניש פארטיקולאריש אי שיאזי מוי בואינה קריס אי[2] איל שושידירין מאש אין איל 20 קי אין 21 פרושידי דיקי לה לונה טייני מאש פארטיש דיל גאדאש קי גרואישאש אי אנשי פור לה מאיור פארטי שיינפרי שי קומפלין לוש 6 קוארטי נאריוש אי 3 שייטי נאריוש אין איל 20 אי קואנדו וייני אאזירשי איל קריס אין איל 21 איש מאש פור ראזון דיל שירקואיטו פארטיקולאר די לה אקשישיון קי נו פור איל

10 מוימיינטו די לא לונה מאש קואנדו שי אגונטה אונו קון אוטרו ר[א]ל מינטי אין איל 21 קריטיקה ביין אי וירדאדירה מינטי פור לה נאטוראליזה ריגולאנדו לה אינפ̄ירמידאד דיל טודו אי טודה אישטה דוטרינה אישפרימימטו איפוקר' אי גאלינו אי ייו אישפרימינטי אי פור אישו אונו אי אוטרו אנדוויירון טאן וארייוש אין אונא‹ש› פארטיש אזיינדו אל 21 פירפ̄יטו דיאקריטיקו אי אין אוטראש פארטיש אל 20 אי פורקי אישפרימימטארון קי אין איל 20 שיאיאן לאש

15 מאש אי מוי בואינאש אי אין איל 21 לאש מינוש אי טאנביין מוגו בואינאש פור אישטו אין לה מאיור פארטי די שוש אישקריטוראש פו[אי]רון אל וינטי פור דיאקריטיקו אי אין לאש מינוש פוזיירון אל 21 מאש נונקה דישירון ניאונו ני אוטרו קי 21 נו אזיאה בו אינאש קריזיש פורקי שיירטה מינטי לאש אזי פירפ̄יטישימאש קומו ייו אי אישפרימימ טאדו אי מוגאש קי וווידי אי אנשי שיאה שיא דיטייניר קי איל 21 איש דיאקריטיקו פריפ̄יטי

20 שימו מאש קי פור לה מאיור פארטי שיאיזן אין דיאה - 20 - אנשי פור לאש מאש די לאש אינפ̄ירמידאדיש שידיטירמינארון פור אינפאריש קומו פור לוש 3 שייטי נאריוש פור לה מאיור פארטי שי קומפלירין אין איל 20 אי אנשי אין לה קואינטה קי גאלינו אזי די לוש דיאש דיקריטורייוש אין קי קונטה אין איל 3 דיקריזיבוש איש די פוקו מומינטו אי אי שטא בואינה לה דוטרינה דילוש 2 ליברוש אנטיש דיל 3 פורקי אין אישטי דיזי קלא[ר]ה מינטי קי

25 נו לו איזו פארה פרוויגו די לה מידישינה שינו פארה קונפלאזיר אלוש אמיגוש אי קי נו קיגו אין איל מאש קי מושטראר אינג̄יניו איקי לה דוטרינה די פרימו אי שיגונדו ליברו אי אישויר דאדירה לה קואל טייני ארקיג̄יניש איאיש אירישאטריטארו פור שיירטה פ̄ירמי אי וירדאדירא אי אוטרוש נוביליששימוש אאוטוריש קון דיקין טומו איל מישמו גאלינו אין איל פרימירו ליברו די קריזיבוש אין 15 קאפי' אין איל קואל פ̄אזי אישטה קומפוטאשיון[3] די דיאש לייא

30 מאנדו דיאה טודו איל אישפאשייו קי איי די 24 אוראש אין טרי נוג̄י דיאה איקינוש ייאליש אין טרי נוג̄י אי דיאה אילה מישמה דוטרינה טראי אין איל ליברו 2 דיקריזיבוש קפאי' 2 אי אין איל ליב̄רו די פ̄ארטיו די 7 מיזיש קואנדו דיזי לייאמו ייו דיאה איל די 24 אוראש איקינושייאליש אי אנשי אפ̄ירמאן קי איל אנייו טייני 365 דיאש אי 6 אוראש

101 *[4]

אי קי פור אישטה קואינטה איל שיירטו טיינפו דיל מימשטרו איש קאדה 24 דיאש אי איש טה דוטרינה לה פודיאמוש קומפרובאר קון אוטרוש מיל לוגאריש די גאלינו קי איזו אנטיש די אישקריווויר איל ליברו 3 די קריזיבוש אין איל קואל שו אזיר קונפוטאשיון די אנייו אינג̄יניוזה פ̄ואי פ̄ורשאדו אאזיר שיינפרי איל דיאה קריטיקו אין איל 20 אי נו אין איל

5 21 אי אזיר דיאש די מינוטוש אי נו אינטירוש די דונדי קידה פירמי די לה דוטרינה דיגה אריווה[5] קונטארה פואיש איל מידיקו לה אינפ̄ירמידאד דישדי קי שי שיינטי איל אינפירמו

1 די לוש דיאש קריטיקוש

2 ‹ראזון די קי פרושידי קי אאי/ מאש קריס אין איל/ 20 קי נו אין איל 21›

3 ‹קואינטה›

4 [דישטינשיון פרימירה דיל קאפי' 2]

5 ‹דישדי קואנדו שי לייאמה/ התחלת החולי למספר/ הימים קריטזייש א[ה]/ סאוויר שי איש איל טבע/ די לה אינפ̄ירמידאד פארה ‹...אשינה...די›

/que de todo no aya llegado el 21 en razón de la accasión[1] que cae en el 20 jus[g]/[35]an ella la enfermedad con boníssimo suceso aunque no ayan llegado del

//[10r]todo los 3 sietenarios por lo que falta dellos cunplir la ac<ce>sión.

Y por esta causa y /porque como passa el sietino, las enfermedades por la mayor parte se moven por in/pares en las accesiones. Aunque se cumplan los 3 sietenarios en el 20, mu/chas veces se queda la cris para el 21 muy entera y perfetamente por el movimien/[5]to de la enfermedad en las accesiones particulares y se aze muy buena cris.

/Y[2] el (que) sucederen más en el 20 que en 21 procede de que la luna tiene más partes / delgadas que gruessas. Y ansí, por la mayor parte sienpre se cumplen los 6 cuart/narios y 3 sietenarios en el 20. Y cuando viene a azerse el cris en el /21 es más por razón del circuito particular de la accesión que no por el /[10]movimiento de la luna. Mas cuando se ajunta uno con otro, ral(a) mente en el 21 /critica bien y verdaderamente la naturaleza regulando la enfermedad del todo.

Y toda /esta dotrina esperimemtó Ypocra/ y Galeno y yo esprimenté y por eso uno /y otro anduvieron tan varios: en una<s> partes aziendo el 21 perfeto diacrítico /y en otras partes el 20, y porque esprimemtaron que en el 20 se azían las /[15]más y muy buenas y en el 21 las menos y tanbién mucho buenas. Por /esto en la mayor parte de sus escrituras fu[e]ron al vente por diacrítico y /en las menos pusieron el 21. Mas nunca dixeron ni uno ni otro que 21 no azía bu/enas crisis porque ciertamente las aze perfetíssimas como yo e esprimem/tado y muchas que vide. Y ansí, se a de tener que el 21 es diacrítico perfetí/[20s]simo mas que por la mayor parte se azen en día 20. Ansí por los más /de las enfermedades se determinaron por inpares como por los 3 sietenarios, / por la mayor parte se cumpleren en el 20.[3]

Y ansí, en la cuenta que Galeno aze /de los días decretorios en que conta en el 3º *De crisibus* es de poco momento y e/stá buena la dotrina de los 2 libros antes del 3º, porque en este dize claramente que /[25]no lo izo para provecho de la medicina sino para conplazer a los amigos y que no quijo en /él más que mostrar ingenio y que la dotrina de primo y segundo libro es ver/dadera. La cual tienen Arquígenes y Erisatretaro por cierta, firme y verdadera /y otros nobilíssimos autores de quen tomó el mismo Galeno en el primero /libro *De crisibus* en 15 capi/, en el cual faze esta computación[4] de días lla/[30]mando día todo el espacio que ay de 24 oras equinoc/iales entre noche y día. Y la misma dotrina trae en el libro 2º *De crisibus* /capi/ 2º y en el libro *De partio de 7 meses* cuando dize: «llamo yo día el de /24 oras equinocciales. Y ansí, afirman que el año tiene 365 días y 6 oras.

//[10v]Y que por esta cuenta el cierto tienpo del memstro es cada 24 días».

Y es/ta dotrina la podemos comprobar con otros mil lugares de Galeno que izo antes /de escrivir el libro 3º *De crisibus*, en el cual por azer su conputación de año /ingeniosa fue forçado a azer sienpre el día crítico en el 20 y no en el /[5]21. Y azer días de minutos y no enteros, de donde queda firme la dotrina dicha ar(r)iva.

/[5]Contará pues el médico la enfermedad desde que se siente el enfermo

---

[1] Accesión.

[2] Escrito en el margen: <razón de que procede que ay/ más cris en el/ 20 que no en el 21>.

[3] Los últimos párrafos, (desde «Y ansí, lo mostra la esperiencia») no se corresponden con la redacción de Amato L.

[4] Escrito en el margen: <cuenta>.

[5] Escrito en el margen: <Desde cuando se llama/ haṭhalat ha-ḥoly le-mispar/ ha-yamim (principio de la enfermedad por el número de los días) critizies a/ saber si es el teba' de la enfermedad para <[...]azina[...]de>/ saber si se jusgará/ jusgarla luego/ enfermedad>.

מאלו קינו פואדי אזיר שוש אופיראשייוניש אי אקשיוניש קומו אין שאנו אי שינשיבֿלי
מינטי לו וי אי קונטארה איל די לה אורה קי קאאי אשינה דיאאי אה 24 אוראש אי אירה
ביין קונשידיראנדו לוקי שושידי אין קאדה אונה פארה שומאר אינדיקאשייון פארה לוש דיקרי

10   טורייוש פורקי פרימירו קי וינגה לה קריס איי שיניאליש דילייא קומו אוימוש דיגֿו אין לוש
דיאש דיאנטיש דילייא די לוש קואליש קונוסירה שי ויני או נו אווירטינדו קי לאש אינפֿיר
מידאדיש קולריקאש אי אגודאש מונגֿאש ויזיש שיגֿושגאן אין דיאש אינפארייש פורקי
לאש קריזיש שיגון לוש שורקיאטוש[1] דילוש פארושישמוש מאש לאש שאנגינייאש פוס
פארישי איגואליש קומו אין איל 4 אי טאנביין לאש אינפֿירמידאדיש קרוניקאש אי לארגאש

15   שי שואילין גֿושגאר אין פֿאריש קומו לאש פיפוטוזאש אי מילאנקוליקאש נו שולה מינטי
אישטו באשטה מאש אוימוש טאנביין די מיראר לה קונדישייון די לה אינפֿירמידאד
שי איש גראנדי אוגֿיקה מאליגנה או ביגנינה פֿואירטי או בלאנדה פורקי קאדה אינפֿירמי
דאד קונפֿורמי איש טומה קאמינו פארה איווקוארסי פורקי קואנטו מאש פואירטי
אי ריגורוזה איש מאש אינבריווי שי גֿושגה אי אישטאנדו ביין אין אישטה דוטרינה גֿוש

20   גארימוש ביין אי קולאי מינטי קומו שיאן די וואקואר לוש אומוריש אין איל דיאה
די קריטורייו קי אזין לה אינפֿירמידאד אי אשטה קי טיינפו אי טירמינו אה די אלייגאר לה
קריס[2] אי אנשי שיווי איל מידיקו קי לה פארטי אלטה דיל פֿינאדו אישטה אינפֿירמה אין
טינדירה קי קון לה אורינה שי פֿו[...]רה איל אומור אי קואנדו לאש פארטיש קונקאבאש
דיל פֿינאדו אישטאן מאלאש שי פורגאן פור לה קאמארה אי טאנביין לאש טריפאש אין שוש

25   אינפֿירמידאדיש אי איל באשו אי איל אישטומאגו ‹מאש› לאש ריניש פור לה אורינה איל בוֿפֿי אי
איל פיגֿו פור איל אישפוטו פורקי קאדה מימברו טייני שו לוגאר אפרופייאדו פור דונדי
שי פורגה אין שאלוד די שוש אישקירימיינטוש אי אומידאדיש קי נו שיירווין פארה מאנטיניר
איל קואירפו אי שושטינטארלו אי שי אלגונו לוגאר דישטוש שי טאפאשין נו פואידי
ביוויר איל אומרי אי ‹מאש› פור אישטוש פרופייוש אין טיינפו די לה אינפֿירמידאד לה נאטוראלי

30   זה פורגה לוש אומוריש קי לה אזין   פודייראמוש אקי קונקלואיר אישטי קאפי'[3]
מאש קומו טוקאמוש אין לוש דיאש קריטיקוש נואיש ראזון דישֿאר דידיקלאר שו נאטוראלי
זה שופֿוסטו קאבֿו קי איל טראטאר דילייא אזי מוגֿו ביין אל אינפֿירמו קי אישטאר איל
מידיקו ביין וישטו אין אישטה מאטירייא לי איש לה שאלוד אי קוברה גראנדי נומרי אי פֿאמה
אי אאון קי איש קוזה מוי דיפֿיקולטוזה אלקאנשאר לה ראזון דילה פֿואירסה קי וינין אשטוש

III [*4]

דיאש קון טודו דישאנדו לאש קידאן קונשילייאדור אי אוטרוש מונגֿוש פורקי נו שון שיגון לה
וירדאד פֿואישט[ו] און אמ[...] אינשֿימפלו די קלארארימוש טודו לו פושיבֿלי לה וירטוד
דילייוש. אישטה ארמוניאה[5] אי קונקורדה קי טיינין קי לאש דיאש קריטיקוש אונוש
קון אוטרוש איש לה מישמה קי לה דילה מוזיקה פורקי קומו סאוזימוש קי אין לה מוזיקה

5   איל דיאפֿאשון או [אי] פירפֿישייון אין איל נומירו די לאש בוזיש קונקורדה אי איש דיאון
שולו שון אי לה שיטימה איש דישקורדאנטי אלאש די מאש אי דיש קונשולאנטי אנשי
אין לאש אינפֿירמידאדיש אגודאש אין קי שיאזין לוש גֿואישייוש אל שיטימו אי איל 14 איש
טוש גֿואישייוש נו אלקאנשאן אמאש פורקי קונטראדיזי איל - 7 אל - 1 קומו מושטאריארימוש[6]
קואנדו קונטארימוש לאש קונשונאנשייאש אי דישקושונאנשייאש פור דונדי נו איש דיאיש

10   פֿאנטאר שי איל דיאה --7 איש קונטאריו אל נאסימיינטו דיל מאל וויינדו קי אין איל 1--

---

שאוויר שי שי גושוארה / גושגאר לה לואיגֿי / אינפֿירמידאד›

1   ‹גלגל›

2   ‹שאוויר פור דונדי שי/ פורגה איל אומור/ גואיקאש›

3   ‹נאטוראליזה די/ לאש קריזיש›

4   {די לוש דיאש קריטיקוש}

5   ‹קונקורדאנסה/ משל די לה מוזיקה/ קון לוש קריזיש›

6   ‹מושטראשי קי טודוש לוש דיאקריטיקוש פינדין/ דיל דיאה 7›

/malo que no puede azer sus operaciones y acciones como en sano, y sensible/mente lo ve. Y contará el día de la ora que cae azina de ahí a 24 oras y erá[1] bien considerando lo que sucede en cada una para sumar indicación para los decre/[10]torios, porque primero que venga la cris ay señales della como avemos dicho en los /días de antes della. De los cuales conocerá si viene o no, avertiendo que las enfer/medades coléricas y agudas munchas vezes se jusgan en días inpares porque / las crisis según los surquietos c(i)rcuitos[2] de los paroxismos más las sanguiñas pos /parece iguales como en el 4. Y tanbién las enfermedades crónicas y largas /[15]se suelen jusgar en pares como las como las pipitosas[3] y melancólicas.

No solamente /esto basta, mas avemos tanbién de mirar la condición de la enfermedad, / si es grande o chica, maligna o begnina, fuerte o blanda. Porque cada enferme/dad conforme es toma camino para evacuarse, porque cuanto mas fuerte /y rigurosa es más en breve se jusga. Y estando bien en esta dotrina jus/[20]garemos bien y kolaymente como se an de vacuar los umores en el día /decretorio que azen la enfermedad. Y asta que tiempo y término a de allegar la /cris.[4] Y ansí, si ve el médico que la parte alta del finado está enferma, en /tenderá que con la orina se pu[lga]rá el umor. Y cuando las partes cóncabas /del finado están malas se purgan por la cámara y tanbién las tripas en sus /[25]enfermedades y el baxo y el estómago,[5] <más> las renes por la orina, el bofe y /el pecho[6] por el esputo. Porque cada membro tiene su lugar apropiado por donde /se purga en salud de sus exquermientos y umedades que no sierven para mantener /el cuerpo y sustentarlo. Y si alguno lugar destos se tapassen, no puede /beber el omre y <mas> por estos propios en tienpo de la enfermedad, la naturale /[30]za purga los umores que la azen.

[7]Pudiéramos aquí concluir este capi', /mas como tocamos en los días críticos, no es razón dexar de declarar su naturale/za. Suposto cabso que el tratar della, aze mucho bien al enfermo que estar(e) el /médico bien visto en esta materia, le es la salud y cobra grande nomre y fama. /Y aunque es cosa muy dificultosa alcançar la razón de la fuerça que vienen estos

//[11r]días, con todo, dexando las que dan conciliador y otros munchos porque no son según la/verdad.[8]

Puesto un enxemplo declararemos todo lo posible la virtud /dellos. Esta armonía[9] y concorda que tienen los días críticos unos /con otros es la misma que la de la música. Porque como savemos que en la música /[5]el diapassón[10] o perfeción en el número de las bozes concorda y es de un /solo son, y la sétima es discordante a las demás y desconsolante.[11]

Ansí, /en las enfermedades agudas en que se azen los juicios el sétimo y el 14, es/tos juicios no alcançan a más porque contradize el 7 al 1, como mostraremos[12] cuando contaremos las consonancias y disconsonancias. Por donde no es de es/[10]pantar si el día -7 es contario al nacimientodel mal viendo que en el 1

---

[1] Hará.
[2] Escrito en el margen: <galgal>.
[3] Amato L: pituitosi. Pituitosas.
[4] Escrito en el margen: <saber por donde se / purga el umor / juecas>.
[5] Amato L.: «in testina, lien & ventriculus», Florencia 1551, fol 23.
[6] Amato L.: «Thoracem, & pulmonem», Florencia 1551, fol 23.
[7] Escrito en el margen: <naturaleza de / las crisis>.
[8] Amato L.: «Omnisis igitur a Conciliatore ac Pico Mirãdulanu diĉtis, ab aliisque ...» Florencia 1551, fol 23. Desarrolla un párrafo que no está en la obra de Moreno.
[9] Escrito en el margen: <Concordansa / mašal de la música / con los crisis>.
[10] En Amato L., fol. 23.
[11] Amato L.: dissona & discor.
[12] Escrito en el margen: <Móstrase que todos los diacritios penden / del día 7>.

קונפישה לה אינפֿירמידאד אקרישיר אי אדאנייאר אל אינפֿירמו אל אין איל 7-- אוזיש אין
פישה אדיקרינאר אי מוגֿאש וויזיש פֿאלטה דיל טודו דישקארגֿאנדושי לא (נ)וטוראליזה אין איש
טי דיאה די לה מאלה קאראגֿה קי טומו אין איל 1 - קידאנדו קיאיטה אירפֿוזֿאדה שון איגֿא [נדו]
פֿואירה דיקאיזה איל אנימיגוקי קי לי אינטרה איל דיאה פֿרימירו די דונדי ויני קי אל שיטימו פֿו[ני]

15   טודה לה אישקולה מידיקה פור ריי די טודו לוש דיאש דיקריטירייוש אי אישטי 7 אזי א
אטאראשי אטודוש לוש מאש קון טאל אטאדורו קי די נינגונה מאנירא שי פֿואידין דיש
אטאר דיל ני לוש דיאש קי ‹לי› קידאן אטראש ני לוש קי ויניין אדילאנטי 1 לו קי וידו ביין שֿישארון קואנדו
אין איל ליברו דיל שואיניו די שֿיפֿיין דישו איל [נ]ומארו 7- איש איל נייודו די טודאש לאש
קוזאש קי לאש אטה אי לאש קונפֿוני אי נו קון פוקה ראזון פורקי 2 לוש פיאטֿא[גֿו]ריקוש פֿילי

20   זופֿוש אל נומארו 7 אלייאמארון איל קומפלימיינטו אי פירפֿיטישיין דילה וידה אומא
נה פורקי 3 איל קואירפֿו אישטה קונפֿואישטו די 4 אילימינטוש דידונדי טומה 4 קאלידאדיש א
אשאווירֿ פֿריאלדאד קאלור אומידאד אי שיקידאד אי איל אלמה טייני אוטריני אוטראש 3 קאלידאדיש
קי לייאמאמוש לוש מידיקוש פוטיינשייאש או וירטודיש אשאווירֿ לה ראשיונאל וירטוד
קי אישטה אין אי איל מיאוליו אי לה איראשסיבולי קי אישטה אין איל קוראסון אי לה קונקופֿישיבלי

25   קי אישטה אין אין איל פֿיגאדו אי אישטאש 3 דיל אלמה אי לאש 4 דיל קואירפֿו אזין איל נומי
רו 7-- דיקי שיקונפֿוני איל אומרי אי אנשי נושי פודֿיאה אגֿונטאר איל אלמה קון איל קו
אירפֿו שֿין אישטי נומירו אי קון איל שיקונפֿוזו איל מונדו גֿיקו אי איש איל אומרי אי
קון איל שי קונפֿוזו איל מונדו גראנדי קון - 7 שיילוש קי טיניין אין שי שי 7 פלאניטאש אי
4 אלימינטוש קי קון איל פֿירמאמינטו קי איש לה 8 אישפֿירה אי איל שיילו אק[...] אי איל

30   אינפֿיריקו אזין 7 לוש 4 אלימינטוש שי קונפֿראן אלאש 4 קאלידאדיש דיל מונדו גֿיקו אי לו 4
ש 3 שופֿרימוש שיילוש אלאש 3 פוטיינשייאש דיל אלמה אי איש איל נומארו - 7 דיקי שי קונפֿו
ני איל מונדו גראנדי אי לוש 7 פלאניטאש קי איי אין איל מונדו גראנדי שון לוש 5 שֿין
טידוש קי איי אין איל אומרי אי לה וירטוד גֿירינאטיווה אי לה קיליפֿיקאטיווה אי פֿירפֿיראטיווה

IIv *5

קי איי אין איל אומרי קון קואליש די לה מאנירה קי לה מֿאנטֿא 7 פלאניטאש אינגֿינדראן אי קריאן טודאש
לאש קוזאש קי איי אין אישטוש אינפֿֿיור[י]ש קון קי שי פֿירפֿור פֿירפֿיטואה איל מונדו דונדי דישו 6
אֿריששֿטוליש שול ‹אי› דומו גֿירריינאט אומיניש איל שול אי איל אומרי אינגֿינדראן אל אומרי 7
גֿירינאשיין אונינאוש [...] [...] קורופֿישייו אלטיריאוש לה גֿירינאשיין דיאונו איש

5   איל אטימאמיינטו דיל אוטרו אנשי איל אומרי קון לוש 7 שינטידוש אילה וירטוד קוקוט[י]
ווה דיל אישטומאגו ‹אי לה› גֿירינאטריס די לאש פֿארטיש קי אינגֿינדראן שי פֿירפֿיטואה אנשי לוש
אנייוש קי ביווי אי קי דורה שו גֿירינאשייו אין קואנטו איל מונדו דורה אי אנשי איש טאן פֿואירטי
אישטי נייודו קי איל דייו פוזו אין איל נומארו 7 קי פֿור איל שיגֿווירינה טודו קואנטו איל
דייו קריאו אישטי נומארו קורה לאש אינפֿֿירמידאדיש אי נונקה איל דיאה 7- אזי מאל קומו

10   שיוירה אין לו קיאירימוש שיגֿונדו פֿור אישטו קומו דיזי איל שינוייר די משה לוביֿ
דישו איל דייו אי לו אה שופֿואיבֿלו פֿור גראן טריזורו אי פֿארה מושטר*אר קואנטו אירה
איל ואלור די אישטי נומירו אי איל דון קי לי אויאה פֿואישטו דישו קי ריפֿוזו אין איל שולו
פֿור איל גוזו אי קיאיטוד אי ריפֿוזו קי ישראל אין איל טייני די דונדי דישו איל פֿואיטה 8 מארו

---

1 ‹די אופֿיניין די/ שֿישארון אשירקה/ דיל 7-›
2 ‹ריביֿואשֿי די אופֿיניין/ דילה אישקולה פיטאגורי/ לה גראנדיזה דמדיאה 7›
3 ‹ראזון די לוש פיטאגורי/ קוש›
4 ‹אלטוש›
5 {דישטינשיין פֿרימירה דיל קאפי' 2}
6 ‹באשוש›
7 + אישטי איני
8 ‹פֿירוֹואשֿי די אופֿיניין/ די מארו גֿינטיל›

/conpessa la enfermedad a crecer y a dañar al enfermo y en el 7º a vezes en/peça a decrinar; y muchas vezes falta del todo, descargándosse la noturaleza en es/te día de la mala carga que tomó en el 1, quedando quieta y reposada s(i)n echa[ndo] /fuera de casa el enemigo que le entra el día primero.

De donde viene que al sétimo po[ne] /[15]toda la escola médica por rei de todos los días decretorios y este 7 aze /atarase[1] a todos los más días con tal atadura que de ninguna manera se pueden des/atar dél ni los días que le quedan atrás ni los que vienen adelante.[2] Lo que vido bien Cisaron cuando /en el *Libro del sueño de Sipion*[3] dixo: «El númaro 7 es el ñudo de todas las / cosas, que las ata y las conpone».

Y no con poca razón porque[4] los pitagóricos filó/[20]sofos al númaro 7 allamaron el cumplimiento y perfetición de la vida uma/na. Porque[5] el cuerpo está conpuesto de 4 elementos, de donde toma 4 calidades, /a saver: frialdad, calor, umedad y sequedad. Y el alma tiene otras 3 calidades /que llamamos los médicos potencias o virtudes, a saver: la racional virtud /que está en el meollo, y la iracible que está en el coraçón y la concupicible /[25]que está en el fígado.[6] Y estas 3 del alma y las 4 del cuerpo azen el núme/ro 7 de que se conpone el omre.[7] Y ansí, no se podía ajuntar el alma con el cu/erpo sin este número y con él se conpuso el mundo chico, y es el omre; y /con él se conpuso el mundo grande con 7 cielos que tienen en sí 7 planetas y /4 (e)lementos que con el firmamento que es la 8ª esfera y el cielo aq[...] y el /[30]enperico azen 7.

Los 4 elementos se conp(a)ran a las 4 calidades del mundo chico y lo/s[8] 3 supremos cielos a las 3 potencias del alma y es el númaro 7 de que se conpo/ne el mundo grande y los 7 planetas que ay en el mundo grande son los 5 sen/tidos que ay en el omre.

Y la virtud gerenativa y la c(a)lificativa y pirperativa

//[11v]que ay en el omre con los cuales de la manera que los 7 planetas engendran y crean todas /[9]las cosas que ay en estos infiores[10] con que se perpetúa el mundo, donde dixo /Arístoles *sol <e> domo gerienat ominis*, el sol y el omre engendran el omre,[11]/*gerenacio unius corrupcio altereus*, la gerenación de uno es /[5]el atimamiento del otro. Ansí, el omre con los 7 sentidos y la virtud cocoti/va del estómago y la gerenatris de las partes que engendran, se perpetúa ansí los /años que bive y que dura su gerenació en cuanto el mundo dura.

Y ansí, es tan fuerte /este ñudo que el Dio puso en el número 7 que por él se governa todo cuanto el /Dio creó. Este número cura las enfermedades y nunca el día 7 aze mal como /[10]se verá en lo que iremos siguiendo. Por esto, como dize el señor de Mošeh, lo ben/dixo el Dio y lo dio a su pueblo por gran tresoro y para mostrar cuanto era /el valor de este número y el don que le avía puesto dixo que reposó en él solo /por el gozo y quietud y reposo que Israel en él tiene.

De donde dixo el poeta[12] Maro: [13]

---

[1] Atarse.
[2] Escrito en el margen: ‹De opinión de/ Sesaron acerca del -7›.
[3] Amato L.: «Cicero libro de Somnio Scipionis».
[4] Escrito en el margen: ‹rbioase de opinión/ de la escola pitagori/ la grandeza de media 7›.
[5] Escrito en el margen: ‹razón de los pitagóri/cos›.
[6] Amato L. no menciona cada una de las cuatro cualidades ni los órganos que albergan las virtudes. Florencia 1551, fol.23.
[7] Desde aquí hasta la frase «Se verá en lo que iremos siguiendo», son párrafos incluidos por Moreno sin seguir a Amato L.
[8] Escrito en el margen ‹altos›.
[9] Escrito en el margen: ‹basos›.
[10] Mundos inferiores.
[11] Añade «Este ini» pero como una continuación de la frase más que como anotación al margen. No alcanzo a ver el sentido.
[12] Escrito en el margen: ‹próvase de opinión/ de Maro géntil›..
[13] Tal vez se refiera a Virgilio cuyo nombre completo era Publius Virgilius Maron.

אל נומארו דישאיגואל קירי איל דייו אי נו איל איגואל אי איל אוטרו פואיטה מ̇אנדיאולו מאן

15   ליאו אנטיקישימו אישקריוויינדו לה דיגנידאד[1] גראנדי די אישטי דיאה איזו אישטוש ווירשוש

איל אומור אומני אי נפוטינטי דייו

(קולונה דיריגֹה)	(קולונה מיזֹו)	(קולונה אינקיירדה)
פ'אדרי די טודו קריאדו[2]	די אובראר טודו לו איגֹו	אי פור אישטו איל וירדאדירו
אלשיטימו דיאה דייו	איאאשטי מישמו דיאה	די שייטי אישטרילייאש יראנטיש
טאנטה אונרה אי דיגנידאד	לוש בואינוש אינטריגו	אל אלטו שיילו אורנו
20 אילו איזו טאן פירפ'יטו	אי טאנביין אאיל לייאמו	טודו איל מונדו אלומבראנטיש
קי לו לייאמו שאאנטידאד	דיטודאש לאש קוזאש[3] גייה	אי אה אישטוש ליש מאנדו
קידאנדו מוי שאאשטיפ'יגֹו	איש שיטימו אי פרימירו	קי בולוויישין קון שו פ'ואירשה
פורקי אין איל ריפוזו	פירפ'יטו קי שיינדו שייטי	אי קון שוש סירקולוש שייטי
	טודוש שייטי אין שי מיטי	אטודו איל מונדו דיי שי
25		בואילטה שין אזירשי‹דאנייו› מושה

פור דונדי טודוש לוש סאבייוש דיש אפאשיֹונאדוש דיל קואל קירה ליי קי שיאן קונפ'ישאן לה
גראנדיזה דישטה דיאה אי קי ל[ה] 7 אידאד אדישיר קונקורדאנטי אי אונפֹורמי קון לה
פרימירה קי לייאמאן לה גֹינטי דוראדה אי מיזֹור אין טודו קי טודאש לאש פאשאדאש אי
אנשי לו אישקריוו לה[4] לא‹[...]›אטאנשיֹו פ'ירמיאנו אין איל ליוורו די שוש אינשי‹טוא›שייונש

30   פורקי אין איליא אן די ביוויר לוש אומריש פארה שיינפרי אי נו אן דישטאר לוש קואירפוש
שוגֹיטוש אלאש אינגֹורייאש דיל קֹואידֹרֹפֹוֹ טיינפו פור דונדי נו שי פודי דיזיר מאיֹור אלואואנשה די
אישטי דיאה קי פור אוויר דארלי איל דייו טאנטה אירמוזורה אונרה אי גראנדיזה קי טודו איל
אונייווירשו אטו קון איל נומירו 7 ויינדו איל בואין אינפלאיו קי איזו לו שאנטיפ'יקו אי
לו ביינדישֹו[5]

אי בולויינדו אונואישטרה מוזיקה איש די שאוויר קי לוש נומארוש קונשונאנטיש

35   דיאון שולו שון אי קי שיריישפונדין אין לה מוזיקה אונו אל אוטרו שון אישטיש פרימירו

12ר*[6]

טירשירו קינטו שישטו אוגֹאוו דישימו דוזי 13: 15: 17: 19: 20 לה קונשונאנשייא
אי לה פרופישייון איש אוני שונה די אונו אה 3: די 5 : אה 6 אה ‹די› 8: ‹די› 17 : ‹די›: 19 אה
20: קומו פארישי אין לא קואינטה די גואירישמו דיגֹה אריווה אי שו פ'יגורה   טאנביין אייי
פופישייון אי דישי קונשונאנשייא אין טרי אישטוש נומארוש 1: 2: 4: 7: 11: 14:
18: 1 די 1 אה 2 די 4 אה 7 די 9 אה 10 די 14 אה 16 אי 18 אי בושקאר דישטה   5
קונשונאנשייא אי דישקונשונאנשייא לה ראזון איש אינפוסיבלי[7] פור לו קואל איש די נוטאר
קי איל נומארו --7 אי 14 שון דישקורדאנטיש אי דישקונשונאנטיש דיל פרימירו פורקי שון
[...] אי 7 אי דישטאש דישקור‹ד›יֹיאש דישונאנשייאש ריזולטה לה גירה איפיליאה אין טרי לא
נאטוראליזה אי לא אינפ'ירמידאד די דונדי ויני קי אין אישטוש דיאש שייטי אי 14 שיש.ואן ‹שיאזין› טאן
גראנדיש קריזיש פרושפירש אי בואינאש[8] אישיווי אישטו אין לה מוזיקה פורקי לה 8 איש קון[שו]   10
לאנטי קון שו פרינסיפייו אי טאנביין לה 15 קון איל שווייו אי פארישי קלארה מינטי אין לה פרימירה
פ'יגורה די גואירישמו אי אנשי טאנביין איל 8 דיאה אי איל 15 מושטראן פירפ'יטישימוש שי
נייאליש די שאלוד פורקי אין ‹פורקי איל 15 אי איל› איל 7 דיא פארה 14 ‹אי איל 4 פארה איל --7 אי›
שי אזין קריזיש די איואקאשייוניש אי אלטירא
שייוניש אין דיקאדאש דיל 4 אי 8 אי אין איל 15 דיל 20 ‹אי דילייאש› דאן שינייאליש פריפ'יטישי

1 ‹אונרו›

2 ‹אואיטירידאד די מאן/ליאו פואיטי אנטיגי/גיניריל אשירקה די לה/ דיגנידאר דיל דיאה 7›

3 ‹נייודו›

4 ‹אוטירידאד די לא/'טאנטו פ'ירמיאנו/ קי פרווה די קי אן די/ 7 אידאד נו אין 7/ מוריר לוש אומריש›

5 ‹לה דיגנידאד דיל/ נומארו 7›

6 {די לוש דיאש קריטיקוש}

7 ‹איל 7 אי 14 שון/ דישקורדאנטיש אי/ אזין קאדה אונו שומאנדו/ פור שי אי שון אינ/פ'ארש›

8 ‹די לה מוזיקה שיוי/ לה ראזון די לוש/ דיאקריטיקוש›

/al número desaigual quere el Dio y no el igual. Y el otro poeta Man/[15]lio[1] antiquísimo escriviendo la dignidad[2] grande de este día izo estos versos al omni y npotente Dio:

[3] Padre de Todo creado	de obrar todo lo echo	y por esto el Verdadero
al sétimo día dio	y a este mismo día	de siete estrellas yerrantes
tanta honra y dignidad	los buenos entregó	al alto cielo ornó
/[20]y lo izo tan perfeto	y tanbién a él llamó	todo el mundo alumbrantes.
que lo llamó santidad.	de todas las cosas[4] guía.	Y a estos les mandó
Quedando muy sastisfeco	Es sétimo y primero	que bolviessen con su fuerz
porque en el reposo	todos siete en sí mete	a todo el mundo diese
		/[25]vuelta sin azerse <daño> Mošeh.[5]

/Por donde todos los sabios desapassionados, del cualquera lei que sean, confesan la /grandeza desta día y que la 7ª edad a de ser concordante y uniforme con la /primera, que llaman la gente dorada, y mejor en todo que todas las passadas.

Y /ansí lo escrivió[6] La[…]atancio Fermiano en el *Livro de sus insi<tua>siones* /[30]porque en él ya an de bivir los omres para siempre y no an destar los cuerpos /sujetos a las injurias del tiempo. Por donde no se pode decir mayor alavança de /este día que por aver darle el Dio tanta ermosura, onra y grandeza que todo el /universo ató con el número 7, viendo el buen empleo que izo lo santificó y /lo bendixo.[7]

Y bolviendo a nuestra música es de saver que los númaros consonantes /[35]de un solo son y que se responden en la música uno al otro son estes: primero,

//[12r]tercero, quinto, sexto, ochavo, décimo, doze 13 :15 :17 :19 :20. La consonancia /y la propeción (proporción) es unísona de uno a :3, de 5 a 6, a <de> 8: a 17: <de> 19 a /20: como pares en la cuenta de guarismo dicha arriba y su figura. Tanbién ay /p(r)opeción y consonancia entre estos númaros: 1: 2: 4: 7: 11:14 /[5]16: 18, de 1 a 2, de 4 a 7, de 9 a 10, de 14 a 16 y 18. Y buxcar desta / consonancia y disconsonancia la razón es imposible[8], por lo cual es de notar /que el número 7 y 14 son discordantes y disconsonantes del primero porque son /[…] y 7. [9]

Y destas discor<d>ias (y) disonancias resulta la guerra y filia entre la /naturaleza y la enfermedad, de donde viene que en estos días siete y 14 se azen tan /[10]grandes crisis prósperas y buenas.[10] Y se ve esto en la música porque la 8 es con[s]o/lante con su principio y tanbién la 15 con el suyo y parece claramente en la primera /figura de guarismo. Y ansí, tanbién el 8[11] día mostran perfetíssimos se/ñales de salud <porque el 15 y el> el 7 día, para <el> 14, <y el 4 para el 7 y> /se azen crisis de evacaciones y altera/ciones[12] <y dellas> dan señales perfetíssi/mas

---

[1] Amato L. escribe: *Linus poeta antiquísimo*. El nombre completo de Boecio es Anicio Manlio Torcuato Severino Boecio. Me sugiere Carlos de Miguel que podría ser el astrónomo Manilio.

[2] Escrito en el margen: <onra>.

[3] Escrito en el margen: <oetiridad (autoridad) de Man /lio poeta antigo / gentil acerca de la / dignidad del día 7>.

[4] Escrito en el margen: <ñudo>.

[5] Amato L. tiene un poema mucho más corto, si bien tras el poema hay una tachadura en la edición que abarca varios párrafos.

[6] Escrito en el margen: <Autoridad de La /tanti Fermiano / que prova de que en / 7 edad no an de / morir los omres / la dignidad del número 7> Amato L. también citó a Latancio Firmiano. Vid. Victoria Recio Muñoz, «Medicus artifex sensualis est: Amato Lusitano ante la teoría de los días críticos», eHumanista /Conversos 7 (2019): 39-58: 47.

[7] Esta frase no está en Amato L., Florencia 1551, fol. 24.

[8] Escrito en el margen: <el 7 y 14 son /discordantes y /azen cada uno sumando /por si y son in /pares>.

[9] Victoria Recio: «Concluye Amato este apartado con la reflexión de que en la música y, por tanto, también en los números, existe una proporción semejante a la que opera en la evolución de la enfermedad y los días críticos. La proporción es consonante, esto es armónica, y unísona entre el 1 y el 3, el 5, el 6, el 8, el 10, el 12, el 13, el 15, el 17, el 19 y el 20. En cambio, la proporción es discordante y hay disonancia entre el 1 y el 2, el 4, el 7, el 9, el 11, el 14, el 16 y el 18». Véase «Medicus artifex sensualis est»: 48.

[10] Escrito en el margen: <de la música se ve /la razón de los /diacríticos>.

[11] Escrito y tachado: «y el 15».

[12] Escrito y tachado: «En décadas del 4 y 8 y en el 15 y 20».

15   מאש שוש דיאש אינדיקאטורייוש קומו טינימוש דיגﬞו פריﬞיטיסﬞימאש אי שאלוטאליש אי ביין
אינטינדידה אישטה דוטרינה[1] איל קי ביין אטינדיירי וירה קאלרו קי אקוטינשי די לה קושונאנשייא
אי אינפﬞורמידאד די לוש נומארוש אי דישו דישקושונאנשייא קון אוטרוש פורקי די לה מישמה
מאנירה פאשה איל נומארו --7 קון איל נומארו די לוש דיאש קריטיקוש קומו קואנדו אין און
דיאה שי קונשירטאן 2 גﬞירירוש אי אין אשטו אשי[ניי]אלאן אוטרו דיאה פארה אין איל שאליירין אה

20   פיליאר אי אה וינשירשי אונו אל אוטרו פורקי שיוי אקיל דיאה קי שינייאלאן קי ריש
פונדי דירינﬞﬞה מינטי אל דיאה די לה באטאלייא[2]אאון קי אין איל איגﬞו איל דיאה שון דישקונקורדאנ
טיש פורקי איל דיאה קי אשינייאליש אישטה איל מאל פארה טודוש 2 אין דוביﬞדה מאש אין איל דיאה קי
שידה לה באטאלייא אישטה איל ביין פור איל וינשידור פור לה דישקוררייא קי אאי אין טרי איל נומארו
7 אי איל נומארו 1 פושקי אינﬞשטי קונפﬞישה לה אינפﬞירמידאד אי אין אקיל שי אקאווה שי

25   איש קי איל אינדיקאטורייו מושטרו ביין אי פירﬞיטוש שינייאליש די בואינה קריס קונטרה לה אין
פﬞימידאד אי קואנדו נו פור לה מאלינידﬞאד דיל קי דיאה פרימירו קי איש טוטאל מינטי קונטאריו
אל --7 אין קי אינפישו טאן ריגורוזה אינﬞפﬞימידאד אבאטיינדו לאש פﬞואירשאש קידו לה נאטוראליזה
וינשידה   אי קומו איש אנשי קי נינגונו אנטיש די לה ויﬞטוררייא פﬞואידי טרונפﬞאר אנשי טאן
ביין לה נאטוראליזה נו פﬞודי בולויר אשו שאנידﬞאד שין פרימירו וינשיר לה אינפﬞירמידﬞאד לו קואל

30   די אורדינארייו איש אין איל --7 אי אין איל פרימירו אונופﬞורמי אי די און שון קון איל פרימירו
בולווי אשו פירﬞיﬞטה שאלוד קואל איש איל -- [3]8 מאש שי טאנביין אקונטישﬞיירי קי אין אוטרוש
דיאש סוסידה קריס שיאה דידﬞיזיר קי אקונטישﬞייו פורקי לוש מאש דיאש פארטיסﬞיפﬞאן דיל -- 7 אי שי
אגﬞונטאן אי אטאן קון איל פורקי קומו איש לה דישונאנשייא די אונו אה --7 אשי די אונו אה 9

אי די 11 אה 14 אי טאנביין פארה איל 4 שי אקונטישﬞי אין איל קריס מאש אין איל 3 שי אקונ
טיישﬞי איש פורקי איש מידﬞייו שייטי נארייו קומו שיוי די לה ריפﬞואישטה קי דימוש אריווה די לה לונה
לוקי גﬞאלינו קונפﬞישה פור דונדי אורובאשייו אמי פארישﬞיר אי שיגון לה דוטרינה די גﬞאלינו דיקלארה בו
נישﬞימה מינטי לה דוטרינה די איפﬞוקר' אין לה 4 די לה אפﬞורישמו 36 שודﬞורייש פייﬞﬞﬞב[...]רי שי טﬞאנטי שין

5   שיפﬞיריﬞט בוני טיירטו דיאה קונטו 7 איט 9 איט 11 איט 14 איט 17 איט 21 איט
27 איט 31 איט 34 אי אינין שודורייש גﬞודﬞיקאנט מורבוש קיזירו נוניטה לאבﬞוריש שיניﬞיקאן
איט מורבי לוﬞﬞﬞגﬞי טודﬞיני איט רישﬞידﬞייאס איט שודורייש קואנדו ויניין אלוש פיבﬞרי שיﬞטאנטוש
שון מוי בואינוש אין איל 3 דיאה אי אין איל 5 אי 7 אי 9 אי 11 אי 14 אי 17 אי 21
אי 27 אי 31 אי 34 פורקי אישטוש שודﬞורייש גﬞושﬞגﬞאן לאש אינﬞפﬞירמידﬞאדﬞיש מאש לוש

10   קי נו אקאישﬞין אין אישטוש דיאש שינﬞייﬞיקאן לארגﬞה אינﬞפﬞירמידﬞאד אי ריקאﬞידﬞה אי אוטרוש טראוﬞו
גﬞוש מוגﬞוש לה קואל שﬞיﬞנטינשייא דיקלארה אﬞוריבﬞאשייו קי שיאה די אינﬞטינדﬞיר קי אינﬞטינﬞדﬞיר די קואנדו אין לה פיב
רי נו ויﬞני איל שﬞודﬞור אין דיאה קריטיקו קי שﬞיטימין קי טראוﬞואﬞגﬞוש קי קונטה איל אפﬞוריﬞז' די איפﬞוקר'
אי קי נו שיאה די קונטﬞאר איל דיאה 14 ני איל 20 קומו פארﬞיש שﬞינו קומו אינﬞפﬞאריﬞש
אי אנשי איל 21 קי פﬞוני אקﬞי איﬞפﬞוﬞריﬞקﬞי פﬞונין אוﬞטﬞראﬞש ‹אוﬞטﬞראﬞש› שﬞינﬞטינﬞשﬞייﬞאﬞש קי אﬞוﬞויﬞמﬞוﬞש ריﬞ פﬞﬞיﬞרﬞיﬞדﬞו פﬞور

15   דﬞיקﬞריﬞטﬞﬞוﬞרﬞייﬞﬞﬞﬞﬞו די 3 שﬞייﬞטﬞﬞ

perfetíssi//[15]mas sus días indicatorios como tenemos dicho, perfetíssimas y salutales.

Y bien 'entendida esta dotrina,[1] el que bien atendiere verá claro qué acontece de la cosonancia 'y enfermedad de los númaros y de su discosonancia con otros. Porque de la misma / manera passa el número 7 con el númaro de los días críticos. Como cuando en un 'día se concertan 2 guerreros y en esto ase[ñ]alan otro día para en él salieren a /[20]pelear y a vencerse uno al otro, porque se ve claramente en aquel día que señalan que res'ponde derechamente al día de la batalla,[2] aunque en el echo los días son disconcordan'tes. Porque el día que aseñalan está el mal poara todos 2 en duḃda, mas en el día que 'se da la batalla está el bien por el vencededor, por la discor(d)ia que ay entre el número '7 y el número 1. Posque en este conpessa[3] la enfermedad y en aquel se acava, si /[25]es que el indicatorio mostró bien y perfetos señales de buena cris contra la en'fermedad. Y cuando no, por la malinidad del día primero, que es totalmente contario 'al 7, en que enpeçó tan rigurosa enfermedad abatiendo las fuerças, quedó la naturaleza vencida.

Y como es ansí que ninguno antes de la vitoria puede tr(i)unfar, ansí tan'bién la naturaleza no pode bolver a su sanidad sin primero vencer la enfermedad, lo cual /[30]de ordinario es en el 7 y en el primero un(i)forme y de un son con el primero 'bolve a su perfeta salud cual es el 8[4].

Mas si tanbién acontieciere que en otros 'días suceda cris se a de dezir que aconteció porque los más días participan del 7 y 'se ajuntan y atan con él. Porque como es la disonancia de uno a 7, ansí de uno a 9,

//[12v]y de 11 a 14. Y tanbién para el 4 se acontece en el cris. Mas en el 3 si acon'tece es porque es medio sietenario como se ve de la repuesta que dimos arriva de la luna, 'lo que Galeno confessa[5].

Por donde Orobassio, a mi parecer y según la dotrina de Galeno, declara bo'nísimamente la dotrina de Ypocra' en la 4 de *Aforismo 36, Sudores, fiebre si tanti sen*/[5]*seperet boni tierto dia conto 7 et 9 et 11 et 14 et 17 et 21 et*/*27 et 31 et 34 e enin sudores judicant morbos quiziro nonita labores sinifican*/ *et morbi lo[n]gi tudini et residuas,*[6] los sudores cuando vienen a los febre si tantos 'son muy buenos en el 3 día y en el 5 y 7 y 9 y 11 y 14 y 17 y 21 'y 27 y 31 y 34, porque estos sudores jusgan las enfermedades, mas los /[10]que no acaecen en estos días, sinifican larga enfermedad y recaída y otros trava'jos muchos.

La cual sentencia declara Oribassio que se a de entender que cuando en la feb're no viene el sudor en día crítico que se temen los travajos que conta el *Aforis* 'de Ypocr' 'y que no se a de contar el día 14, ni el 20 como pares sino como inpares. 'Y ansí, el 21 que pone aquí Ypocr', ponen otras sentencias que avemos referido /[15]por decretorio de 3 sietenarios el <que se cumplen en 20> y lo aze día inpar conforme la dotri'na que avemos dicho arriva, porque la segunda semana enpeço del 8º y son 7 y 7 asta 'el 14. Y ansí, apartados son inpares y ni más ni menos viene a ser el 20 '21 apartando también su sietenario y 3ª semana tomando algo del 24.

Y para 'que de todos estos días se alcanç(e) entera noticia perfetamente iremos de cada un /[20]día crítico diziendo su virtud y naturaleza porque es muy necessario en la medicina para el pernóstico y para la cura.

---

[1] Escrito en el margen: <la consonança y des'consonia y ay en/ los númaros de la música/ la propia ay/ en los números de los/ más indicatorios/ y judicatorios de la/ enfermedaḑ>.

[2] Escrito en el margen: <a[...]ir[....]cha la pelea/ que ay entre la/ enfermedad y natu'raleza como la que es/ entre 2 guerreros>.

[3] Comienza.

[4] Escrito en el margen: <que todos los días de la/ enfermedad penden/ del 7>.

[5] Si no tuviera una marca sobre la 'ᴅ' sería, conpessa, (empieza), pero ni en uno ni en otro caso tiene mucho sentido a la frase.

[6] La cita se expone de manera diferente en Amato L., Florencia 1551, pag. 26.

דישטינסייון שיגונדה די לה נאטוראליזה
דיל דיאה פרימירו אי
שיגונדו אין לאש
אינפֿירמידאדיש

[1]אפירמה   גאלנו אין איל ליברו 2 די לוש דיאש ק דיקרוטורייוש קי דינדי שו מאנסייווייאה טראואגו

מוגו אין קונסירלוש די טאל שואירטי קי איל דישוייו שין אנביזאר די נינגונו איש

פרימינטאודו אין לוש אינפֿירמוש אלקאנסו לה קושונאנסייא אי לה דישקוסונאנסייא דילייוש אי

25   אין לוקי לה אישפרימימטו נ אלייו קוזה אלגונה ‹דיפֿירינטי› די לו קי איפֿוקר' אישקריבֿייו אין שוש ליברוש קי

אין לוש ליברוש פרימירוש די [1]לאש איפֿידימייאש אישקרי[ב]ייו מוגו אשירקה די אישטוש ד̄ארש

ל̄ד̄ש ‹דיאש› אלה קואל דוטרינה נדה גאלינו מוֹמ קרידיטו פורקי לה אישקריבֿייו איפֿוקר' אנטיש קי קון לה ‹אישפֿיריינס›

[2]* 131

קונפֿירמאשי לה שינשייא אי פור אישטו איפֿוקר' אווּשילוטה מינטי אי ‹אין› פֿורמה נו אבֿלו

אין לוש דיאש קריטיקוש אי אנשי פוניאה איל 21 פור 20 פור איל סוסיסו קי ווי̄אה

קי אין לוש מאש אינפֿירמוש סוסידיאה אין איל 20 לה קריס אי אין אוטרוש אל [21] אי

שיינפרי קון בואין גֿואישייו[3] פור דונדי גאלינו בושקאנדולה קאבֿזה דישטוש דיאש קריטיקו

5   אלייו קי טודו קונסיסטיאה אין איל 7 אי אין לוש שיירטי נאַרייוש קי די דיל פרושידיאן אי אירה

אונה שינגולאר אי פרופֿייא אי ויֹרטוד דיל 7 קומו מושטראמוש אריוה פוניינדו

איל אינסיֹמפלו אין לוש נומארוש די לה מוזיקה[4] אי אנשי אינדו קון שו דוטרינה קון

לה קואל דיזימוש קילה אינפֿירמידאד אינפֿישה אין אקיל פונטו קי איל אינפֿירמו שינטי או

שוש אופֿיראשייוניש או אקשיוויוניש אינפֿירמאש אי דולייינטיש אין איל פרימירו דיאה אי

10   שיגונדו ראלה מינטי שיאזין בוינאש גֿודיקאסייוניש קומו דיזי אוישינה אין לה

פֿין שיגונדה דיל דיאה ‹ליווֹרו› 4 מאש אנטיש מאלישימאש אי מורטאליש[5] פורקי לאש בואינאש

גֿודיקאשייוניש שי אזין קונטינה מינטי אין איל אישטאדו דילה אינפֿירמידאד דישפואיש

דיל קוֹזימיינטו די לאש מאטירייאש די דונדי דישֹו אוישינה אין איל לוגאר שיטאדו

קי אין איל פרינסיפייו נונקה אקונטיסי קריס בואינה מאש מלישימה שי[6] אי דיזי מאש

15   קי לה קריס אנטיס דיל אישטאדו אי דיל קוזימיינטו אאון קי קון מוגֿה אי דימאזיאדה

איוואקאסייון סוסידה איש מאלה טוטאל מינטי פור לוקואל נואי קי אינגאנייאר קון

אילייא פורקי אקאיסי או די מוגֿו דומברי די מאטירייאש או די מאנגלינדיאד דילוש

אומוריש שין אורדין די נאטוראליזה אי אריטאנדולה[7] אנשי אישטה דוטרינה די גאלינו

אי אוישינה איש אליגאנטי אי בואינה פורקי אין איל פרינסיפייו שין ביני

20   פֿישייו די לה נאטוראליזה ארטיפֿישי דיל קוֹזימיינטו[8] נו איש ריגולאדה לה איוא

קאסייון מאש שינטומאטיקה פֿורשאדה אי פֿונגֿאדה נאטוראליזה די לה קאבֿזה מאלי

נה די לה אינפֿירמידאד אי מאון קי אלגונאש וויזיש אפֿרוווֹגֿה איש אקשידינטאל

מינטי אי שין אורדין פור אישטואר פֿואירטי אי קון מוגֿאש פֿואירסאש איל א

אינפֿירמו אי פודיר שופֿריר לוש אישקינגֿיש אי גראנדיש מאליש אי קונגושאש

25   קי לי דאן אקילייוש מאקלינוש אומוריש פארה שאלירין דיל קואירפו פור דונדי לאש פאר

טיש פאדישין טאנטו קי לייגה איל אינפֿירמו אשטה לה מואירטי אי איש איל פֿין

בואינו ‹איש› פורקי שיינדו אישטוש אומוריש אינימיגוש די לה שאלוד אי לה וֹוידה שאלייינדו

---

1 ‹קומו איפֿוקר' אין לוש/ ליברוש די לאש אפֿידימיאש נו אבֿלווה די/ לוש דיאקריטיקוש או/ דילא שילוטרו אי אפֿיר/ מיטיבֿה מינטי קי לאש/ ...אזיה אל 20.../ ...איש איל 21›

2 די לוש דיאש קריטיקוש

3 ‹(3) קי לה קאבֿזה די לוש דיאקרי/ טיקוש טודה קונסיסטי אין/ איל 7–›

4 ‹(4) דיקואנדו שי אינפֿושה א/ קונטאר לוש דיאש דילה/ אינפֿירמידאד›

5 ‹(5) קי לאש בואינאש גֿודיקאסייו/ ניש שיאזין אין איל אישטאדו/ די לה אינפֿירמידאד›

6 ‹(6) די אופֿיניֹון די אוישינה קי לה קריס אין איל פרינסיפייו נונקה/ איש בואינה פור מוגֿו קי שיאה/ לה איוואקאשייון קון קוֹזימיינטו/ קי איש מאלה›

7 ‹(7) די אאוטורידאד די גאלינו אי/ אוישינה שי פרוווה קי אין/ פרינסיפייו שין קוֹזימיינטו נו איש בואינה לה איוואקאש/ ייון אידאן לה ראזון›

8 ‹(8) קי לוש אומוריש מוגֿוש אי/ מאליגנוש קואנדו שאלין דיל/ קואירפו שין בֿיניפֿישייו די לה/ נאטוראליזה שון מאלוש קומו/ שיניאל קומו בואינוש קומו קאבֿזה›

Distinción segunda de la naturaleza
del día primero y
segundo en las
enfermedades

[1]Afirma Galeno en el libro 2º *De los días decr(e)torios* que dende su mancevía travajó ʹmucho en conocerlos, de tal suerte que él de suyo —sin anbezar de ninguno esʹprimentado en los enfermos— alcançó la cosonancia y la descosonancia dellos. Y [/25]en lo que la esprimemtó no alló cosa alguna <diferente> de lo que Ypocrʹ escribió en sus libros aunque ʹen los libros primeros de [2]*Las epidemias* escribió mucho acerca de estos ʹ<días>, a la cual dotrina no da Galeno mucho crédito porque la escribió Ypocrʹ antes que con ʹla <esperiençʹ(a)>

[//13r]confirmasse la cencia.

Y por esto Ypocrʹ avselutamente y <en> forma no abló ʹen los días críticos. Y ansí, ponía el 21 por 20 por el suceso que vea ʹque en los más enfermos sucedía en el 20 la cris y en otros al [21] y ʹsienpre con buen juicio. [3]

Por donde Galeno buxcando la causa destos días críticos [/5]alló que todo consistía en el 7 y en los sietenarios que dél procedían y era ʹuna singular y propia virtud del 7, como mostramos arriva poniendo ʹel ensemplo en los númaros de la música.[4] Y ansí, yendo con su dotrina conʹla cual dezimos que la enfermedad enpeça en aquel punto que el enfermo sente o ʹsus operaciones o acciones enfermas y dolientes.[5]

En el primero día y [/10]segundo ralamente se azen buenas judicaciones como dize Avicena en la ʹfen segunda del <livro> 4, mas antes malíssimas y mortales.[6] Porque las buenas ʹjudicaciones se azen continamente en el estado de la enfermedad, después ʹdel cozimiento de las materias. De donde dixo Avicena en el lugar citado ʹque en el principio nunca acontece cris buena mas malíssima[7] y dize más: [/15]que la cris antes del estado y del cozimiento — aunque con mucha y demasiada ʹevacación suceda —es ʹmala totalmente, por lo cual no hay que engañar con ʹella, porque acaece o de much(e)dumbre de materias o de maglinidad de los ʹumores sin orden de naturaleza irritándola.[8]

Ansí, esta dotrina de Galeno y Avicena es alegante y buena porque en el principio —sin bene[/20]ficio de la naturaleza artifesse del cozimiento[9] —no es regulada la evaʹcación, mas sintomática, forçada y punjada naturaleza de la causa maliʹna de la enfermedad. Y aunque algunas vezes aprovecha, es accidentalʹmente y sin orden, por estar fuerte y con muchas fuerças el ʹenfermo y poder sufrir los esquinches y grandes males y congoxas [/25]que le dan aquellos maglinos umores para saleren del cuerpo por donde las parʹtes padecen tanto que llega el enfermo asta la muerte. Y (si) es el fin ʹbueno <es> porque siendo estos umores enemigos de la salud y la vida, saliendo

---

[1] Escrito en el margen: <Cómo Galeno de suyo ʹaprendió la razón ʹ de los diacríticos>.

[2] Escrito en el margen: <Como Ypocrʹ en los ʹ libros de *Las epide/mias* no ablava de ʹ los diacríticos o ʹ de la silutar y afir metibamente ʹ que las ʹ [...] azía [...]o el 20 ʹ [...] es el 21>.

[3] Escrito en el margen: <(3) que la causa de los diacrʹticos toda consiste en ʹ el -7>.

[4] Escrito en el margen: <(4) de cuándo se enpeça a ʹ contar los días de la ʹ enfermedad>.

[5] Redacción diferente al texto de Amato L., Florencia 1551, pag. 27.

[6] Escrito en el margen: (<5) que las buenas judicacion ʹes se azen en el estado ʹ de la enfermedad> .

[7] Escrito en el margen: <(6) de opinión de Avicena que la cris en el principio nunca ʹ es buena por mucho que sea ʹ la evacación con cozimiento ʹ que es mala>.

[8] Escrito en el margen: <(7) de autoridad de Galeno y ʹ Avicena se prova que en ʹ principio sin cozimiento no es buena la evaca ʹ ción y dan la razón>.

[9] Escrito en el margen: <(8) que los umores muchos y ʹ malignos cuando salen del ʹ cuerpo sin benefición de la ʹ naturaleza son malos como ʹ señal y buenos como causa>.

דיל קואירפו אלייויאנה אל אינפ̄ירמו מאש נו לי שאקאן דיל טודו לה אינפ̄ירמידאד מ

מאש קידה מינור אי מאש אקומידאדה פארה פודירלה ריגולאר נאטוראליזה אין שו

30 דיאקריטיקו אי אנשי לאש איואקאשיוניש אין אישטוש 2 דיאש פרימירו אי 2 קי אזי

שיינפרי שון טוטאל מינטי שינטו מאטיקאש אי אמינאזאן לה מואירטי או פור לו

מינוש אלארגאן לה אינפ̄ירמידאד[1] אי אומוש די נוטאר קי די 3 מאנירא̄ש טומאמוש

איל פרינסיפייו לה פרימירה קואנדו אינטינדימוש פור פרינסיפייו אקיל פונטו אין קי

אינפ̄ישה לה אינפ̄ירמידאד אי נו טייני לארגורה די טיינפו אי שי ליימה שינפלי

[2*] 13v

פרינסיפייו[3] לה ה[2] איש אקיל קי שו טירמינו איש אשטה 3 דיאש אי אישטי שולו קונס

סייו[4] טיסאלו שיגון גאלינו אין אל 2 ליברו די קריזיבוש קאפי' 9 לה 3[5] אוקופה איל פרינסיפייו ‹אונה די לאש›

לה 4 פארטי די לה אינפ̄ירמידאד‹יש› קואנדו איש שאלודאב̄רי אה דיטיניר 4 טיינפוש פרין

סיפייו אי אאומינטו אישטאדו אי דיקלינאשיון אי איל פרינסיפייו אי טודו אקיל איש

5 פאסייו די טיינפו קי איי אין לה אינפ̄ירמידאד אין קואנטו נו פארישי נינגונה שינייאל די

קוזמיינטו די לוש אומריש אי[6] אנשי אין אואקסיון דורה איל פרינסיפייו אשטה

איל 21 דיאה פורקי אשטה אינטונסיש נו פארישיי נינגון קוזמיינטו אין איל גארגא

גו קומו ויירימוש טראטאנדו אין איל קאפי' דיל דולור די קושטאדו אי ויומוש

אין לה אישטוריאה די[7] לה באדישה אטראש קי שי גושגו אל 21 אי פארישיי טאנביין

10 איל קוזמיינטו אין פ̄ין דיל 21 קי דורה איל פרינסיפייו[8] אי פ̄ון ‹לה› קונסידיראשיין איש

קי לוש מידיקוש קונשידיראמוש איל פרינסיפייו קי איש טודו איל טיינפו קי נו אומוריש

אישטאן קרודוש אי נו פארישין נינגונה קוקסיון[9] אי שי איש קאב̄זו קי אין אישטי טיינ

פו אקאישיירי אלגונה איואקאשיין נו שיאה די אטריבואיר אקי שושידייישי אין פרין

סיפייו די לה אינפ̄ירמידאד מאש שי אינטינדירה קי נואירה אינטונסיש פרינסיפייו

15 שי נו אישטאדו או קומיינשו די דיקלינאשיון פורקי פ̄ואי פוסיבלי קי פ̄ואי טאן בריוי

איל פרינסיפייו די לה אינפ̄ירמידאד קי אין איל פרימירו אי 2 דיאה ליגו אל אישטאדו

אי אנשי נוש לו אינביזה גאלינו אין איל פרימירו די קריזיבוש קואנדו אבלה די אישטוש טיי

נפוש אין לאש אינפ̄ירמידאדיש אי איש טאן שיירטה אישטה דוטרינה די גאלינו אי קאדה דיאה

לו אישפירימינטאמוש אין לאש אינפ̄ירמידאדיש אגודאש אי פיראגיראש קי אין איליייאש

20 שי נוש פ̄וג̄ין אי נו אלקאנשאמוש ‹לוש ט̇א̇ב̇ש אינדיקאטוריקוש› לוש פרינסיפיייש אי אישי טאנטו אנשי קי מוג̄אש וי

זיש פארישין אין איליייש אישקירישייוניש קון טאן בואין קוזמיינטו קי פארישי קי לה

אינפ̄ירמידאד אינפושו דיל אישטאדו לוקי איש אינפוסיבלי פורקי שין פרינסיפייו נו ליי

גה לה אינפ̄ירמידאד אאומינטו ני אה פירפ̄יטו אישטאדו אי פורקי שושידי שירין איש

טוש טיינפוש טאן בריוי קי נו לוש אלקאנסאמוש קון איל שי נטודו ני קון איל אינטינדי

25 מיינטו אי נו פור אישטו פארישי קי פרינסיפייו לה אינפ̄ירמידאד דיל אישטאדו דונדי שי

אלגונה וויש שי אין איל פרינסיפייו פארישי אין לה אורינה אלגונה נוויזיקה או איפוש

טאזי מאש שידיווי די ארטיבואיר אה אוב̄רה די לה נאטוראליזה אי ביגנינידאד דיל אומור קי

אזי לה אינפ̄ירמידאד קי אה לה שאלוד קי טיניאה איל אומרי אנטיש קי קאיישי אין

---

1) »(9) די 3 מאניראש שנטינדימוש/ איל פרינסיפיו די לה אינפ̄ירמיי̄דאד/ פרימירה‹

2) {דישטינסייון 2 אי קאפי' 2 דילוש דיאש/ קריטיקוש}

3) ‹לה 2›

4) ‹אונה די לאש›

5) ‹לה 3 איש לה קי/ קונשידיראמוש/ לוש מידיקוש פור/ וירדאדירה›

6) »(10) איל פרינסיפייו דילה/ אינפ̄ירמידאד די אואק/ סייון דורה אשטה איל [21]‹

7) »(11) דילהבאדישה קי טובו/ טאנביין שו פרינסיפ/ייו אשטה איל 21‹

8) »(12) לייאמאן פרינסיפייו/ טודו אקיל טיינפו קינו/ פארישי שינייאל די קוקסייון/ אי שי אל פרינסיפייו שו/שידין בואינאש איואקאש/יוניש נו איש פור שיר/ פרינסיפייו שינו קי איש/טא[ב]ה איל אומור טאן/ ביגנינו אי לה נאטוראליזה/ טאן פ̄ואירטי קי נו אלקאנשו/ טאן שינטידו ני איל אינטי/דימיינטו/ איל פרינסיפייו/ או איל אאומינטו ני איל/ אישטאדו אשטה לה דיקלי/ נאשייון‹

9) »(13) קיקואנדו לה אורינה אל/ פרינסיפייו שאלי פוקיטה/ אי דילגאדו קוזימיינטו נו/ שי אה די אטריבואיר קי קידו/ דילה אינפ̄ירמידאד שאליר/ פאשאדה מאש קי איש דיל/ ביניפ̄ישייון קי איזו נאטורילי/זה אין לוש אומוריש די לה/ אינפ̄ירמידאד‹

/del cuerpo aliviana al enfermo, mas no le sacan del todo la enfermedad, /mas queda menor y más acomedada para poderla regular naturaleza en su /[30]diacrítico.

Y ansí, las evacaciones en estos 2 días —primero y 2º— que aze /sienpre son totalmente sintomáticas y amenazan la muerte o, por lo /menos, alargan la enfermedad.[1] Y avemos de notar que de 3 maneras tomamos el principio: la primera cuando entendemos por principio aquel punto en que /enpeça la enfermedad y no tiene largura de tienpo y se llama sinple

//[13v]principio;[2] la 2º es aquel que su término es asta 3 días y este solo cones/ció[3] Tésalo[4] según Galeno en el 2º libro *De crisibus* capi' 9;[5] la 3[6] ocupa el principio ‹una de las› /la 4 parte(s) de la(s) enfermedad‹es›, cuando es saludaᵬre a de tener 4 tienpos: prin/cipio y aumento, estado y declinación.

Y el principio es todo aquel es/[5]pacio de tienpo que ay en la enfermedad en cuanto no parece ninguna señal de /cozimiento de los umores. Y ansí,[7] en avac(a)ción dura el principio asta /el 21 día porque asta entonces no (a)pareció ningún cozimiento en el garga/jo como veremos tratando en el capi' del dolor de costado. Y vemos /en la ystoria de[8] la (a)badesa[9] atrás que se jusgó el 21 y (a)pareció tanbién /[10]el cozimiento en fin del 21 que dura el principio.[10]

Y ‹la› considración es /que los médicos consideramos el principio que es todo el tienpo que los umores /están crudos y no (a)parecen ninguna cocción.[11] Y si es caᵬso que en este tien/po acaeciere alguna evacación no se a de atribuir a que sucediesse en prin/cipio de la enfermedad, mas se entenderá que no era entonces principio /[15]sino estado o començo de declinación. Porque fue posible que fue tan breve /el principio de la enfermedad que en el primero y 2 día llegó al estado.

/Y ansí, nos lo enbeza Galeno en el primero *De crisibus* cuando aᵬla de estos tien/npos en las enfermedades y es tan cierta esta dotrina de Galeno y cada día /lo exprimentamos en las enfermedades agudas y peragudas[12] que en ellas /[20]se nos pugen y no alcançamos ‹los indicatóricos› los principios. Y es tanto ansí que muchas ve/zes parecen en ellos esquerciones con tan buen cozimiento que parece que la /enfermedad enpeço del estado, lo que es inposible porque sin principio no lle/ga la enfermedad a aumento ni a perfeto estado y porque sucede seren es/tos tienpos tan breve que no los alcançamos con el sentido ni con el entendi/[25]miento. Y por esto parece que principió la enfermedad del estado, donde si /alguna ves si en el principio parece en la orina alguna nuvezica o ipós/tasi más se deve de artibuir a oᵬra de la naturaleza y begninidad del umor que /aze la enfermedad, que a la salud que tenía el omre antes que cayese en/fermo.

---

[1] Escrito en el margen: ‹(9) de 3 maneras entendemos / el principio de la enferme‹dad› primera›.

[2] Escrito en el margen: ‹la 2›.

[3] Escrito en el margen: ‹una de las›.

[4] Posiblemente, Galeno se refería al médico romano del siglo I Tésalo de Tralles.

[5] Amato L.: Libro primo, *De Crisibus* capite decimonono, Florencia 1551, pag. 29.

[6] Escrito en el margen: ‹la 3 es la que/ consideramos/ los médicos por/ verdadera›.

[7] Escrito en el margen: ‹(10) el principio de la/ enfermedad de avaca/ción dura hasta el [21]›.

[8] Escrito en el margen: ‹(11) De la (a)badesa que tubo/ tanbién su princip/ io hasta el 21›.

[9] Amato L.: *in Anaxionis historia*, Florencia 1551, fol. 29.

[10] Escrito en el margen: (12) ‹Llaman principio/ todo aquel tiempo que no (a)parece señal de cocción./ Y si al principio su/ ceden buenas evacac/iones no es por ser/ principio sino que es/ta[b]a el humor tan/ begnino y la naturaleza/ tan fuerte que no alcançó / el sentido ni el enten/dimiento el principio o el aumento ni el/ estado hasta la decli/nación›.

[11] Escrito en el margen: ‹(13) que cuando la orina al/ principio sale poquita/ y delgada ipóstasi/ y delgado cozimiento no/ se a de atribuir que quedó/ de la enfermedad salir/ passada mas que es del/ beneficio que hizo naturele/ za en los umores de la/ enfermedad›.

[12] Amato L. Peracutorum.

פֿירמו   [1]אי שי פודיאה אקי דובֿאר שי לה אינפֿירמידאד אלגונה שי פודיאה טיר

30   מינאר קונפֿורמי אאישטה דוטרינה אין איל פֿרינסיפייו דילייא אלוקי שירישפֿונדי קי

לאש דיארייאש שי פודין טירמינאר אי שי טירמינאן פור ואפֿוריש פור שיר לה לה מא

טירייא מוי קאלייֿנטי אי דילגאדה אי קאﬞגﬞי אינמאטירייאל קאלייש שון לוש אישפֿריטוש די

קי שיאייו לה דיארייא מאש לאש אינפֿירמידאדיש קי טיינין 4 טיינפוש אי שון מאטירייאליש

אי קוﬞ<נﬞ>סישטינטיש קי טיינין 4 טיינפוש נו שי פודין טירמינאר אין איל פֿרינסיפייו

35   סאלוו קון פֿורמי אלה דוטרינה קי דישﬞימוש אריווה דיל רובושטטו אינפֿירמו קי פודי שופֿריר

אי ריגולאר לאש שינטומאטיקאש איואקאסייוניש דילוש אומיריש מאליגנוש קי ריטאן[3] לה

נאטוראליזה אי אישטאטאש אינפֿרישיפֿייו שון מוי מאלאש קומו אווימוש דיגﬞו אין קואנטו

שון שינייאל די לה מאלה אינפֿירמידאד קי איי אין איל קואירﬞפו אי דישוקאבֿזה קי איש מאליגנה

מאש קומו קאבֿזה שון בואינאש אישטאטאש איואקאשייוניש אין פֿרינסיפייו אין קואנטו אי

5   ואקואן לה מאליגנה אי מוגﬞה קאבֿזה קי אזי לה אינפֿירמידאד קידאנדו אין אקילייוש קי

ביין פודיירין לייואר אקילייא איואקאשייון נו שי לי פירדיינדו לאש פֿואירסאש איל קואירﬞפו

מאש ליוואנו אי לה נאטוראליזה דיל אינפֿירמו דישקארגאדו אי קוזי ביין איל רישטו קי

קידו די לוש אומוריש מאלוש אי מאליגנוש פֿארה ביין איואקואָרלוש פירפֿיטה מינטי אין

איל דיאה קריטיקו קובראנדו איל אינפֿירמו פירפֿיטה שאלוד.

דישטינסיין 3 דיל 3
דיאקריטיקו

10   [4]איל פרימירו דיאה די לוש דיאקריטיקוש קונטאנדו דיל פֿרינסיפייו די לה אינפֿירנידאד

איש איל 3 קו שיגון גאלינו אי איפוקר׳ אין איל ליבֿרו 3 דילוש פֿיר[סנאייו]ש

קואנדו דיזי קי לאש פֿיבֿריאנאש ליבֿייאנאש קי נו טיינין מאגﬞלינידאד שינפליש שי טירמינאן

דינטרו דיל פרימירו 4 נארייו קואנדו איי אין אילייאש שינייאליש שיגורוש אי בואינוש

אי [5]קי טאנביין לאש מאליגנאש קון מאלוש שינייאליש מאטאן אין אישטי טירמינו אין

15   אקיל לוגאר דה איפוקר׳ [6]לה ראזון דישטו דיזיינדו קי אישטאטאש פֿיבֿריש אין איל פרימיר

אינפֿיטו שיקומפלי שו 4 נארייו אי פור אישטו שי טירמינאן דיל 3 אל 4 לו קי ויינדו

גאלינו דישﬞו שובֿרי איל מישמו לוגאר פֿינאל מינטי אומוש די קונטאר די דיאה אל דיאה 3 אין

טרי לוש דיקריטורייוש פואיש קי דישﬞו איפוקר׳ אינטרי איל 4 דיאה או אנטיש פֿאלטאן

אי אנשי אין איל פרימיר ליבֿרו די לאש איפֿידימייאש איל פֿרימיר דיקריטורייו קי

20   קונטה איש איל 3 פור לו קואל איש אישטו קואינשודיטינטי קומו דיזי גאלינו אין

איל ליבֿרו 3 די לוש דיאש דיקריטורייוש אי [7]שי לייאמה אנﬞשﬞי קונשידירינטי פורקי קואנדו

שיאה די גﬞושﬞגאר אין איל 4 איל אומור קי אזי לה אינפֿירמידאד שי מווי אפרישה

או שי אנטיפוני איל גﬞוישﬞייו אי שי אזי אין איל 3 לו [8]קואל שולי טאנביין אקונטי

שיר אל קואטרו קון איל קינטו פורקי קואנדו אישטה לה נאטוראליזה קאנסאדה אי פֿאטיגא

25   דה דיקוזיר איל אומור אי נושי פודי אקאואָר די קוזיר אשטה איל 4 ני אזירשי אין

איל לה קריס פור לה פֿלאקיזה קי טיניאה איל אינפֿירמו שי קונפלי לה קוקשייון אי

שיאזי לה קריס אין איל קינטו אי אנשי טודוש 2 טירשירו אי קינטו שון דיקריטורייוש קון

---

1 ‹(14) אי פריגﬞונטה שי אין איל ׳פֿרינסיפייו פואידי שאנאר׳ אלגונה די אינפֿירמידאד׳ שי רישפֿונדי קי לאש דיארייוש׳ קי נו אן די מינישטיר קוﬞזﬞירשי׳ איל אומור שאנאן אין איל׳ פֿרינסיפייו קי לא מאטירייא׳ איש דילגאדה אילאש אינפֿיר׳ מידאדיש קי טיינין 4 טיינפוש׳ נו שי פודין [...]שנאר אין איל׳ פֿרינסיפייו›

2 {דישטינסיין 3 אי קאפֿי׳ 2 דילוש דיאקריטיקוש}

3 ‹פונגﬞאן›

4 ‹(1) איל 3 דיאה איש איל פרימירו דייאקרי׳ טיקו די דוטרינה די איפוקר׳ אי גאלינו ו[...] / פירסיאניוש 2›

5 ‹(2) אין איל 3 לאש מאלאש פיר׳ מאטאן›

6 ‹(3) לה ראזון אין קי שיאה איל 3 פרימיר׳ דיאקריטיקו אין אלגונאש אינפֿירמידאדיש›

7 ‹(4) קי איל 3 איש קונשידינטי אי׳ לה ראזון איש פור איל דיאה׳ 4›

8 ‹(5) קי איל קינטו איש גﬞודטאטוֿרייו׳ קונשידינטי פארה מווירי איל 4›

en'fermo.

[1]Y se podía aquí dubdar si la enfermedad alguna se podía ter/[30]minar conforme a esta dotrina en el principio della. A lo que se responde que /las diarreas se poden terminar y se terminan por vapores por ser la ma/teria muy caliente y delgada y cachi inmaterial, cuales son los espritos de /que se ayó la diarrea. Mas las enfermedades que tienen 4 tienpos y son materiales /y co‹n›sistentes que tienen 4 tienpos no se poden terminar en el principio /[35]salvo conforme a la dotrina que deximos arriva del robusto enfermo que pode sufrir

//[14r]y regular las sintomáticas evacaciones de los umores malignos que retan[2] la /naturaleza. Y estas en principio son muy malas, como avemos dicho, en cuanto /son señal de la mala enfermedad que ay en el cuerpo y de su causa que es maligna. /Mas como causa son buenas estas evacaciones en principio en cuanto e/[5]vacúan la maligna y mucha causa que aze la enfermedad, quedando en aquellos que /bien pudieren llevar aquella evacación —no se le perdiendo las fuerças— el cuerpo /más livano y la naturaleza del enfermo más descargado y coze bien el resto que /quedó de los umores malos y malignos para bien evacuarlos perfetamente en /el día crítico cobrando el enfermo perfeta salud.

Distinción 3 del 3
diacrítico

/[10][3]El primero día de los diacríticos contando del principio de la enfermedad/es el 3 según Galeno y Ypocr' en el libro 3º *De los per[sonio]s,*[4]/cuando dize que las febres libianas que no tienen maglinidad sinples se terminan /dentro del primero (cuater)nario[5] cuando ay en ellas señales seguros y buenos /y[6] que tanbién las malignas con malos señales matan en este término.

En /[15]aquel lugar da Ypocr'[7] la razón desto diziendo que estas febres en el primer /ínpetu se cumple su (cuater)nario y por esto se terminan del 3 al 4; lo que viendo /Galeno dixo sobre el mismo lugar: finalmente avemos de contar el día 3 en/tre los decretorios pues que dixo Ypocr' entre el 4 día o antes faltan.

Y ansí, en el primer libro de *Las epidemias*[8] el primer decretorio que /[20]conta es el 3 por lo cual es esto coinc(i)detente como dize Galeno en /el libro 3º *De los días decretorios.* Y[9] se llama concidente porque cuando /se a de jusgar en el 4 el umor que aze la enfermedad se move aprissa /y se antepone el juicio y se aze en el 3. Lo[10] cual sole tanbién aconto/cer al cuatro con el quinto, porque cuando está la naturaleza cansada y fatiga/[25]da de cozer el umor y no se pode acavar de cozer asta el 4 ni azerse en él la cris por la flaqueza que tenía el enfermo se cunple la cocción y /se aze la cris en el quinto.

Y ansí, todos 2, tercero o quinto, son decretorios con/cidentes

---

[1] Escrito en el margen: ‹(14) Y pregunta si en el/ principio puede sanar/ alguna de enfermedad/ se responde que las diarreas/ que no han de menester cozerse/ el umor sanan en el/ principio que la materia/ es delgada y las enfer/medades que tienen 4 tienpos/ no se poden...sanar en el/ principio›.

[2] Escrito en el margen: ‹punjan›.

[3] Escrito en el margen: ‹(1) Él 3 día es el primero diacrí/tico de dotrina de Ypocr' y Galeno y .../ por ...anios 2›.

[4] No se puede leer esta palabra pero se refiere al *Libro de los pronósticos* que en el texto llama «Pernostico». En Amato L. suele ser denominado *Praedictionū,* aunque excepcionalmente escribe *Lib. prognosticorum.* Tal vez esta doble lectura del nombre ha provocado la confusión que se ve en el texto y en su nota.

[5] Aquí y en el siguiente párrafo escrito «4 nario".

[6] Escrito en el margen: ‹(2) En el 3 las malas per' matan›.

[7] Escrito en el margen: ‹(3) La razón en que sea el 3 primer/ diacrítico en algunas enfermedades›.

[8] Amato L. escribe *Libro de vulgaribus morbis,* Florencia 1551, fol. 31.

[9] Escrito en el margen: ‹(4) Que el 3 es concidente y/ la razón es por el día 4›.

[10] Escrito en el margen: ‹(5) Que el quinto es jutatorio/ concidente para movere el 4›.

סידינטיש פור לה ויזינדאד דיל 4 קומוקיירי גאלינו אי [1]טאנביין שי פואידין לייא מאר טאליש פורקי סושידין אין אילייוש לוש גֿואישייוש אין לוש מישמוש דיאש קי לאש אינ פֿירמידאדיש טיינין ~~לא~~ שוש אקשייוניש פור לו קואל לאש אינפֿירמידאדיש מוי אגודאש מוגֿאש ויזיש אין איל דיאה 3 אינפאר שי גֿושגאן אי לו אלייאמוש די גאלינו אין איל 3 דיקריזיבוש [2]מאש שישיאה די קונטאר אין אונה פארידה קי ליויני

14v *[3]

לה פֿיבֿרי אל דיאה 3 דישטי דיאה או דיל דיאה די קי פארייו אין איל טראטאדו די לאש אינפֿיר מידאדיש די לאש מוגֿיריש 4 פארטי טראטארימוש אי ~~שוברי~~ אין נואישטראש אישֿ פוזישייוניש שובֿרי לה פרימירה דיל 4 די אבֿישינה אי נואישטרו פארטי שיטימה אי קו קולאימוש קי שימירה אלוש 2

דישטינשייון 4 דיל דיאה
קוארטו

[4]אין אופינייון די טודוש לוש מידיקוש איל 4 דיאה גֿודיקאטורייו אי פור טאל לו פוני איפוקר' אין איל 3 די לוש פירנוסטיקוש טישֿטו 2 אי אין לוש ליבֿרוש די לאש איפידימייאש אי גאלינו אין מוגֿוש לוגאריש אי פרינסיפאל מינטי אין איל 4 דילוש אפוריזמוש 36 קואנדו דיזי אינפישה איפוקר' דיל 3 קי אנ טישיפה אל 4 אין לאש דולינסייא די מאש בריווי טיינפו אי דישפואיש אישקריווי דיל 5 מאש טארדטאה ‹און דיאה› קי איל 4 אי דישטה מאנירה אישטה טרישלאדאדו אין טודאש לאש טרא דישייוניש ~~איל אפוריז~~ גאלינו ‹דיזי› אאון קי אין איל אפוריז' נו אישטה אישקריטו איל 4 מאש שין דובֿדה איש אישטי דיאה גֿודיקאטורייו אי פור איל לו שון טאנביין איל 3 אי איל 5 קומו דישֿימוש אריבֿה אי דיזי גאלינו אין איל דיגֿו לוגאר קי נו פוזו איפוקר' איל 4 פור גֿודיקאטורייו אין אישטי אפוריז' לא ראזון פואי קי אין לאש אקוטישימאש אינפֿירמידאדיש אישֿפירימינטאמוש מוגֿאש וויזיש קי פור לה מאיור פארטי שיאזין לוש גֿואישייוש אין איל 3 אאון קי אישטאוואן אורד[י]נאדוש פארה איל 4 אי פור לה אגודיזה דיל אומור אי פור שושיד[י]ר לה אקשיאשייון אין איל 3 קירטיקה לה נאטוראליזה אין איל אווינדו דיאזיר אין איל 4 אי אוטראש ויזיש אזיינדולה אין איל 5 אווינדושי די אזיר אין איל 4 פור איש טאר לה נאטוראליזה פלאקה שיקונפליאו אין איל 5 קומו אוימוש דיגֿו אין לה דישטינשייון ~~דיל~~ 3 דיל דיאה 3 אי טאנביין אין אישטוש דיאש שולי שושידיר קריזיש פורקי טיינין אלגו די לה נאטוראליזה דיל דיאה 7 אי אנשי איש שיירטו קי איל 5 איש [נו] דיקריטורייו מאש פוקאש ויזיש פור לו דיגֿו אי [5]טאנביין פורקי קואנדו איש לה אינפֿירמידאד די קולור טייני 4 [6]אי טייני מאש אישטי דיאה אוטרה אינשיליינשייא ‹אי› דיגלינידאד קי מושטרה לו קי אה די אקונטישיר אין איל 7 פור [7]דונדי שיינפרי קי קין איל איי בואינאש שינייאליש די קוקשייון קי פירסיוירען אשטה איל 7 אי בואין מווימיינטו אין לאש אקשייוניש קורפוראליש שי גֿושגה פירפיטישימה מינטי קון סאלוד דיל אינפֿירמו לה אינפֿירמידאד אין איל 7 מאש שי איי מאלאש שינייאליש אין איל 4 מושטראן מוגֿו מאל אי מואירטי אי מונגֿוש ויזיש אין איל 6 ‹קומו› טיראנו קי איש מואירי איל אינפֿירמו מאש שי לה אינפֿירמידאד טי רמינה פארה ביין אין איל 7 שיינפרי לו מושטרה איל 4 אי קואנדו פארה מאל לו מוש טרה איל 4 פארה איל 6 אי איש אינדיקאטיוו דיל 6 אי אין אישטי שינטידו שי לייאמה איל 4 אינדיקאטורייו דיל 7 אי דיל 6

1 ‹(6) שיגונדה ראזון פור קי שון/ קריטיקוש קונשידינטיש›
2 ‹(7) קי אין לאש פארידאש שיאה /דיקונטאר די קי לה אורה קי פאריו/ אי דינדי קי לה אינפושו קאליינטורה›
3 {דישטינסייון 4 דיל דיאה 4 קאפי' 2 דילוש דיאקריטיקוש}
4 ‹(1) איל דיא 4 איש/ אינדי/קאטורייו אפשילוטו אי/ גֿודיקאטורייו די שוייו›
5 ‹(2) קי אין לאש אגודאש קי שון/ די שאנגרי שיינפרי שי/ טירמינאן איל 4›
6 ‹(3) קי איל דיאה 4 איש אפשו/לוטו אינדיקאטורייו די/ מואירטי או דיוידו פארה /איל 6-7›
7 ‹(4) לה ראזון פורקי איש אפשי/לוטו אינדיקאטורייו פארה/ ביין אי ראזון פורקי פארה /מאל›

con/cidentes por la vezindad del 4 como quiere Galeno. Y[1] tanbién se pueden lla/mar tales porque suceden en ellos los juicios en los mismos días que las en/[30]fermedades tienen sus acciones, por lo cual las enfermedades muy agudas /muchas vezes en el día 3, inpar, se jusgan y lo allamos de Galeno en el 3 /*De crisibus*.

[2]Mas si se a de contar en una parida que le vene

//[14v]la febre, (se cuenta) al día 3 deste día o del día de que parió. En el tratado de *Las enfer / medades de las mujeres*, 4 parte, trataremos en nuestras ex/posiciones sobre la primera del 4 de Abicena. Y nuestro parte sétima y /kolay mos que se mira a los 2.[3]

Distinción 4 del día
cuarto[4]

/[5]En opinión de todos los médicos el 4 día (es) judicatorio y /por tal lo pone Ypocr' en el 3 *De los pernósticos*, texto 2, /y en los libros de *Las epidemias*[5] y Galeno en muchos lugares y principal/mente en el 4 de los *Aforismos*, 36, cuando dize: enpeça Ypocr' del 3 que an/ticipa al 4 en las dolencia(s) de más breve tiempo. Y después escrivió del /[10]5 más tardío <un día> que el 4. Y desta manera esta tresladado en todas las tra/diciones.

Galeno <dize>: aunque en el *Aforis'* no está escrito el 4 mas /sin dubda es este día judicatorio y por el lo son tanbién el 3 y el 5, /como diximos arriba. Y dize Galeno en el dicho lugar que no puso Ypocr' el 4 por /judicatorio en este *Aforis'*. La razón fue que en las acutísimas enfermedades /[15]experimentamos muchas vezes que por la mayor parte se azen los juicios en /el 3 aunque estavan ord[e]nados para el 4. Y por la agudeza del umor y por /suced[e]r la accesión en el 3 critica[6] la naturaleza en él aviendo de azer en /el 4 y otras vezes aziéndola en el 5 —aviéndosse de azer en el 4— por es/tar la naturaleza (f)laca se cunplió en el 5, como avemos dicho en la /[20]distinción 3 del día 3.

Y tanbién en estos días sole suceder crisis porque /tienen algo de la naturaleza del día 7. Y ansí, es cierto que el 5 es [no] decretorio mas /pocas vezes por lo dicho y[7] tanbién porque cuando es la enfermedad de color tiene /4[8] y tiene más este día otra enseliensia[9] <y> diglinidad[10] que mostra lo que a de /acontecer en el 7. Por[11] donde sienpre que con él ay buenas señales de cocción /[25]que perseveran asta el 7 y buen movimiento en las acciones corporales se /jusga perfetíssimamente con salud del enfermo la enfermedad en el 7. /Mas si ay malas señales en el 4, mostran mucho mal y muerte. Y munchas /vezes en el 6, <como> tirano que es, muere el enfermo.

Mas si la enfermedad te/rmina para bien en el 7 sienpre lo mostra el 4, y cuando para mal lo mos/[30]tra el 4 para el 6 y es indicativo del 6. Y en este sentido se /llama el 4 indicatorio del 7 y del 6

---

[1] Escrito en el margen: <(6) Segunda razón por que son/ críticos concidentes>.

[2] Escrito en el margen: <(7) Que en la paridas se a/ de contar de que la hora que pare/ y dende que la inpuso calientura>.

[3] Esta referencia a su obra, lógicamente, no está en Amato L.

[4] La redacción de Amato L. de este día cuarto es más extensa. Florencia 1551, pag. 32 a 36.

[5] Aquí Amato L. escribe *de Morbis populariter*, Florencia 1551 pag. 36. Nótese que este nombre es distinto al modo en que denomina el libro anteriormente. Véase nota 218.

[6] En el sentido de hacer crisis.

[7] Escrito en el margen: <(2) Que en las agudas que son/ de sangre siempre se/ terminan el 4>.

[8] Escrito en el margen: <(3) Que el día 4 es a(b)so/luto indicatorio de/ muerte o de vida para/ el 7-6>.

[9] Excelencia.

[10] Dignidad.

[11] Escrito en el margen: <(4) La razón porque es a(b)se/luto indicatorio para/ bien y razón por qué para/ mal>.

דישטינשיון 5 דיל 5 דיאה
דיקריטורייו

[2]אאון   קי לו קי דישׂימוש אין לאש דישטינשיוניש דיל דיאה 3 אי 4 פודיירה באש
טאר פארה דיקלאר לה וירטוד אי פֿואירסה דיל דיאה 5 קון טודו פארה מאיור
דיקלאראשׂיון איש דישׁאוויר קי אישטי דיאה איש אינטריקאלאר קומו איש איל 3 אי איל 9
שי גֹושגאן אין איל לאש אינפֿירמידאדיש קומו דיזי גאלינו אין איל 3 די קריזיבוש 4 די
5   לה מאנירה קי דישׁאמוש דיגֹו אטראש   אי אנשי איל 5 איש אינדיקאטיוו טאנביין דיל
7 אי 9 פור דונדי טייני 2 דיגנידאדיש [3]אי נוטה גאלינו קי אין שו טיינפו אין אונה קונשיטי
סיון קי אובֹו די אינפֿירמידאדיש אי גֹושגארון טודאש ביין קון פֿלושׁו די שׁאנגרי די נא
ריזיש אין איל 5

דישטינשיון 6 דיל 6 דיא
דיקריטורייו

[4]די   3 מאנירֿאש שׁי גֹושגאן לאש אינפֿירמידאדיש לה פרימירה איש לא נאטוראלי
10   זה ווינשׁי לה אינפֿירמידאד קוזיינדושׁי ביין איל אומור קי לה אזי אי שׁיקוש
טראנדולו ביין לה נאטוראליזה אי איואקואנדולו קון בואינה קונפֿירינסייא אי טולירֿאנ
שׁה דיל אינפֿירמו אי שו שׁאלוד פירפיטה אי שׁי מיגֹאנטיש אה אישטה שׁי גֹושגאן אין איל
7 פור לה מאיור פארטי אין איל 14 אי 20 או 21   [5]לה 2 קואנדו ויני איל גֹו
איששיו אי ריטאשׁיון די לה נאטוראליזה קאבֿזאדו די לה אגודיזה קאלור אי מאגֹלינידאד
15   די לוש אומוריש לה קואל אקאישׁי אין לוש דיאש אינטריקאלאריש אי שׁי טייני איל אינפֿיר
מו פֿואירסׂאש קונשׁטאנטיש אי בואינאש אי לה פודֿי ביין ריגולאר שׁולי אווזיש
שושׁידיר ביין פור איואקואארשׁי לה קאבֿזֿה די לה אינפֿירמידאד קומו דישׂימוש אריבֿה [6]לה
3 גֹודיקאשׁיון אקאישׁי קואנדו איש טאן מאליגנה אי טאן מאלה לה אינפֿירמידאד אי א
באטי לאש פֿואירסׂאש אי לאש קונשומי די טאל שׁואירטי קי אקאריאה לה מואירטי אל אינ
20   פֿירמו או [7]אישטה אורדינארייא מינטי אקונטיסׂי אין איל 6 אי או פור לה מאיור פארטי
אי אין איל 8 אי אין איל דישׂימו או אין איל 12 או אין איל 16 לה לה קואל איש
טוטאל מינטי מורטאל אי גֹושׁגה קואגֹי שׁיינפרי טאן מאל קי לו ללאמה גאלינו טירֿאנו
פורקי שׁי אולגה מוגֹו קון איל מאל דיל אינפֿירמו לו פיזֿה ‹די› קי שׁאני אי בושׁקה קומו אגרה
שו וילונטאד אי די טודו לו דישׁטרוי דאנדולי לה מואירטי או פור לו מינוש די שׁו
25   מאנו שׁאלגה די טאל שׁואירטי קי אין מוגֹו טיינפו נו אישׁקאפי די דולינשׁייא אמודֿו דיל
טירֿאנו קי שׁינו מאטה טומה לה אזיינדה דה די פֿאלוש או אנבֿיאה לה גאליאה או קורטה
לאש מאנוש או פייש או אוריגֹאש אי [8]פינאל מינטי איל 6 איש קונטראריו אל 7 אין
לוש גֹואישׁייוש אי ראלישׁימה מינטי אין איל אקאישׁי קריס בואינה מאש מאלאש
אי שׁיינפרי [9]לוש קי פיאוראן אל 4 מואירין אין איל 6 או פור לו מינוש מאליש מונגֹוש
30   אי שׁי איל 6 נו אקאבו די מאטאר די מאלו קואנדו אובֿו מאלוש שׁינייאליש אין איל 4 מאטה איל 8

---

1   ‹קאפֿי' 2›

2   [1]‹איל 5 איש אינטרי' קאלאר אי פור אישטו' איש אינדיקאטורייו' אי גֹודיקאטורייו›

3   [2]‹קי גאלינו וידו אין אונה' איפידימייא גֹושגארשׁי' לוש אינפֿירמוש אין' איל 5 קון פֿלושׁו די שׁא'נגרי די נ

4   [1]‹3 מודֿוש די שו טירמ[ינ]א' רין לאש אינפֿירמידאדיש' אפארטאנדושׁי' לה רימורה איש קואנדו שׁאנא

5   ‹לה 2 קואנדו אונוס מואי' רין או אוטרוש שׁאנאן›

6   ‹לה 3 קואנדו טודוש מואי'רין שׁושׁידי אין איל 6›

7   [2]‹קי איל 6 איש שׁיינפרי' ..אנו אי מאלו פארה' איל אינפֿירמו›

8   [3]‹קי איל 6 איש קונטראריו'אל 7›

9   [4]‹קואנדו איל 4 מושטרה מאל'פארה איל 6 שׁינו מאטה' אין איל מאטה אין איל 8›

//15r

Distinción 5 del 5 día
decretorio

/1Aunque lo que diximos en las distinciones del día 3 y 4 pudiera bas/tar para decla(ra)r la virtud y fuerça del día 5, con todo para mayor /declaración es de saver que este día es entrecalar como es el 3 y el 9. /Se jusgan en él las enfermedades como dize Galeno en el 3º *De crisibus* 4 de /5la manera que dexamos dicho atrás.

Y ansí, el 5 es indicativo tanbién del /7 y 9 por donde tiene 2 dignidades[2] y nota Galeno que en su tienpo en una concite/ción que uɓo de enfermedades y jusgaron todas bien con fluxo de sangre de na/rizes en el 5.[3]

Distinción 6 el 6 día
decretorio

[4]De tres maneras se jusgan las enfermedades. La primera es: la naturale/10za vence la enfermedad coziéndosse bien el umor que la aze y secos/trándolo bien la naturaleza y evacuándolo con buena conferencia y toleran/ça del enfermo y su salud perfecta. Y semejantes a esta se jusgan en el /7, por la mayor parte, en el 14 y 20 o 21.

[5]La 2ª cuando viene el ju/icio y retación de la naturaleza causado de la agudeza, calor y maglinidad /15de los umores, la cual acaece en los días entrecalares y si tiene el enfer/mo fuerças constantes y buenas y la puede bien regular. Sole a vezes /suceder bien por evacuarse la causa de la enfermedad, como diximos arriba.[6]

La /3ª judicación acaece cuando es tan maligno y tan mala la enfermedad y a/bate las fuerças y las consume, de tal suerte que acarrea la muerte al en/20fermo o[7] esta ordinariamente acontece en el 6 y por la mayor parte, /y en el 8 y en el décimo o en el 12 o en el 16, la cual es / totalmente mortal. Y jusga cuachi sienpre tan mal que lo llama Galeno tirano /porque se olga mucho con el mal del enfermo, lo pessa <de> que sane y buxca como agra /su veluntad y de todo los destrue dándole la muerte. O, por lo menos, de su /25mano salga de tal suerte que en mucho tienpo no escape de dolencia a modo del /tirano, que si no mata toma la azienda, da de palos o enɓía la galea, o corta las manos o pies u orejas.

Y[8] finalmente el 6 es contrario al 7 en /los juicios y ralísimamente en él acaece cris buena mas malas. /Y sienpre[9] los que peoran al 4 mueren en el 6, o por lo menos males munchos /y si el 6 no acabó de matar cuando uɓo malos señales en el 4 mata el 8

---

[1] Escrito en el margen: ‹(1) el 5 es entre/calar y por esto/ es indicatorio y judicatorio ›.
[2] Escrito en el margen: ‹(2) que Galeno vido en una/ epidemia jusgarse / los enfermos en / el 5 con (f)luxo de sa /ngre de narizes›.
[3] Amato L. añade el libro donde Galeno cuenta esta historia: «lib.2 de Diebus decretorijs capite séptimo"
[4] Escrito en el margen: ‹(1) 3 modos de su term[in]a/ren las enfermedades/ apartándose / la rémora es cuando sanan›.
[5] Escrito en el margen: ‹la 2 cuando unos mue/ren u otros sanan›.
[6] Escrito en el margen: ‹la 3 cuando todos mue/ren sucede en el 6›.
[7] Escrito en el margen: ‹(2) que el 6 es sienpre/ ...ano y malo para/ el enfermo›.
[8] Escrito en el margen: ‹(3) que el 6 es contrario/ el 7›.
[9] Escrito en el margen: (4) cuando el 4 mostra mal/ para el 6/ si no mata / en él mata en el 8›.

*¹

אי שי נו איל 10 מאש אשטוש נו שון טאן מאלוש קומו איל 6 אי וידי ייו אין אישטוש 2
דיאש מוי בואינאש אי פירפֿיטאש גֿודיקאשייוניש קומו דירימוש אין שו לוגאר אי נו אקי
פור אבריבייאר   ²אפֿירמה גורדונייו קי אין איל 6 שיאזין בואינאש גֿודי
קאשייוניש אין לאש אינפֿירמידאדיש שאנגיניייאש קומו שון לוש שינוקוש קי שי מווין פור

5   פאריש אי פארה אישקוזארינלו אלגונוש אאוטוריש די דישאונרה פינשאנדו קי יירה קומו איל
ייוש לואישקווזאן דיזינדו קי שי אינגאנייו קון און טיש' די אבישינה מאל טראדוזידו אין לה פיין
פרימירה דיל ליברו 2 טראטאדו 4 קאפי' 44 איל ³קואל ריאל מינטי אישטה בואינו אי נו
ייראדו אי דאדו פור טאל ‹טודוש› די לוש טראטי‹דודוריש קי לו טראדוזירון די דישפואיש אקי לאש פאלאבר
אש די אבישינה שון אישטאש לאש קריזיש דיל שינוקו שי אזין אשטה איל 7 דונדי נו

10   לו אישׄקולואי איל 6 ני איל 4 אין איל קאפי' 45 שיגינטי דיזי דישטה מאנירה אי איל
אישפאסייו דיל קריש דיל שינוקו שי מושטרה די לוש שינייאליש די לה קוקושייון די לה קואל
שי טאר׳דה דיל 3 או 4 נו שושידי לה קריש אשטה פאשאר איל 7 מולֿגאש ויזיש שי
אזי לה קריש אין איל 4 פור ⁴דונדי איראן ‹ייראן› אקיליייוש קי קירין אישקוזאר אה גורדונייו פורקי
שין דובֿדה אינטינדיייו ביין אה אבישינה אי אבישינה קיירי קי לוש פיבֿריש די שאנגרי

15   קי שי גֿושגאן פוֿ ‹אין› פאריש פורקי שי מווין פאריש ביין אי ריגולאר מינטי אי קון פיר
פֿיטה שאנידאד אי קון שוקוטיבֿה מינטי אין איל 6 קומו שוידו דישו פאלאברה קואנדו
דישׄו קי שי גֿושגאן לאש אינפֿירמידאדיש די שאנגרי קואליש שון לוש שינוקוש אשטה
איל 7 אדונדי טוטאל מינטי מיטי איל 6 אי ⁵ייו אקי אין קושטאנדינה אונה קריש
אין אונה מוסה קי טינייאה און שינוקו אי לה קוראבֿאמוש בא‹בר›ה קון איל דוטור ברזילי

20   נ״ע שובֿרינה דיל חכם אמריליייו ז״ל מוראבֿה אין לאש קאזאש די יאודה רוזאליש לה
קואל קידו מוי שאנה אי בואינה אי נו ריקאייו אאון קי פורפֿיאו איל דוטור קי אביאה די רי
קאיר קון אלגונאש ראזוניש קי אקי נודיגו פור נו אלארגאר מאש קון טודו לו שאאשטי
פֿיזי פֿאזיינדולי קונפֿיסאר קי וידי אל 3 שינייאליש די קוקסייון קי פירשיווירארון מא‹ייו›רגאן
דושי פוטינטי מינטי אשטה איל דיאה 6 אין קי קי קריטיקו אין בואינה קונפירינסייא

25   אי טולאראנסייא קידאנדו קון בואינאש אקשידינטיש קון דורמיר אי קון קומיר מוי לי
מפייא די פיבֿרי אי אנשי ⁶דישׄו אי אנשי ביין גורדונייו קון אבישינה אי לו טומארון די גאלינו
אין איל ליברו 3 די לאש קריזיש קאפי' 4 קואנדו דיזי קי דיל מוומיינטו די לה אינפֿירמי
דאד אי שוש אקשייאשיינייניש פארטיקולאריש וויניין קי שיאגה לה קריש אין איל 3 או 4 או
5 דיאה פורקי שי איש שינוקה לה פֿיבֿרי שי אזי אין איל 4 אי קונסוטיבֿה מינטי אין

30   איל 6 פור שי מוויר פור פאריש אי טאנבין וידי אוטרוש קי דישו פור נו אלארגאר
אי שושייידיריין מאש אין איל 4 קי אין איל 6 אינו פורקי אין איל 4 טיינין לוש שינוקוש
מאש שאנגרי די קולורה ‹קי די אוטרוש אומוריש אי› אי שי איש דיל שאנגרי שאנגרי 4 אומר קומו דוטרינה די גאלינו קי דיזי
קי לואה דישטיינטו⁷ דיל שינוקו קי שיאזי די טודה לה מאשה שאנגרינארייא אי נוש אילושטר
אמוש שו דוטרינה אי לה אבראשאמוש אין נואישטרה פארטי שיגונדה טראטאדו די לאש

1   {דישטינסייון 6 דיל דוויאה 6 דיקריזיבוש קאפי' 2}
2   ‹(5) אופינייון די גורדו‎/ נייו קי טודאש לאש‎/ קריזיש קי שיאזין‎/ אין לאש אינפֿיר‎/ מידאדיש שאנגיניייאש‎/ אין איל 6 שון בואינאש›
3   ‹(6) קי אווישינה אישטה‎/ ביין טרישלאדו אי‎/ נו ייראדו אי קי איש‎/ בואינה שו דוטרינה›
4   ‹(7) קי ייראררון לוש קי‎/ דישׄירון קי ייראררה‎/ גורדונייו פורקי איש‎/ טאווה מאל טריש‎/ לאדו אווישינה›
5   ‹(8) קואינטו די לה סובֿרינה‎/ דיל ח' אמארייו ז״ל אין‎/ אזירי פיברי ‹די› שאנגרי›
6   ‹לה דוטרינה די גורדונייו‎/ איש בואינה אי לה קון‎/ פֿירמה גאלינו אי אווי‎/ שינה קי לאש קריזיש‎/ די אינפֿירמידאדיש‎/ שאנגיניייאש שון בואי‎/ נֿאש אין איל 6›
7   ‹אפֿארטאדו›

//[15v]y si no el 10, mas estos no son tan malos como el 6. Y vide yo en estos 2 /días muy buenas y perfectas judicaciones como diremos en su lugar y no aquí /por abrebiar.[1]

[2]Afirma Gordonio que en el 6 se azen buenas judi/caciones en las enfermedades sanguiñas como son los sinocos que se moven por /[5]pares. Y para escusárenlo algunos autores de desonra, pensando que yerra como ell/os, lo escuçan dizendo que se engañó con un tes'(to) de Avicena mal traduzido en la fien /primera del libro 4, tratado 2, capítulo 44, el[3] cual realmente está bueno y no /yerrado.[4] Y dado por tal, <todos> de los que los tra[te]dudores que lo traduzeron de después, aquí las palabr/as de Avicena son estas: las crisis del sinoco se azen asta el 7 donde no /[10]lo exculoi[5] el 6 ni el 4.[6]

En el capítulo 45 siguiente dize desta manera: y el /espacio del cris del sinoco si mostra de los señales de la cocción, de la cual /se tarda del 3 o 4, no sucede la cris asta passar el 7. Muchas vezes se /aze la cris en el 4, por[7] donde <yerran> aquellos que queren escusar a Gordonio porque /sin dubda entendió bien a Abicena.

Y Abicena quiere que los (f)ebres de sangre /[15]que se jusgan <en> pares porque se moven por pares bien y regularmente y con per/feta sanidad y consecutibamente en el 6, como se vido de su palabra cuando /dixo que se jusgan las enfermedades de sangre cuales son los sinocos, asta /el 7 adonde totalmente mete el 6.

[8]Y yo vide aquí en Costandina una cris /en una moça que tenía un sinoco y la curábamos babra[9] con el doctor B(a)rzil(a)i /[20]—¡que descanse en el paraíso!—, sobrina del ḥakam Am(a)rillo —¡bendita sea su memoria!— (que) moraba en las casas de Yeuda Rosales, la /cual quedó muy sana y buena y no recayó aunque porfió el doctor qué abía de re/caer con algunas razones que aquí no digo por no alargar más. Con todo, lo sasti/fizo faziéndole confesar que vide al 3 señales de cocción que perseveraron mayorgán/dosse potentemente asta el día 6 en que criticó con buena conferencia /[25]y tolerancia, quedando con buenos accidentes con dormir y con comer, muy li/mpia de febre. [10]

Y ansí,[11] dixo bien Gordonio con Abicena, y lo tomaron de Galeno /en el libro 3º *De las crisis*, capi' 4º, cuando dize que del movimiento de la enferme/dad y sus acciones particulares vienen que se aga la cris en el 3, 4 o /5 día, porque, si es sinoca la febre, se azen en el 4 y consetiba/mente en /[30]el 6 por se mover por pares. Y tanbién vide otros que dexo por no alargar. /

Y suciederien más en el 4 que en el 6, y no porque en el 4 tienen los sinocos /más sangre de colora <que de otros umores y> si es del sangre, 4 umor, como dotrina de Galeno que dize /que lo a distinto[12] del sinoco, que se aze de toda la massa sanguinaria. Y nos ilustr/amos su dotrina y la abraçamos en nuestra parte segunda, *Tratado de las*

---

[1] Esta última frase no está en Amato L.

[2] Escrito en el margen: <(5) Opinión de Gordo/nio que todas las/ crisis que se azen/ en las enfermedades sanguiñas/ en el 6 son buenas>.

[3] Escrito en el margen: <(6) que Avicena está/ bien tresladado y/ no yerrado y que es/ buena su dotrina>.

[4] En la obra de Amato se extiende bastante más en la explicación del supuesto yerro de Gordonio. Florencia 1551, fol 38-39.: *Hanc tamen Gordonii sententiam, ut falsam multi euertere conantur, immo ut ipsum Gordonium ab errore vindicet, serunt ob textum quendam Avicennæ corruptum. Fen secunda libri quarti, tractatu secundo, capite nono in hanc rem impegisie, quem quoq; olim Nicolus Florentinus deprauatum esse suspicabatur, & hodie ita esse percipitur, ex Bellunenfi correctione, praecipue circa verbum, causonem & fixam* ... Florencia 1551, pag. 38.

[5] Excluye.

[6] Respecto a las fiebres de sanguínea dice Bernard de Gordon sobre la cura por sangría que esta se hace en el «Sesto día", Lilium medicinae: 14.

[7] Escrito en el margen: '(7) que yerraron los que/ dixeron que yerrara/ Gordonio porque es/tava mal tres/lado Avicena'.

[8] Escrito en el margen: '(8) cuento de la sobrina/ del h' Amariio, ¡bendita sea su memoria!, en/ azer febre 'de'. sangre'.

[9] No encuentro un significado para esta palabra, podría entenderse como una construcción en hebreo: הרבאב, en su órgano, pero tratándose de una fiebre no tiene mucho sentido apuntar a un órgano concreto. Otra opción es que sea una abreviatura, pero en tal caso tampoco la he encontrado.

[10] Moreno incluye estas referencias a Avicena, que no se encuentran en Amato L. y también es propio el relato de lo que sucedió en Costandina (Estambul).

[11] Escrito en el margen: '(9) la dotrina de Gordonio/ es buena y la con/firma Galeno y Avi/cena que las crisis/ de enfermedades/ sanguiñas son bue/nas en el 6'.

[12] Escrito en el margen: 'apartado'.

35   פֿיבריש קאפֿי' די לה ויריגואילה אדונדי קלארה מינטי דישו פרופֿייא דוטרינה די אבישינה

16r *1

פרוואמוש[2] קי שי‹ד›ה פיבֿרי די שאנגרי ‹4› אומור דישטינטו די טודוש לוש מאש אומוריש אורדי
נארייא מינטי שי גֿושגה אין איל 4 קומו איש לה סינוקה קאלייינטורה ‹קי› שולו די לה
איפֿירוישינשייא די לוש אומוריש ~~קון לה סאנ.. קושואיש לה סינוקה~~ ‹אין שו טריפֿידאשייון שי אזי› פורקי טיינין
שו מווימיינטו מאש אפרישאדו אי אנשי קואנדו דיזי גֿאלינו קי טודאש לאש קריזיס דיל 6

5   שון מאלאש אי מורטאליש שיאה די אינטינדיר די לאש קי קאלייינטוראש קולוריקאש אי קי שי
מווין פור אינפֿאריש נו דילאש שאנגיניאש קי שי מווין פור פֿאריש

דישטינשייון 7 דיל 7
דיאקריש

מוגֿו[3]   ביין אוימוש דיגֿו דיל דיאה 7 אי מונגֿאש מאש אלאבֿאשייוניש קאוין אין איל
אי פור אישטו גֿאלינו לו לייאמה ריי ביקנינו אי פֿיאדוזו אי קון ראזון פורקי טוד

אש לאש קריזיס לאש קי ביין אינדיקאדאש דיל דיאה 4 איקי טוטאל מינטי אראנקאן לה אינפֿיר
10   מידאד שי אזין אין אישטי דיאה אי טודאש לאש בואינאש אי שימיגֿאנטיש אה אישטאש
קי שי אזין אין אוטרוש דיאש שון פור איל אטאמיינטו קי טיינין לוש דימאש קון איל
דימאש[4] קון טודו מואירין מוגֿוש אין איל אי פרינסיפאל מינטי אין טינפֿו די פישטי אי
לה ראזון איש פורקי אקילייוש מאטה מאש לה פֿישטי קי מאש שיאישפֿורשאן אי טראואגֿאן
פארה איגֿאר לוש אומוריש ויניגֿוש קי לה קאבֿזאן אי איל סם המות פֿואירה דיל קואירפֿו אי

15   די שימיגֿאנטי מודו שושידי אין לאש אינפֿירמידאדיש מאליגנאש פורקי נאטוראליזה וויו
דושי אין אישטו דיאה פֿושקי די קיאטאשייון אי ריפֿוזו ביגנינו אי פֿיאדושו פארה טודוש
קון שופֿאויר טומה לה מאנו פֿואירטי מינטי [ש] אי נטרה אין לה פֿיליאה קון לה אינפֿיר
מידאד אי אומוריש מאלוש קי לה קאבֿזאן אי דיטירמינה קומו [...] די אורדינאריו ויינשין
אה אונו דילה וינשיר אי איגֿאר פֿואירה דיל קואירפֿו אי טופֿאנדושי קון לה מאטירייא

20   קי אזי לה פֿישטי לה קי אישטה אפֿארינטי פֿאריש קי לה וא יא וינשיינדו אי שאלי אין שו
פֿאויר לה קי אישטה אישקונדידה לה קואל גֿונטה קון לה אפֿארינט טייני מוגֿו מאייוריש פֿו
אירסאש קי לה פֿואירסה די לה נאטוראליזה אי נו לו פוניינדו ריגֿישטיר אלה מוגֿה קאנטידאד
אי מאליסייא די איל מימו קי איי אין לה מאטירייא די לה פֿישטי פושטראדה אי וינשידה
פֿיירדי לה וידה איל אינפֿירמו

דישטינשייון 8 דיל דיא
אוגֿאוו

איל[5]   וואלור דיל דיאה 8 ייא קידו דיגֿו אין לה דישטינשייון דיל דיאה 6 גֿאלינו לו
לייאמה דיבֿיל אי פֿלאקו דיקריטורייו אי[6] אינפֿיאיל שו דיאינקאטיבֿו איש
איל 4 אי קואנדו לה אינפֿירמידאד נו איש אגֿודה אי נו שי גֿושגה אל 6 שי גֿושגה אין פרין
סיפֿייו דיל 8 אי שי שימווי פור פֿאריש[7] אי איל דישימו גֿושגה מיגֿור קיל אי

---

1   דישטינסייון 7 דיל דיאה 7 אי 8 דיל דיאה 8 דיקריזיש ק 2

2   ‹אקונטרה איל›

3   ‹(1) איל דיאה 7 איש ריי'/ ביקנינו אי פֿיאדוזו קי'/ קי טודאש לאש בואינאש/ קריזיש קי שי אזין אאינדה'/ קי שיאן אין אוטרוש דיאש/ שון פור איל אטאמיינטו'/ קי וויינין קון איל 7 אי'/ קי איל איש פרינסיפאל גֿו'/דיקאטורייו דיל טודו›

4   ‹(2) קי שי מואירין מוגֿוש'/ אין איל 7 אידי אינפֿיר'/מידאדיש מאליגנאש›

5   ‹(1) קי איל 8 איש דיבֿיל'/ אי פֿלאקו דיקריטורייו›

6   ‹(2) קי איל 4 איש שו אינ'/דיקאטיוו›

7   ‹(3) קי איל דישימו איש'/ מאש פֿואירטי גֿודי'/קאטורייו קי איל 8›

/[35]febres, capi[´] de la virgüela, adonde claramente dixo propia dotrina de Abicena.

//[16r]Probamos[1] que se da febre de sangre, ‹4› umor distinto de todos los más umores. Ordi[´]nariamente se jusga en el 4 cómo es la sinoca: calientura ‹que› solo de la [´]efervecencia de los umores ‹en su trepidación se aze› porque tienen [´]su movimiento más apressado.

Y ansí, cuando dize Galeno que todas las crisis del 6 [/5]son malas y mortales se a de entender de las calienturas coléricas y que se [´]moven por inpares, no de las sanguiñas que se moven por pares.

Distinción 7 del 7
diacris

[2]Mucho bien avemos dicho del día 7 y muchas más alabaciones caven en él. Y por esto Galeno lo llama rei begnino y piadoso, y con razón, porque tod[´]as las crisis, las bien indicadas del día 4 y que totalmente arrancan la enfer[/10]medad, se azen en este día. Y todas las buenas y semejantes a estas [´]que se azen en otros días son por el atamento que tienen los demás días con él.

[/3]Demás,[4] con todo, mueren muchos en él y principalmente en tenpo de peste. Y [´]la razón es porque aquellos mata más la peste que mas se esforçan y travajan [´]para echar los umores venenosos que la causan y el sam ha-mavet fuera del cuerpo.

Y [/15]de semejante modo sucede en las enfermedades malignas porque naturaleza —vién[/] dosse en este día posque es de quiatación y reposo begnino y piadosso para todos [´]— con su favor toma la mano fuertemente [...s] entra en la pelea con la enfer[´]medad y umores malos que la causan y determina como [...] de ordinario vencen [´]a uno de(l)la, vencer y echar fuera del cuerpo. Y topándosse con la materia [/20]que aze la peste la que está ap(a)rente parece que la vaya vencido y sale en su [´]favor. La que está escondida —la cual, junta con la aparente, tiene mucho mayores fu[´]erças que la fuerça de la naturaleza — y no lo poniendo rechistir a la mucha cantidad [´]y malicia de el veneno que ay en la materia de la peste, postrada y vencida pierde la vida el enfermo.

Distinción 8 del día
ochavo

[/25,5]El valor del día 8 ya quedó dicho en la distinción del día 6. Galeno lo [´]llama débil y flaco, decretorio e[6] infiel. Su día in(di)catibo es [´]el 4. Y cuando la enfermedad no es aguda y no se jusga al 6, se jusga en prin[´]cipio del 8.

Y si se move por pares[7] y el décimo jusga mejor quél y

---

[1] Escrito en el margen: ‹a contra él›.
[2] Escrito en el margen: ‹(1) el día 7 es rei[´] begnino y piadoso que[´] que todas las buenas[´] crisis que se azen aínda [´] que sean en otros días[´] son por el atamiento[´] que vienen con el 7 y[´] que él es principal ju[´]dicatorio del todo›.
[3] La alabanza al día 7 es más extensa en la obra de Amato L. Florencia 1551, fol.40.
[4] Escrito en el margen: ‹(2) que se mueren muchos[´] en el 7 y de enfer[´]medades malignas›.
[5] Escrito en el margen: ‹(1) que el 8 es debil[´] y (f)laco decretorio›.
[6] Escrito en el margen: ‹(2) que el 4 es su in[´]dicativo›.
[7] Escrito en el margen: ‹(3) que el décimo es[´] más fuerte judi[´]catorio que el 8›.

קומו אוּוימוש דיג׳ו איל מיג׳ור קי איל 6 1אאון קי ניקולאו פלורינטינו לידה אישטי דיאה
30   מוג׳ו גראנדי דיגנידאד אי אונרה אי ביין קונשידראנדו איל מוּוימיינטו די לה לונה קומו
דישימוש אריוּוה בי׳יני אשיר 7 איל פרינסיפייו דיל 8 אי קומו 7 אי נו קומו 8 קריטיקה אירמוזה מינטי

16v

2*

דישטינשיון 9 דיל
דיאה 9

3דיזי   גאלינו קי אינטרי לוש דיאש אינטריקאלאריש איל 9 איש איל מיג׳ור פורקי ג׳וש
גה אמונג׳וש ביין אי קומפלידה מינטי אי איל 5 שיליאיגואלה לואיגו אי
דישפואיש איל4 3 פורקי אישטה אישטי דיאה 9 אין 2 גודיקאטורייוש 7 אי 11 איל קואל
5   קואנדו נו אקאישי איל ג׳ואישייו אין איל 7 או שיאה דיאזיר אל 11 איל לו טומה פארה
שי מאש ראראש ווּיזיש טומה איל ג׳ואישייו דיל 7 אי מונג׳אש לאש דיל 11 דונדי וּיני
קי שיינפרי לאש קריזיש דיל 9 שון פירב̄יטאש אי קונפלידאש אי קומו אישטה אין טרי 2
טאן גראנדיש גודיקאטורייוש פארה ביין נו 5ליטוקה אקילייא ריגלה קי טראי אב̄ישינה אין
לה פ̄ין 2 דיל 4 אין איל קאפ̄י׳ די לוש דיאש בואינוש אי מאלוש קואנדו דיזי לוש דיאש
10   קי מאש שי אפראראטאן דיל פרינסיפייו די לה אינב̄ירמידאד מאש שי אינפ̄לאקישין אי א
אנשי אינטרי לוש ראדיקאלריש גודיקאטורייוש אי מאש פרינסיפאליש איל 7 איש איל
מאש פ̄ואירטי אי מאש מאיור קי איל דישימו 4 אי איל 14 מאש קי איל 20 או
21 אי אינטרי לוש קי אינדיקאן ראדיקאליש ~~איל קרואל~~ 4 5 איש איל מאש פ̄ואירטי
אי מאש מאיור קיל 11 אי איל 11 מאש קי איל 17 6 קון טודו אינטרי לוש אינטרייקא
15   לאריש איש מאש פ̄ואירטי איל 3 ‹ני› קי איל 5 ‹נו איש› מאש ‹פ̄ואירטי› קי איל 9 מאש אישטי
איש מאש מאיור קי טודוש מאש פ̄ואירטי אי מאש אינשילינטי פור לה ראזון קי דיזיאמוש
אריוּוה די אישטאר אינטרי 2 גודיקאטורייוש אי אנשי אישטה ריגלה אי אוישינה איש
מוי בואינה אי שידיווי די גוארדאר

דישטינשיון 10 דיל
דיאה 10

7איש   שו נאטוראליזה לה מישמה דיל דיאה 6 אי 8 שיגון גאלינו אין איל פרי
20   מירו די קריזיבוש מאש מינוש מאלו קיל 8 אי מוג׳ו מינוש קי לה דיל 16
פורקי קומו אוּוימוש דיג׳ו פור לה גרושידאד די לה מאטירייא אלגונוש אינב̄ירמידאדיש קי
שי אוּיאן די דיטירמינאר אין איל 6 שי דיטירמינאן אין איל 8 אי אישי שיאלארגארי אסטה
10 איש מאש פיאור פורקי איל ג׳ואישייו שיאזי אינפ̄ירפ̄יטו אי אישקורו אי נו שאנאב̄לי

דישטינשיון 11 דיל
דיאה 11

8אשי   קומו איל דיאה 4 איש אינדיקאטורייו דיל 7 אנשי איל 11 דיל 14 פורקי
לה פורפושייון קי טייני איל 4 קון איל 7 טייני איל 11 קון איל 14

1   ‹(4) קי איל 8 קואנדו וּיני׳ אשיר 7 אין אופיניייון׳ די ניקולאו פ̄לורינטינו׳ איש גראנדי ג̄ודיקאט[ורייו]›
2   דישטינסיין 9 אי 10 אי 11 דיל דיאה 9 אי 10 אי 11 די קריזיש קאפי׳
3   ‹(1) אי איל מיג̄ור אינטרי׳ קאלאר איש איל 9›
4   ‹(2) לה ראזון פורקי איש׳מיג̄ור אינטריקאלאר›
5   ‹(3) די דוטרינה די אוּוישי׳נה קי קואנטו מאש׳שירקה אישטאן לוש׳ דיאש אינטרי קואל ריש׳דיל פרינסיפייו טאנ׳טומאש פ̄ואירטיש׳ שונ›
6   ‹(4) נו קיטה קי איל דיאה׳ 9 שיאה מיג̄ור קי׳ איל 5 אי 3 אאון׳ קי איש טאן שירקה דיל׳ פרינסיפייו אי קי לה׳ דוטרינה די אוּוישינה׳ איש בואינה›
7   ‹(1) קואליש 2 איש קומו׳ איל 6 אי מאש מינוש׳ מאלו קי איל 8 אי׳ איל 16›
8   ‹(1) קי איל דיאה 11 איש׳ אינדיקאטורייו דיל 20 ׳ [...]׳וי›

/como avemos dicho el mejor que el 6[1] aunque Nicolao Florentino le da este día /[30]mucho grande dignidad y onra.

Y bien considrando el movimiento de la luna, como /diximos arriva, biene a ser 7 el principio del ocho y como 7, y no como 8, critica /ermosamente.

//16v

Distinción 9 del
día 9

/ ,[2]Dize Galeno que entre los días entrecalares el 9 es el mejor porque jus/ga a munchos bien y cumplidamente, y el 5 se le iguala luego y /después el[3] 3. Porque está este día 9 en(tre) 2 judicatorios, 7 y 11, el cual /cuando no acaece el juicio en el 7 o se a de azer el 11 él lo toma para /[5]sí. Mas raras vezes toma el juicio del 7 y munchas las del 11, donde viene /que sienpre las crisis del 9 son perfetas y cunplidas.

Y como está entre 2 /tan grandes judicatorios, para bien no[4] le toca aquella regla que trae Abicena en /la fen 2 del 4, en el capi/ de los días buenos y malos, cuando dize: «los días que más se apartan del principio de la enfermedad, más se enflaquecen».

Y /[10]ansí entre los radicales judicatorios y más principales el 7 es el /más fuerte y más mayor que el décimo 4, y el 14 más que el 20 o /21.

Y entre los que indican radicales el 4 es el más fuerte /y más mayor quel 11, y el 11 más quel 17. Con[5] todo, entre los entreca/lares es más fuerte el 3 <ni> que el 5, (el 5) <no es> más <fuerte> que el 9, mas este /[15]es más mayor que todos, más fuerte y más encelente por la razón que dezíamos /arriva de estar entre 2 judicatorios. Y ansí, esta regla de Avicena /es muy buena y se deve de guardar.

Distinción 10 del
día 10

[6]Es su naturaleza la misma el día 6 y 8 según Galeno en el pri/mero *De crisibus*, mas menos malo quel 8 y mucho menos que la del 16, /[20]porque, como avemos dicho, por la grosedad de la materia algunos enfermedades que /se avían de determinar en el 6, se determinan en el 8 . Y si se alargare asta /10es más peor porque el juicio se aze inperfecto y escuro y no sanable.

Distinción 11 del
día 11

[7]Así como el día 4 el es indicatorio del 7, ansí el 11 del 14 porque /la porpoción que tiene el 4 con el 7 tiene el 11 con el 14.

---

[1] Escrito en el margen: <(4) que el 8 cuando/viene a ser 7 en opinión/ de Nicolao Florentino/ es grande judicat[orio]>

[2] Escrito en el margen: <(1) y el mejor entre/calar es el 9>.

[3] Escrito en el margen: <(2) la razón porque/ es mejor entrecalar>.

[4] Escrito en el margen: <(3) de dotrina de Avice/na que cuanto mas/ cerca están los /días entrecalares/ del principio tan/to mas fuertes/ son>.

[5] Escrito en el margen: <(4) no quita que el día/ 9 sea mejor que/el 5 y 3 aun/que es tan cerca del/ principio y que la/ dotrina de Avicena/ es buena>.

[6] Escrito en el margen: <(1) cuales 2 es como/ el 6 menos/ malo que el 8 y/ el 16>.

[7] Escrito en el margen: Escrito en el margen: <que el día 11 es/ indicatorio del 14/...>.

25   א.שי קומו איל 4 שילייאמה גֿודיקאטורייואי אנשי [...] איל 11 קדן איל 14 אי

קומו איל 4 שילייאמה גֿיקו גֿודיקאטוריי ‹אי פירפֿיטו אינדיקאטוריו› אנשי טאנביין איל 11 פירפֿטו אינדיקאטי

בו. אי גֿיקו גֿודיקאטורייו [1] קון טודו אאון קי אישטוש 2 דיאש טינגאן קונוינייֿה ‹שי› דיפֿירין

מוגֿו די אקלייא אינדיקאסיין קי טיֵני איל 4 פורקי קומו דיזי איפוקר' אי קומו קאדה דיאה

* 17r [2]

שי [א]ישפרימינטה לוש סינייאליש די קוקסיין קי אפארישין אל קוארטו קואנדו שון פורמיש אי

קושטאנטיש מושטראן לה קריס שיירטה אל 7 אי נו איש אנשי אין איל 11 פורקי פֿואידי א

ווֵיר אין איל שינייאליש מאניפֿיינישטאש אי קלאראש די קוקוסיין אי נו גֿושגאֵרשי אין איל

14 קי ‹פורקי› [א]אנידה קי אינדיקה קומו איל 4 פארה איל 7 איל 11 איל 14 אאינדה קי נו אייא

אפארישידו אנטיש דיל 4 נינגון קוזימיינטו קומו פֿארישקה אין איל 4 אי פירשיוויריי א

5   אשטה איל 7 איש שיירטו איל גֿואישייו אין אישטי אי אין איל 11 איל 14 שי דיאֵנטיש דיל

נו פֿארישייו אלגון קוזימיינטו אין איל 8 או אין איל 9 אאון קי פֿארישקה אין איל 11 נו ‹שי› גֿוש

גה לא אינפֿירמידֿאד אשטה איל 17 או 20 או אין אוטרו דיאה דיקריטורייו מאש טארדי

או אי לה ראזון איש קי קומו לה נאטוראליזה פֿודֿי קוזיר לה אינפֿירמידֿאד אינטיריש

10   דיאש אי מידֿיו אי מושטרֵאר אין אילייוש שינייאליש די קוזימיינטו אנשי לה פֿודֿירה אין

אוטרו טאנטו טיינפו אקאוואר די קוזירלה קי איי אשטה איל 7 שי אי אזי אין איל בוינה

פֿירפֿיטה קריס לו קי נו איי אין איל 11 איל 14 אשטה איל 14 פורקי טאנטו טיינפו אה מיניש

טיר דינדי קי נאטוראליזה אינפֿישו אקוזיר אשטה אקאבֿאר דיקוזירשי איל אומור קואנטו

טארדה אשטה פֿארישיירין שינייאליש די קוקסיין אי אנשי לו וימוש אריווה אין לה אישטוריייה

15   די אנשֿיאון אי דילה באדֿישה אי אנשי אה מינישטיר פֿארה שי גֿושגאר אל 14 קי נו שולה

מינטיש אייא קוקסיין אין איל 11 מאש קי פֿארישקאן שינייאליש דילייאש אין איל 8

או אין איל 9 אי אין די אוטרה מאנירה נו שי גֿושגאן אשטה איל 20: 17 או 21 או אוטרו טי

רמינו מאש טארדי אי מאש קומו איש ייא איל טיינפו לארגו אישטה לה נאטוראלי

זה פֿלאקה די לוש קונבֿאטיש די לה אינפֿירמידֿאד אי קוזי מוגֿו מינוש פור לה פֿלא

20   קיזה די לו קי קוזיאה אין 3 אי 4 אי 5 אי 6 קי אישטאבֿה אינטונשיש אאון פֿואירטי

אי פֿודֿירוזה אי אנשי אה מינישטיר דישפֿואיש דיל 11 מוגֿו מאש טיינפֿו פֿארה אקא

וואר די קוזיר קי נו אין לוש פרימירוש דיאש אי אנשי טארדֿה איל גֿואישייי אי אלה פֿן

שיאזי בואינה קריס אי אין און דיאה דישטוש מאש טארדיאו אי מוי פֿיריפֿיטה קומו

איש ביין אינדיקאדו דיל 11 קון טודוש שוש תנאים   אי אנשי דישֿו איפֿוקר' אין לה

25   פרימירה די אפֿוריז' קואי לונגו טיינפֿוריי אייֵש טינואנטור קורפֿארה לונגו שוויר ריי

פאשיאיינדה קואי וויֵרו ברייויו בריביטייר לוש קואירפֿוש קי שי אדילגאזאן אי קונשומין

אי אינפֿלאקישין אין לונגו טיינפֿו לונגו טיינפֿו שיאה די אגֿוארדֿאר פֿארה לוש די פֿאזיר

אי אינגֿורדֿאר אי אקילייוש קי אין ברייוו טיינפֿו שי קונשומין אי שי דישֿאזין בריויו

מינטי לוש אוימוש די אינגֿוארדֿאר אי אישֿפֿורשאר אי אנשי שושידי אין טודֿאש

30   לאש אלטיראשייוניש קי שיאזין אין נואישטורוש קואירפֿוש קי ריזולטאן אין ביין [3] מאש

איש די נוטאר קי טיינין קונשיגו אישטה פרופֿיידֿאד לאש פֿירידֿאש די קאביסה קי איל

11 אינדיקה מוגֿישימו איל שושישֿו דיל 14 אי אישטו איש אין לאש אירידֿאש פורקי

אין אילייאש לה קאל[יי]נטורה איש שו אגֿשידֿינטי לה קואל פֿוקו אי פֿוקו שין שינטיר איל אוגֿו

לה מאטירייא קי שי [בֿה] אזיינדו טאנטו קי או נו פֿארישי נינגונה אלה ויסטה או אאון קי לה

35   אייא מאלה אאון קי נו איש טאנטו מאלה שינו שי אקאווה די אזיר לה קונווינֵיינטי קואל איש לה ליוֹוי

בלאנקה אי איגֿואל אשטה איל 11 מושטרה פֿלאקיזה די נאטוראליזה פֿארה איל

* 17v [4]

14 אי מאל מוגֿו אין איל מאש שי אין איל 11 שי אקאבֿה די פֿריפֿיסייונאר לה מאטיר

---

1   ‹לה ראזוֿן פורקֿי אאון קֿי‏/ פֿארישקה בואינוש שי[ניי]‏/אליש די קוזימיינטו אי‏/ איל 12 נו שי גֿושגו קֿי‏/ אל 14›

2   {דיקריזֿוש קאפֿי 2}

3   ‹(3) לה ראזוֿן פֿורקֿי שיינפֿרי איל‏/ 11 אין לאש פֿירידֿיש די קאוויס[ה]‏/ איל 11 מושטרא לו קֿי אה [די]‏/ סושידיר אין איל 14 קֿי‏/ פֿארה ביין קֿי פֿארה מאל›

4   {דישטינסיון 12 אי 13 אי 14‏/ אי 15 דיל דיאה 12 אי 13 אי‏/ 14 אי 15 די קריס‏/ קאפֿי 2

/Y/como el 4 se llama chico judicatorio ‹y perfeto indicatorio›, ansí tanbién el 11 perfecto indicati/bo y chico judicatorio.[1]

Con todo, aunque estos 2 días tengan convenieça ‹se› diferen /mucho de aquella indicación que tiene el 4 porque como dice Ypocr' —y como cada día

//17ʳse exprimenta— los señales de cocción que aparecen al cuarto cuando son firmes y/costantes mostran la cris cierta al 7. Y no es ansí en el 11 porque puede a/ver en él señales manifestas y claras de cocción y no jusgarse en el /14, que ‹porque› aínda que indica como el 4 para el 7, el 11 para el 14 aínda que no aya /5aparecido antes del 4 ningún cozimiento como paresca en el 4 y persevere /asta el 7, es cierto el juicio en este. Y en el 11 si de antes dél /no apareció algún cozimiento[2] en el 8 o en el 9 aunque paresca en el 11 no se jus/ga la enfermedad asta el 17 o 20 o en otro día decretorio más tardí/o.

Y la razón es que como la naturaleza pode cozer la enfermedad en tres /10días y medio y mostrar en ellos señales de cozimiento, ansí la poderá en /otro tanto tienpo acavar de cozerla que ay asta el 7 y se aze en él buena /perfecta cris; lo no que no ay en el 11 asta 14 porque tanto tienpo a menes/ter dende que naturaleza empeçó a cozer asta acabar de cozerse el umor cuanto /tarda asta parecieren señales de cocción. Y ansí, lo vimos arriva en la ystoria /15de Anaxion y de la (a)badesa.

Y ansí, a menester para se jusgar el 14 que no sola/mentes aya cocción en el 11 más que parescan señales dellas en el 8 /o en el 9. Y de otra manera no se jusgan asta el 17, 20 o 21 u otro té/rmino más tarde y más: como es ya el tiempo largo está la naturale/za flaca de los conbates de la enfermedad y coze mucho menos por la fla/20queza de lo que cozía en 3 y 4 y 5 y 6 que estaba entonces aún fuerte /y poderosa. Y ansí, a menester después del 11 mucho más tienpo para aca/var de cozer que no en los primeros días. Y ansí, tarda el juicio y a la fin /se aze buena cris.

Y en un día de estos más tardío y muy perfeta como /es bien indicada del 11 con todos sus tenaim. Y ansí, dijo Ypocr' en la /25primera de *Aforis'*: *cui longo tenpore ayex tenuantor corpara longo saber rei /passiendo cui vero breve brebitier*, los cuerpos que se adelgazan y consumen /y enflaquecen en longo tienpo se a de aguardar para los de fazer /y engordar. Y aquellos que en breve tienpo se consumen y se desacen breve/mente los avemos de engordar y esforçar.

Y ansí, sucede en todas /30la alteraciones que se azen en nuestros cuerpos que resultan en bien[3] mas /es de notar que tienen consigo esta propiedad las feridas de cabeça que el /11 indica muchísimo el suceso del 14. Y esto es en las eridas porque /en ellas la cal[ie]ntura es su a(c)cidente, la cual poco y poco sin sentir el ojo /la materia que se ba aziendo, tanto que o no parece ninguna a la vista o, aunque la /35aya mala, aunque no es tanto mala si no se acava de azer la conveniente cual es la leve, /blanca e igual. Asta el 11 mostra flaqueza de naturaleza para el

//17ᵛ14 y mal mucho en él, mas si en el 11 se acaba de prefecionar la mater/ia

---

[1] Escrito en el margen: ‹la razón porque aunque/ paresca buenos señ/ales de cozimiento y/ el 21 no se jusga/ al 14›.

[2] Desde aquí hasta el final de esta distinción, la redacción se distancia de la de Amato L., Florencia 1551, pag.43-47.

[3] Escrito en el margen: ‹(3) la razón porque siempre el/ 11 en las feridas de caveç[a]/ el 11 mostra lo que a [de]/ suceder en el 14 que/ para bien que para mal›.

ייא אי פאריש'י בואינה בלאנקה ליווי אי איגואל מושטרה ביין מוג'ו פארה איל 14 אי שולו

פארה איל אינפ̄ירמו אי ווי ווורייאדי נאטוראליזה

דישטינשיין 12 דיל דיאה

12

¹גאלינו   אין איל דיאה די 12 דיזי קי נונקה וידו קריס שאלו מואירטי אי אנשי אישטו

דיאה נו איש די נינגונה קונסידיראשיין אין לאש אינפ̄ירמידאדיש

דישטינשיין 13 דיל

דיאה 13

²אווימוש   דיגו אריווה קי איי דיאש דיקריטורייוש בואינוש אי מאלוש קואליש שון בו

אינוש אי קואליש שון מאלוש אי קי אוויאן אוטרוש קי נו איראן טאן בואינוש

קומו לוש בואינוש ני טאן מאלוש קומו לוש מאלוש אי קי דישטה נאטוראליזה פושטירירה אי

רה איל דיאה 13 די דוטרינה די גאלינו אי אנשי אגורה לו פונימוש טאנביין אי קי אין איל

שיאזין קריזיש בואינאש אין לאש אינפ̄ירמידאדיש קי שי מוין ³ אי אזין שוש אקשיישיניש

פור דיאש אינפ̄אריש אין לאש קואליש איש איל מאש פ̄ואירטי אי מאש פודירוזו קי טו

דוש לוש דיאש קי נו גושגאן אי מאש פ̄לאקו דיטודוש לוש קי גושגאן אין דוטרינה די גאלינו

אין איל ליב̄רו 2 די לוש דיאקריטיקוש

דישטינשיין 14 דיל

דיאה 14

⁴ייא   אווימוש דיגו די דוטרינה די גאלינו אין איל ליב̄רו איל פרימירו די לוש דיאש דיקרי

טורייוש קי טייני לה מישמה פ̄ואירשה קי איל 7 אלגו מינוש אי קי איש איל

טירמינו די לאש אינפ̄ירמידאדיש אגודאש אי לאש גושגה מוי פודירוזה מינטי אי ⁵ קי

לאש קי נו שי פודיירון גושגאר אין איל 7 פור שיר איל אומור מאש גרואישו מינוש

דילגאדו אי מינוש קאליינטי אי פוקו אגודו שי גושגאן אין איל 14 קואנדו אין איל 7

איי שינייאליש די קוקסיין אי שולי טאנביין סוסידיר פור איל מאל ריג'ו קי שי באן

לוש אינפ̄ירמוש קומיינדו או אזיינדו לוקי נו דיוין קומיר ני אזיר אי אנשי שי אין

גרושאן לוש אומוריש אי אינקרודישין אי שי טארדה איל ג'ואישייו די מאנירה קי לה אינ

פ̄ירמידאד קי שיאוויאה די גושגאר אל 7 טארדה אשטה איל 14 אי אוטרואש ויזיש אשטה

איל 17: 20 21 אי אוטרוש טירמינוש מאש לארגוש אי טאנביין פור איל מאל ריג'ו

שיאזי קרוניקה או לארגישימה אי שושידי טאנביין פור איל מאל גוירנו קי שיינדו די

שווי שאנאב̄לי שיאזי אינפ̄ירמידאד מורטאל דונדי ⁶ שי איגה דיויר קואנטו אינפורטה

איל בואין ריג'ימינטו

דישטינשיין 15 דיל דיאה

15

⁷אישטי   דיאה אישפרינסיפייו די לה 3 שימאנה אי טייני אלגו רושימאȘ דיל דיאה די 13 אי לה

⁸* 18r

אינפ̄ירמידאד קי פור שיר לה מאטירייא גרואישה נו שי גושגאן איל 13 שי גושגאן אין

איל 15

<hr>

1   ‹(1) קי איל 12 נו אקאישי/ קריס שאלו די מואירטי›

2   ‹(1) קי איל דיאה 13 איש/ די לוש קי גושגאן מיד/ ייאנה מינטי›

3   ‹(2) אי קי מוג'אש ויזיש/ גושגה ביין אין לאש/ אינפ̄ירמידאדיש אי/ נפ̄אריש אי מאש/ פ̄ואירטי מינטי קי/ טודוש לוש אוטרוש/ קי נו גושגאן אי מאש/ פ̄לאקה קי טודוש לוש/ קי גושגאן›

4   ‹(1) קי איל 14 נו איש שטאן/ פ̄ואירטי גודיקאטורייו/ קומו איל 7 מאש איש/ קואזי אי שי אזי אין/ איל מוי פירפ̄יטישי/ מאש גודיקאשייוניש›

5   ‹(2) קי מונג'אש ויזיש פור/ איל מאל ריג'ו די לוש/ אינפ̄ירמוש פאשה/ איל ג'ואישיין די לוש/ אינפ̄ירמוש די 14/ אוטרוש טירמינוש/ דילוא מאש/ לארגוש›

6   ‹(3) שי אינקומיינדה איל/ ריג'ו אין לאש אינפ̄ירמי›

7   ‹קי איל 15 איש קומו/ איל 13 אי מוג'אש/ ויזיש אין איל שי גושגה/ [...]ק[...]/ שי [אוי]אה די גושגאר/... 13›

8   {דישטינשיין 16 אי 17 אי 18/ אי 19 אי 20 דיל דיאה 16/ אי 17 אי 18 אי 19 אי 20/ קריס

mater⌐ia y parece buena, blanca, leve e igual mostra bien mucho para el 14 y solo ⌐para el enfermo y ve v(a)ria de naturaleza.

Distinción 12 del
día 12[1]

[2]Galeno en el día de 12 dice que nunca vido cris salvo muerte. Y ansí, este ⌐[5]día no es de ninguna considración en las enfermedades.

Distinción 13 del
día 13[3]

[4]Avemos dicho arriva que ay días decretorios buenos y malos, cuáles son bu⌐enos y cuáles son malos y que avían otros que no eran tan buenos ⌐como los buenos, ni tan malos como los malos y que de esta naturaleza postrera e⌐ra del día 13 de dotrina de Galeno.

Y ansí, agora lo ponemos tanbién y que en él ⌐[10]se azen crisis buenas en las enfermedades que se moven[5] y azen sus acciones ⌐por días inpares, en las cuales es el más fuerte y más poderoso que to⌐dos los días que no jusgan y más flaco de todos los que jusgan en dotrina de Galeno, en el libro 2 *De los días críticos*.

Distinción 14 del
día 14[6]

[7]Ya avemos dicho de dotrina de Galeno en el libro primero *De los días decre*⌐[15]*torios* que tiene la misma fuerça que el 7, algo menos. Y que es el ⌐término de las enfermedades agudas y las jusga muy poderosamente. Y[8] que ⌐las que no se pudieron jusgar en el 7 por ser el umor más grueso, menos ⌐delgado y menos caliente y poco agudo, se jusgan en el 14 cuando en el 7 ⌐ay señales de cocción.

Y sole tanbién suceder por el mal rejo que se ban ⌐[20]los enfermos comiendo o aziendo lo que no deven comer ni azer. Y ansí, se en⌐grossan los umores y encrudecen y se tarda el juicio, de manera que la en⌐fermedad que se avía de jusgar el 7 tarda asta el 14 y otras vezes asta ⌐el 17, 20, 21, y otros términos más largos.

Y tanbién, por el mal rejo ⌐se aze crónica y larguísima y sucede tanbién por el mal governo que, siendo de ⌐[25]suyo sanable, se aze enfermedad mortal donde[9] se echa de ver cuánto importa ⌐el buen regimiento.

Distinción 15 del día
15[10]

[11]Este día es principio de la 3 semana Y tiene algo del día de 13 y la⌐⌐

⌐⌐[18r]enfermedad que por ser la materia gruessa no se jusga en el 13 se jusga en ⌐el 15.

---

[1] Texto más extenso en Amato L., Florencia 1551, pag. 47.
[2] Escrito en el margen: ‹(1) que el 12 no acaece⌐ cris salvo fuerte›.
[3] Texto más extenso en Amato L., Florencia 1551, pag. 47-48.
[4] Escrito en el margen: ‹(1) que el día 13 es⌐ de los que jusgan⌐ medi⌐anamente›.
[5] Escrito en el margen: ‹(2) y que muchas vezes⌐ ju‹s›ga bien en las enfermedades i⌐npares y más⌐ fuertemente que⌐ todos los otros⌐ que no jusgan y más flaca que todos los‹s› que⌐ jusgan›.
[6] El texto de Moreno comienza como el de Amato L. pero pronto comienza a distanciarse. Amato L. cita a varios autores que no aparecen en la *Plática de medicina*.
[7] Escrito en el margen: ‹(1) que el 14 no es tan⌐ fuerte judicatorio⌐ como el 7 mas es⌐ cuachi y se haze en⌐ él muy perfetísi⌐mas judicaciones›.
[8] Escrito en el margen: ‹(2) que munchas vezes por⌐ el mal rejo de los enfermos passa⌐ el juicio⌐ del 14⌐ a otros términos más largos›.
[9] Escrito en el margen: ‹(3) se enconmienda el⌐ rejo en las enferme⌐›.
[10] El texto correspondiente de Amato L. es más extenso e incluye cita a Dioclo y Arquígenes.
[11] Escrito en el margen: ‹que el 15 es como⌐ el 13 y muchas⌐ vezes en él se jusga⌐ ... se [avía] de jusgar⌐ (el) 13›.

דישטינסייון 16 דיל

דיאה 16

אישטי דיאה די 16 נו איש די נינגונה קונסי[1]

דראסייון אין לה מי[די]שינה

דישטינסייון 17 דיל 17

דיאה 17

איל[2]   17 דיאה פורקי אישטה אין מידיו דיל 14 אי איל 20 שי טייני קומו 4 קי אין   5

דיקה פארה איל 7 אי קומו 11 קי אינדיקה פארה איל 14 אי אנשי אישטי אין

דיקה פארה איל 20 או 21[3] מאש ואליינטי מינטי אין אישטי 17 שי גֿושגאן לאש אין

פֿירמידאדיש קי אין איל 4 ני אין איל 11 פורקי לוש קי שיינפֿרי שי אינפישארון אה גֿוש

גאר אין איל 14 פירפֿיטישימה מינטי אין איל 17 שי גֿושגאן דונדי גאלינו אין איל

לברו   2 די לוש דיאש דיקריטורייוש נוקירי קי שיקונטי אין טרי לוש דיאש קונסידינטיש   10

שי נו[4] אין טרי לוש ואליינטי גֿודיקאטורייוש אי מאש פרינסיפאליש

דישטינסייון 18 דיל

דיאה 18

דיאוקלו[5]   אי ארקיֿגֿיניש דישירון קי אישטי דיאה אירה אינדיקאטיוו דיל 21 אי קי אזי איל

אולטימו טירמינו די לה 3 שימאנה אי לו קונפֿאראן אל 28 אין ריש

פיטו דיל 21 אי קומו איל 4 פארה איל 7 אי איל 11 פארה איל 14 מאש גאלינו

דיזי קי פוקאש ויֿזיש אקונטישי אישטו מאש אין ראלידאד די וירדאד שיינפֿרי קי לה קריס   15

שי אה די אזיר אל 21 לה אינדיקאה אל 18

דישטינסייון 19 דיל

דיאה 19

אישטי[6]   דיאה איש קומו איל 12 אי 16 אי נונקה גֿושגה פארה ביין שינו פארה

מאל

דישטינסייון 20 דיל

דיאה 20

די[7]   לוש 3 גֿודיקאטורייוש 7: 14: 20: די גראנדי פֿאמה טייני אישטי אול

טימו איל 3 לוגאר אין דוטרינה די גאלינו אאון קי טאנביין שי אזי   20

אין איל 21 קומו אٔווימוש דיגֿו אי מוגֿו בואינאש קריזיש אאון קי ראלאש אי אנשי אין

איל 3 דילוש דיאש דיקריטורייוש דיזי קי איל 17 אינדיקה פארה איל 20[8] מאש אין וירד

אד לה דוטרינה קי אٔווימוש דיגֿו אריוٓוה אשירקה דיל 21 איש לה וירדאדירה פוש ‹אנשי› לה

18v[9*]

אישפֿרימינטאמוש אי לה אישפֿירינסייא נו פואידי פלאטאר אי אנשי דישٓו איל מיש

מו גאלינו קי שי קונטראדיזי איל לה אישפֿירינסייא אלה שינסייא שיאה די דאר מאש

קרידיטו אלה אישפֿירינסייא פורקי שיווי קון איל אוגٓו אי איל אינטו‹נדי›מיינטו שי פואידו

אינגאנייאר אי איש אנשי מאש שיינפֿרי קי שי אזי איל גٓואישייו אין איל 21 לו

אינדיקה איל פרינסיפייו דיל 18 קומו ווירימוש אין נואישטרה פלאטיקה די לאש   5

---

1   ‹נו בٓאלי נאדה פארה ביין›

2   ‹קי קומו אינדיקה איל 4 / אי 11 אנשי אינדיקה איל / 17 פארה איל 20 : 21›

3   ‹מאש מיֿגٓור גٓודיקאטורייו / קי נו איל 4 ני איל 11 / אי שו ראזון›

4   ‹קי שיאה די קונטאר איל 17 אין טרי לוש ואליין / טיש גוטיקאטורייוש›

5   ‹קי איל [18] איש אינדיקא / טיבٓו דיל 21›

6   ‹איל 19 שיינפֿרי גושגה / פארה מאל›

7   ‹20 איש קומו איל 14 אי / קומו 7 קואנדו שי קומפלין / אין איל לאש 3 שימאנאש›

8   ‹איל 21 קואנדו שי מוויין / פור אינפֿאריש לאש אקשי / יוניש אי שי קומפלין אין / איל לאש 3 שימאנאש / איש וירדאדירו גٓודיקאטורייו / קומו איל [7] אי 14›

9   {דישטינסייון 20 דיל דיאה 20 / די קריזיש קאפי' / 2

Distinción 16 del
día 16

[1]Este día de 16 no es de ninguna consi/dración en la me[di]cina.

Distinción 17 del
día 17

/5[2]El 17 día, porque está en medio del 14 y el 20, se tiene como 4 que in/dica para el 7 y como 11 que indica para el 14. Y ansí, este in/dica para el 20 o 21[3] más valientemente. En este 17 se jusgan las en/fermedades que en el 4, ni en el 11 porque los que sienpre se enpeçaron a jus/gar en el 14, perfetísimamente en el 17 se jusgan.

Donde Galeno en el /[10]libro 2º *De los días decretorios* no quere que se conte entre los días considentes /si no entre los valiente judicatorios y más principales.

Distinción 18 del
día 18

[4]Dioclo y Arquígenes dixeron que este día era indicativo del 21 y que aze el /último término de la 3 semana. Y lo conparan al 28 en res/peto del 21, y como el 4 para el 7, y el 11 para el 14. Mas Galeno /[15]dize que pocas vezes acontece esto, mas en ralidad de verdad sienpre que la cris /se a de azer el 21, la indica al 18.[5]

Distinción 19 del
día 19

[6]Este día es como el 12 y 16 y nunca jusga para bien sino para /mal

Distinción 20 del
día 20

[7]De los 3 judicatorios, 7, 14, 20, de grande fama tiene este úl/[20]timo el 3er lugar en dotrina de Galeno aunque también se aze/en el 21 como avemos dicho, y mucho buenas crisis aunque ralas.

Y ansí en /el 3º *De los días decretorios* dize que el 17 indica para el 20, [8] mas en verd/ad la dotrina que avemos dicho arriva acerca del 21 es la verdadera pos <ansí>la

//[18v]esprimentamos y la esperiencia no puede faltar.

Y ansí, dixo el mis/mo Galeno que si contradize la esperiencia a la cencia, se a de dar más / crédito a la esperiencia porque se ve con el ojo, y el entendimeinto se puede /engañar. Y es ansí.[9] Mas sienpre que se aze el juicio en el 21 lo /[5]indica el principio del 18 como veremos en nuestra plática de las

---

[1] Escrito en el margen: <(1) no bale nada para bien>.

[2] Escrito en el margen: <(1) que como indica el 4/ y 11, ansí indica el/ 17 para el 20, 21>.

[3] Escrito en el margen: <(2) más mejor judicatorio/ que no el 4 ni el 21 y su razón>.

[4] Escrito en el margen: <(1) que el [18] es indica/tibo del 21>.

[5] Esta última frase (mas en ralidad de verdad siempre que la cris/ se a de azer el 21, la indica al 18) no está en la obra de Amato L., la añade Moreno.

[6] Escrito en el margen: <(1) el 19 siempre jusga/ para mal>.

[7] Escrito en el margen: <(1) 20 es como el 14 y/ como 7 cuando se cumplen/ en él las 3 semanas>.

[8] Escrito en el margen: <(2) el 21 cuando se moven/ por inpares las acci/ones las y se cumplen en/ las 3 semanas/ es verdadero judi-catorio/ como el [7] y 14>.

[9] Desde «mas en verdad la dotrina» hasta aquí es aportación de Moreno, no se encuentra en Amato L.

פֿיבֿריש פארטידה שיגונדה פארטידה 2 אי אין איל רישטו די נואישטראש דוטרינאש
אה פֿואירה דישטוש דיאש שון גֿודיקאטורייוש איל 24 איל 27 איל 31 אי [1]
34 איל 37 אי איל 40 אי דישפואיש דישטו שיגון גאלינו טודוש לוש קי שישיגין
שון פֿלאקוש לוש קואליש קון קוזימיינטוש אי אינגֿאשיייוניש או אפשישוש אקאוואן

10   די לימפיאר לאש אינפֿירמידאדיש אי נו קון גֿודיקאסייוניש ני קריזיס אאון קי איפוקר׳
שינייאלה טאנבֿיין איל 60 אי איל 80 אי 100 אי 111 אי דישפואיש מירה אה
שימאנאש אי אה מיזיש פורקי איל 120 דיאש קונפלי 4 מיזיש אי איל 4 מיש
איש אינדיקאטיבֿו דיל 7 מיש אי דישפואיש אשטה אנייוש קון שו אורדין שיפיאידי
אלייגאר[2] אי אנשי ווידי ייו קי אמי אירמאנה לי דייו אונה איפילישייא אה 21 אוראש

15   די לה נוגֿי אי די אאי אה 7 אנייוש קונפלידוש אין אקלייא פֿרופֿייא אורה לי דייו אוטרו
מוגֿו מאש פֿואירטי קי טודאש לאש פֿאשאדאש אי איסקאפֿו דיללייא קון און לובֿאלי
נייו קי איש אונה אינגֿאשייון מוי דורה אקין לוש מידיקוש לייאמאן נייודו אין לה קוגֿי
נטורה דילה בונייקה אישקירדה אי נונקה מאש וידו טאליש אקשידינטיש אי שאנו טוטאל
מינטי דילה אינפֿירמידאד קידאנדו שיינפרי קון אקיל איקשישו אין אקלייא פארטי אי אאון

20   קי לאש אינפֿירמידאדיש שי אלארגֿין אשטה איל 40 טיינין נומריש קי מושטראן קואל
יש שיאן פורקי שי שי דיטירמינאן אשטה איל 4 שי לייאמה לה אינפֿירמידאד איקזא
טי פוראקוטה אי לה פֿיראקוטה קואנדו שי דיטירמינה אשטה איל 7 אי לה אגודה[3]
שינפלי מינטי קואנדו שי דיטירמינה אשטה איל 14 אי קואנדו נו איש טוטאלמין
טי אגודה שי דיטירמינה טֵוטֵאלמֵינטֵי אל 20 : 21 אי לאש קי שון אקוטאש איש די

25   ‹רי‹שידיינסייאש או אגודאש קון וירסילה מינטי שי די טירמינאן אשטה איל 40 אי לאש[4]
די מאש שי לייאמאן אינפֿירמידאדיש קרוניקאש קי איש לו מישמו קי לונגאש אי די
מוגֿוש דיאש אי שון אקלייאש קי דישימוש קי קון אבשישוש אי קוקשייוניש
שי טירמינאוון אי נו ‹פֿוקאש ויזיש› קון קריזיש אי אישטו איש טודו לו מיגֿור קי קון מי אישֿפֿש
רינסייא אי טראוואגֿו טודו איל טיינפו קי אי אוזאדו לה מידיסינה קי שון 42 אנייוש

30   אלקאנסי אשירקה די לוש דיאקריטיקוש אי גֿודֵיקֵא אינדיקאטורייוש אנשי אין לה קונויר
שאשייון די אינפֿיניטוש אינפֿירמוש קי אין די ווירשאש פארטיש קורי קומו אין לה
קונטינה ליטורה די לוש אאוטוריש לו קואל שי אטינטה אי קורייוזה מינטי שי
אישטוטייארי או אפֿרינדיירי שון שיירטו קי שירה די גראנדי פֿרווֿיגֿו אל מידיקו קי שי ארה ג
גראנדי די פֿאמה אי איל אינפֿירמו שירה ריגֿידו שינטיפֿיקה מינטי שאווינדושי לוקי

35   אה די שושידיר אנטיש קי שושידה אי פֿירקוראנדו אפֿארטאר איל מאל אי קאריאר איל ביין
אי איל שינייור דיל מונדו שובֿרי טודו קי נוש די ריפֿוזו דיבֿאשֿו די שוש אלאש אמן

19ר

קאפי׳ 3 דיל מודו די קונשולטאר
אין לאש גֿונטאש אי
קומו שי אה די א
וויר איל מי
דיקו

---

1 ‹(3) קי פֿואידי אוויר קריס׳ אשטה 210 קי שון 4 מיזיש קומפלידוש׳ אי אשטה איל 7 מיש׳ קי לו אינדיקה איל 4 מיש אי קי דישפואיש׳ נו שי גֿושגאן
    פור קריס׳ שינו פור אפשישוש׳ אי אינגֿאשיוניש›
2 ‹(4) קואינטו די אונה׳ איפֿיל נפֿיה קי שי׳ טירמינו אקאוו׳ די -7 אנייוש קון׳ אפשישו די און ויוורו׳ קי נאשייו אין לה׳ מונייקה די לה קוניו׳ טורה דיל
    בראשו אישקי׳רדו›
3 ‹מוי אגודה›
4 ‹לארגאש›

/febres, partida segunda partida 2, y en el resto de nuestras dotrinas.

[1]Afuera destos días, son judicatorios el 24, el 27 el 31 y /34 el 37 y el 40 y después desto, según Galeno, todos los que se siguen /son flacos, los cuales con cozimientos e inchaciones o apcesos (que) acavan /10de limpiar las enfermedades y no con judicaciones ni crisis, aunque Ypocr/ /señala tanbien el 60, y el 80, y 100, y 111.[2] Y después mira a /semanas y a meses porque el 120 días cunple 4 meses y el 4 mes /es indicativo del 7 mes y después asta años con su orden se puede /allegar.

[3]Y ansí, vide yo que a mi ermana le dio una epilesia a 21 oras /15de la noche y de ahí a 7 años cunplidos en aquella propia ora le dio otro /mucho más fuerte que todas las passadas y escapó della con un lobali/ño que es una inchación muy dura aquen los médicos llaman ñudo en la coje/ntura de la bunieca esquerda y nunca mas vido tales accidentes. Y sanó total/mente de la enfermedad quedando sienpre con aquel ecceso en aquella parte.[4]

Y aun/20que las enfermedades se alarguen asta el 40 tienen nomres que mostran cual/es sean, porque si se determinan asta el 4 se llama la enfermedad exa/te peracuta[5] y la peracuta cuando se determina asta el 7.

Y la aguda[6] /sinplemente cuando se determina asta el 14 y cuando no es totalmen/te aguda se determina al 20, 21 y las que son acutas es de /25<re>sidiencias[7] o agudas conversilamente[8] se determinan asta el 40.

Y las /demás se llaman enfermedades crónicas que es lo mismo que longas y de /muchos días y son aquellas que diximos arriva, que con abcesos y cocciones /se terminavan y <pocas vezes> con crisis.[9]

Y esto es todo lo mejor que con mi esp/rencia y travajo todo el tienpo que e usado la medicina, que son 42 años, /30alcancé acerca de los diacríticos e indicatorios. Ansí en la conver/sación de infinitos enfermos que en diversas partes curé como en la /contina letura de los autores lo cual si atenta y curiosamente se /estutiare o aprendiere son cierto que será de grande provecho al médico que se ará /grande de fama y el enfermo será regido centíficamente saviéndosse lo que /35a de suceder antes que suceda y percurando apartar el mal y crear el bien.

Y el señor del mundo sobre todo que nos dé reposo debaxo de sus alas. Amén./

//19r

Capí/ 3 del modo de consultar
en las juntas y
cómo se a de a
ver el mé
dico

---

[1] Escrito en el margen: <(3) que puede aver cris/ hasta 120 que son 4/ meses cumplidos/ y hasta el 7 mes/ que lo indica el 4/ mes y que después/ no se jusgan por cris/ sino por apcesos/ e hinchasiones>.

[2] Amato L. escribe 120, Florencia 1551, fol.53.

[3] Escrito en el margen: <(4) cuento de una/ epil npia que se/ terminó a cavo/ de 7 años con/ apceso de un vivoro/ que nació en la/ muñeca de la conyu/tura del braço esque/rdo>.

[4] La historia de su hermana es obviamente una aportación de Moreno, aunque Amato L. hace referencia también a un caso concreto: «la generosa & magnifica Catherina Gondulana», Florencia 1551,pag.53.

[5] Amato L.: *exacte peracutus*, Florencia 1551, pag. 54

[6] Escrito en el margen: <muy agudo>.

[7] Escrito en el margen: <largas>.

[8] Amato L.: *acutus conversivus dictus*, Florencia 1551, fol.54.

[9] Aquí acaba el seguimiento que hace Moreno de la obra de Amato Lusitano. En las *Centuriae* comienzan los casos clínicos que constituyen el grueso de la obra.

קאפי'   דישטינסייון פרימירה אדונדי שי אמושטראה איל פרוויגו די אישטה אוב֝רה

איש   [1]מוג֝ה ראזון קי טודוש לוש אינג֝יניייוזוש מאנזיבוש קי קירין טראווגאר אין
אישטה ארטי די לה מידישינה או טראוואג֝אן ייא אין אילייא אישטיאן מוי
וישטוש אין איל מודו די קונשולטאר אין לאש ג֝ונטאש פורקי פארה אלקאנשארין נומרי די או
נרה אי פ֝אמה נו איי לוגאר מאש קומודו דאנדו אין אילייאש מושטראש איוידינטיש אי
5   קלאראש דיקישון פריפ֝יטוש מידיקוש אי שון אישירשיטאדוש אי שינטיפ֝יקוש אין איל או
זו די לה מידיסינה אי אנשי וימוש קי מונג֝וש קי אישטאן טינידוש פור דוקטוש קון
אילוקינסייא פ֝אלסה אי שינסייא פ֝ינג֝ידה אי פור מיג֝ור דיזיר אשטו‹טי›סייא אי מאנייא
אי קון רמאות שי אוב֝יירין פור מונג֝ו סאב֝[יו]ש אין לו לאש ג֝ונטאש מושטראראן
שו אינוראנסייא אי פוקו ‹סאביר› פירדיינדו אין און פונטו טודה לה פ֝אמה אי נומרי קי נונגא
10   נייו אוויאן אלקאנסאדו רישפאנדיסיינדו אי אקלאראנדוש לה סינסייא די לוש דוקטוש אי
פירפ֝ישייון אי שו מוג֝ה שינסייא קוב֝ראנדו אישטוש אין לאש ג֝ונטאש לו קי אוויאן פיר
דידו די שו ואלור די שו שינסייא אי וירטוד אי שוש מוג֝וש אישטודייוש ‹אי›טראינדו אישטוש
אנשי לה ביין די אבולינסייא אי אמור די אקילייוש קי די אנטיש לי איראן אינימיגוש פא
פורי שייינדו אלוש אינוראנטיש קי קון אינבידייא דילוש סאבייוש איואן קונטינו פירקוראן
15   דו אין לוש קורילייוש אי אג֝ונטאמיינטוש אי ג֝ונקוראריונינש ‹קונוירשאשייוניש› די לאש ג֝ינמא   ‹ג֝ינטיש› אנשי
שאבייוש קומו נוה"דישאזיינדו אין לוש קי שאויאן קי איראן סאבייוש אי לוש איש
טרינא[ב]אן אי אנשי אישטוש סאבייוש אין איל אגטו די לאש ג֝ונטאש שו סאויר
קידאן אין לוש אוג֝וש די טודוש טינידוש פור סאבייוש מידיקוש אי פירפ֝יטוש אין שו
סינשייא אי אישטוש אינבוזטירוש פ֝אלסאריייוש די קיד֝ה אישטה לייני אוי טודה איש
20   טה נואישטרה סיוודאד פור מינטירוזוש ניסייוש אי אינוראנטיש אי קונפ֝וזוש לוקי
לו קי נו פוקאש ויזיש ייו פיליגרינו פור אג֝שא אג֝ינאש טייראש אישפרימינטי
שין איודה מאש די מי דייו אי דייו די מיש פאדריש בינדיג֝ו איל אי אלקאנסי אין טודאש
לאש טייראש קי איג֝ירסיטי מי ארטי דאנדומי אין אילייאש אקונוסיר קון טודאש לאש
אומות פור מי סינסייא אין לא ג֝ונטאש סוסידיינדו אין לו לה קורה לוקי אוויאה אפרווּאדו
25   אי פירנוסטיקאדו אין מי דיסקורסו אשירקה די לו קי לו קונשולטאוווה קומו שיוידו אין
אישטה שיוודאד די און וויינדו אאלייא אין מבורך רומאנו שיגונדה קורה קי איזי אי אין
לה מאדרי די פארדו פרימירה קורה אי אין סאלוניקי אין לוש שינייוריש חכמים ע"ה אין
איל שינייור ח" יצחק לוי אי שינייור ח" שלמה חסון קוג֝אש קורּאש אין שו לוגאר
לאש טינימוש אישקריטאש אי אאי טי‹י›רני נֵ דילייאש נוטישייא אי אין אוטראש מו
30   ג֝אש קי מי אקונטיסיירון קי פור נו אלארגאר נו קונטו   אי נו איש די אישפאנטאר
פורקי אין לאש ג֝ונטאש שי קונושי לה דוטרינה די לוש מידיקוש אי איל אינג֝ינייו אי
לה מודישט‹יא› אי מונג֝אש אוטראש וירטודיש פור דונדי שי קונושין לוש שאבייוש
אי שון אישטימאדוש אמאדוש אי קירידוש אי רישפיטאדוש אי אין אילייאש שי אינ֞ש
שירשיטאן לוש אינטידימיינטוש פורקי די פור פ֝ואירסה איל מידיקו אקין אן די אוויר

2* 19v

אוטרוש מוג֝וש די לה מישמה ארטי אאינדה קי פאשין פור טאליש ש[ו]ן לו שירין או קי לו שי
אן אי פריזינסייא מוג֝אש וויזיש די מוג֝וש גראווייש אי פרינסיפאליש אומריש אנשי
סאב֝ייוש אין אוטראש סינשייאש קומו די שו נאטוראליזה ביין אינטינדידוש לי איש דיוידו
אקואל קירה מידיקו קי אה די אישטאר אין לא ג֝ונטה קונפוגירסי אין שו סינשייא אי פירוי
5   נירסי די טאל שואירטי קי פואידה קון פ֝ורטישימאש ראזוניש קון פ֝ירמ‹א›ר שו פארישיר אין לה
ג֝ונטה אי ריפודייאר לוקי אינקונטרה טראין לוש מאש מידיקוש קואנדו לו קונטראדיזין

1 ‹(1) מושטרה קי שי קונשולטי/ ביין פארה קי אין לאש ג֝ונ/טאש אמושטרי סו סאויר/ אי פ֝ארישקה איל פוקו סא/ויר די אקילייוש קי שון אי/נוראנטיש
אי אידיוטאש›

2 }דישטינשייון 2 די לאש ג֝ונטאש / אי 2

//[19r]Capi' distinción primera adonde se amostra el provecho de esta obra

[1]Es mucha razón que todos los ingeniosos mançebos que queren trabajar /en esta arte de la medicina o travajan ya en ella, estean muy /vistos en el modo de consultar en las juntas porque, para alcançaren nomre de o/nra y fama, no ay lugar más cómodo, dando en ellas mostras evidentes y /[5]claras de que son perfetos médicos y son esercitados y centíficos en el u/so de la medicina.

Y ansí, vemos que munchos que están tenidos por doctos —con /elocuencia falsa y cencia fingida y por mejor dezir estu<ti>cia y manía /y con ramaut se ubieren vendido por muncho sab[io]s— en las juntas mostraron /su inorancia y poco <saver>, perdiendo en un punto toda la fama y nomre que con enga/[10]ño avían alcançado. Respandeciendo y aclarándosse la cencia de los doctos y /perfeción y su mucha ciencia; cobrando estos en las juntas lo que avían per/dido de su valor, de su ciencia y virtud y sus muchos estudios; <y> traendo estos /ansí la bien abolencia y amor de aquellos que de antes le eran enemigos, fa/foreciendo a los inorantes que con enbidia de los sabios ivan contino percuran/[15]do en los corrillos y ayuntamientos y <conversaciones>[2] de las <gentes>, ansí /sabios como Noah desaziendo en los que savían que eran sabios y los es/ trena[b]an.

Y ansí, estos sabios —en el a(c)to de las juntas— su saver /quedan en los ojos de todos tenidos por savios médicos y perfetos en su /cencia. Y estos enbusteros falsarios —de que está llena oy toda es/[20]ta nuestra ciudad— por mentirosos, necios e inorantes y confusos.

Lo que no pocas vezes yo, pelegrino por ajenas tierras, experimenté /sin ayuda más de mi Dio y Dio de mis padres, bendicho Él. Y alcançé en todas /las tierras que ejercité mi arte; dándome en ellas a conocer con todas las /umot por mi cencia en las juntas, sucediendo en la cura lo que avía aprovado /[25]y pernosticado en mi discurso acerca de lo que consultava, como se vido en /esta ciudad de un venido a ella e(l) meburak Romano (bendito Romano), segunda cura que ize, y en /la madre de Pardo, primera cura, y en Saloniki en los señores ḥakamim, que en paz descansen, en /el señor h' Isḥaq Levi y señor h' Šᵉlomoh Ḥason, cuyas curas en su lugar /las tenemos escritas.[3] Y ahí tierne dellas noticia, y en otras mu/[30]chas que me acontecieron que por no alargar no conto.

Y no es de espantar /porque en las juntas se conoce la dotrina de los médicos y el ingenio y / la modestia y munchas otras virtudes por donde se conocen los sabios, /y son estimados, amados y queridos y respetados; y en ellas se enx/sersitan los entendimientos porque de por fuerça el médico aquín an de aver

//[19v]otros muchos de la misma arte, aínda que passen por tales s[i]n lo seren o que lo se/an y presencia muchas vezes de muchos graves y principales omres.

Ansí, /sabios en otras cencias como de su naturaleza bien entendidos, le es devido /a cualquera médico que a de estar en la junta conpugirse en su cencia y perve/[5]nirse, de tal suerte que pueda con fortíssimas razones confirmar su parecer en la /junta y repudiar lo que en contra traen los más médicos cuando lo contradizen.

---

[1] Escrito en el margen: <mostra que se consulte/ bien para que en las jun/tas amostre su saver/ y paresca el poco sa/ver de aquellos que son i/norantes e idiotas>..
[2] Se tacha la palabra original: 'goncorariones', y se escribe esta con letra y tinta diferente.
[3] Este párrafo tiene sus problemas, de orden cronológico. Parece ser que a la madre de Pardo la pudo haber curado en España, y luego a los dos pacientes de Salonica, Romano habría llegado a Estambul, «esta ciudad", por lo que no sería su segunda cura. Con el escrito anterior, entiendo que se refiere a la mención en el capítulo anterior de estos dos personajes (fol.7v).

אי שי איל פארישיר די לוש אוטרוש מידיקוש קי אישטאן אין לאש ג̇ונטאש פואירין פואירה
די ראזון ריפודייארלוש קון ראזונש אי וידינטיש אי פ̄ואירטיש פ̄ונדאמיינטוש פורקי
דישטו ריזולטה גראנדי ביין אלוש אינפ̄ירמוש אי אטודוש אקילייוש פור קוגה ראזון

10 שי אזי לה ג̇ונטה אי שי מושטרא קאלארה מינטי פורקי די טודאש לאש בואינאש קונשול
טאש שאלין בואינוש קונשיג̇וש אי שיאפ̄אריג̇אן קונוויניינטיש רימידייוש אי קוב̄ראן
לוש אינפ̄ירמוש אישפיראנסה די שאלוד אי דאאאי אדילאנטי אוב̄ידישין אל מידיקו אאון קי
די אנטיש פ̄ואיסין דיש אוב̄ידיינטיש אי שי איראן אוב̄ידיינטיש אגורה לוש שון מוג̇ו
מאש פורקי איל רימידייו אורדינאדו קון קונסי‹נטי›מיינטו די מוג̇וש ט̇יני אין איל מאש

15 פ̄יאושייא אי אין טיינדין קישי נו פ̄ואירין אוב̄ידיינטיש אל מידיקו אין טודו פילי‹ג̇›ראראן פור
דונדי מי אדמירו אווינדו פאשאדו אנטיש דימי טאנטוש אי טאן גראנדישימוש מי
דיקוש דוקטוש קומו טאן פוקוש אי טאן קורטה מינטי טראטארון אין אישטה מא
טירייא טאן ניסיסארייא ני פודימוש דיזיר קי לו איזיירון אנשי פור אינטינדיירין קי קאדה
אונו די שוייו פודיאה אלקאנשאר לוקי אירה נישישארייו פארה אישטי קאב̄זו פורקי קומו

20 אין לאש קונשולטאש שי טראטאן די טודאש לאש פארטיש דילה מידישינה שיינפרי
קי שי קונשולטה אי ויאמוש קי קאג̇י טודוש לוש מידיקוש טראטאן די לוש ‹לאש› ‹אישטאש› פארטיש
אי נו טודוש קון איל מישמו מודו אי אורדין טוטאל מינטי שי קוליג̇י אי ‹שי› וי קי איש
מיניששטיר אונה ארטי שין לה קואל נו שי אינטינדירה קוזה ני שי אורדינארה קאלארה
מינטי אי אקילייו אזי מאש נישישארייו אי אינפורטאנטי אישטה אורדין די קונשול

25 טאר קי פ̄ינשאן [...] פ̄ינשארון גראנדישימוש מידיקוש קי נינגונה ארטי פודיאה
אטראשאר איל אורדין די קונשולטאר אי אנשי פור מי פארישיר טאן קומודה אי
נישישארייא אלוש קי אינפישאן אה אפרינדיר לה סינשייא אנשי פארה אילייוש קומו
פארה לוש אינפ̄ירמוש אאון קי ייו אינפ̄ירמו קון טודו מי פ̄ואירסה דישקורי פור לוש
פיר[ש]יטוש קי לה פודיאן קונפוניר די טאל מודו קי איזיישי פרוויג̇ו אמונג̇וש מיטייינדו

30 לוש פור אורדין אין לה ש.. לאש שיג̇ינטיש דישטינשייוניש פארה קי מיג̇ור שי
אינטיינדאן

דישטינסייון 2 אין קי שי מושטרה

די קי שי קונפוני איל מודו

די קונשולטאר

איל   פרימיר פונטו קי אומוש די טראטאר איש דישפוטאר די קי שי אה
די טראטאר אין לאש ג̇ונטאש פורקי די באלדיש בושקא רימוש לו קי

20r [1*]

דיזימוש שין פרימירו שאוויר לוקי אווימוש די דיקלאראר אי קואנטאש קוזאש אי קואליש
שיאן אי אנשי קואנדו אינטרה אין לה ג̇ונטה אה די מידיקו איל די קונשידיראר דונדי אה די אין
פישאר אי אין קי אי קומו אי אין קי אה די אקאור   פורקי אדונדי איי אורדין טודו שי
קונפוני ביין אילו פרימירו ד̄.[...] דה לוש אלו די אינמידייו אי אלו דיל קאוו

5 וירדאד איש קי אין לה ג̇ונטה דירה איל סאב̄ייו אי איל נישייו מאש אישטי קומו אינוראן
טי לוקי אה די טראיר פרימירו טראירה אלה פושטרי שין אורדין מושטרארה שו פוקה
שינסייא לוקי איל סאב̄ייו פור שידיינדו קון אורדין אי דיזיינדו קאדה קוזה אין שו לוגאר ארה
אינ[ס]פאנטוזה אטודוש שו שאוידורייא לוקי שופושטו דוש קוזאש אה די אטוויירטיר איל
מידיקו לה פרימירה קי טודו לוקי דישיירי אשירקה די לוקי שי טראטה אין לה ג̇ונטה לו פרוי

10 קון אלגונה ראזון אקומודאדה   לה 2 קי קואנטו אב̄לארי לוקי פירנושיי מוי מוי
ביין פורקי שי פ̄אלטה לה פרווה אלאש קוזאש או אולאארימוש מו.. מוב̄ די אלייוש ‹לאש אבלארימוש מאש
קא[ד]אש שין קי לאש אינטיינדאן› או נו
לאש פרוואארימוש קומו איש נישישארייו נו נוש אמוששטרארימוש מידיקוש שאב̄ייוש
אי שי נו פירנושייאמוש ביין אי דיקלאראמוש שיקיטה איל שאור די לאש קוזאש

---

1 דישטינסייון 2 די לאש ג̇ונטאש אי 3

/Y si el parecer de los otros médicos que están en las juntas fueren fuera /de razón, repudiarlos con razones evidentes y fuertes fundamientos porque /desto resulta grande bien a los enfermos y a todos aquellos por cuya razón /[10]se aze la junta.

Y se mostra claramente porque de todas las buenas consul/tas salen buenos consejos y se aparejan convenientes remedios y cobran /los enfermos esperança de salud y da ahí (en) adelante obedecen al médico aunque /de antes fuesen dessobedientes. Y si eran obedientes agora los son mucho /más porque el remedio ordenado con conse<nti>miento de muchos tiene en él más /[15]feocía y entienden que si no fueren obedientes al médico en todo peli[g]raran.

Por donde me admiro avendo passado antes de mi tantos y tan grandíssimos mé/dicos doctos, cómo tan pocas y tan cortamente trataron en esta ma/teria tan necesaria, ni podemos dezir que lo izieron ansí por entendieren que cada /uno de suyo podía alcançar lo que era necessario para este cabso porque como /[20]en las consultas se tratan de todas las partes de la medicina sienpre /que se consulta y vemos que cachi todos los médicos tratan de <estas> partes /y no todos con el mismo modo y orden, totalmente se colige y se ve que es menester una arte sin la cual no se entenderá cosa ni se ordenará calara/mente. Y aquello aze más necessario e inportante esta orden de consul/[25]tar, que pensaron grandísimos médicos que ninguna arte podía /atrasar el orden de consultar .

Y ansí, por mi parecer tan cómoda y necessaria a los que enpeçan a aprender la cencia, ansí para ellos como /para los enfermos.[1] Aunque yo enfermo, con toda mi fuerça discurrí por los /per[c]etos[2] que la podían conponer, de tal modo que iziesse provecho a munchos metiendo /[30]los por orden en las siguientes distinciones para que mejor se /entiendan.

Distinción 2 en que se mostra
de qué se conpone el modo
de consultar

El primer punto que avemos de tratar es disputar de qué se a /de tratar en la juntas, porque de baldes buxcaremos lo que

//[20r]dezimos sin primero saver lo que avemos de declarar y cuántas cosas y cuáles /sean.

Y ansí, cuando entra en la junta el médico a de considrar dónde a de enpeçar y en qué y cómo y en qué a de acavar.

Porque adonde ay orden, todo se /conpone bien y lo primero dalos a lo de en medio y a lo del cavo. /[5]Verdad es que en la junta dirá el sabio y el necio, mas este como inoran/te lo que a de traer primero traerá a la postre, sin orden mostrará su poca /cencia; lo que el sabio porcediendo con orden y diziendo cada cosa en su lugar, ará /e[s]pantosa a todos su saviduría.

Lo que suposto, dos cosas a de a(d)vertir el /médico: la primera, que todo lo que dixere acerca de lo que se trata en la junta, lo prove /[10]con alguna razón acomodada. La 2ª que cuanto ablare lo que pernucie (pronuncie) muy /bien. Porque si falta la prova a las cosas o <las abláremos mascadas sin que las entiendan>, o no /las prováremos como es necessario, no nos amostraremos médicos sabios. /Y si no pernuciamos bien y declaramos se quita el savor de las cosas

---

[1] Existen las consultas que se hacen a petición del médico y las juntas que se convocan a petición del enfermo. Véase p. 52-53 de la Introducción.

[2] Preceptos.

קי אורדינאמוש און קי שיאן מאש בואינאש אי לאש מיגוריש קי פארה אקיל קאבֿו שי

15 פואידין טראיר די דונדי קונשטה קי דישטאש 4 קוזאש שי קונפוני לה אורדין די קון

שולטאר לה פרימירה איש לה מיטירייא דיקי שיאה די קונשולטאר לה 2 איל מודו

קומו קאדה קוזה שיאה די דישפוניר אי אין קי לוגאריש שיאה די טראטאר לה

3 קומו שיאה די פרוֹויאר לוקי שידיזי לה 4 קון קי אורדין שיאה די אבֿלאר

דישטינסיון 3 די קי מאנירה פרימירה
שיאה די טראטאר אין
לאש גֿונטאש

וויניינדו אלה פרימירה קוזה די קי שי קונפוני לה קונשולטה איש שאוויר קי מו

20 גֿוש מידיקוש ייראן אין אישטה פארטידה פורקי שי פונין אטראטאר די

קוזאש קי נו וויניין אל פירפוזיטו די לה קונשולטה פירגונטאנדו או דיזיינדו נואיואש די

לה גירה קי שי אזי אין איל קיזולבֿאש או אין קאנדייא אי אוטראש קוזאש שימיגֿאנטיש

לו קואל איש מוי פֿיאו אין לאש גֿונטאש פורקי אישטאש שיינפרי שי אזין אוויינדו צער אי

דישגושטו אין קאזה דיל אינפֿירמו אי אישטאן אישפיראנדו קי דילאש גֿונטאש שאלגה

25 איל רימידייו אינו דייו פרימירה מינטי אי קומו שידיטיינין אין אישטו לוש אליגֿא

דוש אל אינפֿירמו שי אישטאן דישאיזיינדו אוטרוש איי קי פור פאריישירין

שאבֿיוש שי פונין אטראטאר די קוזאש קי אישטודייארון ביין אישטודייאדאש מאש

די נינגונה מאנירה נו ביינין אל פירפושיטו אין לאש גֿונטאש קומו שי אלגונה קוזה

די אישטרולוגיאה או דיפֿילוסופֿיאה אישטודייארון אי לה טיינין ביין אין לה מימירייא

30 או די אוטרה שינשייא לה טראין אין מידייו פארה אין טריטיניר איל טיינפו אי דיזין

[1*] 20V

קי דישֿו אלגו און קי נאדה פארה איל אינפֿירמו אי איש טאנטו אנשי קי אפילו אין מידישינה

אבֿלאר אין לה גֿונטה שין ריזולטאר די ואי אלגון פרובֿיגֿו פארה איל אינפֿירמו איש

גראן דישבארטי קומו פארה מושטרארו אושטינטאשיון אי ‹מושטראש די› שאוויר טראטאר שי

איל טינפֿיראמיינטו דיל אומור איש פונדיראל או נו אי אוטראש קאשטאייוניש

5 די אישטה מאנירה נו שיירווין פארה לה קורה שינו פארה אאוטירי[זא]רישין פורקי גאשטאן

אין אישטו איל טיינפו נישישארייו פארה טראטאר דיל רימידייו דיל אינפֿירמו אנשי

קי לה מאטירייא דילקי איל מידיקו אה די טראטאר אין לאש גֿונטאש קונטייני אין

שי 2 קוזאש לה פרימירה איש לה פֿין או טירמינו פארה קי שי אגֿונטאן לה 2 שון

טודוש לוש ריקיזיטוש אי קוזאש קי שון נישישארייוש פארה אלקאנשאר אישטי טירמינו

10 קי איש לה שאלוד דיל אינפֿירמו קי שי פירקורה אי טודו לו דימאש קי אין איליא שי

טראטארי איש דיבֿאלדיש אי שין פרוטו אי אישטי טירמינו או פֿין קונטיייני אין

שי 2 קוזאש קי שון קונושיר אי אזיר פורקי ‹אאינדה קי› אלגונאש וויזיש שי קונשולטאן לוש

מידיקוש שולו פארה קונושיר לו פור וויניר אשירקה די אלגון קאבֿו קי אקאישיייו אה אלגונו

שי דיל פודירה ריזולטאר אלגון מאל או ביין אי שי פארה קי נו שושידה מאל איש נישישארייא אל

15 גונה פירזיואשייון אין מידישינה אישטו פוקאש ויזיש אקונטישי קונשולטאר אישטו

~~פוקאש ויזיש קונשולטאר~~ שין אוברר שולו פארה קונושיר קונישישטי פואיש

אישטי טירמינו אין אזיר קי איש אקשיון פור לה קואל שי אזי לה גֿונטה אי איש

איל אופֿישייו קי איל מידיקו איגֿו[ן]רישיטה אי נאשי די לאש מאש גֿירינאליש פארטיש

די לה מידישינה לאש קואליש לארגה מינטי אין דיוורישוש לוגאריש אינשינייארי

20 מוש אי שון לה קונשירוואשייון פירזיוואשייון קוראשייון מיטיגֿאשייון אי רישטא

אולראשייון פורקי טודו לו קי אוברה איל מידיקו או איש גוארדאר לה פריזינטי שאלוד או

/que ordenamos, aunque sean más buenas y las mejores que para aquel caɓso se /[15]pueden traer.

De donde consta que destas 4 cosas se conpone la orden de con/sultar, la primera es la meteria de que se a de consultar, la 2ª el modo como cada cosa se a de disponer y en que lugares se a de tratar.

La 3ª como se a de provar lo que se dize.

La 4ª con qué orden se a de ablar.

Distinción 3 de qué manera primera
se a de tratar en
las juntas

Viniendo a la primera cosa de que se conpone la consulta es saver que mu/[20]chos médicos yerran en esta partida porque se ponen a tratar de /cosas que no vienen al perpósito de la consulta, perguntando o diziendo nuevas de /la guerra que se aze en el Quizulbas o en Candía,[1] y otras cosas semejantes. /Lo cual es muy feo en las juntas porque estas sienpre se azen aviendo şa?ar y /disgusto en casa del enfermo y están esperando que de las juntas salga /[25]el remedio, y no dió primeramente. Y como se detienen en esto, los alllega/dos al enfermo se están desaziendo.

Otros ay que por pareceren /sabios se ponen a tratar de cosas que estudiaron bien estu-diadas, mas /de ninguna manera no ɓienen al perpósito en las juntas. Como si alguna cosa /de estrología o de filosofía estudiaron y la tienen bien en la memoria /[30]o de otra cencia la traen en medio para entretener el tienpo, y dizen

//[20v]que dixo algo aunque nada para el enfermo.

Y es tanto ansí que afilu en medicina /ablar en la junta sin resultar de ahí algún provecho para el enfermo es /gran disbarate para mostrar ostentación y <mostras de> saber, tratar si /el tenperamiento del umor es ponderal o no y otras castaiones[2] .

/[5]De esta manera no sierven para la cura sino para auteri[za]renssen,[3] porque gastan /en esto el tienpo necessario para tratar del remedio del enfermo.

Ansí /que la materia del que el médico a de tratar en las juntas contiene en /sí 2 cosas. La primera es la fin o término para que se ajuntan, la 2ª son todos los requisitos y cosas que son necessarios para alcançar este término /[10]—que es la salud del enfermo que se percura— y todo lo demás que en ella /se tratare es de baldes y sin (f)ruto.

Y este término o fin contiene en /sí 2 cosas que son conocer y azer. Porque <aínda que> algunas vezes se consultan los /médicos solo para conocer lo por venir acerca de algún caɓso que acaeció a alguno, /si dél pudera resultar algún mal o bien, y si para que no suceda mal es necessa-ria al /[15]guna persevación. En medicina esto pocas vezes acontece, consultar /sin obrar, solo para conocer.

Consiste, pues, /este término en azer, que es acción por la cual se aze la junta y es /el oficio que /el médico ej[e]rcita y nace de las más gerenales partes /de la medicina —las cuales largamen-te en diversos lugares enseñare/[20]mos— y son la conservación, persevación, curación, mitigación y resta/uración.[4] Porque todo lo que obra el médico o es guardar la presente salud, o

---

[1] Sobre estas guerras, véase Introducción, p. 16.
[2] Cuestiones.
[3] Aunque el término no se lee con claridad parece ser un derivado de autoridad que significara para darse autoridad.
[4] Lit. restaulración.

פירזירוואר קי נו קאייא אין אינפֿירמידאד קי אישטה פארה לי ווינir או קוראר לה אי אין
פֿירמידאד קי אישטה ייא פריזינטי או רישטאאוראר לוש קי אישטאן פֿלאקוש אי לה
פֿואירסה קי אן פירדידו לוש ווגוש אי אישטי איש איל טירמינו אי פֿין אי אקשיון
פארה קי שון לייאמאדוש לוש מידיקוש אין לאש קונשולטאש דישטו אן דיטראטאר
אין אילייאש אי בושקאר לוש רימידייוש פארה אלקאנשארלוש אי קומו דיפֿינדאן איש
טאש אקשיייניש די דיווירשאש קאבֿזאש אי די דיווירשוש איפֿיטוש קי נו טיינין קואין
טה אנשי איש שין קואינטה די לוקי שי פואידי דישפוטאר אין לאש גֿונטאש אל פירפוזיטו
פורקי קואנדו קיירימוש קונושיר אונה אינפֿירמידאד דיווירשאש קוזאש אוומוש די
טראטאר פֿארה קונושירלה אי דיווירשאש פארה קורארלה אי דיווירשאש פארה ריפֿאזיר
לאש פֿואירסאש אי קון דיווירשוש רימידייוש אירימוש לה קורה אי אאון קי נו שיאה
לה דיווירשידאד אין איל רימידייו פור לו מינוש אין לה קאנטידאד אי אין לה קאלי
דאד דילוקי נוש פאריישירה פארה לה קורה אי דילוקי נוש פאריישירה פורה לא פירזיואשייון

\[1\]* 211

אי אנשי אקונטישי אין קאדה קאבֿזו די לוש קי אווימוש דיגֿו פור לו קואל שולו אה די ט
טראטאר איל מידיקו אין לה גֿונטה די אקילייא אקשיייון פֿין אי טירמינו פארה קי שי אזיו
לה גֿונטה אי נו דיאוטרה קוזה קומו שי פארה קוראר אינפֿירמידאד טראטאר די קומו
שיאה די קוראר לה אינפֿירמידאד אי די טודאש לאש קוזאש פירטינישיינטיש פארה אקיל
פֿין אי קואנדו פארה פירזיוואר שי איזו לה גֿונטה או קונשירוואר או רישטאאוראר
פֿואירה קואל קירה דישטאש פֿואירי לייאמאדו טראטארה איל מידיקו אי דילו נישישארייו
פארה אלקאנשאר אישטי פֿין

דישטינשיייון 4 די קיאה די טראטאר
איל מידיקו פארה קונושיר
איל פֿין פורקי שיאזי
לה גֿונטה

שיינדו   אנשי קי אין אישטי קאוזו ⟨איש⟩ נישישארייו קי אין לאש גֿונטאש נו שי טראטי
די אוטרה קוזה שאלו די לוש ⟨רי⟩מידייוש קון קי שי פואידה קונושיר איל פֿין
פורקי לה גֿונטה שי אזין שי אה די אטווירטיר קי איי דיווירשוש פֿיניש פורקי או קירימוש
קונושיר אלגונה קוזה קי איש נאטוראל או קונטרה נאטורה אי קואלקירה דישטוש 2 מים
ברוש דיווירשה מינטי קונשירימוש לו פאשאדו אי דיווירשה איל פריזינטי אי דיוי
רשה איל פורוויניר אי אין קאדה קוזה קי שיאה קי קונושיר שולו שי אה די טראטאר
די אקילייו קי קונוויני פארה אקיל קאבֿזו אי אונאש שינייאליש מושטראן לה מואירטי
אי אוטרוש ווידה אי אוטראש לארגה אינפֿירמידאד אי אוטרוש בריוי אי אוטרוש
לאש קאבֿזאש די לאש קוזאש אי אוטרוש לוש איפיקטוש מאש איש קון טודו קומון
אטודוש קי די לאש שינייאליש שיאגה טודה לה קונשידראשיון די לוש קואליש אלקנשא
רימוש לה נאטוראליזה די לו קי בושקאמוש אי אינטינדירימוש לוקי קירימוש אי איש טאן
ביין ניסיסידאד קי טודו איל קונסימיינטו קי שי סאווי אנשי קי שיאה די לוקי שיטרא
טה די קוזה פריזינטי דילו פאשאדו או פור ווינir וינגה אין מידייו אי טאנביין
סאוומוש קי טודאש לאש סינייאליש נאשין די 4 מאנאדירוש קואליש שון איל 1 לה
אינשינשייא די לה קוזה   איל 2 לה די שו קאבֿזה   לה 3 לה אינשין
שייא אפן די שו איפֿיטו   אי לה 4 לה שימיגֿאנשה או פאריישינשייא קי טייני
קון אוטרוש פארה פור אילייא ⟨שירי⟩ קונושידו אי פארה שי די קלאראר מאש אישטה
דוטרינה טראירימוש אין אינשימפלו פארה קי פור איל קלארה מינטי שי ויאה לוקי
פרומיטי איל ארטי אקאדה אונו קואנדו פריגונטה אל מידיקו שובֿרי לה שאלוד מואירטי
או וווידה די אלגון אינפֿרימו   פירגונטאשי לה גֿונטה די לוש מידיקוש מורירה

/perservar que no caya[1] en enfermedad que está para le venir, o curar la en/fermedad que está ya presente o restaurar los que están flacos y la /fuerça que an perdido los v(i)ejos. Y este es el término y fin, y acción /²⁵para que son llamados los médicos en las consultas. Desto an de tratar /en ellas y buxcar los remedios para alcançarlo.

Y como dependan es/tas acciones de diversas causas y de diversos efetos que no tienen cuen/ta, ansí es sin cuenta de lo que se puede disputar en las juntas al perpósito. /Porque cuando quieremos conocer una enfermedad, diversas cosas avemos de /³⁰tratar para conocerla y diversas para curarla y diversas para refazer /las fuerças y con diversos remedios aremos la cura. Y aunque no sea /la diversidad en el remedio, por lo menos en la cantidad y en la cali/dad, de lo que nos pareçera para la cura y de lo que nos pareçera para la persevación.

//²¹ʳY ansí, acontece en cada cabso de los que avemos dicho, por lo cual solo a de /tratar el médico en la junta de aquella acción, fin y término para que se izo /la junta y no de otra cosa, como si para curar enfermedad tratar de como /se a de curar la enfermedad y de todas las cosas pertenecientes para aquel /⁵fin. Y cuando para perservar se izo la junta o conservar o restaurar, /fuere cualquera destos fuera llamado tratará el médico, y de lo necessario /para alcançar este fin.

Distinción 4 de qué a de tratar
el médico para conocer
el fin porque se aze
la junta

Siendo ansí que en este cavso <es> necessario que en las juntas no se trate /de otra cosa salvo de los <re>medios con que se puede conocer el fin /¹⁰porque la juntas se azen, se a de a(d)vertir que ay diversos fines porque o queremos /conocer alguna cosa que es natural o contra natura, y cualquera destos 2 mem/bros diversamente conoceremos lo passado y diversa el presente y dive/rsa el porvernir. Y en cada cosa que se a de conocer solo se a de tratar /de aquello que conviene para aquel cabso. Y unas señales mostran la muerte /¹⁵y otros vida y otras larga enfermedad y otras breve y otros /las causas de las cosas y otros los e(f)ectos. Mas es, con todo, común /a todos que de las señales se aga toda la considración, de los cuales alcança/remos la naturaleza de lo que buxcamos y entenderemos lo que queremos. Y es tan/bién necesidad que todo el conocimiento que se save —ansí que sea lo que se tra/²⁰ta de cosa presente, de lo passado o por venir— venga en medio.

Y tanbién savemos que todas las señales nacen de 4 manaderos, cuales son el 1 la /ensensia de la cosa. El 2 de la causa. La 3 (de) la ensen/sia de su efeto. Y la 4 la semejança o parecencia que tiene /con otros para por ella [sere] conocido y para se declarar. Mas esta /²⁵dotrina traeremos en enxemplo para que por él claramente se vea lo que /promete el arte a cada uno cuando pregunta al médico sobre la salud, muerte /o vida de algún enfermo.

Pergúntasse la junta de los médicos: ¿morirá

---

[1] Caiga.

או שאנארה איל אינפֿירמו איל מידיקו קי אישטה קונשולטאנדו אויינדו ביין קונשידיראדו
לאש פֿואינטיש די דונדי שאלין טודוש לאש שינייאליש אינפֿישאנדו די אלגון פרינסיפיו

2IV *[1]

שיירטו דירה שופֿופשטו קי שומוש קונשולטאדוש פארה דיזיר שי ביווי או מואירי איל אין
פֿירמו אי שאוומימוש קי אקילייאש דוליניסייאש שון שאנבֿליש קי לאש פֿואידי קוראר לה נא
טוראליזה או לה ארטי או טודאש 2 גֿונטאש אי קי אקילייאש שון מורטאליש קי מאיורגאן שו
ברי לה נאטוראליזה אי שובֿרי לה ארטי או לה אינפֿירמידאד פֿאיירשי מורטאל פורקי איש או
נה פוברי פוטרידה פֿואירטי קונטינה מליגנה קונפֿושטה דישאורדינאדה דישאיגואל או
לוש טיינפוש גֿירין גֿיניראליש דילייא טודוש שון לארגוש גראווייש פיזאדוש אי אפֿארי
גאדוש טוטאל מינטי פארה מאטאר ני מאש ני מינוש לוש פארטיקולאריש די קאדה אונה
אקשישייון אי טראירה טודאש לאש מאש ראזוניש אי מידייוש קי שופֿיירי פארה פרוואר
אישטי פֿירונשטיקו אי אויינדו אנשי דיגֿו אה די בולו[י]רשי אל 2 פֿואינטי קי איש לה
קאבֿזה די קי שי איזו לה אנפֿירמידאד פורקי ריאל מינטי פֿואידי אפֿירמאר קי איש מורטאל
קי איל אומור קי אזי לה פֿיברי ‹אי› אוקופה לה פֿואינטי די לה וידה אי ווידה איל טודו אי קואירפו איש
קולורה אי לוגֿינוזה קי איש פֿירוגֿינטה אינ או און קואירפו פֿלאקו קאקוקימיקו אי
אפֿריטאדו די פורוש שי אישטה קולורה לה קונקרייארון מוגֿוש אי מאלוש מאנטינימיי
נטוש אי אוטראש קאבֿזאש איש טירנאש מאליגנאש אי מאלישימאש אי לאש פֿואי
רשאש דיל אינפֿירמו אישטאן פֿלאקאש אי שי ואן אקאואנדו טאטאל מינטי שי ‹קי› אל
פרינסיפייו נו אייגֿירון לוש רימידייוש קונויניינטיש אי שי בואינוש אי קונוי
ניינטיש נו אפֿרוווגֿאראן או שינו איו איודאן שאלו שי שון גראנדישימוש רי
מידייוש או שינו אה אקילייוש קי שולה מינטי פודיאן פרווגֿאר אי שי איי אוטראש
קאבֿזאש קי אקרישינטאן לה אינפֿירמידאד אי לה קונשירוראן קומו איש איל אייירי
שי איש מאלו או איל לוגאר אדונדי אישטה איל אינפֿירמו שי איש דישקונויניינטי
שי טייני פירטוואשייונייש דיל אלמה אי אוטרוש מוגֿוש ניגושייוש אקוגֿה אימא
גֿינאשייון נו פֿואידי ריגֿישטיר קון לוש טיניר שיינפרי פריזינטיש ני לוש מי
דיקוש לי פֿואידין שוקוריר אי פֿינאל מינטי אה דיאגֿאר מאנו די טודאש לאש
קאוזאש די קי שי פֿואידין טומאר שינייאליש פארה אפֿירמאר קי איש שיירטו שו
פירונשטיקו אשירקה דילה מואירטי קי פירונשטיקה אל אינפֿירמו לה קואל טאנביין
אה די קונפֿירמאר דיל 3 מאנאדירו ריפֿיריינדו טודוש לוש אינדישייוש קי נאשין
די לוש איפֿיטוש די לאש אקשיווניש קואליש שון לוש אישקירימיינטוש קי פורגה איל א
אינפֿירמו אי דישוש קאלידאדיש אי די טודאש לאש אופֿיראשייונייש די שו קואירפו
פורקי אין לאש פֿיברֿיש שון סינייאליש מורטאליש קואנדו לוש פולשוש פֿאלטאן או
שי אינטרי פולאן או שי אפרישאן דימאזיאדה מינטי אזיינדו ‹שי› שיליירישימוש א[פ]רי
שאנדושי מוגֿו לאש פולשאדאש פֿאזיינדושי קיברוש שי טיניין פֿירניזי קונטינו שי
שיאזין קון בֿולשוש שי מוין שוש מימברוש מוי פלאקישימה מינטי או קונטרה
שו וילונטאד שי שי קאאין אישטה לוש פייש די לה קאמה שי טייני פֿאשטיאו שי
נו טייני שיד טיינינדו לה לינגואה שיקה אשפֿירה אי ניגרה שי לוש אישקרימיינטוש
טוטאל מינטי שיאן דיטינידו או לוש איגֿה שין גאנה או פורגה לו קי איש בואינו פֿא
רה איל קואירפו או לוקי אי קש בֿאקואה איש מוי דימודאדו די לו נאטוראל אין

2Γ *[2]

קאלידאד שי אישטה מוי פריאו די אפֿואירה די אדיינטרו שי קימה אי שי אינגֿי איל קואירו
די בושטולייאש אי גראנוש ניגרוש אי די קולור די פלומו אי איל קואירו אישטה מוי
אישקאליינטאדו ‹אי› דורו אישטאש קוזאש אי אוטראש שימיגֿאנטיש קומו לה אורינה ניגרה

/o sanará el enfermo? El médico que está consultando, aviendo bien considrado /las fuentes de donde salen todas las señales, enpeçando de algún principio

//²¹ᵛcierto, dirá: suposto que somos consultados para dezir si bive o muere el en/fermo y savemos que aquellas dolencias son sanables, que las puede curar la na/turaleza o la arte, o todas 2 juntas, y que aquellas son mortales que mayorgan so/bre la naturaleza y sobre la arte.

La enfermedad parece mortal porque es un/⁵a febre pútrida, fuerte, contin(u)a, maligna, conposta, desordenada, desaigual o /los tienpos generales della todos son largos, graves, pesados y apare/jados totalmente para matar, ni más ni menos, los particulares de cada una /accesión. Y traerá todas las más razones y medios que supiere para provar /este pernóstico.

Y aviendo ansí dicho, a de bolverse al 2 fuente que es la /¹⁰causa de que se izo la enferme-dad.[1] Porque realmente puede afirmar que es mortal, /que el umor que aze la febre y ocupa la fuente de la vida y todo el cuerpo es /colora y logchinoza que es feruguenta en un cuerpo flaco, cacoquímico y /apretado de poros.

Si esta colora la concriaron muchos y malos mantenimimie/ntos y otras causas esternas, malignas y malíssimas y las fuer/¹⁵ças del enfermo están flacas y se van acavando totalmente; si[2] al /principio no izieron los remedios convenientes, y si buenos y conve/nientes no aprovecharan o si no ayudan, salvo si son grandíssimos re/medios, o si no a aquellos que solamente podían provechar.

Y si ay otras /causas que acrecentan la enfermedad y la conservan —como es el aire /²⁰si es malo, o el lugar adonde está el enfermo si es desconveniente— /si tiene pertuvaciones del alma y otros muchos negocios a cuya ima/ginación no puede registir con los tener sienpre presentes, ni los mé/dicos le pueden socorrer. Y finalmente a de echar mano de todas las /cavsas de que se pueden tomar señales para afirmar que es cierto su /²⁵pernóstico acerca de la muerte que per-nostica al enfermo.

La cual tanbién /a de confirmar del 3ᵉʳ manadero referendo todos los indicios que nacen /de los efetos de las acciones —cuales son los exquermentos que purga el /enfermo— y de sus calidades y de todas las operaciones de su cuerpo. /Porque en las febres son señales mortales cuando los pulsos faltan o /³⁰se entrepolan o se aprissan demasiadamente aziéndo<se> celeríssi-mos a[p]ri/ssándose mucho las pulsadas, faziéndosse quebros si tienen fernesi[3] contin(u)o, si /se azen conbulsos, se moven sus membros muy flaquíssimamente o contra /su veluntad, si se caen asta los pies de la cama, si tiene fastío, si /no tiene sed teniendo la lengua seca, áspera y negra, si los excrementos /³⁵totalmente se an detenido o los echa sin gana o purga lo que es bueno pa/ra el cuerpo o lo que ebacúa es muy demudado de lo natural en

//²²ʳcalidad, si está muy frío[4] de afuera, de adientro se quema y se inche el cuero /de bostillas y granos negros y de color de plomo y el cuero está muy /escalientado <y> duro. Estas cosas y otras semejantes[5], como la orina negra

---

[1] Lit. «Enpermedad».
[2] Añade <que>.
[3] Frenesí.
[4] Lit. «Prio».
[5] Lit. «Semejantes».

קרודה פירטובאדה די קולור די שיניזה מושטראן מואירטי אין לוש אינפירמוש די פ̄יב

5 רי פודרידה אי טאנביין פארה פרוואר שו פירנוסטיקו מירארה לה 4 פ̄ואינטי קונסידר
אנדו לוקי אה קונטיסידו אין אישטי טיינפו אה אוטרוש אינפ̄ירמוש קי אישטוב̄ייירון
דילייאנטי דישטה מישמה פ̄יב̄רי פורקי שי אלוש מאש דילייוש אקונטיסייו מואירטי
קון לאש דיג̄אש שינייאליש לייאנה מינטי פודי פירנושטיקאר קי מורירה שין טיניר
רישילו די ייראר דיל קואל אינשימאפלו קואל קירה מאנשיבו פ̄ואידי טומאר דוטרינה פארה

10 פירנושטיקאר די קואנטאש אינפ̄ירמידאדיש איי אשירקה די לה מואירטי קון שירטיזה
אין קואל קירה גונטה אדונדי שי אלייארי אאון קי שיאה פרינסיפ̄ייאנטי אין לה מידיסי
נה אי די לה מישמה מאנירה פירנושטיקאר שוב̄רי לה וידה מיראנדו ביין איש
טוש 4 מאנאדירוש דיג̄וש אי נו אלייאנדו אין אינייוש קוזה די לאש קי אומוש
דיג̄ו קי ס̄י̄ניפ̄יקאן מואירטי מאש אל קונטרארייו אלייאנדו אין אינייוש סינייאליש

15 טודוש קי שיניפ̄יקאן אה וידה קונטרארייוש אלוש די לה מואירטי אי קואנדו אוב̄יירין
די אונוש אי די אוטרוש אפ̄יגארשי אה אקילייוש קי מאש וויגור אי פ̄ואירסה טיינין
אי אישטאן מאש אינפ̄ורטישידוש או שיאה די לה פארטי די לה וידה או די לה פארטי די לה מואירטי

דישטינשייון 5 דיקי שיאה דיטראטאר
קואנדו קונשולטאמוש די
די אלגונה אקשייון

קואליש   אי קואנטוש שיאן לוש אופ̄ישייוש דיל מידיקו דיקלאראראמוש אין לה דיש
טינשיין פאשאדה מאש קומו אין קאדה אופ̄ישייו שיאה די טראטאר

20 לאש קוזאש קומוניש קי איי אין איל פארה קינו שיאמוש פורשאדוש אריפיטיר לאש
מישמאש קוזאש די נואיב̄ו אין אוטרו אופ̄ישייו אישקוזאר אישטי טראוואג̄ו
מי פארישייו אשיטאדו אין קאדה אונו דיקלאראר לה קוזה אין קומון אי דישפואי
ש אין קאדה פארטי דישטה קוזה טראטארלה פארטיקולאר מינטי פארה קי קואנדו
נו שי אינטיינדה לא די אין אופ̄ישייו אקילייו קי פירטיניסי אה אוטרוש דישפואיש די

25 לוקי שי מיג̄אנטי טראטארימוש שי אינטיינדה אי פורקי שיינפרי פור ביין דיל אינ
פירמו שי אזין לאש גונטאש אין אילייאש נו שי אה די טראטאר די אוטרא קוזה מ
מאש קי שולו לו ניסיסארייו פארה שו פרוויג̄ו אי אישטו אינטינדידו שי אקלארה טודו
לוקי פירטינישי אה לוש מאש אופ̄ישייוש דיל מידיקו פורקי אנשי מוי מאש אה מי
נודו ווירנאן אלה מאנו קונשולטאשייוניש די אינפ̄ירמוש קי שיאן מאש דיפיקולטוזוש

30 די מאיור מומינטו מאש גראוויש אי מאש פרוויג̄וזאש קי אקילייאש פור לה
1*

22v פ̄אמה דיל שוסיסו אין לה קואליש פור שירין מאש דיש אישפיראדאש לאש אינפ̄ירמידא
דיש אן לוש מידיקוש די אישטאר פ̄ירב̄ינידוש אין איל ארטי אי קון מאש קוידאדו
דונדי שי אזין גראנדיש אי פ̄אמוזוש אלקאנשנדו לוקי קונוייני אין אילייא ק̇י אי לוקי
נו אזיינדו דישקוב̄ריר אלגון יירו שי אין איל דישקולשו די לה קורה שי אוויה איגו
אנשי קי שיינדו איל אורדינאדו קונשטומבריי די לוש מידיקוש אין לאש

5 גונטאש פרימירו טראטאר דיל נאטוראל [שון] טינפיראמיינטו דיל אינפ̄ירמו אי קון
פוזישייון די שו קואירפו ייראן מוג̄ו אאון קי דישפואיש טראטאן די לה אינפ̄ירמידאד
שוש קאב̄זאש שינייאליש אי קוראשייוניש פורקי שי פארווה די קואן שין ראזון לו אזין פרי
מירה מינטי פורקי מוג̄אש וייש שירן פורשאדוש בולוויר אטראטאר דיל אב̄יין
דולו ייא איגו אי טאנביין פורקי אי מונגאש אינפ̄ירמידאדיש קי אישטאנדו בואינו

10 איל נאטוראל טינפיראמיינטו אילייאש פור אוטראש ויאש אפ̄ריאין אלוש אינפ̄ירמוש
קומו שון אקילייאש קי אטרומינטאן אי דאנייאן לה קונפוזישייון די לאש פארטיש
דישימילאריש אין קונפ̄ורמאשייון אישטרוטורה גראנדיזה אי אין נומארו פואיש

1 {דישטינשייון 5 די לאש גונטאש}

/cruda, pertubada, de color de ceniza mostran muerte en los enfermos de fe/⁵bre podrida.

Y tanbién para provar su pernóstico mirará la 4 fuente considr/ando lo que a contecido en este tienpo a otros enfermos que estubieron /deliante desta misma febre. Porque si a los más dellos aconteció muerte /con las dichas señales, llanamente pode pernosticar que morirá sin tener /recelo de yerrar.

Del cual enxemplo cualquera mançebo puede tomar dotrina para /¹⁰pernosticar de cuantas enfermedades ay acerca de la muerte con certeza, /en cualquera junta adonde se allare aunque sea principiante en la medici/na. Y de la misma manera pernosticar sobre la vida mirando bien es/tos 4 manaderos dichos y no allando en ellos cosa de las que avemos /dicho que sinifican muerte, mas al contrario allando en ellos señales /¹⁵todos que sinifican a vida contrarios a los de la muerte.

Y cuando ubieren /de unos y de otros, apegarse a aquellos que más vigor y fuerça tienen /y están más enfortecidos, o sea de la parte de la vida o de la parte de la muerte.

Distinción 5 de qué se a de tratar
cuando consultamos
de alguna acción

Cuáles y cuántos sean los oficios del médico declaramos en la dis/tinción passada, mas (no) como en cada oficio se a de tratar /²⁰las cosas comunes que ay en él para que no seamos forçados a repetir las /mismas cosas de nuebo en otro oficio. Escusar este trabajo /me pareció acetado, en cada uno declarar la cosa en común y despué/s en cada parte desta cosa tratarla particularmente para que cuando /no se entienda de un oficio aquello que pertenece a otros —después de /²⁵lo que semejante— trataremos se entienda.

Y porque sienpre por bien del en/fermo se azen las juntas, en ellas no se a de tratar de otra cosa /mas que solo lo necessario para su provecho y esto entendido se aclara todo /lo que pertenece a los más oficios del médico. Porque ansí muy más a me/nudo vernán[1] a la mano consultaciones de enfermos que sean más dificultosos, /³⁰de mayor momento, más graves y más provechosas que aquellas por la

//²²ᵛfama del suceso. En las cuales —por seren más desesperadas las enfermeda/des— an los médicos de estar perbenidos en el arte y con más cuidado. /Donde se azen grandes y famosos alcançando lo que conviene en ella y lo que /no, aziendo descubrir algún yerro si en el disculso[2] de la cura se avía echo.

/⁵Ansí que siendo el ordenado constumbre de los médicos en las /juntas primero tratar del natural tenperamiento del enfermo y con/posición de su cuerpo, yerran mucho aunque después tratan de la enfermedad, sus causas, señales y curaciones. Porque se prova de cuan sin razón lo azen pri/meramente porque muchas vezes serán forçados (a) volver a tratar dél, abién/¹⁰dolo ya echo. Y tanbién porque ay munchas enfermedades que estando bueno /el natural tenperamiento, ellas por otras vías afríen a los enfermos, /como son aquellas que atromentan y dañan la conposición de las partes /disimilares en conformación, estrutura, grandeza y en número, pues

---

[1] Vendrán.

[2] Transcurso.

אין שימיגֿאנטיש אינפֿירמאדאדיש קי נו טיינין קי ויר קון איל טינפֿיראמיינטו פארה

15 קי אה די אינפֿישאר איל מידיקו אין לה גֿונטה דיל טינפֿיראמיינטו שי לה ⟨נו⟩ איי אין
פֿירמידאד דיש קון דישטינפלאנשייא אי מאש   קי קין אה די בושֿקאר
איל טינפֿיראמיינטו פארה קונושיר לה פֿיבֿרי קי אטודוש אישטה קלארה
דישוייו אי שי איש נו שישירייו טראטאר דיל טינפֿיראמיינטו די לאש פֿארטיש
שינמילאריש פארה קונשירואלי לה שאלוד פארה קי אין באלדו שיאה די אזיר פואיש

20 קי טראטאנדו די לאש פֿארטיש דישימילאריש קי שי קונפונין די לאש שימילאריש
אה די מושטרַאר שו טינפֿיראמיינטו קי שי לוש שֿימילאֿריֿשֿ די לאש
אונאש אי די לאש אוטוראש אי פֿרוואשי מאש קי נו איש גֿושטו אינפֿישאר אין לה
גֿונטה דיל טינפֿיראמיינטו די קאדה אונה פֿורקי שי לה גֿונטה שי אזי פארה קונשירוואר
לה שאנידאד די לאש פֿארטיש שֿימילאריש אי אישטה איש לה טוטאל קאבֿזה פֿורקי

25 שיאזי אויינדושֿי די אבֿלַאר דילייו פארה אילייו די קומו שיאן די קונשירוואר לאש
אישטרומינטאליש נישישארייא מינטי אווימוש די טראטאר די לה קונפוזישיון
די לאש שין מילאריש מאש דיל טינפֿיראמיינטו דילייאש או ננקה או קואנדו
בושֿקאמוש לה ראזון פארה קונשירוואר לה קואל קונשירואשיון נו שי פואידי אזיר
שין גֿוארדאר איל טינפֿיראמיינטו שֿימילאר מינטי פואיש שי טראטארה די לה

30 נאטוראל קונפושטורה קואנדו אישטאמוש אבֿיריגֿוואנדו קומו שיאה די גֿוארדאר איל
טינפֿיראמיינטו קי נו טייני קי ויר אונו קון אוטרו   אי פֿארה קי קונטארימוש לה
אישטאטורה דיל אומרי לה פֿיגורה לאש פֿארטיש איל נומֿירו איל שיטייו אי לה די
מאש פֿורפֿישיון די שו קואירפֿו שי שולו קירימוש רימידייוש פארה קונשירוואר איל
טינפֿיראמיינטו פֿור לו קואל קונקלואימוש קי אין נינגון אופֿישייו דיל מידיקו

35 אין לוש אינפֿירמוש איש נישישארייו קונשידֿיראר טודאש לאש קוזֿאש נאטוראליש קי
23r

איי אין אקיל אופֿישייו אי אנשי אין לוש שאנוש שולו אווימוש די טראוואגֿאר פֿור קונשיר
ווארלי לה שאלוד אי נו טראטאר די אינפֿירמידֿאד קי נו לה אה אי נו אין לוש אינפֿירמוש
פארה שאנארלוש קון לוקי ליש קונוייני דיל ארטי שין מישקלאר אונאש קוזֿאש קון אוט
ראש   מאש אה שי די אטוויֿרטיר

5 קי קון טודו אין לוש אינפֿירמוש אינטונסיש קונוייני קונשידֿיראר לאש קוזֿאש קונפֿורמי
פֿידי נאטוראלֿיֿזֿה קואנדו שין אישטה קונשידֿראשייון נו פֿודימוש קונשיר לה אינפֿיר
דאד מאש נו לואיגו ני אין טודו שיאה די טראטאר די טודו פֿורקי קואנדו אורדינאמוש קומו
אונה פֿארטי שיאה דישמינטידֿו די שו לוגֿאר אי לה אווימוש די בולוויר אאיל שֿי איש
טאמוש אין דובֿדה די אישטאר שאלידה או נו אי דיל דאנייו קי טייני אי נו קואן גראנדי שיאה

10 אינטונסיש נוש אפֿרוויגֿאמוש דילה פֿארטי שאנה מיראנדו שו קונפושטורה אי פֿורמה
מאש דיל טינפֿיראמיינטו ⟨...⟩ פֿארה קי נו איש ני שישארייו אנשי טאנביין קואנדו אלגון מים
ברו קרישייו דימאזֿיאדו פֿוארה די שו גראנדיזֿה מידֿימושלו קון איל שֿאנו פארה ווير קואן
גראנדי שיאה איל דאנייו פֿינאל מינטי שולו אינטונסיש שי קונשידֿירה איל שֿאנו קואנדו
נו שי פואידי אלקאנשאר איל דאנייו קי אישטה אין איל אינפֿירמו שין מירַאר אלו שֿאנו

15 פֿורקי טודו אקילייו קי איי די מאש או מינוש אין איל אינפֿירמו די קאנטידֿאד או קאלידֿאד
או פֿורמי או פֿיגורה אקיל איש איל דאנייו פֿורקי מוגֿאש וויזֿיש אה פֿוקו מאל אי פֿוקה
אינפֿירמידֿאד קומו שיווי אין לאש פֿיבֿריש לינטאש קֿי אי גֿיקאש אין לאש קואליש מוגֿאש
פֿור לה מאיור פֿארטי דובֿדאמוש שֿי שון אינפֿירמידֿאד אונו אי אינטונשישיש שומוש
פֿורשאדֿוש מירַאר לאש פֿארטיש שֿאנאש אי קוזֿאש נאטוראליש די אקיל גֿינירו אי פֿור

20 אלייאש גֿושגאמוש שי איש אינפֿירמידֿאד או אי נו אי קואנטו שיאה איל דישֿישו דיל
אישטאדֿו נאטוראל קואנדו איש אינפֿירמידֿאד מאש אאינדה קי לה אינפֿירמידֿאד שיאה
גראנדישימה שיינפרי אין איל אינפֿירמו איי אלגונה קוזֿה נאטוראל קי פֿידי קונשירוואשייון
קון קוזֿה שֿימיגֿאנטי אי אוטֿראש קוזֿאש קי פֿודֿין שירין אפֿארטאדֿאש דיל אינפֿירמו אי
אישקאפֿארלוש דילייא פֿורקי לאש פֿואירסאאש דיל אינפֿירמו פֿידֿין שו קונשירוואשייון אי

/en semejantes enfermedades que no tienen que ver con el tenperamiento ¿para /[15]qué a de enpeçar el médico en la junta del tenperamiento, si no ay en/fermedad con destenplancia?

Y más: que ¿Quén a de buxcar /el tenperamiento para conocer la febre que a todos está clara /de suyo? Y si es no (ne)cessario tratar del tenperamiento de las partes /sinmilares para conservale la salud ¿Para qué en balde se a de azer? Pues /[20]que tratando de las partes disimilares —que se conponen de las similares— /a de mostrar su tenperamiento[1] de las /unas y de las otras. Y próvasse más que no es justo enpeçar en la /junta del tenperamiento de cada una, porque si la junta se aze para conservar /la sanidad de las partes similares —y esta es la total causa porque /[25]se aze, aviéndosse de ablar para ello de cómo se an de conservar las /istrumentales— necessariamente avemos de tratar de la conposición, /de las sinmilares, mas del tenperamiento dellas o nunca o cuando /buxcamos la razón para conservar. La cual conservación no se puede azer /sin guardar el tenperamiento similarmente, pues se tratará de la /[30]natural conpostura cuando estamos aberiguando como se a de guardar el /tenperamiento que no tiene que ver uno con otro.

Y ¿para qué contaremos la /estatura del omre, la figura, las partes, el número, el sitio y la de /más porp(o)ción de su cuerpo, si solo queremos remedios para conservar el /tenperamiento? Por la cual concluimos que en ningún oficio del médico /[35]en los enfermos es necessario considrar todas las cosas naturales que

//[23r]ay en aquel oficio.

Y ansí, en los sanos solo avemos de travajar por conser/varle la salud y no tratar de enfermedad que no la á, y en los enfermos /para sanarlos con lo que les conviene del arte sin mesclar unas cosas con otras.

Mas a se de a(d)vertir /[5]que, con todo, en los enfermos entonces conviene considrar las cosas conforme /pide naturaleza[2] cuando sin esta considración no podemos conocer la enferme/dad. Mas no luego ni en todo se a de tratar de todo porque cuando ordenamos como /una parte se a desmentido de su lugar y la avemos de bolver a él, si es/tamos en dubda de estar salida o no y del daño que tiene y cuan grande sea, /[10]entonces nos aprovechamos de la parte sana mirando su conpostura y forma /más (que) del tenperamiento para que no es necessario.

Ansí también, cuando algún mem/bro creció demasiado fuera de su grandeza, medímoslo con el sano para ver cuan /grande sea el daño finalmente. Solo entonces se considera el sano, cuando /no se puede alcançar el daño que está en el enfermo sin mirar a lo sano. /[15]Porque todo aquello que ay de más o menos en el enfermo, de cantidad o calidad, /o forme o figura, aquel es el daño.

Porque muchas vezes a poco mal y poca /enfermedad como se ve (en) las febres lentas y chicas, en las cuales /por la mayor parte dubdamos si son enfermedad o no, y entonces somos forçados (a) mirar las partes sanas y cosas naturales de aquel género y por /[20]ellas jusgamos si es enfermedad o no. Y cuánto sea el deceso del /estado natural cuando es enfermedad. Mas aínda que la enfermedad sea /grandíssima sienpre en el enfermo ay alguna cosa natural que pide conservación /con cosa semejante y otras cosas que poden seren apartadas del enfermo y /escaparlos della, porque las fuerças del enfermo piden su conservación. Y

---

[1] Aquí aparece escrita y tachada una frase de la línea anterior. Lo que parece un error propio de una copia.
[2] Lit. 'naturar/eza'.

25   טודו לוקי אישטה בואינו אין איל קומו איש לה קונפוזישיון אי שי שולו טייני פֿיברי

קי איש דאנייו אין איל טינפֿיראמיינטו אי נו די נינגונה אוטרה פארטי אישטרומינטאל

שולו אישטה אישטינפֿלאשה שיאה דיפֿירקוראר קיטאר אי שולו אקיל מימברו

קוראמוש אי לוש קי אישטאן שאנוש קון שו שימיגֿאנטי קונשירוואמוש

דיאקי קונשטה קי אשירקה דילה אקשיון דישולו 2 קוזאש אווימוש די טרא

30   טאר אין לה גֿונטה   לה 1 דילו נאטוראל קי אווימוש די קונשידיראר דילו נאטוראל

קי אוימוש די קונשידיראר   אי לה אוטרה די לו נו נאטוראל קי אוימוש די קורֿאר

קון שו קונטרארייו מאש קומו שיאן אישטאש 2 קוזאש מוי דישפֿורמיש אי קונטראר

ייאש אין טרי שי איל בואין קונשולטאנטי קונשולטאנטארה די לה שאנידאד אי דילה אין

פֿירמידאד דיל אינפֿירמו אי טאנביין די לוש אקשידינטיש קי לה שיגֿין מאש קומו

35   אווימוש דיגֿו פרימירו טראטארה דילו נו נאטוראל קי דילו נאטוראל ‹אי› קואנטו איש ני

שישארייו פארה קונשירילו ‹[...]›   ‹[...]› פארה קונשירבֿאר לו נאטוראל ק̇ אי אנשי פירמיראמין

טי אה די בֿושקאר לאש נאטוראליזאש גֿינירוש דיפֿ̇ירינשייאש די לאש פֿארטיש ‹קאבזאש› מאש

23v

פֿורקי אישטאש מוגֿאש וייזיש נו שי קונושין בושקאמוש שינייאליש פארה קונשירלאש ‹אי› איש

נישישארייו פור לה דיוירשידאד דילאש קאבֿאש מודאר לה פלאטיקה אאילייאש נישישאר

ייא מינטי לו אירימוש פורקי לה קורה אי איל אופֿישייו דיל מידיקו פידין קי נו שיאגה קוזה טי

מירארייא אי אנשי קונקלויאמוש קי לה אקשיון די קי שי טראטא אין לאש גֿונטאש שון לה

5   אינפֿירמידאד לאש שינטומאש אי לאש קאבֿאש דילייווש אי אין אישטו שיאה די אין

פֿליאר איל קונשולטאנטי פארה אפרוויגֿאר אל אינפֿירמו אי שאנארלו אאון קי שולו שי

לייאמה לוש מידיקוש פארה רימידייאר שולו און אקונטישימיינטו דיוון קון טודו מיניש

טיר אינטירה מינטי די טראטאר די קואנטו אה מיניסטיר איל אינפֿירמו פארה שו שאלוד

שאלוד אי אזיינדו אנשי קונפלי אינטירה מינטי אי פארה אישטו איש מינישטיר קונשידיראר

10   איל אישטאדו נאטוראל דיל אינפֿירמו אין ‹אי› פיזאר לאש פֿואירסאש די לא אינפֿירמידאד

קון לאש פֿואירסאש די לה נאטוראליזה אי אידאר אה אישטאש אי אבאטיר אאקילייאש אי

פֿיגֿו אישטו טאנביין לו קונשידראמוש לוקי שוליאה אקומיר אין שאנו אי שו אידאד אי לה

רישיון אי איל אישטאדו דיל שיילו אי שוש קונטופֿלריש ‹קונדישייוניש› אי טואדאש אקילייאש 10 קו

זאש קי דישימוש אין איל קאפי' 2 די אישטי טראטאדו קואנדו בושקאמוש לאש קאבֿ

15   זאש די לאש אינפֿירמידאדיש אי שוש די פֿירינסייאש אי אישישוש אי שי קונטה טאן

ביין קומו קאבֿזה לה פארטי אדונדי אישטה לה אינפֿירמידאד אי לוש שינטומאש קומו

שינייאליש אי לאש אקשייוניש מושטראן לוקי שיאה דיאזיר אי דילייאש דיפינדין לאש

אינדיקאשייוניש אי איל שיטייו די לה פארטי קי לה אישטאן מאלאש אי איל אגֿונטאמיינטו

דילייאש לה פֿיגורה לא גרנאדיזה לא קונפֿורמאשייון ‹אי› איל נומארו טודו קונויייני דיקלאראר

20   פארה קונשיר לה אינפֿירמידאד אי קוראלה פורקי דישטה קונשידראשייון ריזאולטאן לוש

רימידייוש נישישארייוש אלה קורה אי לו דימאש אירימוש מושטראנדו פור דילאנטי

דישטינשייון 6 די לה אורדין קון קי

קי שיאה די טראטאר

דיקאדה קוזה

קומו   אנטיש אווימוש דיגֿו שון מונגֿאש קוזאש לאש קי שיאן די טראטאר אין

לאש גֿונטאש אי אנשי דירימוש אגֿורה קואל שיאה לה פרימירה ‹קוזה› דיקי שיאה

די טראטאר אי די קואל דילייאש שי טראטארה אין און און לוגאר או־[...] ‹אי די קואל אין› אוטרו לו קואל מוש

25   טארה שו נאטוראליזה די קאדה אונה דילייאש פורקי אקילייא קוזה פארה קי פֿואירון לייאמאדוש

לוש מידיקוש פידי קי פרימירו שי טראטי דילייא אי אנשי שי פֿואי לייאמאדו איל מידיקו

פארה קיטאר לה אינפֿירמידאד פרימירו דילייא שיאה די טראטאר אי שי פארה קיטאר אלגון

אקשידינטי דיל פרימירו שי דישפוטארה אי שי פארה קונשולטאר די טודוש לוש מאלוש קי טייני

[25]todo lo que está bueno en él, como es la conposición, y si solo tiene febre [—que es daño en el tenperamiento y no de ninguna otra parte istrumental— [solo esta estenplança sea de percurar quitar y solo aquel membro [curamos y los que están sanos con su semejante conservamos.

De aquí consta que acerca de la acción, de solo 2 cosas avemos de tra[30]tar en la junta. La 1 de lo natural que avemos de considrar. Y la otra de lo no natural que avemos de curar [con su contrario. Mas como sean estas dos cosas muy disformes y contrar[ias entre sí, el buen consultante consultará de la sanidad y de la en[fermedad del enfermo, y tanbién de los accidentes que la siguen. Mas como [35]avemos dicho, primero tratará de lo no natural que de lo natural ‹y› cuanto es ne[cessario para conocerlo ‹...› que para conserbar lo natural.

Y ansí, primeramen[te a de buxcar las naturalezas, géneros, diferencias de las partes ‹causas›.[1] Mas

[23v]porque estas muchas vezes no se conocen, buxcamos señales para conocerlas ‹y› es [necessario por la diversidad de las causas, mudar la plática a ellas. Necessar[iamente lo aremos porque la cura y el oficio del médico piden que no se aga cosa te[meraria.

Y ansí, concluimos que la acción de que se trata en las juntas son la [5]enfermedad, las síntomas y las causas dellos. Y en esto se a de en[plear el consultante para aprovechar al enfermo y sanarlo. Aunque solo se [llama los médicos para remediar solo un acontecimiento, deven con todo [enteramente de tratar de cuanto a menester el enfermo para su salud. [Y aziendo ansí, cunple enteramente y para esto es menester considrar [10]el estado natural del enfermo, ‹y› pesar las fuerças de la enfermedad [con las fuerças de la naturaleza y ayudar a estas y abatir a aquellas. Y [fecho esto, tanbién lo considramos lo que solía acomer en sano, y su edad, y la [resión[2] y el estado del cielo y sus ‹condiciones› y todas aquellas 10 co[sas que diximos en el capi' 2 de este tratado, cuando buxcamos las cau[15]sas de las enfermedades y sus diferencias y ecesos. Y se conta tan[bién como causa la parte adonde está la enfermedad y los síntomas como [señales. Y las acciones mostran lo que se a de azer y dellas dependen las [indicaciones y el sitio de la parte que están malas y el agotamiento [dellas, la figura, la grandeza, la conformación ‹y› el número.

Todo conviene declarar [20]para conocer la enfermedad y curarla, porque desta considración resultan los [remedios necessarios a la cura y lo demás iremos mostrando por delante.

Distinción 6 de la orden con que
se a de tratar
de cada cosa

Como antes avemos dicho, son munchas cosas las que se an de tratar en [las juntas. Y ansí, diremos agora cual sea la primera cosa de que se a [de tratar. Y de cuál dellas se tratará en un lugar ‹y de cuál en› otro, lo cual mos[25]trará su naturaleza, de cada una dellas. Porque aquella cosa para que fueren llamados [los médicos pide que primero se trate della.

Y ansí, si fue llamado el médico [para quitar la enfermedad, primero della se a de tratar; y si para quitar algún [accidente, dél primero se disputará; y si para consultar de todos los males que tiene

---

[1] Incluyo aquí la palabra tachada porque la corrección es de otra mano, no del propio autor.
[2] Región.

איל אינפֿירמו אי שאנארלוש די טודוש אילייוש שירטישימה מינטי אוטימוש די

30   אינפישאר די לה אינפֿירמידאד פורקי אילייא קונטייני טודו אין שי אי אקאריאה לה קון

שידראשיון די לאש שינייאליש דילה אינפֿירמידאד אי די לאש קאבֿזאש די לאש שינטומאש

פארה קי שיוויאה פונימוש און משל   אונו טייני דולור די קאבֿיסה קון קאלינטורה לייא

מה אלוש מידיקוש פארה קי שילוקיטין איל קי אינפישה אה קונשולטאר נישישאריא מינטי אי

נפישה דיל דולור אי ווירה קואן גראנדי שיאה אי דיקי נאטוראליזה אי לואיגו פורנה איל

¹ 24r

רימידייו פארה קוראלרו או פור לו מינוש מיטיגארלו קי איש אבלאנדאנדולו אי דישאנדו

איל דולור טראטארה פֿיבֿרי פרימירו אי דישו נאטוראליזאש שינטומאש אי קאבֿזאש די

די דונדי פורשידי איל דֿוֿלֿוֿ ‹דולור› אי אוטרוש מאליש שי טובֿיירי מאש שי איל אקשידינטי דיל

דולור פֿואירי פֿואירטי דישאארה טודו אי אקודירה אלוקי מאטה קי איש איל דולור שיגון דוטרי

5   נה די גאלינו קומו מושטראנרימוש אין שו לוגאר פורקי קירייינדו פרימירו קוראר לה פֿיבֿרי

איל דולור או אוטרו קואל קייר אשידינטי קי טובֿיירי פֿואיירטי או מאלו פֿואידי מאטאר אל אינ

פֿירמו שין קוראר ני לה פֿיבֿרי ני איל דולור אי אנשי שיינדו לייאמאדו איל מידיקו פארה

קוראר טודו לו מאלו קי שי אייארי איניל אינפֿירמו נישיסארייא מינטי אוטימוש די

אינפישאר דיל דולור או דיל אומור קי לו מודישטרה ‹מודיסטרה› קי לו אזי או די לאש קאבֿזאש

10   דיל מאל או די לאש שינייאליש או די לה קוראשיון שיינדו לו פרינסיפאל אי פרימירו דיקי שי

אה די דישפוטאר אי קון שידראר לה אינפֿירמידאד קומו שידירה אין לה שיגינטי דיש

טינשייון אי שיגונדארייא מינטי די לוש שינטומאש קי לוש אינדיקאן אי מושטראן

לוקי אוטימוש די אזיר פורקי קומו מונגֿאש וויזיש לאש דיפֿירינשייאש די לאש אינפֿיר

מידאדיש טינגאן לאש מישמאש קאבֿזאש ‹אי› שינטומאש פארה קי נו שיאמוש קי ~~שוש~~

15   פֿורשאדוש 2 וויזיש ריפיטירלאש קונוויני דישפואיש די טראטאר די לאש אינפֿירמידא

דיש טראטאר לואיגו די לאש שינטומאש די טריזישטוש די לאש קאבֿזאש דילה דולין

שייא פורקי קונשידראש פור שוש דיפֿירינשייאש קאבֿזאש אי שינטומאש קונשימימוש

טאנבֿיין קי איש מינישטיר קוראראלאש אי פורקי אישטה קוראשיון נו שי פֿואידי אזיר

שין קוראר לה קאבֿזה איש נישישארייו טראטאר לואיגו דילייא אי דישפואיש פורנוש

20   טיקאר ריפוק‹ריקו[פי]›לאנדו טודאש לאש סינייאליש דישדי קי אינפישו לה אינפֿירמידאד פורקי

איל פירנושטיקו מושטרה שי איי לוגאר די קוראלה או נו פורקי אקילייוש קי נו טיינין

קורה שולו אלוש פירנוסטיקוש לוש אוטימוש די דישֿאר אי שולו אפליקארלי אלגון רימידייו

גֿיקו קי קואנדו איל אינפֿירמו נו שי נוש פֿואידה אינפוטאר קי פֿואי פור קאבֿזה

דיל רימידייו אאון קי דיגה גאלינו אישטה פרופֿייא דוטרינה קון טודו טאנבֿיין דיזי קי איש

25   מיגֿור אישפרימינטאר איל רימידייו אין דובֿדה קי דישֿארלו אנשי מוריר פורקי א

קונטיישי מונשטריזאדאדיש אין איל ארטי קומו אין לה נאטוראליזאה אי קורנילייו

שירלשו ווארון דוקטישימו דיזי קי אין לוש דישאישפיראדוש קואנדו שיאן קוראדו

דוקטה אי שינ‹ט‹יפֿיקה מינטי ווימוש ייא קי שי מואירין אוזאארימוש טימירא‹רי‹וש ² רי

מידיוש פורקי מוגֿאש וויזיש לוש קי נו שאנו לה קורה ריגולאר אי שינטיפֿיקה מו

30   גֿאש וויזיש שאנה לה טימיראר‹ייא אי פֿיגֿה שין אורדין אי שין מיטידו פור דונדי

קון מוגֿה פונדיראשייון שיאה די פירנוסטיקאר אי אפליקאר לוש רימידייוש פור נו

אינפֿאמארלוש נו אפרוויגֿאנדו אי פודיינדו אפרוויגֿאר אה אוטרוש אי אנשי אקילייוש

קי טיינין מונגֿאש שינייאליש בואינאש קיפרומיטין שאנידאד לי אורדינארימוש קוראש

ייון פורנוסטיקאנדו לוקי אה די שושידיר פור לה נאטוראליזה די לה אינפֿירמידאד שו

35   גֿינירו שוש דיפֿירינשייאש שוש שינטומאש אי לאש פארטיש אין קי קונשי

---

¹ En mitad de folio, entre las líneas 9 a 21, pero sin relación aparente con el texto, hay escrita unas palabra en una tinta diferente: אסתר סול מלכה, después cuatro líneas compuestas con rayas en diagonal y puntos.

² ‹טימיראריוש›

/el enfermo y sanarlos de todos ellos, certísimamente avemos de /30enpeçar de la enfermedad porque ella contiene todo en sí y acarrea la con/sidración de las señales de la enfermedad y de las causas, de las síntomas. /Para que se vea ponemos un mašal (ejemplo):

Uno tiene dolor de cabeça con calientura, lla/ma a los médicos para que se lo quiten. El que enpeça a consultar necessariamente enpeça del dolor, y verá cuan grande sea y de que naturaleza y luego porná el

//24r1remedio para curarlo o, por lo menos, mitigarlo, que es ablandándolo. Y dexando /el dolor, tratará febre primero y de su naturaleza, síntomas y causas. /De dónde porcede el <dolor> y otros males, si tubiere más. Si el accidente del /dolor fuere fuerte, dexará todo y acudirá a lo que mata que es el dolor según dotri/5na de Galeno como mostraremos en su lugar. Porque queriendo primero curar la febre, /el dolor u otro cualquier acidente que tubiere, fuerte o malo, puede matar al en/fermo sin curar ni la febre ni el dolor.

Y ansí, siendo llamado el médico para /curar todo lo malo que se ayare en el enfermo, necessariamente avemos de /enpeçar del dolor o del umor que lo aze o de las causas /10del mal o de las señales o de la curación. Siendo lo principal y primero de que se/a de disputar y considrar la enfermedad, como se dirá en la siguiente dis/tinción.

Y segundariamente de los síntomas que los indican y mostran /lo que avemos de azer. Porque como munchas vezes las diferencias de las enfer/medades tengan las mismas causas <y> síntomas, para que no seamos /15forçados 2 vezes (a) repetirlas, conviene después de tratar de las enfermeda/des, tratar luego de las síntomas y trezestos2 de las causas de la dolen/cia.

Porque conocidas por sus diferencias, causas y síntomas, conocemos /tanbién que es menester curarlas y porque esta curación no se puede azer /sin curar la causa, es necessario tratar luego della y después porno/20ticar <reco[pi]>lando todas las señales desde que enpeçó la enfermedad; porque /el pernóstico mostra si ay lugar de curarla o no. Porque aquellos que no tienen / cura solo a los pernósticos los avemos de dexar y solo aplicarle algún remedio /chico, que cuando muera el enfermo no se nos pueda inputar que fue por causa /del remedio.

Aunque diga Galeno esta propia dotrina, con todo tanbién dize que es /25mejor esprimentar el remedio en dubda que dexarlo ansí morir, porque a/contece monstrezadades en el arte como en la naturaleza. Y Cornelio /Cerlso,3 varón doctísimo, dize que en los desesperados cuando se an curado /docta y cen<t>íficamente, vemos ya que se mueren usaremos temerar<ri>os4 re/medios. Porque muchas vezes los que no sanó la cura regular y centífica, mu/30chas vezes sana la temeraria y fecha sin orden y sin méteto. Por donde, /con mucha ponderación se a de pernosticar y aplicar los remedios por no /enfamarlos no aprovechando y pudiendo aprovechar a otros.

Y ansí, aquellos /que tienen munchas señales buenas que prometen sanidad, le ordenaremos curac/ión, pornosticando lo que a de suceder por la naturaleza de la enfermedad, su /35género, sus diferencias, sus síntomas, sus causas y las partes en que consi//sten

---

1 En mitad del folio y sin aparente relación con el texto aparece escrito en el margen izquierdo las palabras <Ester/ sol reina>. Cabe recordar que el nombre de la esposa del autor, Hadasa, es el nombre hebreo para Ester.

2 Tras estos.

3 Cornelio Celso (c.25- c.50 D.C), de Verona. Se conservan los 8 libros de la obra *De medicina*, que formó parte de una enciclopedia sobre las artes. Ci tado por Daniel de Ávila Gallego, *Diálogo del colorado*: 77. En el siglo XVI se conoce por referencias de otros autores a juzgar por las entradas [325] y [1933] en el *Catalogue of Sixteenth*. En 1616 se publica un comentario de Girolamo Rossi a su obra *De re medica* y Johan Rodes (1587-1619) escribe comentarios a su obra que se publicaron en 1639, 1679 y 1691 con lo que parece que la estima por este autor se hubiera acrecentado en el s. XVII. Véase *Catalogue of Seventeen*, entradas [9788] [9789] y [9790].

4 Con otra letra se ha repetido la palabra en el margen: <temerarios>.

24v

שטין שוש שינייאליש אי פורנוסטיקוש קי מושטראן לה נאטוראליזה גראנדיזה פוקידאד פרישטי
זה אינטרימישייון ביגנינידאד מאגלינידאד שינפליזה קונפוזישיין איגואלדאד אורדין אי
אוטראש מאש די פ֗ירינשייאש קי שי אלייאן אין לה אינפ֗ירמידאד קי מושטראן מואירטי או
וידה לרגיזה או קורטידאד דילייא או שו טירמינאשישיון אי פ֗ינאל מינטי טודו קואנטו

5 אין אילייא אה די אקונטישיר אי שילה אינפ֗ירמידאד איש שאלוטאר שי טראטה לואיגו
קומו שיאה דיקוראר איואקואנדו דיל קואירפו שו קאבֿזה אאון אי קי אין אישטו אה אלגו
נאש קוזאש קי אישטאן מישקלאדאש אי קונפֿוזאש קון אוטראש אי איש מינישטיר
טראירלאש אין מֿידייו פארה קונשירמוש לאש קי קונויינין פארה נואישטרו איפ֗יטו פורקי
נון פודימוש דיזיר אישטא אינפ֗ירמידאד איש די אישטי ג֗ינירו או פירטינישי אאי

10 שטה דיפ֗ירינשייא שין טראיר שינייאליש קי לו מושטרין אי אנשי פרואמוש פור
לאש סינייאליש קי איש אישטה או אקילייא לה קאבֿזה אי די קאמינו בולוימוש אה
רינומראר לאש קאבֿזאש אטישידינטיש פארה מושטראר איל ג֗ינירו אי דיפ֗ירינשייא
די לא אינפ֗ירמידאד פורקי שי איש לה פֿיבֿרי פוטרידה דירה איל מידיקו קי איש טאל פורקי
אינפ֗ישו קון פֿריאו אי דישפואיש שי לי שיגירון שודוריש איקי קון לו קואל אזי מינ[ש]

15 יין די לאש קאבֿזאש אי שין טומאש אין קואנטו שון סינייאליש אי דישטה מאנירה
נו אזי פארטיקולאר מינשייון די טודאש לאש שינייאליש מאש שולה אין אונה
פארטי פֿאזי די אקילייאש סינייאליש פור לאש קואליש פורנוסטיקאמוש לו פור ויניר
פורקי לוש דימאש טאנטאש וויזיש וויזין אה פירפוזיטו קואנטאש קירימוש פרו
ואר לוקי דיזימוש מאש די לאש קאבֿזאש אין פארטיקולאר שי ⟨שי⟩ טראטה דילייאש

20 קואנדו נו קומו שינייאליש מאש קומו קאבֿזאש קי אזין אי קונשטיטוטאין לה אי אינא
פֿירמידאד לאש קונשידראמוש די לא קואליש מאש אדילאנטי טראטאארימוש
מוי קלאַרישימה מינטי קואנדו דישפוטאַרימוש די קאדה אונה דילייאש אין פאר
טיקולאר   אי אנטיש קי אינפ֗ישימוש אישטי פֿיג֗ו מי
פאַ[רי]שי קונווייני פור איל פרווויגֿו די לה מידישינה קונדינאר לא אופיניייון די אלגו

25 נוש קי טיינין פארה שי קי איש מינישטיר לואיגו אין איל פרינסיפייו די לה ג֗ונטה
די טראיר טודו לוקי שי אלייא אין איל אינפ֗ירמו אי טודו די קי פֿרושידי לה אינפ֗יר
מידאד אי קונטאַרלו אי אנשי שי אונו שי די לי דייו איל שול אי
פור אלייו קאייו קון דולור די קושטאדו דיזירלו לה פרימירה קוזה לוקי מי פאַרישי
קואינטרה ראזון פורקי נוש איש נישישארייו ריפֿיטיר לה קוזה מונג֗אש ווייֿיש בֿיזיש

30 פוש קי ווינדו די טראטאר די לאש קאבֿזאש קונגונטאש נישישארייא מינטי אאי
שיאה די טראטאר די לאש פרוקאטארטיקאש אי אנטרישידינטיש פורקי קואל קירה דירה
קי אקיל איש מאש ארטי פֿישיייוזו מאש שאבֿייו אי חריף מידיקו קי שיינדו לייאמאדו
פארה און דולור די קושטאדו פרימירו טראטו דישו נאטוראליזה אי דישפואיש דילאש
קאבֿזאש מאש לייגאדאש קי לו אזין אי דישפואיש די לאש לי שֿאנאש אי נו אקיל קי א

35 אינפ֗ישו לואיגו די לאש לישֿאנאש אי די אוטראש קוזאש קי נו פירטינישין אל קאבֿזו

25r

דישטינשייון 7 די קי מאנירה

שיאה די טראטאר

דילה אינפ֗יר

מידאד

אין לה קונשולטה

ראלרו   איש איל מידיקו קי אה מי פארישיר אין אישטי קאבֿזו פרושידו קומו איש איל
דיווֿיר פורקי שי איש דולור די קושטאדו לה אינפ֗ירמידאד מואישטראן קי איש
אינפ֗ירמידאד שין טראטאר די נינגונה דיפ֗ירינשייא די פֿלאוריז אלייאנדושי טאנטאש
דיפ֗ירינשייאש דיל קון קי וואריאן לה דוריאן לה קורה אי איי אלגונוש מידיקוש קי אאון איל ג֗ינירו די לה

5 אינפ֗ירמידאד די קי שי טראטה ⟨נו⟩ דיקלאראן אי אישטוש טאליש נו קירין קוזה ביין אורדינאדה

consi//^{24v}sten sus señales y pornósticos que mostran la naturaleza: grandeza, poquedad, preste/za, entremisión, begninidad, maglinidad, sinpleza, conposición, igualdad, orden y /otras más diferencias que se ayan en la enfermedad que mostran muerte o /vida, largueza o cortedad della o su terminación y finalmente todo cuanto /⁵en ella a de acontecer.

Y si la enfermedad es salutar se trata luego /como se a de curar, evacuando del cuerpo su causa. Aunque en esta á algu/nas cosas que están mescladas y confusas con otras y es menester / traerlas en medio para conocermos las que convienen para nuestro efeto. Porque /no podemos dezir esta enfermedad es de este género o pertenece a e/¹⁰sta diferencia sin traer señales que lo mostren.

Y ansí, provamos por /las señales que es esta o aquella la causa y de camino bolvemos a / renomrar las causas atecedentes para mostrar el género y diferencia /de la enfermedad. Porque si es la febre pútrida, dirá el médico que es tal porque /enpeçó con frío y después se le siguieron sudores, con lo cual aze menc/¹⁵ión de las causas y síntomas en cuanto son señales. Y desta manera / no aze particular mención de todas las señales, mas sola en una /parte faze de aquellas señales por las cuales pornosticamos lo por venir. /Porque los demás tantas vezes venen a perpósito cuantas queremos pro/var lo que dezimos. Mas de las causas en particular si <se> trata dellas /²⁰cuando no como señales mas como causas que azen y constituen la en/fermedad, las considramos de las cuales más adelante trataremos /muy clarísimamente cuando disputaremos de cada una dellas en par/ticular.

Y antes que enpecemos este fecho, me /parece conviene —por el provecho de la medicina—, condenar la opinión de algu/²⁵nos que tienen para sí que es menester luego, en el principio de la junta, /de traer todo lo que se alla en el enfermo y todo de que procede la enfer/medad y contarlo. Y ansí, si uno vino de camino y le dio el sol y /por ello cayó con dolor de costado, dezirlo la primera cosa lo que me parece /cuenta razón, porque nos es necessario repetir la cosa munchas bezes. /³⁰Pos que viendo de tratar de las causas conjuntas necessariamente ahí /se a de tratar de las procatárticas y antrecedentes. Porque cualquera dirá /que aquel es más artificioso, más sabio y harif médico, que siendo llamado /para un dolor de costado primero trató de su naturaleza y después de las /causas más llegadas que lo azen y después de las lexanas. Y no aquel que /³⁵enpeçó luego de las lexanas y de otras cosas que no pertenecen al cabso.

//25r

Distinción 7 de qué manera
se a de tratar
de la enfer
medad
en la consulta

Ralo es el médico que a mi parecer en este cabso procede como es el /dever. Porque si es dolor de costado la enfermedad muestran que es /enfermedad sin tratar de ninguna diferencia de pleuriz, allándosse tantas /diferencias dél con que varían la cura. Y ay algunos médicos que aún el género de la /⁵enfermedad de que se trata <no> declaran; y estos tales no queren cosa bien ordenada

מאש אישטאן מיסידוש אין אונה קונפֿוזה מידישינה אי שי אן די טראטאר די וירטיגֿן
או קולירייקה פאשייי או אוטרה אינפֿירמידאד די קאוויסה או דיל אישטוגאמו או די אוטרא‹ה›
קואל קירי פארטי קי שולין דאר אלוש אומריש שי קונטינטאן שולה מינטי קון דיזיר איל נומרי
אי נו טוקאן קוזאה די לא אינשינשייא דילה דולי נשייא אי שוש שינטומאש ני קאבֿזאש קי
פרימירה מינטי אווייאן די קונשידראר די דונדי ויני קי זֿ ‹דונדי› קונשטה קי לה אינפֿירמידאד
שיאה אקיללייא דיקי שי טראטא שיגון פֿארישיר די לוש סאבֿייוש אנטיגֿוש די דונדי ויני
קי אונוש לייאמן אלה פֿופֿלישיאה אינפֿירמידאד אי אוטרוש שינטומאש פור לו
קואל פארה קי שי אינטינדה די קי גֿינירו די מאל שי טראטה איש נישישאריו דישדי פרינשיפיו
דישטינגיר אי פרוואר קון אלגונה ראזון שיירטה קי לה אינפֿירמידאד
איש אקיללייא די קי שי טראטה אין לה גֿונטה פארה שישטיפֿאזיר אשי אי אלוש מאש
מידיקוש אי אלוש שירקונשטאנטיש אי אל אינפֿירמו אי שי נו קונשטה קי איש אפֿיקטו
[...] נו נאטוראל לה דולינסייא קומו מונגֿאש וויזיש אקונטישי אין לוש מוי ליוו
ייאנוש אי אישקונדידוש מאלייש שי אה די פרופוניר שי איש או נו לו איש אי פרוואר
דילוש מישמוש אינדישייוש לוקי נוש פארישי קי איש פורקי אקאישין אלגונאש וויזיש
אישטאש דישפוטאש אין לאש גֿונטאש קואנדו און מידיקו דיזי קי יא אישטה איל אין
פֿירמו קונוואלישיינטי אי אוטרו קי אאינדא אישטה קון לה אינפֿירמידאד מאיור מין
טי אין אישטה שיבֿדאד קי שון טאן אינוראנטיש לוש מידיקוש קי אשטה קי לוש ווי
אן פור לה קאיי אלוש אינפֿירמוש נו דישאן די ויזֿיטארלוש אי דיזין קי נו אישטאן ל
ליפֿייוש די קאללינטורה ייא קישיאה פור אינוראנשייא ייא קי פור אישטה קון קובֿדישייא
די אקליארלוש אין איל קואל קאבֿזֿו דיווי מיראר איל מידיקו דוקטו אי שינטיפֿיקו אי טי
מירוזו דיל דייו אין קי אישטאדו אישטה איל קואירפו דיל חאזינו אי קונפֿורמי אה איש
טו גֿושגאר אי שי טודה וויאה איל קואירפו בואינו פירנושטיקארלו פור טאל אי א
ורדינארלי שו ווידה פארה קי נו ריקאייא אי דישארלו מאש ווינדו טודו וויאה קי אישטה
מאלו טראטארה לואיגו אין לה גֿונטה די לה נאטוראליזה ‹די לה אינפֿירמידאד› אי איל לוגאר דונדי פֿזֿזֿ פֿיזה
אי פארה קי שי וויאה קלארה מינטי די קי מאנירה פונגאמוש פור קאבֿזֿו קי אונו אישטה
מאלו פור גֿראן קאלור קי טייני אין איל קואירפו דירה איל מידיקו אה אישטי קי טייני אין
שו קואירפו קוזה קינו איש נאטוראל שי פור ראזון די אקיל גֿראן קאלור נו פֿודי אוזאר
די לוש אופֿישייוש נאטוראליש קי טייני פֿארה קונשירווואר לה ווידה אי דירה טאנבין קי טייני
קאללינטורה אי קומו אישטה שיאה קוזה קואינטרה נאטורה או איש אינפֿירמידאד או קא
בֿזה דיללייא או שו שינטומה ‹אי› קי שיאה פֿיבֿרי קומו טודוש טיינין פור שיירטו קי לה
פֿיברי איש אינפֿירמידאד די פור פֿואירסה פידי קורה פורקי אישטה שולו שידוי אאקיללייא

אי פור אישטו שי דירה שי לה פֿיבֿרי נו איש קאלור פֿריטיל נאטוראל פורקי נאטורה אינטונסיש פֿואירה קאב
זה די אינפֿירמידאד או נו אינפֿירמידאד מאש דירימוש קי איש אונה דישטינפלאנשה אי
אי[שטה] קאללינטי פרימיריא מינטי קומו דירימוש אין שו לוגאר או שיגונדארייא מינטי שי
קה פור ראזון דיל קאלור פורקי קומו דיזי אבֿישינה לה [קאלור] מאיור די לוקי קונוויני בו
לווי איל קואירפו מאש שיקו די לו קי איש שו נאטוראליזה קומו פרוואורימוש דיקלאראנדו א[יש]
טה פֿרופֿש פרופוזישייון די אבֿישינה אנשי קי לה פֿי[ב]רי נו איש אוטרה קוזה קי אונה
דישטינפלאנשה קאללינטי אי שיקה אין לו קואל איל קאלור אישטראנייו ווניסו אי קרונפו
אל נאטוראל נו פורקי שי אלין אין לוש פֿי[ב]רי שולה מינטיש 2 קאלוריש אונו קי אובֿרה די ריגֿה
מינטי אי אזי טודאש לאש בואינאש אקשייוניש או אופֿיראשייוניש די קואירפו קי
איש איל קאלור נאטוראל אי אוטרו קי לאש קרונפֿי דישבאראטה או דישקונפֿוני קואל איש
איל פֿריטיל נאטוראל מאש און שולו קאלור איש אין שו ראיש איל קואל קואנדו פור אלגונה
קאבֿזה אינטירינה או אישטירינה אדקירי מאש גראדוש די קאלור קי טייני אין שי איל נאטו
ראל קי אזי לאש אופֿיראשייוניש פירפֿיטישימה מינטי קואנדו איל קואירפו אישטה שאנו
פור אקיללייש גראדוש קון קי מאיוירגה קידה דישפופֿורשייונאדה אי דישקונויניינטי פארה אזיר
לאש אקשייוניש נאטוראל מינטי אין לוש קואירפוש אי קאבֿאה פֿיבֿרי לה קואל שולו קונשישטי

/mas están mecidos[1] (e)n una confusa medicina. Y se an de tratar de vertigen /o colérica passio u otra enfermedad de caveça o del estógamo o de ot<r>a /cual quere parte que solen dar a los omres, se contentan solamente con dezir el nomre /y no tocan cosa de la ensencia de la dolencia y sus síntomas ni causas que /[10]primera mente avían de considrar.

De donde vene que <donde> consta que la enfermedad /sea aquella de que se trata según parecer de los sabios antigos. De donde vene /que unos llaman a la poplexía enfermedad y otros síntomas. Por lo /cual, para que se entenda de qué género de mal se trata, es necessario desde principio /distinguir y provar con alguna razón cierta y evidente que la enfermedad /[15]es aquella de que se trata en la junta para sistifazer así y a los más /médicos y a los circunstantes y al enfermo. Y si no consta que es afecto /... no natural la dolencia —como munchas vezes acontece en los muy liv/ianos y escondidos males— se a de proponer si es o no lo es y provar /de los mismos indicios lo que nos parece que es.

Porque acaecen algunas vezcs /[20]estas disputas en las juntas cuando un médico dize que ya está el en/fermo convaleciente y otro que aínda está con la enfermedad. Mayor men/te en esta ciudad que son tan inorantes los médicos que asta que los ve/an por la caye a los enfermos, no dexan de vigitarlos y dizen que no están /li(n)pios de calientura; ya que sea por inorancia, ya que por esta con cobdicia /[25]de aclearlos. En el cual cabso deve mirar el médico docto y centífico y te/meroso del Dio en que estado está el cuerpo del ḥazino, y conforme a es/to jusgar. Y si todo vea está el cuerpo bueno pornosticarlo por tal y /ordenarle su vida para que no recaya y dexarla. Mas vendo todo, vea que está /malo tratará luego en la junta de la naturaleza <de la enfermedad> y el lugar donde pesa.

/[30]Y para que se vea claramente de qué manera, pongamos por cabso, que uno está /malo por gran calor que tiene en el cuerpo, dirá el médico a este que tiene en /su cuerpo cosa que no es natural si por razón de aquel gran calor no pode usar /de los oficios naturales que tiene para conservar la vida. Y dirá tanbién que tiene /calientura y como esta sea cosa cuentra natura, o es enfermedad o ca/[35]usa della o síntoma <y> que sea febre. Como todos tienen por cierto que la /febre es enfermedad, de por fuerça pide cura porque esta solo se deve a aquella.

//[25v]Y por esto se dirá que la febre no es calor pretel natural porque entonces fuera cau/sa de enfermedad o no enfermedad, mas diremos que es una destenplança. Y /e[stá] caliente primariamente, como diremos en su lugar, o segundariamente se/ca por razón del calor. Porque, como dize Abicena, la [calor] mayor de lo que convene, bo/[5]lve el cuerpo más seco de lo que es su naturaleza, como provaremos declarando es/ta proposición de Abicena.

Ansí que la fe[b]re no es otra cosa que una /destenplança caliente y seca en la cual el calor estraño vence y c(o)rronpe /al natural. No porque se allen en los fe[b]re solamentes 2 calores, uno que obra derecha/mente y aze todas las buenas acciones u operaciones de cuerpo, que /[10]es el calor natural; y otro que las c[o]rronpe, desbarata y desconpone, cual es /el pretel natural. Mas un solo calor es en su raís, el cual —cuando por alguna /causa interna o externa adquere más grados de calor que tiene en sí el natu/ral que aze las operaciones perfetíssimamente cuando el cuerpo está sano— /por aquellos grados con que mayorga queda despoporcionada y desconveniente para azer /[15]las acciones naturalmente en los cuerpos y causa febre. La cual solo consiste

---

[1] El término más cercano y con sentido para la frase puede ser 'metidos'.

אין איזופיראשייא אי קרישינטימיינטו די קאלור אי שיקידאד קומו וירימוש אין איל
פרופייו לוגאר אדונדי טראטארימוש אישטאש קיש⟨ט⟩יוניש אי די לה אינשינשייא טוטאל
די לאש פֿיבריש אי אקי קונקלואימוש קי איש אינפֿירמידאד לה פֿיבֿרי אי קי דאנייא שיירטה
מינטי טודאש לאש אזייוניש נאטוראליש ויטאליש או אנימאליש פורקי שו קומון אינש

20   טרומיינטו איש איל קאלור נאטורל קי פור אישטאר קריישידו אי דישטינפלאדו קאבזה אין
טודאש לאש פֿיבֿריש   אי אנשי דיזימוש קי לה פֿיבֿרי איש אינפֿירמידאד
אי נו שו קאבזה ני נו שינטומה פורקי נו איש אקשיריון דאנייאדה מאש דאנייא לאש אקשייו
ניש ני איש אישקרימיינטו מודאדו ני קאלידאד נאשידה די לאש פרימיראש קאלידאדיש מאש
אינפֿירמידאד די לאש פארטיש שין מילאריש שינפלי קי שולו קונש שישטי אין דימא

25   זיאדו קאלור אי שיקידאד אי קי לה פארטי קי פאדישי איש איל קוראשון אי לאש ארטיריי
אש קומו מאש לארגה מינטי אישטו שיוורה טראטאנ[דו] די לאש פֿיבֿריש או קואליש
שון לאש אקשייוניש קי שי דאנייאן אי אנשי דיווימוש די דיפֿיניר לה פֿיבֿרי קון אישטה די
פֿיברֿי   לה פֿיבֿרי איש אונה דישטינפלאנשה פריטיל נאטוראל קאליינטי אי
שיקה אין איל ק[ור]אשון או אין לאש ארטירייאש לה קואל דאנייא טודו לוש אקשייוניש דיל
30   קואירפו אי דאקי אינטינדירה קואלקירה מידיקו קומו טראטארה די קואלקיירה אוטרה אינפֿירמי
דאד די לה גֿונטה מאש אוינדו אין איליא קונטרארייוש פארישיריש מאש אישטאנדו קון
קוראש נו אה מיניישטיר אישטאש פרבֿ'אש
אוינדו יא דיקלאראדו לה אישינשייא דילה אינפֿירמידאד שי טראטארה דילוש גֿינירוש קי
איי דילייא אי די שוש די פֿירינשייאש אי די לאש פארטיש אין קי אפוזה נו טראטאנדו די

35   אוטראש דיפֿירינשייאש מאש קי שולו די אקילייאש קי טוקאן לה אינפֿירמידאד די קי שי טרא
טה לה גֿונטה פורקי טראטאר די אוטראש מא אזי מודאר לה קוראשיון אי אנשי שי
שי טראטה די אלגונה פֿיבֿרי פוש איש אינפֿירמידאד די לאש פארטיש שימילאריש אי דיש
טינפלאנשה קאליינטי אי שיקה או איש דיארייא אי איש פוטרידה או איטיקה אי אישטו

26r

איש דיקלאראר איל גֿינירו די לה פֿיבֿרי אי שי איש פוטרידה או איש קונטינה או איש קונטרי[מי]
טינטי או שינפלי או קונפואישטה או בינ[יג]נה או מאליגנה או גראנדי או גֿיקה או אגודה
או נו אגודה או מוגֿה או פוקה או אורדינאדו או נו אורדינאדו או איגואל או נו איגואל או שי
נאשייו די אישטה קאבֿזה או די אוטרה שי איש מורדאש אל טאקטו או בלאנדו אי אישטו
5   איש קונטאר לאש דיפֿירינשייאש די לה אינפֿירמידאד אי נו טודאש לאש קוזאש שי פואי
דין טראטאר אין און לוגאר מאש שולאש אקילייאש קי לי פירטינישין נישישארייא מינטי
שיאה די טראטאר דילייאש אין שו דיווידו לוגאר אי פרינשיפאל מינטי שי ווינין אקומודו
פארה איל פירונושטיקו אי פֿ[ארה] לה קורה   לוש טיינפוש די לה אינפֿירמידאד
שיאן לואיגו די טראיר אין מידייו שי אישטה אין איל פרינסיפייו אאומינטו אישטאדו או
10   דיקרינאשייון שי אישטה אין אישטה שי איש אין לה פרושטרירה פארטי דילייא אי שי דירה טאנ
ביין קונטאנדו דינדי לה פרימירה אורה אין קי אינ[פֿי]שו קואנטו אה דוראדו או וא[...]יין
לוש טיינפוש פארטיקולאריש די לאש אקשישייוניש שי לאש אובֿיירי שי אקלאראראן אי
קואליש שיאן לונגאש או בריווייש גראאוויש או ליוויש אורדינאדאש או דישאורדינאדאש איגו
אליש או דישאיגואליש שי ווינין שיינפרי אה אונה אורה או נו אי קואנטו דיפֿירינשייאן
15   אין לה אורה קי ויני אונה אי קי ויייני אוטרה אי שי איש אונה מאש פֿואירטי קי אוטרה מאש
לארגה או מאש קורטה או אישטאן שיינפרי טודאש אין אונה אי לוקי אקאישי אין טרי
נוגֿי או די דיאה אל אינפֿירמו שי אינפֿישה לה פֿיבֿרי קון פֿריאו אונו שון קון גומיטו
או קונגושה או שין אילייוש שי אינפֿישה לה פֿיבֿרי קון פֿריאו אקואנטאש אוראש
שי אינפֿישה אקיטאר אי אינפֿישה אשאליר איל קאלור ⟨א⟩לאש פארטי[ש] די אפֿואירה אי
20   קומו שאלי שי אינפֿישה אשודאר לואיגו שי שודה דורמיינדו או דישפיירטו שין קון דישמא
ייו או שין איל שי טייני אלגונוש אקשידינטיש אין איל פרינסיפייו או אין איל אאומינטו
או אין איל אישטאדו או אין לה דיקלינאשייון דילה אקשייון או שי אין טודוש לוש טיינפוש
דילייא או קואנדו שי ווה שי איש פור איואקאשייון או פור קוזיון או די קואל קירה מאנירה

/en esuperancia y crecentimiento de calor y sequedad como veremos en el /propio lugar adonde trataremos estas cues<t>iones y de la ensencia total /de las febres.

Y aquí concluimos que es enfermedad la febre y que daña cierta/mente todas las aziones naturales, vitales o animales porque su común ins/²⁰trumento es el calor natural que por estando crecido y destenplado causa en /todas las febres.

Y ansí, dezimos que la febre es enfermedad /y no su causa, ni no síntoma porque no es acción dañada mas daña la accio/nes, ni es excremento mudado, ni calidad nacida de las primeras calidades mas /enfermedad de las partes sinmilares sinple, que solo consiste en dema/²⁵siado calor y sequedad. Y que la parte que padece es el coraçón y las arteri/as, como más largamente esto se verá tratando de las febres, o cuáles /son las acciones que se dañan. Y ansí, devemos de definir la febre con esta de/finición:

La febre es una destenplança pretel natural, caliente y /seca en el c[or]açón o en las arterias, la cual daña todos los acciones del /³⁰cuerpo.

Y daquí entenderá cualquera médico cómo tratará de cualquiera otra enferme/dad de la junta. Mas aviendo en ella contrarios pareceres mas estando con /curas no a menestar estas prob-ᵈas.

Aviendo ya declarado la esencia de la enfermedad, se tratará de los géneros que /ay della y de sus diferencias y de las partes en que aposa. No tratando de /³⁵otras diferencias mas que solo de aquellas que tocan la enfermedad de que se tra/ta la junta. Porque tratar de otras aze mudar la curación.

Y ansí, si /se trata de alguna febre —pos es enfermedad de las partes similares y des-/tenplança caliente y seca— o es diaria o es pútrida o ética, y esto

//²⁶ʳes declarar el género de la febre. Y si es pútrida o es contina o entre[mi]/tente, o sinple o conpuesta, o ben[ig]na o maligna, o grande o chica, o aguda /o no aguda, o mucha o poca, u ordenada o no ordenada, o igual o no igual, o si /nació de esta causa o de otra, si es mordas al tacto o blanda. Y esto /⁵es contar las diferencias de la enfermedad y no todas las cosas se pue/den tratar en un lugar, mas solas aquellas que le pertenecen. Necessariamente /se a de tratar dellas en su devido lugar y principalmente si venen acomodo /para el pernóstico y p[ara] la cura.

Los tienpos de la enfermedad /se an luego de traer en medio, si está en el principio, aumento, estado o /¹⁰decrinación. Si está en esta, si es en la prostrera parte della. Y se dirá tan/bién contando dende la primera ora en que en[pe]çó, cuanto a durado o (tanbien) /los tienpos particulares de las accesiones, si las ubiere, se aclararán. Y /cuáles sean longas o breves, graves o leves, ordenadas o desordenadas, igu/ales o desiguales. Si vienen sienpre a una ora o no, y cuanto diferencian /¹⁵en la ora que viene una y que viene otra, y si es una más fuerte que otra más /larga o más corta o están sienpre todas en una, y lo que acaece entre /noche o de día al enfermo. Si enpeça la febre con frío o no, sin con gómito /o congoxa o sin ellos. Si enpeça la febre con frío, a cuántas oras /se enpeça a quitar y enpeça a salir el calor a las parte[s] de afuera, y /²⁰cómo sale: si enpeça a sudar, luego si suda durmiendo o desperto, sin con desma/yo o sin él. Si tiene algunos accidentes en el principio o en el aumento /o en el estado o en la declinación de la acción o si en todos los tienpos /della, o cuándo se va: si es por evacación o por cozión o de cualquera manera,

או שי שי לימפייא איל אינפֿירמו די טודו דילייא או שיקידה אלגו קי לייגה אשטה לה שיגין

25 טי קואל פארטי שיאה מאש לארגה שי איל פרינשיפייו שי איל אאומיינטו שי איל

אישטאדו שי לה דיקלאראשיין טודאש אישטאש קוזאש אי אוטראש שימיגאנטיש שי

דיוין נוטאר אי אדווירטיר קואל שיאה שו נאטוראליזה פארה פודירשי קונושיר אי פירנו

סטיקאר קואל קירה אינפֿירמידאד אי שי קון אישטו נו באשטה פארה קונושיר לה אינפֿיר

מידאד איש מינישטיר טראיר שיניאליש אשטה קי קלארה מינטי נוש פרישקה אטודוש

30 קי איש אקילייא לה דיקי טראטאמוש אי אוויינדו לה יא קונושידו דירה איל מידיקו אשירקה

דיל קונושימיינטו דילייא דיל פירנוסטיקו אי די לה קורה דישטה מאנירה אי פרישינדולי

קי לה פֿיבֿרי איש אונה שימו טירי[...]שיאנה דירה אישטה פֿיבֿרי איש פוטרידה קונפוש

טה גראנדי קונטינה קון שוש אקשישיוניש דיש איגואליש לונגאש אורדינאדאש קונפו

זאש גראוויש אי פרינסיפאל מינטי ריפוטון אל 3 דיאה אלגונאש קון אורור אי אוטראש

35 קון שולו פֿריאו קומו איש לה אקשישיון נוטה ‹קי› אקומיטי אל אינפֿירמו אי שו קאלור

די פֿיקולטוזה מינטי שי מאניפֿישטה אי שאלי אה פֿואירה איש לה לארגו איש איל פרינסי

פייו די לה אקשישיון אי איל אאומינטו ‹או אישטאר› או לה דיקלינאשיון אי וויני קון פוקו

שודור אי איל וויגור איש מוי פיאזדו אי מושטראארה טודו לה נאטוראליזה די לה

פֿיבֿרי או טראיירה טודאש שוש דיפֿירינסייאש קי טייני לה טאל פֿיבֿרי או אוטראש קון קי

שי קונושי אי אפארטה די אוטראש שימי טירשייאנאש אי לוש אינדישייוש קון קי פֿרווי קי

אישטה איש טאנבֿיין שימי טירייאשנה אאון קי שי דיפֿירינשייא די אוטראש אין אלגונאש

פארטידאש אי קי טייני אישטה אין שי טודו קואנטו קונוייני פארה טאל שימי טירשייאנה

דיל לוגאר אדונדי אישטה פואישטה

5 לה אינפֿירמידאד אאון קי אוויאמוש די טראטאר קון לאש קאבֿזאש פורקי קואנדו לה פארטי

אפֿיקטה איש קאבֿזה די לה אינפֿירמידאד די טודאש די 2 גונטאש שי טראטה קון טודו פורקי נו שי

פואידי פֿאשאר שין טראטאר דיל קואנדו דיל קונארמוש לוש גֿינירוש די לאש אינפֿירמידאדיש

אי לאש דיפֿירינשייאש איש נישישאריייא טראטאר אקי פור לו קואל שי טודו איל קואירפו או

שולו אונה פארטי דיל אישטה חאזינה אי קואל פרימירו אי קואל 2 אי לה קי פרופייא מינטי

10 אישטה אינפֿירמה או קואל די טודו איל קואירפו מאש ליבֿיאנה אי קואל איש לה בול[...]ה

אי מינירה די לה אינפֿירמידאד שי אישטה און פארטי פרינסיפאל אי נובֿלי או שי איש פארטי

[קי] קוזינה פארה טודו איל קואירפו אי שי אישטה אין פארטיש קי שי גווירנאן די אוטראש

או אין פארטיש וויליש באשֿאש אי קי שיירוין אשי שולאש שי שון פארטיש אישטירנאש

או אינטירנאש אלטאש או באשֿאש אשטה וויירין אי מושטרין קאלארה מינטי אדונדי אישטה

15 פֿירמאדה לה אינפֿירמידאד   אין ראזון די לו קואל נו פודימוש דישֿאר די טוקאר ברי

ווי מינטי אקי אין איל לוגאר אדונדי שי פודירישין לוש אומיריש אין לאש פֿיבֿריש אינטרימי

טינטי נו דישֿאנדו שו לארגה טראטאקשיון פארה נואישטראש דיקלאראסיייון שובֿרי לה

פֿין פרימירה דיל ליבֿרו 4 די אבֿישינה אי פריגונטאמוש שי איש אין איל אנביטו דיל ק

קואירפו או אין לאש מישמאש ויינאש או אין איל קוראסון אשירקה דישטו קאבֿזו איי די

20 ווירשוש פארישיריש אין טרי לוש מידיקוש מאש מו פֿארישיר איש קי אין לאש ויינאש אי

אין איל קוראסון אי לו פרווי פרימירה מינטי פורקי שי אנשי נו פואירה לה אורינה נו פודי

אה מושטראר לוש טיינפוש די לאש פֿיבֿריש אינטרי מיטינטיש אי אנשי גאלינו אין

איל ליבֿרו 4 די קינו ואליטודיני טואינדו דיזי קי לה אורינה איש אינדיקאטורייא דיל קוזי

מיינטו אי דילה קורוריזה די לוש אומיריש קי אישטאן אין לאש וינאש אי נו דיאקילייוש

25 קי אישטאן אין איל אביטב דיל קואירפו אי אין איל לבֿי ליבֿרו די דיפֿרינטיש פֿיבֿריאו

דיזי קי איל שידימינטו די לאש אורינאש איש קומו לה שיניזה די לוש קוזימיינטוש

אי פוטריפֿיקאשייוניש קי קידאן אין לאש וינאש דישפואיש קי שי קוזין לוש אומיריש או

שי פוטריפֿיקאן פרוואשי מאש קי לוש וואזוש גראנדיש אי איל קוראסון שיאן אדונדי

שי פוטרישון לוש אומיריש די אנשי פורקי שי אנשי נו פֿואירה נו אריאמוש רימידייוש פארה דיש

30 אזיר לאש אופטרוק שייוניש קי אין אישטאש פארטיש שי אזין ני שאנגרארימוש אין

/o si se limpia el enfermo de todo della o se queda algo que llega asta la siguen/²⁵te. Cual parte sea más larga: si el principio, si el aumento, si el /estado, si la declinación.

Todas estas cosas y otras semejantes se /deven notar y advertir cual sea su naturaleza para poderse conocer y perno/sticar cualquera enfermedad. Y si con esto no basta para conocer la enfer/medad es menester traer señales asta que claramente nos p(a)resca a todos /³⁰que es aquella la de que tratamos. Y aviéndola ya conocido, dirá el médico acerca /del conocimiento della, del pernóstico y de la cura. Desta manera y p(a)reciéndole /que la febre es una semiterciana, dirá: esta febre es pútrida, conpos/ta, grande, contina, con sus acciones desiguales, longas, ordenadas confu/sas, graves, y principalmente repiten al 3ᵉʳ día, algunas con orror y otras /³⁵con solo frío, como es la accesión nota ‹que› acomete al enfermo. Y su calor /dificultosamente se manifesta y sale a fuera, es largo el princi/pio de la accesión y el aumento‹o estado› o la declinacion, y viene con poco /sudor y el vigor es muy pesado.

Y mostrará todo la naturaleza de la /febre o traerá todas sus diferencias que tiene la tal febre u otras con que

//²⁶ᵛse conoce y se aparta de otras semitercianas y los indicios con que prove que /esta es tanbién semi teriasna aunque se diferencia de otras en algunas /partidas y que tiene esta en sí todo cuanto conviene para ser tal semiterciana.

Del lugar adonde está puesta /⁵la enfermedad, aunque avemos de tratar con las causas, porque cuando la parte /afecta es causa de la enfermedad, de todas 2 juntas se trata con todo. Porque no se /puede passar sin tratar dél cuando declaramos los géneros de las enfermedades /y las diferencias. Es necessario tratar aquí dél por lo cual si todo el cuerpo o /solo una parte dél está ḥazina, y cuál primero y cuál 2º, y la que propiamente /¹⁰está enferma, o cuál de todo el cuerpo más libiana. Y cual es la bol[...]a /y menera de la enfermedad: si está (en) un parte principal y noble o si es parte /que cocina para todo el cuerpo, y si está en partes que se governan de otras /o en partes viles baxas y que sierven a sí solas, si son partes externas /o internas, altas o baxas, asta (que) vieren y mostren calaramente adonde esta /¹⁵fermada la enfermedad.

En razón de lo cual no podemos dejar de tocar bre/vemente aquí en el lugar adonde se pudressen los umores en las febres intremi/tente —no dexando su larga tratacción para nuestras declaraciones sobre la /fen primera del libro 4º de Abicena— y preguntamos si es en el ánbito del /cuerpo o en las mismas venas o en el coraçón. Acerca desto cabso ay di/²⁰versos pareceres entre los médicos, mas m(i) parecer es que en las venas y /en el coraçón. Y lo prové primeramente porque si ansí no fuera la orina no pode /amostrar los tienpos de las febres intremitentes.

Y ansí, Galeno, en /libro 4º *De valetudine toendo*, dize que la orina es indicatoria del cozi/miento o de la corroriza de los umores que están en las venas y no de aquellos /²⁵que están en el ábito del cuerpo. Y en el libro *De diferentes febriu* /dize que el sedimento de las orinas es como la ceniza de los cozimientos /y putreficaciones que quedan en las venas después que se cozen los umores o /se putrefican. Próvasse más que los vasos grandes y el coraçón sean adonde /se putressen los umores, porque si ansí no fuera no aríamos remedios para des/³⁰azer las o(b)trucciones que en estas partes se azen, ni sangraríamos en

לאש פֿיבריש פורקי שי פודרישײראן לוש אומוריש אין איל אנביטו דיל קואירפו מי

גור שי וּיֵלוֹא וינטילאריאן אי מיגֿור שי מווירֿיאן קון אבריר לוש פורוש דיאֿפורה

קון מידישינאש קונויניטיש פארה אילײו אי איי מוגֿאש קי לו פודין דאן אזיר ריזול

ויינדו לוש אומוריש אינשישיבֿלי מינטי פור ואפוריש אי שינשיבֿלי מינטי פור

35   שודוריש אי שי אלײ שי פודרישײראן אירה פורקי אישטאריאן טאפֿאדוש לוש פורוש דיל

קואירו או אפֿריטאדוש דײנשוש אי קונש טיפֿאדֿוש אי דישטאפֿאנדֿולוש שין אוטראש

מידישינאש מאש קי לאש קונויניטיש פארה דיש[ט]אפֿארלוש שי איואקואריאן לוש

אומוריש אי לו מושטרה קלארה מינטי איל גֿומיטו קואנדו אינפישה לה שי[שי]יון אי

קואנדו אקאווה לאש קאמאראש קי אורדינאריײא מינטי איגֿאן לוש אינפֿירמוש אי אוטראש

27r

וייזיש גראנדי איואקאשײון די אורינה אי אישטוש אישקירמינטוש שײנפרי שי אויקואן שי לאש

פארטיש אינטירנאש אי ואזֿוש גראנדיש אי נו לוש קי אישטאן אין איל אביטו דיל קואירפו פ

פורקי שי אישטובֿײראן אין איל ⟨אין⟩ טודֿאש לאש שישיוניש או פור לו מינש לאש ביליאוזֿאש

אן קומו ויניײרה אונה שישיײון נו וויניײרה אוטרה פורקי אלײ אין לה פרימירה שישישיײון טודו

5   קואנטו אומור אוייאה טודו שי קונשומי אי גֿאשטה שין קידֿאר קוזֿה נינגונה דיל קומו לו

מושטרה קי קידֿה לימפייו איל אינפֿירמו די לה קאלײנטורה אי ויימוש קי בֿולוי אוטרה אי מוג

אש שײרטו איש לואיגו קי נו שי פודרישון אאי לוש אומוריש שינו אין לאש פארטיש

אינטירנאש פורקי אנשי איש נישישארײו פוש שיאזין אוטראש שישיוניש אי מאש קי שי

נו פֿואישי אנשי ביין פודֿיאה לה קולורה קון שו דילגאדיזה קאמינאר פור טודֿאש לאש

10   פארטיש דיל קואירפו אי דיל קואירו אי אזיר אאי טירשײאנה מאש לה פֿלימה אי לה

מאלינקוליאה קי שון אומוריש גרואישוש נו פודין איש פארטירשי ני קאמינאר קוֿן פור איל

אביטו דיל קואירפו קואירו אי קארני ני פודרישירשי אאי אי מאש קי אין טודֿאש לאש

טירשײאנאש שי אריאן לאש שיטודֿיניש אולשירוזֿאש פורקי אישטאטאש שי אזין דיל אומור

ביליאוזֿו קומו לאש טײרשײאנאש אי אישפֿארדֿיינדֿושי אישטי פור איל קואירו אי פור

15   לה קארני די [פור] פֿואירסה אין טודֿאש לאש טירשײאנאש אווריא ראשקינאש אי קומיש

ייוניש פור לאש שיטודֿיניש אושירוזֿאש אירה טאנבײן פֿורשאדו אין לה קוטידֿייאנה אין

איל קואירו אי קארני אזירינשי טרו טולונדרוש אי אינגֿאשײוניש אי טומוריש די לה

פֿלימה קי פור אילײיש שי אישפֿארטין אי מונגֿאש מאש ראזֿוניש אה פארה פרווואר

אישטה אופיניײון אי ריפודֿייאר לה קונטרארײא קי טראירימוש און בנוה׳   אין איל **לאאא**

20   לוגאר דיגֿו די אבישינה אי גאלינו קון טודוש לוש אנטיגוש אאוטוריש טיינין איש[טה]

מישמה אופיניײון   אי קואנטו אלאש פֿיבֿריש פוטרידֿאש קי דיננ

גונה מאנירה שון [פֿי...]שטילינש קי שי פודרישקאן אין איל קוראסון שי פרווה קלארה

מינטי פורקי שי אנשי נו פֿואירה נו שי אלײארה פֿיבֿרה פוטרידֿה קי קונפֿישאשי דיל קורא

סון לה קאבֿזה די לה פוטריפֿיקאשײון פורקי שיאוונו לידֿה פֿיבֿרי פור טומאר און אינו

25   גֿו גראנדי או אונה אירה או אוטרה קואל קיר פֿירטובֿאשײון די קוראסון קומו שי פֿואירי

אזיר אישטה אישטו פֿיבֿרי פוטרידֿה קי שי איזו די לה אירה או אינײגֿו דיל קוראסון שין אינפֿי

שאר לה פוטריפֿיקאשײון דיל קוראסון ביין אנשי איש וירדֿאד קי לה פֿיבֿרי פודרידֿה קאב

זאדה די וואפֿור פודרידֿו קי שי ליוואנטה די אלגון אומור קי שי אישטה פוטריינדו אי וא

פורייאה אל קוראסון פרושידֿי די אקיל ואפֿור פודרידֿו אי נו אינפישה לה פודריפֿיקאש

30   ייון דיל קוראסון אישטו איש שין אין אקיליײאש קאלײינטוראש פודרידֿאש קי שי אזין די אינפלא

מאשײוניש אי פושטימאש קי אישטאן אין אוטראש פארטיש דיל קואירפו אי שובֿיין

דו די אאי אל קוראסון אפיגה לה פוטריפֿיקאסיײון אלוש אומוריש דיל קוראסון אי אזי לה

פֿיבֿרי מאש פארה לאש קאלײנטוראש קי שי אזין די לוש די אשידֿינטיש דיל אלמה או די אלגו

נאש אובֿטרושיײוניש אוטראש ראזֿוניש שיאה די בושקאר די אקיל נו שי פואדין א

35   אלײאר שאלו קי שי פודרישקאן לוש מישמוש אומוריש קי אישטאן אין איל קוראסון אי

קי אינפושי ד[...]ל לה פודריפֿקאשײון פור לו קואל שיינדו אנשי קי לוש אומוריש איש[...]

טאן אאי שײרטה מינטי מאש קאלײנטיש קי די נינגונה אוטרה פארטי די נואישטרו

/las febres. Porque si se pudressieran los umores en el ánbito del cuerpo me/jor se ventilarían y mejor se moverían con abrir los poros de afora /con medicinas convenientes para ello. Y ay muchas que lo poden azer resol/viendo los umores ensesiblemente por vapores y sensiblemente por /35sudores. Y si allí se pudressieran era porque estarían tapados los poros del /cuero o apretados, diensos y constipados, y destapándolos sin otras /medicinas mas que las conveniente para des[t]aparlos, se evacuarán los umores. Y lo mostra claramente el gómito cuando enpeça la ción y / cuando acava las cámaras que ordinariamente echan los enfermos y otras

//27rvezes grande evacación de orina. Y estos excrementos sienpre se evacuan de las /partes internas y vasos grandes y no los que están en el ábito del cuerpo. /Porque si estubieran en él ‹en› todas las ciciones, o por lo menos las biliosas, /como viniera una ción no viniera otra. Porque allí —en la primera ción— todo /5cuanto umor avía todo se consume y gasta sin quedar cosa ninguna dél, como lo /mostra que queda limpio el enfermo de la calientura y vemos que bolve otra y much/as. Cierto es luego que no se pudress(e)n ahí los umores si no en las partes /internas porque ansí es necessario pos se azen otras ciciones. Y más que si /no fuesse ansí, bien podía la colora con su delgadeza caminar por todas las /10partes del cuerpo y del cuero y azer ahí terciana.

Mas la flema y la /malencolía, que son umores gruesos, no poden espartirse ni caminar ‹por› el /ábito del cuerpo, cuero y carne, ni pudrecerse ahí y más que en todas las /tiercianas se arían las citudines ulcerosas, porque estas se azen del umor /bilioso como las tiercianas. Y espardiéndosse este por el cuero y por /15la carne, de [por] fuerça en todas las tercianas avría rasquinas y começ/iones por las citudines ucerosas. Era tanbién forçado en la cotidiana en el cuero y carne azerensse tolondros e inchaciones y tumores de la /flema que por ellos se esparten.

Y munchas más razones a para provar /esta opinión y repudiar la contraria que traeremos un bnuh[1] en el /20lugar dicho de Abicena y Galeno con todos los antigos autores (que) tienen es[ta] /misma opinión.

Y cuanto a las febres pútridas, que de nin/guna manera son [pe]stilentes, que se pudrescan en el coraçón, se prova clara/mente porque si ansí no fuera no se allara febre pútrida que conpesasse del cora/çón la causa de la putreficación. Porque si uno le da febre por tomar un eno/25jo grande o una ira u otra cualquer pertubación de coraçón, ¿cómo se fuere /azer esta febre pútrida, que se izo de la ira o enojo del coraçón sin enpe/çar la putreficación del coraçón? Bien es verdad que la febre podrida cau/sada de vapor podrido que se levanta de algún umor que se está putriendo y va/porea al coraçón, procede de aquel vapor podrido y no enpeça la pudrificaç/30ión del coraçón. Esto es en aquellas calienturas podridas que se azen de inflama/ciones y postemas que están en otras partes del cuerpo y subien/do de ahí al coraçón apega la putreficacçión a los umores del coraçón y aze la /febre.

Mas para las calienturas que se azen de los acidentes del alma o de algu/nas obtruciones otras razones se a de buxcar, las cuales no se pueden /35allar salvo que se pudrescan los mismo umores que están en el coraçón y /que enpeçó [d...l] la pudrificación. Por lo cual, siendo ansí que los umores es/tán ahí ciertamente más calientes que de ninguna otra parte de nuestro

---

[1] Podría derivarse de la raíz בנה con el significado de fundamento. Las comillas pueden señalar una abreviatura, existe בנו"ט (בנותן טעם) que significa 'argumentando, razonando' y puede que haya un error en la última letra.

קואירפו אי פודריש״יינדושי לוקי אישטה מאש קאליינטי ש״יינפרי פרימירו פורקי נו שי פו

27v

פודריראן לוש אומוריש קי אישטאן אין איל קוראסון קי לוש קי אישטאן אין אוטראש פארטיש
די נואישטרו קואירפו אי שי אישקאליינטאנדושי פריטיל נאטוראל מינטי אלגונה פארטי
דיל קוראסון שי אזי פ̃יב̃רי די פ̃ור פ̃ואירסה שירה פודרידו קומו אישטוב̃יירי אין איל אלגו
פודרידו קאלרו איש לואיגו קין שין אישטאר אלגונה קוזה פודרידה איניל קוראסון נו פודי

5　אוויר פ̃יב̃רי פודרידה פוש קי איש קי לה פ̃ואינטי די דונדי מאנה לה פ̃יב̃רי פורקי קומו א
איש נישישאריו אישקאלינטארשי לאש פארטיש שולידאש דיל פארה אזיר לה איטיקה
אנשי איש מינישטיר אישקאלינטארשי לוש אישפיריטוש קי איי איניל פארה אזיר לה
דיאריייא אי לה שאנגרי פארה אזיר לה שינוקה ‹אי› אנשי קי שין שי פודרישירין לוש אומוריש
איניל קוראסון נו שי פודי אזיר קאליינטורה פודרידה אי שי אלגונה דישירי קי דישטה דוטרינה
10　שי שיגי קי טודאש לאש פ̃יב̃ריש פודרידאש שון פישטילינטיש פוש דאמוש פוטריפי
קאסיון אין איל קוראסון רישפונדימוש קי נו קואל קירה פוטריפ̃יקאסיון אזי פ̃יב̃רי פי
סטילינטי אין קואל קירה לוגאר קי שי אלייא שינו שולו אקילייא קי פירטיניש אלה קאליין
טורה פישטילינטי אי טראי איגואל מאנגלינידאד פארה אזירלה
שופושטה אישטה דוטרינה טיניין טודאש לאש פ̃יב̃ריש אינטרימיטינטיש שו אמינה

15　אי פ̃ואינטי אי בולשה אי לוגאר די דונדי שאלי לה מאטיריייא שו פ̃ואינטי פארה אזיר
קאדה אקשישיון פארטיקולאר אי דאקי פארישי קי טודו איל קואירפו אין לאש פ̃יב̃ריש פו
טרידאש פאדישי אי פרינסיפאל מינטי איל קוראסון אי וואזוש גראנדיש אינטירנוש
אי לאש מינויראש די לאש פ̃יב̃ריש פארטיקולאריש אי קי לאש מאש פארטיש דיל קואי
רפו פאדישין מינוש אי [נ]ו אינפ̃ירמאן אין לאש קאליינטוראש פרימירה מינטי מאש שי
20　גונדארייא מינטי אי קי אי[ני]ל קוראסון לו פרימירו קי פאדישי אין אישטאש פ̃יב̃ריש
פודרידאש שון לוש אומוריש אי מוג̃ו מאש קי איל רישטו די לאש פארטיש דיל קוראסון
אי קי לאש פארטיש שולידאש דיל קוראסון אי לוש אישפיריטוש פאדישין מינוש אי פור
קונשינטימיינטו איקי אין לה איטיקה דיל קוראסון פאדישי מאש לאש פארטיש שולידאש דיל קורא
סון קומו אין לאש דיארייאש לוש אישפיריטוש אי דאקי שי טומה אישימפלו פארה
25　די קלאראר טודו לוקי אדורטיימוש ארייוה דיקומו אין לאש גונטאש שיאה די טראטאר
[די] קואל קירה אינפ̃ירמידאד פור קוג̃ה קאב̃זה שי אזי אי דאקי שי שאקה איל פירנושטיקו
די טודו לוקי אה די שושידיר אין לה אינפ̃ירמידאד בואינו אי מאלו שי שיאה די קוראר
או נו אי קון קי רימידייוש מושטראנדו שי איל מידיקו גראנדי אי אפריווייג̃אנדו אל
אינפ̃יירמו

דישטינשיין 8 די קומו שיאה
די טראטאר די לאש
שינטומאש

30　דישטוש　　אונוש שון קי שיגין אל מור[ב̃]ו קומו לה שולומברה אל קואירפו אי דישטוש
אין לאש קונשולטאש נו שי אבלה פארטיקולאר מינטי מאש
קומו שינייאלוש שי אבלה דילייו אוטרוש שון קי מושטראן לה פ̃ורטאליזה די לה אינפ̃ירמי
דאד אי קי קונדישיין טייני אי אוטרוש קי מושטראן אלגונאש אוטראש דיפ̃ירינשייאש לאש
קואליש קואנדו פואירטי מינטי פאטיגאן אל אינפ̃ירמו שון דימוגה קונסידיראשיין אי
35　איש מינישטיר קי לואיגו טראטי דילייוש איל אינפ̃ירמו מידיקו אי אנשי אין לאש

28r

קונשואלטאש אפארטי או קואנדו טראטאמוש די לאש אינפ̃ירמידאדיש אין קי פרושידין נישי
שאריאמינטי טראטארימוש קומו דישימוש אין לה דישטינשיין דיל מורבו אטראש אי
אנשי דירימוש דיקי ג̃ינירו איש איל שינטומה שוש דיפ̃ירינשייאש קאב̃זאש אי פורנוסטיקו
אי אולטימה מינטי קומו לו קורארימוש לוקי טודו פור שו אורדין אין[פ̃]יזארימוש אי א
5　אנשי ויניינדו אשוש ג̃ינירוש נאטוראליזא ‹אי› דיפ̃ירינשייאש קי איש לוקי פירטינישי אין לאש קון

/cuerpo y pudreciéndosse lo que está más caliente sienpre primero ¿Por qué no se

//27vpudrieran los umores que están en el coraçón que los que están en otras partes /de nuestro cuerpo? Y si escalientándosse pretel naturalmente alguna parte /del coraçón, se aze febre de por fuerça será podrida como estubiere en él algo /podrido.

Calro es luego quen sin estar alguna cosa podrida en el coraçón no pode /⁵aver febre podrida pos que él es la fuente de donde mana la febre porque como /es necessario escalientarse las partes sólidas dél para azer la ética. /Ansí, es menester escalientarse los espritos que ay en él para azer la /diaria y la sangré para azer la sinoca.

‹Y› ansí, que sin se pudresseren los umores /en el coraçón no se pode azer calentura podrida y si alguno dixere que desta dotrina /¹⁰se sigue que todas las febres podridas son pestilentes —pos damos putrefi/cación en el coraçón— respondemos que no cualquera putreficación aze febre pe/stilente en cualquera lugar que se alla, sino sólo aquella que pertenece a la calien/tura pestilente y trae igual maglinidad para azerla.

/Suposta esta dotrina, tienen todas las febres intremitentes su amena /¹⁵y fuente y bolsa y lugar de donde sale la materia, su fuente para azer /cada accesión particular. Y daquí parece que todo el cuerpo en las febres pú/tridas padece y principalmente el coraçón y vasos grandes internos /y las meneras de las febres particulares y que las más partes del cue/rpo padecen menos y [n]o enferman en las calienturas primeramente mas se/²⁰gundariamente; y que en el coraçón lo primero que padece en estas febres /podridas son los umores y mucho más que el resto de las partes del coraçón /y que las partes sólidas del coraçón y los espritos padecen menos y por / consetimiento; y que en la ética padece más las partes sólidas del cora/çón como en las diarreas los espritos.

Y daquí se toma enxemplo para /²⁵declarar todo lo que advertimos arriva: de como en las juntas se a de tratar /[de] cualquera enfermedad por cuya causa se aze y daquí se saca el pernóstico /de todo lo que a de suceder en la enfermedad, bueno y malo, si se a de curar /o no y con que remedios, mostrando si el médico (es) grande y aprovechando mucho al /enfermo.

Distinción 8 de como se a
de tratar de las
síntomas

/³⁰Destos unos son que siguen al mor[b]o como la solombra al cuerpo y destos /en las consultas no se abla particularmente, mas /como señalos se abla dello. Otros son que mostran la fortaleza de la enferme/dad y que condición tiene. Y otros que mostran algunas otras diferencias, las /cuales cuando fuertemente fatigan al enfermo son de mucha considración y /³⁵es menester que luego trata dellos el médico.

Y ansí, en las

//28rconsultas —aparte o cuando tratamos de las enfermedades en que proceden— nece/ssariamente trataremos, como diximos en las distinción del morbo atrás.

Y /ansí, diremos de que género es el síntoma, sus diferencias, causas y pornóstico /y últimamente cómo lo curaremos, lo que todo por su orden en[p]ezaremos. Y /⁵ansí, viniendo a sus géneros, naturaleza y diferencias que es lo que pertenece en las con/sultas

שולטאש אי אנשי איי 2 גﬞירינש די שינטומאש אקשייון דאנייאדה אי אוברה נו נאטוראל
לה אקשייון או איש ויטאל או אנימאל או נאטור[אל] לאש א[וט]ראש קי שי לייאמאן שינטומא
ש אלגונאש פירטיניסין אלאש קואלידאדיש שיגונדאש דיל קואירפו פור לאש פרימיראש אזין
מורבוש אוטרוש קונויניין אלוש אישﬦקורמינטוש אי אוטרוש שון פ[רו]﬩פייוש די לוש אומוריש

10 אי אין קואל קירה שינטומה שיאן דידיקלאראר לוש גﬞינירוש די מאליש קי איי אין איל אי אנשי
שי איש אקשייון ליזה לה דיקי שי טראטה אין לו לאש גﬞונטאש דירימוש שי איש אבוליטה די איל
או אינגﬢייאדידה או קרישידה שי דיפראואדה שי קורונפידה אי שי טרישטי קי דישטאש מאניר
אש שולין שושﬞדיר לוש דאנייוש אי אנשי אקיליﬢיא שיﬢלייאמה דיביל אקשייון לה קואל אין
מוי מאש לארגﬡו טיינפו שיאזי די לוקי קﬦ שיאזי קואנדו איל אינﬦירמו אישטאוﬦווה שאנו

15 או פארה אין אילייא אישטאאנדולה אזיינדו או לה אזי קונﬦוזה אי אינדישטיינטה מינטי
או לה אזי <מו> אוואנגﬡאר אזיינדולה ריאזיר מוי דיפרישה או לה אינﬦישה
אזיר מוﬡו דישפואיש דיל טיינפו אין קי לה אוויאה די אינﬦישאר או איש מינור די
לוקי אוויאה דישיר או לה אזי מוי אפרישוראדה מינטי דישפואיש קי לה אינﬦישו אאנ
זיר או לה אזי ראלא מינטי אויינדולה די אזיר אמינדולה אקשייון דﬦיסא

20 דיפראואדה איש אקילייא אין לה קואל נו שי שאוי קי שיאה דיאזיר או נו שי פירשווי ל
אש קוזאש קומו שון או שיאזי אונה קוזה פור אוטרה או פוני אין לא לאש קוזאש אלגונה
קאלידאד קורונפידה או איש דישורדינאדו או אינטירונפידו או דישאיגﬡואל די קואל קירה מאנירה
או קי שיאזי אין פארטיש או פור פארטיש קי נו שידיוייאה אזיר או שי אינקופה אין
קוזאש קי נו טיייני דיריגﬡו ... <ני> ריﬢיש   איל דולור אי איל גﬡוז פ

25 פירטיניסין אי שון איפיקטוש די לה אקשייון טרישטי אי נו נאטוראל אי <די>אלא גושטוזה
אי נאטוראל אי פור לו מינוש איש שיירטו קי שיגﬡי אישטה אופיראשייון קומו פאש
ייוניש קי דילייא פרושידי מאש אלה אקשייון אינגﬡראנדישידה אי מאיﬢור די שיר נישישארייו
אוטרוש מאליש לה מיראן קי לי קונויניין די וירשוש די אקילייוש קי קונויניין אלה דימונוטה
אקשייון אי פﬥאקה אי אלה בוליטה קי איש אקילייא קי טודו שי פירדייו אישטה קי טוטאל

30 מינטי או נו שיפﬢואידי ריפﬤאראר או שי שי פﬢואידי איש פורקי פﬤרישי קי אישטה פירדידה שי
גﬢון שינטימוש מאש וירדאדירה מינטי או לו אישטה אי אין אישטה נו שי פירדייו די טו
דו לה אישפיראאנסה די טורנאר אשו שולוטו אנשי קי שי טראטאמוש אין לה גﬢונטה
די לוש אﬢיקטוש שופורוזוש אה דירﬦיריר איל מידיקו לוש שינטומאש די לה פﬦא
קולד[א]ﬡ אנימאל אין לוקי טוקה אלה שינישיטיווה טודו לו קואל פורנה שוברﬦי לה אקשייון

35 קרישידה אי אישישיבﬦה די קי פרושידי אי קﬦי פור קי דיאשטי גﬢינרו שי אליﬢן מוגﬡאש דיפﬦירינשי
ייאש לאש פרופﬦייאש אי קונויניﬢינטיש אל קאבﬦזו דיקלאראר קומו שי איש לי טארגﬡו או
[וד]ייאלא ודנייוא יא יקוטאק וא שוראק שﬦ..אק וא הרופﬦאטאק וא ישפﬦילﬥאטאק וא המוק
לה מאש גﬢירינאל די פﬦירינשﬦייא דישפﬦואיש בﬦושﬦקארה לאש קי שי אליﬢאן אין קואל קירה פﬦאר

28v

טיקולאר אפﬦיקטו אי אנשי שי פﬦוא﬩ פﬥואירי קומה דירה שי איש פרופﬦונדו או וגﬢיל שיטﬢי
ני מודירדוש שואיניﬢיו אי שי פﬦואירי אוטרה אינﬦירימﬢידאד דירה שוש קונדישﬦייוניש אי קיר
יינדו אטריבﬦואיר אישטו אלוש גﬢינירוש דישפﬦואיש טראטארה די לאש דיפﬦירינשﬦייאש נו
טאאנדו אשירקה דיל שופור שי איש קונטינו או שי יון די וייני די טיינפו אה טיינפו שי

5 איש פﬦיזאדו או לי[וו]ﬡיאנו שי אישטה שולו שי מישקלאדו קון אוטרה אינﬦירמידאד
או שי וייני שﬦיינפרי אאונה שיירטה אורה שי די ריפﬦינטי אקומיטי אי אין קי טיינפו די לה
אינﬦירמידאד או די לה אקשישייון איש מאש פﬦואירטי או מינוש שי אמינאזה אי
דישﬦה לואיגﬡו או שי פירשיווירי אי אוטראש די פﬦירינשﬦייאש קי אין לוש אפﬦיקטוש שי אליﬢאן
שי לאש אובﬦיירי לאש דירה   אי די לה מישמה מאנירה שי <שי> טראטה דיל

10 דולור פודי דישפﬦוטאר איל מידיקו שי איש אקשייון שי שי איש די פראוﬦואדה קונﬦורמי
דילאנטי די קין שי אזי לה גﬢונטה פורקי שי טיייני אלגﬡון דישﬦיפﬥו דילאנטי קי אינבﬦיזה פﬦא
רה אנבﬦיזﬢארלו פודי טראטאר די לה נאטוראליזה דיל דולור אין לא גﬢונטה קון מוגﬡה ראזון
אי די לה מישמה מאנירה שי איי פﬦוראשטירוש אין אילייא או אליננﬡוש אל אינﬦירמו

con/sultas.

Y ansí, ay 2 gérenos de síntomas, acción dañada y obra no natural. /La acción o es vital o animal o natural. Las otras que se llaman síntoma/s, algunas pertenecen a las cualidades segundas del cuerpo —por las primeras azen /morbos— otros convienen a los exqu(e)rmentos y otros son p[ro]pios de los umores. /[10]Y en cualquera síntoma se an de declarar los géneros de males que ay en él.

Y ansí, /si es acción lesa la de que se trata en las juntas, diremos si es abolita de él, /o enñadida o crecida, si depravada, si corronpida y si triste, que destas maner/as solen suceder los daños.

Y ansí, aquella se llama débil acción, la cual en /muy más largo tienpo se aze de lo que se aze cuando el enfermo estava sano, /[15]o para en ella estándola aziendo, o la aze confusa e indistintamente, /o la aze <mu[y]> avagar, aziéndola reazer muy deprissa o la enpeça /a azer mucho después del tienpo en que la avía de enpeçar, o es menor de /lo que avía de ser, o la aze muy apressuradamente después que la enpeçó a an/zer, o la aze ralamente aviéndola de azer a menudo.

La acción /[20]depravada es aquella en la cual no se save que se a de azer, o no se percive l/as cosas como son, o se aze una cosa por otra, o pone en las cosas alguna /calidad corronpida, o es desordenado o interrunpido o desaigual de cualquera manera, /o que se aze en partes o por partes que no se devía azer o se encupa en/cosas que no tiene derecho ni rebes.

El dolor y el gozo /[25]pertenecen y son efectos de la acción triste y no natural y <de> la gustosa /y natural. Y, por lo menos, es cierto que sigue esta operación como pass/iones que della procede más a la acción engrandecida y mayor de ser necessario. /Otros males la m(o)ran que le convienen, diversos de aquellos que convienen a la dim(i)nuta /acción y flaca y a la (a)bolita, que es aquella que todo se perdió, esta que total/[30]mente o no se puede reparar o si se puede es porque parece que está perdida se/gún sentimos, mas verdaderamente no lo está, y en esta no se perdió de to/do la esperança de tornar a su sólito.

Ansí que si tratamos en la junta /de los efectos suporosos, a de referir el médico lo síntomas de la fa/culdad animal en lo que toca a la sensitiva, todo lo cual porná sobre la acción /[35]crecida y ecesiba de que procede.

Y porque[1] deste género se allan muchas diferenci/as, las propias y convenientes al cabso declarar como si es letargo o /coma o catalepsi o catáfora o caros o catoque. Y aviendo alla[do] /la más gerenal diferencia, después buxcará las que se allan en cualquera par//ticular

par//[28v]ticular (e)fecto.

Y ansí, si fuere coma dirá si es profundo o vigil, si tie/ne moderados sueño. Y si fuere otra enfermedad dirá sus condiciones y quer/iendo atribuir esto a los géneros después tratará de las diferencias no/tando acerca del sopor si es contino o si viene de tienpo a tienpo, si /[5]es pesado o li[v]iano, si está solo, si mesclado con otra enfermedad, o si viene sienpre a una cierta ora, si de repente acomete, y en que tienpo de la /enfermedad o de la accesión es más fuerte o menos, si amenaza y /dexa luego o si persevere y otras diferencias que en los (e)fectos se allan, /si las ubiere las dirá.

Y de la misma manera si <se> trata del /[10]dolor pode disputar el médico si es acción y si es depravada, conforme /delante de quen se aze la junta. Porque si tiene algún dixiplo delante que enbeza, pa/ra anbezarlo pode tratar de la naturaleza del dolor en la junta con mucha razón. /Y de la misma manera, si ay forasteros en ella o alienados al enfemo/

---

[1] A diferencia de otras ocasiones no liga las letras para escribir esta palabra.

אומריש דוקטוש אי סאוידוש אין פילוסופֿיאה אי אין אוטראש שינשייאש פארה דאר אאי

15 נטינדיר אינטירה מינטי לוקי איש קונפלידו ויֿרדאדירו אי דיריגֿו די קאדה קוזה קי שי טרא

טה אי פורקי דישטה מאטירייא טראטאמוש לארגה מינטי אין לה פארטי 3 טראטאדו

2 קאפֿיֵ דיל דולור די לה קאוי[ש]ה אקי אפֿירמאמוש קי איש פאשיֵון איל דולור דיל שינ

טידו דיל טאקטו קאבזאדה דילה ⟨א⟩קסיֵון קי איש איל שינטימינטו די לה קוזה קי מולישטה

20 אי דאקי שא[בֿ]רה איל מידי[קו] דיפֿיניר טודוש לוש וישייוש די לאש אקשייוניש או דיפֿינדי

ר שו אופינייון אי ריפֿוטאר לאש קונטראריאש טאנבייֵן נוש קידה קי דיקלאראר אלגונה

ש קוזאש אשירקה די לוש אישקירמינטוש קי קונוייני מאניפֿישטאר אין לאש גֿונטאש אי

אנשי אין לוש אישקירמינטוש פרימירה מינטי קונשידראמוש לה שושטאנשייא אי לו

איגו לאש קאלידאדיש אי לה קאנטידאד אי פֿינאל מינטי לה אורדין אי אנשי דירה איל

25 מידיקו שי טיינֵן שאנגרי פֿלימה או קולורה או מאלאנקוליאה או שירו או מאטיר

ייא או קומידה או שימיינטי או לומברייזיש או קאמארה או אלגונה פארטי די וינה או

טריפה או אוטרו וואזו או ראידוראש דילייוש או אלגון פידאשו די אילו או פיידרה או א

רינה או אוטרה קוזה אלגונה די לאש קי שולין שאליר אין לאש איואקאשייוניש דיל קואי

רפו אי מושטרארה דיל ⟨שי איש⟩ פרווֿיגֿוזו לו קי שאלי שי איש נאטוראל אישקירמינטו אי קונויֵניֵן

30 טי פארה לה שאלוד דיל קואירפו קי שאלגה או שי טיינֵי דילייו איל קואירפו אלגון דאנייו

שי איש פורו אישֿקלימינטו או מושקלאדו קון אלגונה קוזה איקי שושטאנשייא טיֵיני

אי טודאש שוש דיפֿירינשייאש אי מושטרארה שי איש פֿריאו שי אומידו שי שיקו שי

קאליֵינטי שי דורו שי מולי אקייו או מורדאשו שי פיגֿאדושֿו שי קיבֿראדישו שי גרואישו

שי דילגאדו שי ליזו שי אשפירו אי איגואל שי דישיגואל אי שי טיֵיני ⟨אוטראש⟩ מאש קאלידאדי

35 ש טאנגֿיבליש אי איל קולור שי איש ניגרו שי בלאנקו שי אמארייו שי רופֿו שי

קולוראדו שי אלגֿה או דיֿאוטרו קולור אי אולור שי גואילי מוגֿו מאל או נו טאנטו

קי שאלגה דיל נאטוראל אי שיינדו אישקירימינטו קי שי פֿואידֿי גֿושֿגאר דיל שאוור קומו

לה שאליוֿה אי איל שודור לה ... פֿלימה אי לה שאנגרי קואנדו אישטאש קוזאש שי

29r

איגֿאן פור לה בוקה פירגֿונטארימוש אל אינפֿירמו שי שון דולשיש שי שאלאדוש או אמארגֿוש

או אקריש או שין שאוור או אזידוש אי שי שאלי קון שיירֵט שונידו או שין איל אי לה קאנטי

דאד שי איש פוקו או מוגֿה או מדייאנה   טאנבייֵן שי קונשידירה לה אורדין קון

קי שאלֵן לוש אישקירמינטוש אי מיראמוש לוקי שאלי דילייוש או לוקי פרושטירו שי מישקלא

5 דו או נו מישקלאדו פורקי ווה מוגֿו אין שאוויר שי שאלי מישקלאדה לה שאנגרי קון לה מ

מאטירייא אי קון לוש אישֿקירמינטוש שיקאליש או קואל דילייוש שאלי פרימירו או שיאה

פור לא אורינה או פור לה קאמארה אי פרינסיפאל מינטי אין לאש ל[יו]ייאנֵאש די לאש טרי

פאש אינפֿורטה פארה לה קורה מוגֿו וויר שי שאלי איל אומור פרימירו שי לה שאנגרי שי

לה מאטירייא אי אנשי שיאה איל מיראר די מודו קומו שאלי איל טיינֵפו איל לוגֿאר

10 אי לה קאלידאד אשירקה דיל מודו שי איש פוקו או מוגֿו שי דיאונה וויש שי אפרישה

שי מוגֿאש ווֵיזיש שי מאש אונה קי אוטרה אשירקה דיל טיֵינֵפו טאנבייֵן שי נוטה מו

גֿו פורקי ווה מוגֿה דיפֿירינסיא אין שי ליואנטאר אאקאדה פונטו אאנדאר או די טיֵינֵפו

אה טיֵינֵפו אי שי איש פור שיירטאש או אינשיירטאש אקשאשייוניש ⟨אקשישייוניש⟩ אורדינאדאש

או דישאורדינאדאש שי אין דיאה דיקריטורייו או אין דיאה דיאקשישייון או אין אוטרו

15 קואלקיֵירה טיֵינֵפו קי איש אין פרינ[סי]פייו די לה אינפֿירמידאד או די לה אקשישייון [או] שי

איניל אאומינטו או אישטאדו או אין דיקלינאסייון שי איש וייגֿה לה איואקאשייון

קי לו שוליא אויניר אוטראש ווֵיזיש שי פֿרישקה אי קי איש לה פרימירה ווֵיש קי

לי ווֵיני שי דישֿדי קי אינפישו נו שיאה קורטאדו נאדה מאש אנטיש שיאה קונטינואדו

שיינפרי שי איגֿה קולאיי איל אישקירמינטו או טראווה מוגֿו אי טארדה אין איגֿאר

20 לו דישפֿואיש קי שינטיאו לה פונגֿאשייון אי לי דייו איל אישקרימינטו פארה איגֿארלו די

דונדי אינפֿורטה מוגֿו קי איל מידיקו אין לה דישינטיריאה פריגֿונטי אי שיפה שי לואיגֿו[1]

אין שינטיינדו איל דולור אין איל ויינטרי אי ריטורשיגֿוניש שאלי לה שאנגרי או איש

---

1   ⟨ירגֿנשיד שאראמאק⟩

—omres doctos y savidos en (f)ilosofía y en otras cencias— para dar a e/¹⁵ntender enteramente
lo que es cunplido, verdadero y derecho de cada cosa que se tra/ta y porque desta materia tratamos largamente —en la parte 3 tratado /2 capi' del dolor de la caveça— aquí afirmamos que es
passión el dolor del sen/tido del tacto causada de la acción, que es el sentimento de la cosa que
molesta. / Y daquí sa[b]rá el médi[co] definir todos los vicios de las acciones o defende/²⁰r su
opinión y refutar las contrarias.

Tanbién nos queda que declarar alguna/s cosas acerca de los exquermentos que conviene
manifestar en las juntas. Y /ansí, en los exquermentos primeramente considramos la sustancia y
lu/ego las calidades y la cantidad y finalmente la orden.

Y ansí, dirá el /médico si tienen sangre, flema o colora o malancolía o sero o mater/²⁵ia o
comida o simiente o lombrizes o cámara o alguna parte de vena o /tripa u otro vaso o raedores
dellos o algún pedaço de yelo o piedra o a/rina u otra cosa alguna de las que solen salir en las
evacaciones del cue/rpo. Y mostrará <si es> provechoso lo que sale, si es natural exquermento
y convenien/te para la salud del cuerpo que salga o si tiene dello el cuerpo algún daño, /³⁰si es
puro exclemento o m(e)sclado con alguna cosa y que sustancia tiene /y todas sus diferencias. Y
mostrará si es frío, si úmedo, si seco, si /caliente, si duro, si mole, acueo¹ o mordás, si pegadoxo,
si quebradiço, si gruesso /si delgado, si liso, si áspero, si igual, si desaigual, y si tiene <otras> más
calidade/s tangibles; y el color: si es negro, si blanco, si amarío, si rufu, si/³⁵ colorado, si alcha o de
otro color; y olor: si güele mucho mal o no tanto /que salga del natural y siendo excremento que
se puede jusgar del savor como /la saliva y el sudor, la flema y la sangre. Cuando estas cosas se

//²⁹ʳechan por la boca, perguntaremos al enfermo si son dulces, si salados, o amargos /o acres o sin
savor, o ázidos y si sale con cierto sonido o sin él y la canti/dad, si es poco o muncha o mediana.

Tanbién se considera la orden con /que salen los exquermentos y miramos lo que sale primero o lo que prostero, si mescla/⁵do o no mesclado, porque va mucho en saver si sale mesclada
la sangre con la /materia y con los exquermentos secales. O cual dellos sale primero, o sea /por la
orina o por la cámara y principalmente en las l[iv]ianas de las tri/pas. Inporta para la cura mucho
ver si sale el umor primero, si la sangre, si la materia.

Y ansí, se a de mirar el modo como sale, el tienpo, el lugar /¹⁰y la calidad. Acerca del modo,
si es poco o mucho, si de una ves, si aprissa, /si muchas vezes, si más una que otra.

Acerca del tienpo tanbien se nota mu/cho porque va mucha diferencia en si levantar a
acada punto a andar o de tienpo /a tienpo, y si es por ciertas o inciertas <accesiones>, ordenadas
/o desordenadas, si en día decretorio o en día de accesión o en otro /¹⁵cualquiera tienpo que es en
prin[ci]pio de la enfermedad o de la accesión, [o] si /en el aumento o estado o en declinación. Si
es vieja la evacación, /que le solía avenir otras vezes, si fresca y que es la primera ves que /le vene. Si
desde que enpeçó no se a cortado nada, mas antes se a continuado /sienpre. Si echa kolay el escremento o trava mucho y tarda en echar /²⁰lo después que sintió la punjación y le dio el excremento
para echarlo. De /donde inporta mucho que el médico en la disentería pregunte y sepa si luego²
/en sintiendo el dolor en el vientre y retorsijones, sale la sangre o es/tiercol

---

¹ Tal vez 'acuoso', la lectura no es clara.
² Escrito en el margen: <cámaras de sangre>

טיירקול או שי שי טארדה אשטה איגאר או אונו או אוטרו אי טאנביין שיאה די מיר
אר קואנטו טיינפו איי קי דורה דינדי קי אינפישו   טאנביין איש

25   די מוגֿה קונשידראשיין איש פיקולאר איל לוגאר די דונדי שאלי שי פור לה מאדרי שי
פור לה בישיגה אי אורינה שי פור לא קאמארה שי פור לה נאריש דיריגֿה שי פור לה
אישקירדה שי קון טוש שי שין טוש שי פור לה פֿארטי אינפֿירמה שי פור שאנה או
שי איש פור לוגאר נאטוראל פור דונדי שי קושטונבראווה אה איוואקואר או פֿארטי
קי נונקה פור איליאה אי וואקואו אי קי איש קואינטרה נאטורה קי איוואקואר פור אילייא

30   או שי שאלי פור טודו איל קואירפו או די אלגונה פֿארטי פארטיקולאר שי דיריגֿה שי איש
קירדה שי די אדיינטרו שי די אפֿואירה שי די אלטה שי די באשֿה שי די אטראש שי די אדילאנטי
שי פֿארטי פרינסיפאל שי נו פרינסיפאל שי שאנה שי אינפֿירמה אי פֿינאל מינטי איש
מינישטיר שאוויר שי פֿואינטי לה פֿואינטי די דונדי שאלי   טאנביין אינפורטה מוגֿו
שאוויר לה פארטי אין קי שי דיטירמינה לו קי שאלי אי קי פור דונדי פאשה שי איש קי שאליו דיל
35   קואירפו אי פור דונדי קומו לה שאנגרי די לה נאריזיש אי לוש נאריזיש אי איל קי שי איווא
קואה פור קאמארה או שי קידה אישטראוואאזאדו דיינטרו דיל קואירפו קומו איל קי בא
שֿה אל פיגֿו אי שיקידה דיינטרו דיל או שי קידה אין מוגֿאש פארטיש דיל קואירפו או אין

אונה קומו אקונטישי אין לה גוטה ארטיטיקה או שי שיקידה אין פֿארטי נובֿלי או וויל
אי באשֿה או קי ק[מ]ינה פֿארה טודו איל קואירפו שי איש אלטה או באשֿה שי די דיטראש
שי די דילאנטי שי דיריגֿה שי אישקירדה שי די אפֿואירה שי די אדיינטרו שי איש פֿארטי רארה
או דין[ן]שה שי מולי שי דורה שי קונקוה שי מאשישה שי וייני אקונפאנייאדו די גואישוש
5   פורקי קונפורמי איש שו קונפושטורה אנשי שי לי אה די אפליקאר איל רימידייו ט
טאנביין איי מוגֿו קי מיראר אין לה קאלידאד דיל אישקירמינטו שי שאלי קולאי או נו
שי קון דולור שי שין שי איל שי די שוייו שי קון מידישינה שי אינדיקאדו שי שאלי די
קריטורייא מינטי או שונטאמאטינה מינטי שי איש פֿאיל שו איואקאשיין או
נו שי פירפֿיטה שי אינפירפֿיטה שי אובֿו פֿארה אילייא שינייאליש די קוקשיין או נו
10   איי אלגונאש דישקורשייוניש אין לאש קואליש איי פרופייאש ק
קוזאש קי מיראר קי נו איי אין אוטראש קומו שון אקיליאש קי שי אזין פור לה בוקה אין
לאש קואליש קונוייני מיראר לו קי שי אישקופי לוקי שי אראנקה לוקי שי טושי לוקי שי
גומיטה פורקי [ט]ודו לוקי שאלי די אישטאש מאניראש שיאה די טריבואיר מאש אשו
קאלידאד די אקיליין שי שאלי קי נו אל מודו קומו שאלי פורקי דירה איל מידיקו שי טראטה די לו קי
15   שאלי פור קאמארה קי איש שאנגרי קון מוגֿה קולורה שי פֿואירי אנשי אי קי איל אישקירימין
טו אין פֿארטי איש טוטאל מינטי קואינטרה נאטורה אי אין פֿארטי קי שולו שיגון לה קאלי
דאד איש אישקירמונטו קואינטרה נאטורה אי דירה טאנביין קי טודו אנשי לה שאנגרי קומו לה
קולורה איש קאליינטי אי מוי קאליינטי אי אל שאליר אקריו אי מורדאש אי קי לה שאנגרי איש
ניגרה אי גרואישה אי לה קולורה די לה קולור די פֿואיגו אי ק גרואישה אי אוייש אמא
20   ריאה פור מישקלארשי קון אילייה אלגונה פֿארטי די אומור שירוזו אי קי לה שאן
גרי שאלי מישקלאדה קון לה קולורה אי קי גואילין מוי מאל לוש אישקירימינטוש אי קי
אוווייש שאלי פרימירו לה שאנגרי קי לה קולורה אי קי די ריפינטי שאלי אפֿאנשוש לה
קולורה אי לה שאנגרי פוקו אה פוקו אי לאש קאמאראש שון מוי אמינודו אי
קי שון מאייוריש לאש קאמאראש קי שי אזין דישפואיש די לה קומידה אי קי אין איל
25   אנדאר נונקה גוארדה אורדין פורקי אוויזֿש טארדה אוויזֿש אמינודו אזי אי קי טודאש
לאש קאמאראש שיינפרי שי אשימיזֿאן אונאש אה אוטראש אי דירה מאש שי אינפי
שארון די שאוויו או פירשודירון די אוטרה אינפֿירמידאד שי שון וויגֿאש שי שון די
[פי] פוקו שי אישטאן שיינפרי די און מודו שי קון קואלקירה דולור שאלי לואיגו לה
שאנגרי אי שי אישטה שאלי מוגֿו דישפואיש די לה קולורה אי שי שאלי לה שאנגרי פור
30   אישטארין לייאגאדאש לאש טריפאש גורדאש אי לאש פֿלאקאש אי לה קולורה שאלי די

es⁄tiercol o si se tarda asta echar o uno u otro. Y tanbién se a de mir⁄ar cuanto tienpo ay que dura dende que enpeçó.

Tanbién es⁄²⁵de mucha considración especular el lugar de donde sale, si por la madre, si ⁄ por la bexiga y orina, si por la cámara, si por la narís derecha, si por la ⁄esquerda, si con tos, si sin tos, si por la parte enferma, si por sana o ⁄si es por lugar natural por donde se costunbrava a evacuar o parte ⁄que nunca por ella evacuó y que es cuentra natura que evacuar por ella, ⁄³⁰o si sale por todo el cuerpo o de alguna parte particular si derecha, si es⁄querda, si de adientro, si de afuera, si alta, si baxa, si de atrás, si de adelante, si parte principal, si no principal, si sana, si enferma. Y finalmente es ⁄menester saver la fuente de donde sale.

Tanbién inporta mucho ⁄saver la parte en que se determina lo que sale y por donde passa, si es que salió del ⁄³⁵ cuerpo y por donde passa, como la sangre de los narizes y el que se eva⁄cua por cámara o se queda extravasado dientro del cuerpo, como el que ba⁄xa al pecho y se queda dientro dél o se queda en muchas partes del cuerpo o en

⁄⁄²⁹ᵛuna —como acontece en la gota artética— o si se queda en parte noble o vil, ⁄o baxa o que ca[m]ina para todo el cuerpo si es alta o baxa, si de detrás, ⁄ si de delante, si derecha, si esquerda, si de afuera, si de adientro, si es parte rara ⁄o de[n]sa, si mole si dura, si cóncava, si maciça, si viene aconpañado de güesos ⁄⁵porque conforme es su conpostura ansí se le a de aplicar el remedio. Tanbién ay mucho que mirar en la calidad del esquermento, si sale kolay o no, ⁄ si con dolor, si sin él, si de suyo, si con medicina, si fue indicado, si sale de⁄cretoriamente o sontamatinamente⁄, si es fiel su evacación o no, si perfeta, si inperfeta, si ubo para ella señales de cocción o no.

⁄¹⁰Ay algunas discursiones en las cuales ay propias ⁄ cosas que mirar que no ay en otras, como son aquellas que se azen por la boca, en ⁄ las cuales conviene mirar lo que se escupe, lo que se arranca, lo que se tosse, lo que se ⁄ gomita.

Por que [t]odo lo que sale de estas maneras se a de (a)tribuir más a su ⁄ calidad de aquello que sale, que no al modo como sale. Porque dirá el médico si trata de lo que ⁄¹⁵sale por cámara que es sangre con mucha colora si fuere ansí y que el esquermen⁄to en parte es totalmente cuentra natura y en parte que solo según la cali⁄dad es esquerm(e)nto cuentra natura.

Y dirá tanbién que todo, ansí la sangre como la ⁄ colora, es mucho y muy caliente y al salir acrio y mordas. Y que la sangre es ⁄ negra y gruessa y la colora de color de fuego y gruessa y a vezes ama⁄²⁰ría por mesclarse con ella alguna parte de umor seroso. Y que la san⁄gre sale mesclada con la colora y que güelen muy mal los esquermentos. Y que ⁄ a vezes sale primero la sangre que la colora. Y que de repente sale apansos la ⁄colora y la sangre poco a poco. Y que las cámaras son muy a menudo, y ⁄que son mayores las cámaras que se azen después de la comida. Y que en el ⁄²⁵andar nunca guarda orden porque a vezes tarda, a vezes a menudo aze y que todas ⁄las cámaras sienpre se asemejan unas a otras.

Y dirá más, si enpe⁄çaron de suyo o perçudieron[1] de otra enfermedad, si son vejas, si son de ⁄poco, si están sienpre de un modo, si con cualquera dolor sale luego la ⁄ sangre y si esta sale mucho después de la colora. Y si sale la sangre por ⁄³⁰estaren llagadas las tripas gordas y las flacas. Si la colora sale de

---

[1] Procedieron.

טודו איל קואירפו שי דיל איגאדו שי שאלי די שוייו או איש איואקאשיון שינטומאטי
קה קון שינייאליש די קרודיזה אי קי נו טיייני קוזה פֿאיל נִי פירפֿיטה אי קי איל אינפֿירמו
שי פֿאטיגה מוגֿו קון איליייא שי איש קון דולור די ויינטרי שי קון קונושֿאש שי
לי דייו קאליינטורה דישפואיש קי אינפישו שי גֿיקה שי גראנדי טודו אישטו קונייני די

35   זיר איל מידיקו סאבייו אין לאש גֿונטאש לוקואל טודו מאנה אי פרושידי דילא
שֿ פואינטיש קי אוויומוש דיגֿו אריווה אי די לה מישֿמה מאנירה לאש פודימוש א
קומודאר אאוטראש אינפֿירמידאדיש קי אין אוטראש גֿונטאש ווְרֶ־דֶין ויינין אלה מאנו
אי קונוגֿיניאה אגורה פרושידיר אין לה גֿונטה אישֿפיקולאנדו לאש קאבֿואש אי או
קאשיוניש קי איזיירון לאש קאמאראש אי פורקי אוויומוש די דישקורריר שובֿרי איליייאש לארגה

30r

מינטי אין לה שיגינטי דישטינסיון אגורה קונייני טראטארימוש דילוקי אין לה דישינטיריאה
אישטה ריטינידו אין איל קואירפו ריפארנדו אין נו שושטאנשייא שֿו קאלידאד שֿו קאנטידאד
איל טיינפו איל לוגאר איל מודו איל אורדין אי לה פֿורמה די איל דיטי־ני־מיינטו אי לה קאלידאד
דישטה פֿורמה פורקי ‹אי› קואל אי קי אי קואנדו שיאה לו דיטינידו אי קואנדו שי אינפושו אה די
5 טינּיר אי שי איש קונטינו איל דיטינימיינטו או אטינימופוש שי שי איזו דישוייו שֿין פרו
שידיר אוטרא אינפֿירמידאד טודו אישטו איש מוי נישישאריייו שאוויר אי אין קי לוגאר שי
אזי איל דיטינימיינטו אידונדי אינפושו שי אין טודו איל קואירפו או שי אין אונה פא
רטי או אין מוגֿאש אי שאוויר לאש קונדישיוניש די אישטה פארטי קומו אריוה שופֿי
מוש לאש קונדישיוניש די לה פארטי די דונדי שאליאן לאש אישֿקירשייוניש

10 איל מודו ‹שי› קונשידירה אין אקילייו קי נוש אינביזה שי אפרישה שי אאישפאשייו שי פור מוגֿא
שֿ וויזיש שי אזי איל דיטינימיינטו אי לה אורדין קונשידראמוש פור ווירמוש שי איל
דיטינימיינטו איש די מוגֿוש אישֿקרימינטוש אי לוקי פרימירו שי אינפושו אדיטיניר אי
לו קי פרושטירו אי לה פֿורמה פישקודאמוש   פור וויר שי איש גֿיקו או גראנדי איל
דיטינימיינטו קולאי די שאליר אונו שי וילונטארייא מינטי או שינטומאטיקה קון נא
15 טוראל ריגלה או נו שי פרוויגֿוזו או נו אי קואנטו לאש קאלידאדיש נו נאטור
אליש לאש קונשידראארימוש די לה מאנירה קי לה איזימוש אין לאש אישֿקירשייוניש מיראנדו
דיקי גֿינירו שון שי שון די אקילייאש קי פירטינישין אל גושטו אי אלה וישטה או אל אולור או אל
אוידו אי טאקטו שֿיּן שי שימפלי שי קונפואישטה שי איש איל דיטינימיינטו די
טודו קואינטרה נאטוראל או דיקי מאנירה אי דיקלארהרה לואיגו לה אישפישֿייא דיל מאל שי
20 איש אינטינשה או רימישה שי דיפראואדה או די טודו פיר־[די]־דה לה קאלידאד קי אירה פרופיא
די לוש קואירפוש שאנוש אי דישפואיש מושטרארה איל מודו קומו שיאיזו איל דיטיני
מיינטו שי די אונה שידי פוקאש וויזיש שי פֿואי קונטינאדו אי אזי קי דאנייו קי אזי אי
שי לה טובֿו אוטרה ויש דישטה מאנירה אי אין קי טיינפו קונפושו שי איש נואיוו או
איש וויגֿו איל דיטינימיינטו שי אינפושו דיאוטרה אינפֿירמידאד שי דישוייו שיאינ

25 פרינסיפייו די אוטרה אינפֿירמידאד שי אין אאומינטו שי אין איל אישטאדו שֿין אִיל
אין לה דיקלינאשיון אי קואנטו טיינפו אַיי קי דורה שי אישטה שיינפרי אין אונה
או בולו אה טיינפוש אי אישטו שי שון שיירטוש או אינשיירטוש אי קואנדו אי
שי אין פרנסיפייו דילה אקשישייון או אין קואל קירה טיינפו דילייא שי איש אין דיאה
גודיקאטורייו או אינדיקאטורייו איל דיטינימיינטו אי שי טוטאל מינטי נאטוראליזה
30 ריטיני או איגֿה אלגו או שי אזי אלגונה מודאנשה אי טאנביין נו טאמוש אין לודי
טינידו שי דישפואיש קי שאלי איש די אונה או אפוקוש אי קואנטאש ויזיש שושֿידיו
אישטי דיטינימיינטו   טאנביין נוטאמוש איל לוגאר שי איש טודו
איל קואירפו שי לה מאיור פארטי שי איש אונה שולה לה קי ריטיני אי קואל טיי
ני אי איל דאנייו שי לה פרנסיפאל שי לה דיריגֿה שי לה אישקירידה שי לה אלטה שי לה באשֿה שי די
35 דיטראש שי דידילאנטי שי איש אינטירנה שי איש אישטירנה שי פרינסיפאל שי פ[ו]
בליקה שי ויל שי פארטי קולאר קי לוגאר דיל קואירפו קי קואירפו שיינטי פרימירו איל דיטיני
מיינטו אי קומו דיל מאנידירו שי אישפארטיייו שי לאש אוטראש פארטיש אי קון

/todo el cuerpo, si del ýgado. Si sale de suyo o es evacación sintomáti/ca con señales de crudeza y que no tiene cosa fiel ni perfeta y que el enfermo /se fatiga mucho con ella. Si es con dolor de vientre, si con congoxas. Si / le dio calientura después que enpeçó, si chica si grande.

Todo esto conviene de/[35]zir el médico sabio en las juntas, lo cual todo mana o procede de la/s fuentes que avemos dicho arriva y de la misma manera las podemos a/comodar a otras enfermedades que en otras juntas vienen a la mano.

Y convenía agora proceder en la junta expeculando las causas y o/casiones que izieron las cámaras y por que avemos de discurrir sobre ellas larga//mente

larga//[30r]mente en la siguiente distinción.

Agora conviene (que) trataremos de lo que en la disentería /está retenido en el cuerpo reparando en su sustancia, su calidad, su cantidad, /el tienpo, el lugar, el modo, el orden y la forma del dete<ni>miento y la calidad /desta forma: por qué y cuál y qué y cuándo sea lo detenido y cuándo se enp(e)çó a de/[5]tener y si es contino el detenimiento o a tienpos si se izo de suyo sin pro/ceder (de) otra enfermedad.

Todo esto es muy necessario saver y en que lugar se / aze el detenimiento y dónde enpeçó, si en todo el cuerpo o si en una pa/rte o en muchas. Y saver las condiciones de esta parte, como arriva supi/mos las condiciones de la parte de donde salen las exquerciones.[1]

/[10]El modo <se> considera en aquello que nos enbeza si aprissa, si a espacios, si por mucha/s vezes se aze el detenimiento y la orden. Considramos por vermos si el /detenimiento es de muchos exquermentos y lo que primero se enpeçó a detener y /lo que prostero y la forma pescudamos.

Por ver si es chico o grande el /detenimiento kolay de salir o no, si veluntariamente o sintomática, con na /[15]tural regla o no, si provechoso o no.

Y cuanto las calidades no natur/ales las considraremos de la manera que azemos en las esquerciones, mirando /de que género son, si son de aquellas que pertenecen al gusto y a la vista o al olor, o al /oído y tacto, si simple, si conpuesta, si es el detenimiento de /todo cuentra natural o de que manera. Y declarará luego la especia del mal. Si/[20] es intensa o remisa, si depravada o de todo per[di]da la calidad que era propia /de los cuerpos sanos.

Y después mostrará el modo como se aze el deteni/miento, si de una, si de pocas vezes, si fue contin(u)ado y el daño que aze y /si la tubo otra ves desta manera y en que tienpo conpeçó, si es nuevo o /es viejo el detenimento, si enpeçó de otra enfermedad, si de suyo si en /[25]principio de otra enfermedad, si en aumento, si en el estado, sin /en la declinación y cuanto tienpo ay que dura —si está sienpre en una /o bolve a tienpo— y esto si son ciertos o inciertos, y cuando y /si en principio de la accesión o en cualquera tienpo della, si es en día /judicatorio o indicatorio el detenimiento y si totalmente naturaleza /[30]retene o echa algo o si aze alguna mudança. Y tanbién notamos en lo de/tenido si después que sale es de una o a pocas, y cuantas vezes sucedió /este detenimiento.

Tanbién notamos el lugar, si es todo /el cuerpo, si la mayor parte dél, si es una sola la que retiene y cual tie/ne el daño principal: si la derecha, si la esquerda, si la alta, si la baxa, si de /[35]detrás, si de delante, si es interna, si es externa, si principal, si p[ú]/blica, si vil, si particular, que lugar del cuerpo siente primero el detenin/miento y como del man(a)dero se espartió por las otras partes.

Y con

---

[1] Excrecciones.

פורמי אאישטה דוטרינה איל אישטודייזו מאנסייו פארה אישפרימינטארשי פודי

30v

קון שיגו פונגיר אונה גונטה קומו קי לו לייאמאן פארה אילייא אי פרופונינדו קי איש או
נה איטירישייא או און דיטינימיינטו דיל קואירפו אי אונה גראנדי פלאקיזה או אונה
אילי פאזיאנסי או אונה אישקינינשייא אי אין קואלקירה דישטאש אינפֿירמידאדיש פו
דירה איר נוטאנטו טודו לו קי אווימוש דיגֿו קוזה פור קוזה פרימירה מינטי טראטאן
5 דו די לאש אינפֿירמידאדיש לואיגו אי די לאש שינטומאש לואיגו די לאש קאבֿזאש אי
לואיגו די לאש אישקירישייוניש אי אלא פושטרי די לוש די טינימיינטוש טראטאנדו אין
איל דישקורשו דישטאש קוזאש די קאדה אונו דילייוש אין שו לוגאר אי דיל טינפירא
מיינטו קונפוזישייון אי קונפֿורמאשייון די לאש פֿארטיש שימילאריש אי דישימי
לאריש אנשי אין איל אישטאדו נאטוראל קומו אינֿיל פֿריטיל נאטוראל קי פורשידינדו
10 דישטה מאנירה אין לה גונטה אישקוזאורה לארגה אי אינפֿורטונה פלאטיקה

דישטינשייון 9 די קומו שיאה די טראטאר
די לאש קאבֿזאש אין
לה גונטה

אווימוש   טראטאדו דילה אינפֿירמידאד אי די לוש שינטומאש אין לאש דיש
טינשייוניש פאשאדאש שיגון אורדין די דוטרינה קונוייני אין איש
טה טראטאר די לאש קאבֿזאש קי איש איל קאמינו פארה איל פירונשטיקו אי פארה לה
קורה לו קואל פארה קי שיאגה קון דישקרישייון אי שינשייא אינפישארה איל מידיקו טרא
15 טאנדו דישוש גֿינירוש אי די לאש אינפֿירמידאדיש אי שינטומאש קי גֿירינאל מינטי דילייא
ש פרושידין מיראנדו דונדי פרושידי קי לה קאבֿזה די קאדה די דילייוש שיאה אישטה או
אקילייא אי איש קלארו קי אי לאש קאבֿזאש איפֿישיינטיש אי פֿורמאליש אישטרימינטאליש
מאטירייאליש לוקאליש אי קאוזאש קון לאש קואליש שי אזין לוש שינטומאש אי
לאש אינפֿירמידאדיש אי שין לאש קואליש נו שי פואידין אזיר אי איש מוגֿו אינפֿורטא
20 נטי סאוויר קואל שיאה לה פרופֿיא פֿורמה די קואל קירה מאל פורקי אונה אינפֿירמידאד
איי קי איש טאל פור דישטינפלאנשה אי אוטרו פור לה דישפֿוזישייון אי שי דיווי
טאנבֿיין שאוויר לה קוזה קי קאבֿזה איל מאל אי קואל איש לוקי לו שושטינטה אי לו אקרי
שינטה אי לוקי פודי קוראר אי לוקי לו דישפֿירטו אי לוקי לי דייו אוקאשייון פארה אזיר
שי אי קואל שיאה לה מאטירייא דילה דולינשייא אי קואל איל שוגֿיטו אדונדי אישטה אי
25 קואל איל אינשטרימינטו קון קי שי אזי אי קואל שיאה לה קאבֿזה קון קי שי אינגֿינדרו
אי קואל לה קון קי קריאו אי פרישיווירו אי לה קון קי שי דימינואי אי דישולווי אי די
שפֿואיש קי דיקאדה אונה די לאש קאבֿזאש קונגֿונטאש שיאירה דישקוריינדו אשטה לאש
רימוטאש נו דישֿאנדו לאש די אינמידייו אי לואיגו אי טודה לה מוגֿידומברי דילייאש
איגֿאר מאנו פרימירה מינטי די אקילייאש קי מאש פירטינישין אל קאבֿזו ׳
30 אינפֿורטה טאנבֿיין מוגֿו פונֿיר שיירטו גֿינירו די קאבֿזאש די נֿודֿי אונאש אי ⟨די⟩ אוט
ראש אי פרינסיפֿאל מינטי לאש איפֿישיינטיש אי לאש מאטירייאליש ⟨אי⟩ שי טומאן
03 אינביזיאנדו איל מודו אי לה ראזון די קאדה אונה קאבֿזה אי פרינסיפֿאל מינטי די ל
לאש איפֿישיינטיש אי שו פֿואירסה אי קון קי מודו קי אורדין אובֿרה שי אשידינטאל

31r

מינטי שי פור שי קון שו שושטאנשייא קואנטידאד אי קאלידאד אי אין קי טיינפו שי דיטי[ניר]
דושי אזין איל מאל שי פור ראזון דיל שוגֿיטו אין קי אישטאן שי פרימאריא מינטי שי
פור קונשינטימיינטו שי קומו פרופֿייאש שי קומו קומוניש שי קומו אינטירנאש שי
קומו אישטירנאש שי קומו קון גונטאש שי קומו רימוטאש שי שון קאבֿזאש אקטו
5 אליש או פֿאטֿ פוטינשייאליש אי די קי מאנירה אזין שו איפֿיטו אי אזֿין שו איפֿיטו אי
די קי מאנירה שון קאבֿזאש דיל   אי שיווירה אישטה דוטרינה קון גראנדי ק
קלארידאד אין אישטי אינטימיפלו און אומרי וייגֿו קומידור אי ביוודור שאנגרינו אי פֿלי

con/forme a esta dotrina el estudioso mançevo para exprimentarse pode

//30v consigo pungir una junta como que lo llaman para ella y proponendo que es u/na itericia o un detenimiento del cuerpo y una grande flaqueza o una /elepaziansie o una esquinencia. Y en cualquera destas enfermedades po/derá ir notanto todo lo que avemos dicho, cosa por cosa. Primeramente tratan/5do de las enfermedades, luego de los síntomas, luego de las causas y luego de las exquerreciones y, a la postre, de los detenimientos, tratando en /el discurso destas cosas de cada una dellos en su lugar y del tenpera/miento, conposición y conformación de las partes similares y disimi/lares —ansí en el estado natural como en el pretel natural— que porcedendo /10desta manera en la junta, escusara larga e inportuna plática.

Distinción 9 de cómo se a de tratar
de las causas en
la junta

/Avemos tratado de la enfermedad y de los síntomas en las dis/tinciones passadas según orden de dotrina. Conviene en es/ta tratar de las causas, que es el camino para el pernóstico y para la /cura. Lo cual, para que se aga con discreción y cencia, enpeçará el médico tra/15tando de sus géneros y de las enfermedades y síntomas que gerenalmente della/s proceden, mirando donde procede que la causa de cada una dellos sea esta o /aquella.

Y es claro que ay causas eficientes y formales, istr(u)mentales, /materiales, locales y causas con las cuales se azen los síntomas y /las enfermedades y sin las cuales no se pueden azer. Y es mucho inporta/20nte saver cual sea la propia forma de cualquera mal, porque una enfermedad / ay que es tal por destenplança y otra por la disposición. Y se deve /tanbién saver la cosa que causa el mal y cual es lo que lo sustenta y lo acre/centa, y lo que lo pode curar, y lo que lo despertó, y lo que le dio ocasión para azer/se. Y cual sea la materia de la dolencia y cual el sujeto adonde está y /25cual el instrumento con que se aze y cual sea la causa con que se engendró /y cual la con que crió y preseveró, y la con que se diminue y dissolve. Y de/spués que de cada una de las causas conjuntas se era discurrendo asta las /remotas —no dexando las de enmedio y luego de toda la muchedumbre dellas— /echar mano primeramente de aquellas que más pertenecen al cabso./30

Inporta tanbién mucho poner cierto género de causas de unas y <de ot/ras y principalmen- te las eficientes y las materiales. <Y> se toman /enbezando el modo y la razón de cada una causa y principalmente de /las eficientes; y su fuerça y con que modo y orden obra: si acidental//mente

acidental//31r mente, si por sí, con su sustancia, cuantidad y calidad y en que tienpo. Si dete[ner] dosse /azen el mal, si por razón del sujeto en que están, si primariamente, si /por consentimiento, si como propias, si como comunes, si como internas, si /como externas, si como conjuntas, si como remotas, si son causas actu/5ales o potenciales, y de que manera azen su efeto y /de que manera son causas dél.

Y se verá esta dotrina con grande c/laridad en este enxenplo: un omre viejo, comedor y bevedor, sangrino y fle//mático

מאטיקו אין אבונדאשייא אירה פוארגרוזו אי אין איל אינייירנו לי בולוויו אה וויניר לה

פואיגרה קון גראן דולור אי פֿיברי אי אואה קומידו אי ביוידו מוגֿו אי אין טיינפו די פוירא

10 ש קאמינאדו אקאואלייו וויינדו טודו אישטו איל מידיקו דירה קי שון מוגֿאש לאש קאבֿזאש

דישטה אינגֿאשייון די פייש אי קי אישטה דאנייאדו איל טינפיראמיינטו דילה פארטי אילה

גראנדיזה אילה קונפוזישייון אי קי לה מאטירייא דילה דולינשייא איש שאנגרי אי פֿלי

מה קי לי ואנטארון איל טומור קי אזי לא אינפֿירמידאד אי קי לה איזו איל פויראש אילה

15 אקרישינטארון לאש קרודיזאש אי קאנטידאד אי אומריש איקילה קונשירוואן לה פֿלאקיזה

דילה פארטי אי די טודו איל קואירפו אי איל איירי פֿריאו קי איל שוגֿיטו איש איל

פיי דיריגֿו או איל אישקירדו או טודוש 2 אי אין אונה פארטי מאש קי אין אוטרה אי

שי אקונטישי אנשי קי לוש דידוש אישטאן מאש מאלוש אי מאש אינגֿאדוש אי איל

קארקאנייאל או לוש טוביליוש או לה קארה דיל פיי או אקילייא פארטי דיל

20 קי אישטוביירי מאש מאלה אי קי אה אה פֿלאקיזה אין איל לוגאר אי קי אישטאן לוש

וואזוש לארגוש די דאישטאר קושטונבראדוש לוש פייש אירישיוויר אקיל קורומיין

טו מוגֿאש וויזיש קי איש קאבֿזה קי קולאי מינטי לו רישיוואן פורקי די שוויו לוש

אומריש קורין אאי אי שיר איל דולור גראנדי לו קאבֿזה איל אומור קי לו אזי קי איש

לה שאנגרי קי קון שודימאזיאדו קאלור קאלליינטה לה פארטי אי פור ראזון דישטה קא

25 לור שידיריטי לה פֿלימה אי קורי אאקילייא פארטי קי איש מוי שינשיבֿלי אי פור

אישטו שיינטי טאנטו איל דולור אי קי איש אינפֿירמידאד וויגֿה פורקי לה קאב

זה מוגֿה מאטירייאה גרואישה אי אישטה לה פארטי פלאקה אי קי שיר קומידור

אי ביוווידור אזי אינגֿינדראר מוגֿה מאטירייא אי קי איל איירי פֿריאו נו דישה

ריזולוויר איל אומור אי לו אינפושֿה אל לוגאר קי אישטה מאלו אי קי לא קאבֿזה

30 אין מידייאטה אינטירנה אי קומון פור שי קון שו קאנטידאד אי קואלידאד די א

מור קי אאי שי אקוגֿי אי איל אגֿונטאמיינטו שיאיזו דיל קורימיינטו דיל אומורטאל מינטי אברֿי טאפֿאנדו

לאש פארטיש אישֿטירנאש דילאף דיל קואירו אי אפרי

טאנדו פארה לאש די דיינטרו אי פרינסיפאל מינטי פארה אקילייאש קי אישטאוואן אפאריגֿא

דאש פארה רישיוויר אי אקושטומ[ב]ראדאש אלאש מאטירייאש דימאזיאדאש אי שופיר

35 פֿלואש דיל דולור אי קאלור די לה פארטי אי די לאש ארטירייאש קי אין לה פארטי איש

טאן פור שי אוירין אישקאלייינטאדו פריטיל נאטוראל מינטי שי קומוניקה אישטי קאלור

31v

פור לאש ארטירייאש פור איל קונשינטימיינטו קי טיינין קון איל אל קוראסון דישפואיש

די אאי פור איל רישטו די לאש ארטירייאש קי וואן אטודו איל קואירפו שי דישפארזי איש

[ט]י קאלור פֿריטאל נאטוראל פור טודו איל קואירפו אי איזו לה פֿיברי אי דאקי שי מושטרה

קלארה מינטי לה פֿורמה די לה אינפֿירמידאד קון קי אזי קיין לה קונשירווה אי קין לה

5 אקרישיינטה קואל שיאה לה קאבֿזה אישטירנה 'ל קואל לה אינטירנה קומון קואל לה אקטו

אל אי קואל פֿואי לה אוקאשייון די לה אינפֿירמידאד פור שי אי אקשידינטאל מינטי קון שו

קאלידאד אי שו קאנטידאד אי קואל פרימירו אי קואל 2 מינטי לה אזי אי קואל שיאה

לה קאבֿזה מאטיריאל אי קואל לה שוגֿיפטיווה אי קואל לה קאבֿזה קון קי שושידייו טודו

לו דיגֿו אי טאנביין קומו שי פרושידי די לאש קאבֿזאש אין מידייאטאש אי קונגֿונט

10 אש אלאש רימוטישימאש אי לוקי פרימירו אילוקי דישפואיש אי דיאדונדי קאדה קוזה

טראיי שו נאשימיינטו   אי שי אפלאזי טראיר אין מידיייו טודאש

לאש קאבֿזאש די לה פואיגרה אקילייאש קי נו אזין פארה איל קאבֿזו פארישי

רה ביין אין לאש גֿונטאש טראירלאש אי פרוואראלאש אי טאנביין איש ראזון

מושטרראר אטֿודֿוש ‹קון טודאש› לאש קאבֿזאש איפֿישיינטיש א לה מישמה קאבֿזה מאטי

15 ריאלש שאקאנדולאש קי שון אילייאש וירדאדיראש קאבֿזאש די לה אינפֿירמידאד פורקי

לו מושטראן אנשי לאש קוזאש קי טומו איל אינפֿירמו אנטיש קי לי וויניש לה

אינפֿירמידאד אי לאש קי שי איואקואן דיל קואירפו אי לאש קי שי ריטיינין אינינֿ

fle⁄mático en abundacia, era poargroso y en el invierno le bolvió a venir la ⁄poigra con gran dolor y febre, y avía comido y bevido mucho y en tienpo de poira/¹⁰s caminado a cavallo. Viendo todo esto el médico dirá que son muchas las causas ⁄desta inchación de pies y que está dañado el tenperamiento de la parte, y la ⁄grandeza y la conposición y que la materia de la dolencia es sangre y fle⁄ma que levantaron el tumor que aze la enfermedad. Y que la izo el poiras y la /¹⁵acrecentaron las crudezas y cantidad de umores y que la conservan la fla⁄queza de la parte y de todo el cuerpo y el aire frío, que el sujeto es el ⁄pie derecho o el esquerdo o todos ², y en una parte más que en otra.

Y ⁄si acontece ansí, que los dedos están más malos y más inchados y el ⁄carcañal o los tobillos o la cara del pie o aquella parte dél/²⁰ que estubiere más mala y que á flaqueza en el lugar, y que están los ⁄vasos largos de estar costunbrados los pies a recivir aquel corromien⁄to muchas vezes, que es causa que kolaymente lo recivan porque de suyo los ⁄umores corren ahí.

Y ser el dolor grande lo causa el umor que lo aze, que es ⁄la sangre que con su demasiado calor calienta la parte y por razón desta ca/²⁵lor se derrite la flema y corre a aquella parte que es muy sensible y por ⁄esto siente tanto el dolor.

Y que es enfermedad veja porque la cau⁄sa (es) mucha materia gruessa y está la parte flaca. Y que ser comedor ⁄y bevedor aze engendrar mucha materia.

Y que el aire frío no dexa ⁄resolver el umor y lo enpuxa al lugar que está malo.

Y que la causa /³⁰inmediata, interna y común por sí —con su cantidad y cualidad de (u)⁄mor que ay— se acoge, y el ajuntamiento se izo del corrimiento del umor ⁄—talmente tapando las partes externas del cuero y apre⁄tando para las de dientro, y principalmente para aquellas que estavan apareja⁄das para recivir y acostumbradas a las materias, demasiadas y super/³⁵fluas— del dolor y calor de la parte y de las arterias, que en la parte es⁄tán. Por se averen escalientado pretelnaturalmente, se comunica este calor

//³¹ᵛpor las arterias, por el consentimiento que tienen con él al coraçón, ⁄después de ahí por el resto de las arterias que van a todo el cuerpo, se desparce es⁄[t]e calor pretel natural por todo el cuerpo e izo la febre.

Y daquí se mostra ⁄claramente la forma de la enfermedad: con qué aze, quién la conserva y quén la /⁵acrecenta, cuál sea la causa externa, cuál la interna común, cuál la actu⁄al. Y cuál fue la ocasión de la enfermedad, por sí y accidentalmente con su ⁄calidad y su cantidad. Y cuál primero y cuál 2(secundaria)mente la aze. Y cuál sea ⁄la causa material y cuál la sugeptiva y cuál la causa con que sucedió todo ⁄lo dicho. Y tanbién cómo se procede de las causas inmediatas y conjunt/¹⁰as a las remotíssimas, y lo que primero y lo que después, y de adónde cada cosa ⁄trae su nacimiento.

Y si aplaze traer en medio todas ⁄las causas de la poagra —dexando aquellas que no azen para el cabso— parece⁄rá bien en las juntas traerlas y provarlas. Y tanbién es razón mostrar <con todas> las causas eficientes, la misma causa mate /¹⁵riales, sacándolas que son ellas verdaderas causas de la enfermedad porque lo mostran ansí las cosas que tomó el enfermo antes que le viniesse la ⁄enfermedad; y las (cosas) que se evacuan del cuerpo y las que se retienen en el

קואירפו אי לאש קי אזי איל אינפﬞירמו אי לאש קי לי אזין אל אינפﬞירמו.

אויינדו טראטאד[ו] די לאש קאבﬞזאש די לאש אינפﬞירמידאדיש ראזון איש דיגאמוש

20   אגורה קומו שי טראטארה אין לאש ג'ונטאש די לאש שינטומאש לאש קואליש

שיינדו אנשי קי די מאנאן קומו ג'ינירוש די קאבﬞזאש אין קאדה אונה אי אונה די לאש שינטו

מאש אי אנשי   פורנימוש און אינשﬞימפלו די דונדי שיווירה אין טודו איל ג'ינירו

דישינטומה קומו שיאה די פרושודיר אין בושקארלו לה קאבﬞזה אי אנשי ווירימוש שי אין

טודוש שי פידי קי שי גוארדי אקיל מיטודו קי דישﬞימוש אירה מיניסטיר גוארדאר פארה בוש

25   בושקאר טודאש לאש קאוזאש די לאש שינטומאש און אומרי טוטאל מינטי פירדייו

לה גאנה די קומיר או קואג'י לה פירדייו אקי שי אלייא קי או איש אקשייון ליזה או א

בולוטה שי טייני טוטאל פאשטיאו קי נו אפיטישי קוזה איש אבוליטה שי טודה וויאה

טייני פﬞאשטיאו מאש נו איש טאן גראנדי קי אבורישקה טודו איש אקשייון ליזה אין

אישטי קאבﬞזו דיזי איל מידיקו טומאנדו פרינסיפייו די אבﬞלאר די אלגונה ריגלה

30   טראטה קומו איש אישטה שילה אמברי איש אין שניﬞטידﬞו ‹שינטימיינטו› דיל מאנטינימיי

נטו קי פﬞאלטה או שיגי שימיﬞגﬞאנטי שינטידו די פﬞור פﬞוראירסה איי 2 קאוזאש

פרימיראש די לה אמברי קונייני אה שאוויר לה אונה לה שינסאשייון אי לה 2

אקילייו קי דאנייא איל שינטידו אי איל דאנייו דישטאש 2 קאוזאש דישטרואי לה גאנה

די קומיר אי דאקי וימוש קי לוש קי אישטאן פﬞירניטיקוש די נינגונה מאנירה אפיטישין

32r

לה קומידה פורקי נו שיינטין לה שינשאשייון קי שי אזי אין איל אישטומאגו לוקי קונטושי

טאנבﬞיין אין אקילייוש קי טיינין מאג'וקאדה איל מיאולייו או די אוטרה קואלקיר מאנירה טיי

נין טל טאן מאלו איל מיאולייו קי נו פואידי אינביאר לה ווירטוד שינשיטיווה אל אישטו

מאגו ני מאש ני מינוש שושידי אאקילייוש קי די טודו טיינין פירדידו איל שינטירו דיל

5   אישטומאגו דונדי ריזולטה קלארה מינטי קי שי אובﬞיירי די אוויר אמברי אה די אויר

שינטידו אי קונשטה טאנבﬞיין קי פארה אוירלה איש מיניסטיר קי לה שיינטה איל שינטי

דו פורקי שי אישטה איל אישטוגאמו ליינו די קומידה אי ביוידה נו איי גאנה די קומידה

פורקי איל שינטידו נו שיינטי פורקי נו איי ראזון פארה שינטיר פורקי נו איי פﬞאלטה אי

שי וירדאדירה מינטי איש מיניסטיר קי איל שינטידו קון טודו נו קון טודאש לאש קוזא

10   ש קי פואידין אזיר שינטיר אל שינטידו אזין גאנה די קומיר שי איל אישטוגאמו איש

טה ליינו די קוזאש קי לו אגראוואן או לו אינג'אן מורדיקאנדולו או קאליינטאנדולו דימא

זיאדו או אינפﬞריאנדולו או פﬞירינדולו אי פינאל מינטי שי אישטה ליינו די אלגונה קוזה

קי לי לי [פ...ה] פינה נו אפיטישי שאלו קון קוזאש קי לי אזין איוקוﬞאר אקילייאש קוזאש

קי לי דאן פינה אי אנשי נו טייני נינגונה גאנה די קומידה אין אישטי קאבﬞזו איל איש

15   טוגאמו מאש טייני גאנה די איג'אר די שי לוקי לי קומו אי אין אישטי קאבﬞזו

שולו לו קי אזי איוקואר אזי אפיטינשייא פורקי דישפואיש די איוקואדו אפיטישימוש

קוניייני[דﬞלו]‹טי›[1] קוזה קי לו אינג'ה אל אישטוגאמו אי קומו פודאמוש איוקואר איל איש

טוגאמו קון מידישינאש קי דיג'ישטאן אי קי קון פרימאן או קי אטראין או קי ג'ופﬞין ‹איל› אומר

טודאש אישטאש נו קונויינין פארה אזיר פﬞאמה פורקי יא וימוש קי לוש קי אישטאן קון

20   קאליינטורה אי טאנבﬞיין קי איל איירי דיל אישטיאו פור איל קאלור אישישי[ב[ﬞו] קי אוקו

פה אל אומר קואנדו אישטה קון לה פיבﬞרי אי טאנבﬞיין איל דיל אישטיאו דיגﬞיש: ‹דשלאי›[2] מו

ג'ו אל קואירפו אי קון טודו לי קיטאן לי קיטאן לה גאנה די קומיר פור לו קואל שולאש אקילייאש

קוזאש אזין גאנה די קומיר קי די טאל מאנירה איוקואן קי נו ריזולוואן אי קונשומאן

ג'ונטה מינטי קון איל אומר איל טינפאריميינטו דיל אי שטומאגו אין איל קון

25   אל טינפיראמיינטו קונשישטי לה פﬞואירסה דילה ווירטוד די שינטיר מאש אנטיש

קונשירוי אישטה פﬞואירסה אי לה פﬞורטיפﬞיקי די לה פﬞורטה מאנירה קואש פﬞריאש

לאש אגﬞראש לאש אשירבﬞאש לאש שאלאדאש פורקי אפריטאנדו איגﬞאן פﬞואירה דיל

---

1   ‹[קנ]...ייו...›

2   ‹דישלימי›

/cuerpo y las que aze el enfermo y las que le azen al enfermo.

Aviendo tratado de las causas de las enfermedades, razón es (que) digamos/²⁰ agora cómo se tratará en las juntas de las síntomas, las cuales /siendo ansí que dimanan como géneros de causas en cada una y una de las sínto/mas. Y ansí, pornemos un enxemplo de donde se verá en todo el género /de síntoma cómo se a de proceder en buxcarlo la causa. Y ansí, veremos si en todos se p(o)de que se guarde aquel método que diximos era menester guardar para /²⁵buxcar todas las causas de las síntomas: un omre totalmente perdió la gana de comer o cuachi la perdió. Aquí se alla que o es acción lesa o a/boluta. Si tiene total (f)astío, que no apetece cosa, es abolita; si todavía /tiene fastío mas no es tan grande que aborresca todo, es acción lesa. En /este cabso — dize el médico tomando principio de ablar de alguna regla— /³⁰trata como es esta: si la ambre es en <sentimiento>¹ del mantenimie/nto que falta, o sigue semejante sentido, de por fuerça ay 2 causas /primeras de la ambre. Conviene a saver: la una la sensaçión y la 2 /aquello que daña el sentido. Y el daño de estas dos causas destrue la gana /de comer.

Y daquí vemos que los que están fernéticos de ninguna manera apetecen

//³²ʳla comida porque no sienten la sensación que se aze en el estómago, lo que (a)contoce /tanbién en aquellos que tienen machucada el meollo o de otra cualquer manera tie/nen tan malo el meollo que no puede enbiar la virtud sensitiva al estó/mago.

Ni más ni menos sucede a aquellos que de todo tienen perdido el sentido del /⁵estómago, donde resulta claramente que si ubiere de aver ambre a de aver /sentido. Y consta tanbién que para averla es menester que la sienta el senti/do porque si está el estógamo lleno de comida y bevida no ay gana de comer, /porque el sentido no siente. Porque no ay razón para sentir porque no ay falta.

Y /si verdadera mente es menester que el sentido sienta, con todo, no con todas las cosa/¹⁰s que (se) pueden azer sentir al sentido azen gana de comer. Porque si el estógamo es/tá lleno de cosas que lo agravan o lo inchan mordicándolo o calientándolo dema/siado o enfriándolo o firéndolo y, finalmente, si está lleno de alguna cosa /que le dé pena no apetece (comer) salvo con cosas que le azen evacuar aquellas cosas /que le dan pena. Y ansí, no tiene ninguna gana de comida, en este cabso el estó/¹⁵gamo más tiene gana de echar de sí lo que le molesta. Y en este cabso / sólo lo que aze evacuar aze apetencia porque después de evacuado apetecemos /convenién<te>² cosa que lo incha el estógamo.

Y como podamos evacuar el es/tógamo con medicinas que digestan y que conpriman y que atraen o que chupen dél el umor/, todas estas no convienen para azer fama. Porque ya vimos que los que están con /²⁰calientura y tanbién que el aire del estío por el calor esecesi[bo] que ocu/ pa al umor cuando están con la febre y tanbién el del estío <deslíe>³ mu/cho al cuerpo y con todo le quitan la gana de comer. Por lo cual solas aquellas /cosas azen gana de comer, que de tal manera evacuan que no resolvan y consuman /juntamente con el umor el tenparimiento del estómago, en el cu/²⁵al tenperamiento consiste la fuerça de la virtud de sentir. Mas antes /conserve esta fuerça y la fortifique y desta manera las cosas frías, /las agras, las acerbas, las saladas, porque apretando echan fuera del

---

¹ Escrito y tachado 'sentido' y corregido con <sentimiento>.
² Escrito en el margen: <[qn]... yo...>.
³ Escrito en el margen: <deslime>.

אישטוגאמו איל אומור מאלו דאן גאנה די קומיר   אי טאנביין איל קא
לור נאטוראל פורקי דיגישטי מודיראדה מינטי אי איש אישטרומינטו דילה נאטוראלי
זה אזי גאנה די קומיר אי לאש וינאש דיל קואירפו פורקי גופאן דיל אישטוגאמו אי
30   דיל פֿיגאדו לוש אומוריש די לה מישמה מאנירה אזין אפיטיטו   אי
קואנדו איל אשטומאגו אישטה ליינו די אומור פֿלימאטיקו לאש קוזאש
אמארגאש אי אקרסאש אקריאש טייני לה מישמה פֿואירסה פרינסיפאל מין
טי שי אישטה פֿלימה איש טאן פֿריאה קי קירי מידישינה מוי קאליינטי פארה ריזול
35   ויר אי איואקואר לה טאל פֿלימה   די לאש דיגֿאש קאווזאש די אפיטי
שיר לה קומידה לאש קי שון מאש אי וירדאדיראש אי מאש איפֿיקאזיש שון אקלייאש

32v

קי שי טומאן דיל קאלור נאטוראל אי דיל גֿופאמיינטו די לאש וינאש פורקי אישטאש
די מאנאן די שוש פרופייוש אי נאטוראליש אישטרומינטוש די דונדי ויימוש קי לאש קוזאש
קי טראוואן אי אגראש פוקו אפרוויגֿאן קואנדו שי קומין פארה דאר גאנה די קומיר פורקי
קון אילייאש שי אזי פוקה איואקאשיון אי דישיגֿואל אי ויימוש טאנביין קי לוש
5   מוגאגֿוש פורקי טיינין מוגֿו קאלור נאטוראל ‹נאטוראל› מוגֿו קומין קואנדו אישטאן בואינוש
אי לוש קי מידיאנה מינטי שי אינגֿירישיטאן די לה מישמה מאנירה פורקי קון איל
איש[ש]וירשישייו קרישי איל קאלור ‹נאטוראל› אי קון לוש אומוריש פֿריאוש אי פֿלימה אגרא אומור
מילאנקוליקו קואנדו אישטאן אינביוויאינדוש אין לאש טילאש דיל אישטוגאמו מוגֿו
מאש די לו קי קונויייני קרישי לה אמברי אי דה מוגֿה גאנה די קומיר קוזאש מוי
10   מאלאש אי פרינסיפאל מינטי קואנדו אישטוש 2 אומוריש שי קונרונפין קון קרונ[פ]ירהקאלידאד אי אינטונסיש
שי אזי אקלייא אינפֿירמידאד קי שילייאמה פֿאמי קאנינה
פינאל מינטי שי אישטאש קאבֿאש אזין אפיטיטו די קומיר שוש קונטרארייאש לו דימי
נואין לו פירדין אי לו קרו קונרונפין לוקי מושטרא לה ראזון אי לה אישפיריינשה פורקי ניי
אל דאנייאנדושי לה שינשאשיון טאן גראנדי איש איל דאנייו די לה שינשאשיון טאנטו
15   שי דאנייא איל אפיטיטו די קומיר אי איל שינטידו שי דאנייא דאנייאנדושי לה וירטוד
קידה איל שינטינדידו אל מישמו אישטומאגו או אקילייא קי שינטי לאש שינשאשייו
ניש אי לה גֿושגא או פורקי שי דאנייא איל אינשטרומינטו פור דונדי ... בֿה לה וירטוד
אל אישטוגאמו פארה שינטיר אי פורקי איל מישמו אישטומאגו אישטה מאלו
אין איל קואל שי אוויאה די אזיר לה שינשאשיון לוואיגו קואנדו איי מאגֿוקאדוראש
20   או אופֿרוש שייוניש איניל מיאולייו לוש אנימאליש קי לאש טיינין נון אפיטישין
קומידה פורקי נו באשֿה לה וירטוד די שו מאנאדירו פור אישטאר אינפֿירמו קון
לאש אופֿרוש שייוניש או מאגֿוקאדוראש מאש לוש פֿיריניטיקוש נו טיינין גאנה
די קומיר פורקי נו שיינטאן לאש שינשאשייוניש אי אל טיראשייוניש קי שי אזין אין
לוש שינשורייוש ני לאש גושגאן אי לוש וויגֿוש טאנביין פיירדין לה גאנה די קומיר
25   פורקי שו שינטידו אישטה יא פירטוואדו אי פורקי לי פֿאלטה איל קאלור קי אוויאה די
קונשומיר איל אומור   אנשי קי איל אישֿטרומינטו דיל
שינטידו איש איל נירוו איל קואל קומו שי טאפה או שי פֿירי או שי אטה או שי דיש
טינפלה או שיריזולוי שו שושטאנשייא אי שי גאשטה אי קורונפי איש קונפורמי
אה ראזון קי אינפֿירמי איל שינטידו די אקילייאש פארטיש אונדי שי פֿלאנטה אקיל
30   ניירוו אי שי פור אישטו קואנדו אישטה מאלו איל ניירוו קי וויני דינדי לה קאווישה אל
אישטומאגו שי פיירדי איל אפיטיטו די קומיר אי איל שוגֿיטו אדונדי שי פלא
נטה איל נירוו איש איל מישמו איסטומאגו אי פרינסיפאל מינטי לה בוקה דיל
אישטומאגו לה קואל איש איל פרופייו אישטרומינטו אין איל קואל שי אזי איל
אפֿיטיטו לה קואל קואנדו אישטה מאלה דאנייא קומו לאש אוטראש קאבֿאש קי
35   קיטאן לה איפֿיטינשייא אי אנשי טאנביין לאש פֿיבֿריש פֿישטילינטיש קיטאן לה
גאנה די קומיר קורונפיינדו לה שושטאנשייא דיל אישטומאגו אי שו בוקה או פורקי

/estógamo el umor malo, dan gana de comer.

Y tanbién el ca/lor natural, porque digeste moderadamente y es istrumento de la natura-le/³⁰za, aze gana de comer. Y las venas del cuerpo, porque chupan del estógamo y /del fígado los umores, de la misma manera azen apetito.

Y cuando el estómago está lleno de umor flemático las cosas /amargas y acrias tiene la misma fuerça, principalmen/te si esta flema es tan fría que quere medicina muy caliente para resol/ ³⁵ver y evacuar la tal flema.

De las dichas causas de apete/cer la comida, las que son más verdaderas y más eficaces son aquellas

//³²ᵛque se toman del calor natural y del chupamiento de las venas porque estas /dimanan de sus propios y naturales istrumentos. De donde vemos que las cosas /que travan y agras poco aprovechan cuando se comen para dar gana de comer porque /con ellas se aze poca evacación y desigual.

Y vemos tanbién que los /⁵muchachos, porque tienen mucho calor natural, mucho comen cuando están buenos; /y los que medianamente se ensgersitan de la misma manera, porque con el /ex[s]ercicio crece el calor <natural>. Y con los umores fríos y flema agra, umor /melancólico, cuando están enbevidos en las telas del estógamo mucho /más de lo que conviene, crece la ambre y da mucha gana de comer cosas muy /¹⁰malas y principal mente cuando estos 2 umores se conrronpen con corron[p]era /calidad. Y entonces se aze aquella enfermedad que se llama fame canina.

/Finalmente, si estas causas azen apetito de comer, sus contrarias lo dimi/nuen, lo perden y lo cro conropen, lo que mostra la razón y la esperiença. Porque /al dañándosse la sensación, tan grande es el daño de la sensación tanto /¹⁵se daña el apetito de comer. Y el sentido se daña, dañándosse la virtud /que da el sentido¹ al mismo estómago o aquella que sente las sensacio/nes. Y la jusga o porque se daña el instrumento por donde ba la virtud /al estógamo para sentir o porque el mismo estómago está malo, /en el cual se avía de azer la sensación. Luego cuando ay machucaduras /²⁰ u opressiones en el meollo, los animales que las tienen no apetecen /comida porque no baxa la virtud de su manadero por estar enfermo con /las opressiones o machucaduras. Mas los fernéticos no tienen gana /de comer porque no sientan las sensaciones y alteraciones que se azen en /los sensorios ni las jusgan. Y los vejos tanbién pierden la gana de comer /²⁵porque su sentido está ya pertuvado y porque le falta el calor que avía de /consumir el umor.

Ansí que el istrumento del /sentido es el niervo, el cual como se tapa o se fere o se ata o se des/tenpla o se resolve su sustancia y se gasta y corronpe, es conforme a razón que enferma el sentido de aquellas partes onde se planta aquel /³⁰niervo. Y por esto, cuando está malo el niervo que vene dende la caveça al /estómago se pierde el apetito de comer y el sujeto adonde se pla/nta el niervo es el mismo estómago y principalmente la boca del /estómago, la cual es el propio istrumento en el cual se aze el /apetito, la cual cuando está mala daña como las otras causas que /³⁵quitan la apetencia.

Y ansí, tanbién la febres pestilentes quitan la /gana de comer, corronpiendo la sustancia del estómago y su boca, o porque

---

¹ Lit. 'Sententido'.

33r

איי אומריש מאליגנוש אינג̃ינדראדוש או קי קורין אאיל די אוטראש פארטיש או
פורקי טיינין דישטינפלאנשה מאליגנה די דונדי ריזוולטה קי שי פיירדי לה וירטוד דיל
אישטומאגו לה קואל איש אפאריג̃אדה פארה קי די באשֿו די שיירטו טינפיראמיינטו
אי פֿורמה או קומו שולימוש דיזיר קון טודה לה שושטאנשייא דיל אישטרומינטו אֿה

5   אישטייא אינפֿורטישידה די לה מישמה מאנירה לאש פיברֿיש ארדיינטיש אי לה מוג̃ה
שי קידאה אי מוג̃ו פֿרייאו דיל אישטומאגו אי טודאש לאש דישטינפלאנסאש פואירה
די מאנירה אי די נאטוראליזה קונפֿורמי מאש או מינוש שאלין די לו נאטוראל קיטאן
לה גאנה די קומיר גאשטאנדו איל טינפיראמיינטו די לוש ניירווש אי דיל אישטומאגו
אי וויניינדו ייא אאקיל ג̃ינירו די קאבֿזאש קי אינפירמ[ארין] איל שינטידו קי איש קאבֿזה

10 דיל אפיטיטו אישטי ג̃ירינֿי ג̃ינירו d קאבֿאש שון אקילייאש קי אינפידין קי נו שי
אגה לה אויאקואשיין פורקי שי דישיירטה איואקאשיין שי אזי איל אפיטיטו די קומיר
נישישארייא מינטי שי אישטה פאלטה די פור פֿואירשה שיקיטה לה גאנה נו שי אי
ואקואנדו או נו שי אזיינדו קומו איש מיניישטיר אי אנשי איל אישטואר אישואוזו
אי לה דימאזיאדה פריאלדאד אי אומידאד שון מוי מאלוש אי קיטאן לה גאנה די קומיר

15 פורקי קון לֿוש איל אישטואר שין אזיר נאדה נו שי אישישירטה איל קאלור נאטוראל קי
איש איל אאוטור קי גאשטה לוש אומוריש אי קון איל טינפיראמיינטו פֿרייאו שידו
מינואי איל קאלור נאטוראל אי שי אפֿוגה קון לוש אומוריש אי שי פור אישטה ראזון
איל מוג̃ו שואיניו די טיניינדו אין לאש פארטיש אינטירנאש איל קאלור נאטוראל
אי קונוירטיינדו אאילייאש איל אומור אינפידי קי נו שי גאשטי אי קיטה לה גאנה

20 די קומיר פורקי דונדי ווימוש קי נינגונו אין שו אלו אלֿי ואנטאנדו די דורמיר טייני גאנה
די קומיר פורקי דישפואיש דיל שואיניו אה די לה מיניישטיר אישטאר דישפיירטוש אי מיני
ארשי פארה קי די אישטה מאנירה איל קאלור נאטוראל טראיגה אלאש פארטיש דיאפֿוא
רה אלוש אומוריש אי איואקואי איל אישטומאגו אי איל איגאדו אי מאש פארטיש
די אדיינטרו די לוש אומוריש אי קומו אישטו שיאזי לואיגו פֿאריישי גראנדישי

25 מה גאנה די קומיר איל טראוואגֿו אי איל נו דורמיר אי לוש קואידואדוש קואנדו
שון די מאזיאדאש אישטאש קוזאש אי לאש אוטראש שיגונדאש קי פֿיברֿיש דישטאש דיגֿו
איל טינפיראמיינטו די לה פארטי אי איל קאלור נאטוראל טאנבֿיין קיטאן איל אפי
טיטו אי אין אישטי אינשֿימפלו ייא אישטאן קלאראש טודאש לאש קוזאש קי
שון נישישארייאש אפונטארשי אין אקיל ג̃ירינאל מודו די קונשולטאר   פורקי איל שין

30 טידו אי אקיליו קי אזי איל שינטידופֿ שון לאש קאווזאש אינמידייאטאש או קומו
דיזין לוש מידיקוש קון ג̃ונטאש די לה אפיטינשייא די קומיר אי לאש קאבֿזאש
שין לאש קואליש איל שינטידו נו פודי אזיר גאנה די קומיר אי שין אישו נו שי פואידי
אזיר אי קון אילייו שי אזי בואינה גאנה די קומיר אי לאש קאזאש קי אזי איל שינטידו

33v

שון לאש קאווזאש איפֿישיינטיש די לה גאנה די קומיר איל אישטומאגו איש לה
קאבֿזה שוגיפטיווה אי אישטרומינטאל אין לה קואל שי אזי לה גאנה די קומיר אי איל
ניירוו איש איל אישטרומינטו פור איל קואל קאמינה לה וירטוד די שינטיר פארה וויניר
אל אישטומאגו אי איל קאלור נאטוראל איש לה קאבֿזה קומון אינשטרומינטאל דיל קואל

5   לה נאטוראליזה אוזה פארה אזיר טודאש שוש אובֿראש אי פארה שינטיר אי לאש 4
קאלידאדיש פרימיראש אי לאש אוטראש שיגונדאש קי פרושידין דישטאש פרימיראש
אזין גאנה די קומיר פורקי איואקואן איל נו קומיר איל שואיניו איל נו דורמיר
איל אישטאר פאראדו איל טראוואגאר לוש פינשאמיינטוש לה קומידה לה בייידה
איל אומור בילֿיאוזו איל מילאנקוליקו איל פֿלימאטיקו שון לאש קאבֿזאש קי אזין

10 אקילייאש קאלידאדיש אי איואקואן איל קואירפו לו קואל טודו פרושידי די אקילייאש קואזש
קי אינטוראן דיינטרו דיל קואירפו או לי ווינין דיאפֿואירה או די אקילייאש קי נוזוטרוש נוש
אזימוש אנוש או שי דיטיינין אין נואישטרו קואירפו או שאלין די נוש

//³³ʳay umores malignos engendrados o que corren a él de otras partes, o /porque tienen destenplança maligna. De donde resulta que se pierde la virtud del /estómago, la cual es aparejada para que debaxo de cierto tenperamiento /y forma —o, como solemos decir, con toda la sustancia del istrumento— /⁵estea enfortecida.

De la misma manera, las febres ardientes y la mucha sequedad y mucho frío del estómago y todas las destenplanças fuera /de manera y de naturaleza, conforme más o menos salen de lo natural, quitan la gana de comer gastando el tenperamiento de los niervos y del estómago. /

Y viniendo ya a aquel género de causas que enferm[aren] el sentido que es causa /¹⁰del apetito. Este género de causas son aquellas que inpiden que no se /aga la evacación. Porque si de cierta evacación se aze el apetito de comer /necessariamente si esta falta, de por fuerça se quita la gana, no se e/vacuando o no se aziendo como es menester.

Y ansí, el estar y su uso /y la demasiada fríaldad y umedad son muy malos y quitan la gana de comer. /¹⁵Porque con el estar sin azer nada no se exsercita el calor natural, que /es el autor que gasta los umores y con el tenperamiento frío se di/minue el calor natural y se afoga con los umores. Y por esta razón /el mucho sueño, deteniendo en las partes internas el calor natural /y convirtiendo a ellas el umor, inpide que no se gaste y quita la gana /²⁰de comer. Porque donde vemos que ninguno en su alevantando de dormir tiene gana /de comer porque después del sueño a de menester estar despiertos y mene/arse para que de esta manera el calor natural traiga a las partes de afue/ra a los umores y evacue el estómago y el ýgado y más partes /de adientro de los umores. Y como esto se aze, luego (a)parece grandíssi/²⁵ma gana de comer.

El travajo y el no dormir y los cuidados, cuando /son demasiadas estas cosas, y las febres grandes como avemos dicho, /el tenperamiento de la parte y el calor natural tanbién quitan el ape/tito.

Y en este enxemplo ya están claras todas las cosas que /son necessarias apuntarse en aquel gerenal modo de consultar.

Porque el sen/³⁰tido y aquello que aze el sentido son las causas inmediatas —o, como /dizen los médicos, conjuntas— de la apetencia de comer y las causas /sin las cuales el sentido no pode azer gana de comer. Y sin esso no se puede /azer y con ellos se aze buena gana de comer.

Y las cosas que aze el sentido

//³³ᵛson las causas eficientes de la gana de comer. El estómago es la causa sugeptiva e istrumental en la cual se aze la gana de comer y el /niervo es el istrumento por el cual camina la virtud de sentir para venir /al estómago y el calor natural es a la causa común istrumental del cual /⁵la naturaleza usa para azer todas sus obras y para sentir.

Y las 4 /calidades primeras y las otras segundas que proceden destas primeras /azen gana de comer porque evacuan. El no comer, el sueño, el no dormir, /el estar parado, el travajar, los pensamientos, la comida, la bevida, /el umor bilioso, el melancólico, el flemático son las causas que azen /¹⁰aquellas calidades y evacuan el cuerpo. Lo cual todo procede de aquellas cosas /que entran dientro del cuerpo o le vienen de afuera o de aquellas que nosotros nos /azemos a nos o se detienen en nuestro cuerpo o salen de nos.

אלוש קואליש ג'ינירוש אלייג'אנדו אין לה ג'ונטה נו שי אופ̃ריסי אוטרו די קי טראטאר שאלו
קי דאקי שי טומה קאמינו פ̃ארה פ̃רושיגיר פ̃ור אדילאנטי טראטאנדו די לאש קאב̄זאש

15   מאש אין מידייאטאש אי מאש פ̃רושימאש אלאש מאש רימוטאש אי לישאנאש
די שוש איפ̃יקטוש איל קואל טראטאדו אאינדה קי קומו אין מאטיירייא אפ̃אארישקה אין
אוטרוש ג'ינירוש די קאב̄זאש קון טודו אין לאש קאב̄זאש איפ̃ישיינטיש איש פ̃רינסי
פ̃אל מינטי נישישארייו פ̃ארה קי שיינדו אקילייא קאב̄זה אי קי טאנדולה לה קואל מוי פ̃
רימירה מינטי אטודאש לאש די מאש ג'ונטה מינטי קון אילייא טודאש אלאש די מאש

20   קאב̄זאש קון שו אינפ̃ירמידאד אי שוש שינטומאש שי קורין אי שאקין פ̃ואירה דיל
קואירפ̃ו דיל אינפ̃ירמו קומו קונשטה איל משל פ̃ואישטו שי אנשי אקונטישיירי
קי שי קיטה לה ג'אנה די קומיר פ̃ורקי איל שינטידו נו שיינטי אי אישטו שיאה פ̃ורקי
איל קואירפ̃ו נו שי איוואקואה אי איל נו אויקוארשי איל קואירפ̃ו שושידי פ̃ורקי
איל קאלור נו שי אישישירשיטה פ̃ורקי איל אומרי אישטה פ̃אראדו אי נו טראוואג̄ה

25   די דונדי וינו קי פ̃ירדייו לה ג'אנה די קומיר   פ̃ור לו קואל שי אלגונו קירי רישוטו
[1]איר אל אינפ̃ירמו לה ג'אנה די קומיר פ̃רימירה מינטי אה די טראוואג̄אר קי אקיל קי נו
טייני ג'אנה די קומיר אישטיאה ליב̄רי אי אין שו מאנדו איקי שי איג'ירשיטי פ̃ורקי
טריש דיל טראוואג̄אר שי שיגי לה איוואקאשיון אי טריש לה איוואקאשיון שיינטי
איל שינטידו קי אישטה אין לה בוקה דיל אישטומאגו אי לואיגו שי אזי לה אמ[ב̄]רי

30   לה קואל איש און און אפ̃יטיטו די קוזה קאלינטי אי שיקה   אי דאקי שי איג̄ה די
ויר קלארה קואל שיאה לא קאב̄זה דיל נו טיניר ג'אנה די קומיר פ̃ורקי איל ‹נו פ̃ור› איש [ט]אר
אושטואיזו איש לה קאב̄זה קונשטה טאנבי[י]ן קי ‹ני› פ̃ור פ̃[אל]טה די שינטימיינטו לי ‹ני› פ̃ור
פ̃אלטה די אקילייאש קוזאש קי מוג̄ו גאשטאן איל אומור ני פ̃ור לה פ̃אקולדאד
אי פ̃ור אלגון אישטרומיינטו [ני] פ̃ור איל שוג̄יטו שי פ̃ירדייו לה ג'אנה די קומיר מאש

35   פ̃ורקי פ̃אלטאן אקילייאש קוזאש קי אזין שינטיר אל שינטידו אי א[נש]י קי נייגאנדו לאש
אוטראש קאב̄זאש אקילייא קאב̄זה אוימוש די קונשיר פ̃ור אאו[ט]ורה דיל מאל לה
קואל זה דה שיירטוש אינדיש‹יי›וש ‹די לו קי›[2] שאקאמוש אי קי דילה מישמה מאנירה שי אלגונו קיג'ירי
בושקאר לאש קאב̄זאש דיל דולור קי דיפ̃ינימוש אריווה אי דיל גוזה אה די טראוואג̄אר

34r

די שאקארלאש די לה מישמה נאטוראליזה דיל דולור אי נו דילה אופ̃יניון די מוג̄וש אאוטו
ריש די לה קואל ריג̄‹ו›לטאאן זולטה גראנדי קונפ̃ושיון אי אושקורה דוטרינה אי אנשי דישטה
מאנירה ארה קומודה מינטי לוקי פ̃ירטיינידי אזיר אשירקה דיל דולור טומאנדו פ̃רינסיפ̃ייו
די לה דיפ̃ינישיון דיל דולור פ̃ורקי שי איל דולור איש און מאל קי נאשי די אונה אקשיון

5   טרישטי או קי נאשי אין לה מישמה אקשיון אילי ~~פ̃ודיי~~ראמוש מיג̄ור ~~פ̃וניר איל נומ~~
 רי ~~קי איש אונה~~ ‹קי› ~~מוליישטה~~ אי פ̃ור אישטו לי לייאמוש מולישטיאה מולישטייא פ̃ורקי איש פ̃אלאב̄
רה מאש קלארה אי מאש קונסידה די טודוש קי נו איל נומרי די פ̃אסיון קי אפ̃ילו לוש פ̃י
לוזופ̃וש נו אינטיינדין ביין קי קיירי דיזיר פ̃אסיון / קונשטה טוטאל מינטי קי 2 קאו
זאש איי ני שישארייאש פ̃ארה אזיר איל דולור לה אקשיון אי איל שינטידו אי אקילייו

10   קי פ̃ודי דישפ̃ירטאר אל שינטידו פ̃ארה קי טראיגאמוש לה קוזה אל דולור דיל קואירפ̃ו אנשי קי
איל שינטידו שולו נו איש קאב̄זה דיל דולור פ̃ורקי מוג̄אש ויזיש שינטימוש שין
שינטיר דולור ני שין שינטידו ני ~~דאנייאן אנואישטרו~~ קוא̄אירפ̃ו אקילייאש קוזאש קי אל
טיראן אי דאנייאן אנואישטרו קואירפ̃ו נו טייני פ̃ואירסה אלגונה פ̃ארה אזיר דולור לו קי
נוש אינביזאן טודאש אקילייאש קוזאש קי פ̃ירין אלוש גואישוש אי לוש מאג̄וקאן שין

15   שינטיר נואישטרו קואירפ̃ו דולור מאש קואנדו אקילייאש קוזאש קי שון אפ̃אריג̄אדאש
פ̃ארה אזיר דולור שי פ̃ירשיוון קון איל שינטידו שי אזי דולור אין קואנטו אישטאש קו
זאש אזין מאל אי מולישטראן דונדי שי ויר קלארה מינטי קי לה אינימידייאטה קאב̄זה
דיל דולור נו איש איל קונושימיינטו ני איל פ̃ירשיוויר איל דאנייו פ̃ור קי נו איש

---

1   ‹קי קוזה איש אמברי איש אין /אפ̃יטיטו די קוזה קאלינטי אי /שיקה›

2   ‹די לו קי›

A los cuales géneros allegando en la junta no se ofrece otro de que tratar salvo /que daquí se toma camino para proseguir por adelante tratando de las causas /[15]más inmediatas y más próximas a las más remotas y lexanas, /de sus efectos. El cual tratado aínda que como en materia aparesca en /otros géneros de causas, con todo en las causas eficientes es princi/pal mente necessario para que siendo aquella causa y quitándola —la cual move p/rimeramente a todas las demás— juntamente con ella todas a las demas/[20] causas con su enfermedad; y sus síntomas se curen y saquen fuera del cuerpo del enfermo, como consta el mašal puesto.

Si ansí aconteciere, /que se quita la gana de comer porque el sentido no siente y esto sea porque /el cuerpo no se evacua. Y el no evacuarsse el cuerpo sucede porque /el calor no se exsersita porque el omre está parado y no travaja, /[25]de donde vino que perdió la gana de comer.

Por lo cual si alguno quere resutu/ir[1] al enfermo la gana de comer, primeramente a de travajar que aquel que no /tiene gana de comer estea libre y en su mando y que se cjcrcite porque /tres del travajar se sigue la evacación y tres la evacación siente /el sentido que está en la boca del estómago y luego se aze la am[b]re, /[30]la cual es un apetito de cosa caliente y seca.

Y daquí se echa de /ver clara cual sea la causa del no tener gana de comer porque él <no por> es[t]ar /ostuizo[2] es la causa, consta tanbién que <ni> por f[al]ta de sentimiento, <ni> por /falta de aquellas cosas que mucho gastan el umor, ni por la faculdad /y por algún estrumento, [ni] por el sujeto se perdió la gana de comer mas /[35] porque faltan aquellas cosas que azen sentir al sentido.

Y a[ns]í que niengando las /otras causas, aquella causa avemos de conocer por au[t]ora del mal, la /cual da ciertos indic<i>os <de lo que> sacamos. Y que de la misma manera si alguno quijere /buxcar las causas del dolor que definimos arriva y del gozo, a de travajar

//[34r]de sacarlas de la misma naturaleza del dolor y no de la opinión de muchos auto/res de la cual resulta grande confusión y oscura dotrina.

Y ansí, desta /manera ará comodamente lo que pertiende azer acerca del dolor tomando principio /de la definición del dolor: porque si el dolor es un mal que nace de una acción /[5]triste o que nace en la misma acción. /Y por esto le lla(ma)mos molestia porque es palab/ra más clara y más conocida de todos, que no el nomre de pasión que afilu (incluso) los fi/lósofos no entienden bien que quiere decir pasión. /

Consta totalmente que 2 cau/sas ay necessarias para azer el dolor: la acción y el sentido, y aquello /[10]que pode despertar al sentido para que traigamos la cosa al dolor del cuerpo. Ansí que /el sentido solo no es causa del dolor porque muchas vezes sentimos sin /sentir dolor, ni sin sentido[3] aquellas cosas que al/teran y dañan a nuestro cuerpo no tienen fuerça alguna para azer dolor, lo que /nos enbezan todas aquellas cosas que feren a los güesos y los machucan sin /[15]sentir nuestro cuerpo dolor.

Mas cuando aquellas cosas que son aparejadas /para azer dolor se perciven con el sentido sí aze dolor en cuanto estas co/sas azen mal y molestarán. Donde se ve claramente que la inmediata causa /del dolor no es el conocimiento ni el percivir el daño. Porque no es

---

[1] Restituir. Escrito en el margen: <que cosa es ambre es un /apetito de cosa caliente y /seca>.
[2] Obstruido.
[3] Frase tachada en el manuscrito: "no dañan a nuestro cuerpo".

קאבזה מאש איש מודו די לה ג'ירינאשייון דיל דולור די קואל ג'יד'י ג'ינירו די קאבזאש

20 קי פ'ואירי מאש קואנדו איל שינטידו פירשיווי לו קי אזי איל מאל אינטונשיש נאשי
איל דולור מאש לאש קאבזאש שון קי שיאן דילייאמאר טאליש איל מישמו שינטידו
שין איל קואל נו שי פ'ואידי אזיר איל דולור אי אקילייו קי דישפירטה אל שינטידו פארה
שינטיר מאש איל מודו די אובראר אי לה מישמה אקשייון אי לה ראזון די לה אקשייון
שון אפ'ארטאדאש די לאש מישמאש קאוזאש אי אנשי פארה קי שיאגה שין

25 טימיינטו איש מיניסטיר קי איל שוג'יטו שיאה טאל קי פ'ידי שינטיר ‹שי נו איש› דישטה מא
נירה אין באלדיש שי פונין אוטראש קונדישייוניש ~~קומו קי שיא~~ ‹אי נו איש› פוסיב'לי ‹שיאה די שינטיר קי
אישטה טוטאל מינטי פ'לטו די'קאלור שיאה די שינטיר איל שוג'יטו› ~~איקי נופ'א~~
~~שקה די קאלור~~ פ'ורקי טודה אקילייא קוזה קי אישטה אפ'אריג'אדה פארה פ'אדישיר אר טייני
אלגון קאלור אי נו אומוש די אינמאג'ינאר קי לאש קארטילאג'אניש אי לוש גואישוש
אי לוש ~~דמ~~ ליגאמיינטוש נו דולין פ'ורקי נו טיינין קאלור פ'ורק אישטו נו ליש וייני פור

30 פ'אלטה די קאלור מאש פ'ורקי נו טיינין שינטימיינטו אי אנשי וומוש קי לוש ניירווש
שון פ'ריאוש אי מאש פ'ריאוש קי לאש קארטילאג'יניש איקי לוש ליגאמינטוש אי קי
קון טודו דולין פ'ורקי שינטיר לה פ'ארטי אה די מיניסטיר קי טינגה ניירווש אי קי
פור אילייוש באשי דיל פרימיר שינשורייו לה וירטוד דיל שינטיר אלה פ'ארטי קי
אה דישינטיר אי טאנביין קי אקילייא וירטוד קי אפרינדי לה שינשאייוניש אי ל

35 לאש ג'ושגה אישטיאה שאנה אי בואינה אי נו טינגאה אינפ'ירמידאד דונדי פרושידי
קי אין לאש ריזולישייוניש קומו שון לאש קול קונוול'שייוניש או אין לאש פארלי

34V

ז'יאש לוש מימברוש דיל קואירפו נו שיינטאן פ'ורקי אישטאן טאפ'אדוש לוש ניירווש די א
קילייאש פ'ארטיש קי נו שיינטין אי פ'ורקי לוש קי אישטאן פ'יריניטיקוש נו שיינטין דולור אי
פ'ורקי אקיליוש קי אישטאן אין לה ג'ירא פ'יליאנדו פ'ואירטי מינטי נו שיינטין לאש דולו
ריש די לאש פ'ירידאש לוש פ'יריניטיקוש פ'ורקי טיינין אינפ'ירמו איל שיליב'רו אי פור איש

5 טו נו אפרינדין ני ג'ושגאן לאש שינשאשייוניש לוש קי פ'ירין אין לה ג'ירא פ'ורקי שי דישטרו
אי איל קאלור נאטוראל די טודאש פ'ארטיש אל אינטינדימיינטו אי אינפ'לאיה טודו
איל אינטינדימיינטו אין אין איל שינטידו קי טייני די אלקאנשאר לה וירטוריייא.
אנשי קי טודו אקילייו קי טייני פ'ואירסה פארה קאבזאר איל דולור איש נישישארייו טיניר
קוזאש לה אונה קיפ'ואידה אזיר גאלייאנה גראנדיש אי שופ'יטאש מוטשאשייניש פ'ורקי

10 טודו לוקי איש דישטה מאנירה שי פ'ואירי די ג'ינירו די קוזאש קי פ'ואידין קאבזאר דולור
שיינפרי אזי דולור או קיראמוש טראיר לה פ'ארטי קי אישטה פ'ואירה דיל אישטאדו
נאטוראל אל נאטוראל או שיאה קי דיל נאטוראל אייא די מודארשי איל אישטאדו די לה
פ'ארטי אל פריטיל נאטוראל מאש אין טודו ג'ינירו די קוזאש קי פ'ואידין קאב
זאר1 דולור אזין גראנדי אי שופ'יטה מוטאשייון ‹קי שון› אקי לייאש שון פרינסיפאל מינטי

15 קי אלטיראן איל קואירפו אי אלטיראן איל קונטינו אי דיגו לוש מישמוש אלטיראנטיש
אי קורטאנטיש קון טינו אי נו דיגו קי לה מישמה אלטיראשייון אי קורטאדורה די קון
טינו אזי איל דולור פ'ורקי קומו לה מישמה קורטאדורה די קונטינו‹נו› נו מולישטי ני
שי שיינטה לו קי מושטראן לאש פ'ירידאש קי אישטאן ייא איגאאש די טיינפו מאש
אקילייאש קוזאש קי קורטאן‹קי שון די ריפינטי› אי אינטרי לוש אלטיראנטיש שולו שי אייאו

20 אישטה פ'ואירסה אין לאש קוזאש קי אלטיראן קון קאלור אי פ'ריאלדאד פ'ורקי קומו איל
שיקו אי איל אומידו נו פ'ואידאן שופ'יטה מינטי שיקאר או אומידישיר אי אינטרי
טאנטו קאוזאר גראנדיש מוטאשייוניש אין לה קוזה קי אלטיראן קי פ'ודין אלטיראר
מאש איל קאלור אי איל פ'ריאו נינגונו דוב'דה קי פ'ואידין קאבזאר דולור קומו לו מוש
טרי לה אישפירינשייא מאש אסטה אגורה נו נוש קונשטה שי איל פ'ריאו אי איל

25 קאלור קאוזאן דולור אלטיראנדו או קורטאנדו איל קונטינו אמי מי קונטינטה מ
מאש אקילייא אופ'יניון קי אפ'ירמה קי אלטיראן קורטאנדו איל קונטינו פ'ורקי לה אופ'י

/causa mas es modo de la gerenación del dolor, de cual género de causas /20que fuere. Mas cuando el sentido percive lo que aze el mal entonces nace /el dolor. Mas las causas son que sean de llamar tales el mismo sentido /sin el cual no se puede azer el dolor y aquello que desperta al sentido para /sentir, mas el modo de obrar y la misma acción y la razón de la acción /son apartadas de las mismas causas.

Y ansí, para que se aga sen/25timiento es menester que el sujeto sea tal que pode sentir porque <si no es> desta ma/nera, en baldes se ponen otras condiciones[1] <y no es> posible, <sea de sentir que está totalmente falto de /calor sea de sentir el sujeto>,[2] porque toda aquella cosa que está aparejada para padecer tiene /algún calor. Y no avemos de inmaginar que las cartilajanes y los güesos /y los ligamientos no dolen porque no tienen calor, porque esto no les vene por /30falta de calor mas porque no tienen sentimiento.

Y ansí, vemos que los niervos /son fríos y mas fríos que las cartilajenes y que los ligamentos y que, /con todo, dolen. Porque para sentir la parte a de menester que tenga niervos y que /por ellos baxe del primer sensorio la virtud del sentir a la parte que /a de sentir. Y tanbién que aquella virtud que aprende la sensación y /35las jusga estea sana y buena y no tenga enfermedad.

Donde procede /que en las resoluciones como son las convu*r*lsiones o en las parali//zias

parali//34vzias, los membros del cuerpo no sientan porque están tapados los niervios de a/quellas partes que no sienten y porque los que están fernéticos no sienten dolor y /porque aquellos que están en la guerra peleando fuertemente no sienten las dolo/res de las feridas.
Los fernéticos porque tienen enfermo el celebro y por es /5to no aprenden ni jusgan las sensaciones. Los que feren en la guerra porque se destru/e el calor natural de todas partes al entendimiento y enplea todo /el entendimiento en el sentido que tiene de alcançar la virtoria.

Ansí que todo aquello que tiene fuerça para causar el dolor es necessario tener /2 cosas: la una que pueda azer allana grandes y supitas mutaciones, porque /10todo lo que es desta manera, si fuere de género de cosas que pueden causar dolor /sienpre aze dolor; o queramos traer la parte que está fuera del estado /natural al natural, o sea, que del natural aya de mudarse el estado de la /parte al pretel natural.

Mas en todo género de cosas que pueden causar dolor porque azen grande y supita mutación <que son> aquellas son principalmente /15que alteran el cuerpo y alteran el contino. Y digo los mismos alterantes /y cortantes (de) contino y no digo que la misma alteración y cortadura de con/tino aze el dolor, porque como la misma cortadura de contino no moleste ni /se sienta —lo que mostran las feridas que están ya echas de tienpo— más /(que) aquellas cosas que cortan <que son de repente>.

Y entre los alterantes solo se alló /20esta fuerça en las cosas que alteran con calor y frialdad, porque como el /seco y el úmedo no pueden súpitamente secar o umedecer y entre /tanto causar grandes mutaciones en la cosa que alteran, no poden alterar. /Mas el calor y el frío ninguno dubda que pueden causar dolor como lo mos/tre la experiencia.

Mas asta agora no nos consta si el frío y el /25calor causan dolor alterando o cortando el contino. A mí me contenta /más aquella opinión que afirma que alteran cortando el contino porque la opi/nion

---

[1] Frase tachada en el manuscrito: "como que sea".
[2] Frase tachada en el manuscrito: "y que no pa/resca de calor".

נייון קונטראריייא נו אי וישטו אשטה אגורה אנינגון אאוטור קי לה פרווי ביין פרו

ואדה אי אישטה מיאה אאונקי אלגונש לה טיינין טאנביין פירֿפיטה מינטי נו לה אן

פרוואדו לו קואל אגורה אקי טראוואֿגֿארי פרוואלה פירֿפיטה מינטי קומו אנשי אונה

30 שולה נאטוראליזה שיאה ‹לה› דיל קאלור אי און מישמו מודו די אזיר אי קון טודו ויא

מוש קי איל ֿפואיגו קי מאנדו לייאגֿאנדו אזי דולור איש די אישפֿאנטאר נו אטרי

בואירמוש אטודוש לוש דימאש קוזאש קי קאלינטאן לה מישמה ֿפואירסה לואיגֿ[ו]

שי איש די אישפֿאנטאר אנשי קומו איל ֿפואיגו לייאגֿאנדו אי קימאנדו קי איש

לו מישמו קי קורטאר איל קונטינו אלטירה די לה מישמה מאנירה טודאש לאש קוזאש

35 קאליינטיש קי אלטיראן לאש פֿארטיש די נואישטרו קואירֿפו אלטיראן לאש קורטאנדו איל

קונטינו לואיגֿו איל קאלור קורטאנדו איל קונטינו קאווזה דולור פרוואשי שיגון

דאריייא מינטי קי שי שולו איל קאלור איזיירה דולור שין קורטאר איל קונטינו שיא

35r

שיינֿפרי קי אוביישי ֿפורטישימו קאלור קומו וימוש אין לאש ֿפיֿבריש ארדיינטיש די ֿפור

ֿפואירסה אישטאנדו קאליינטיש לאש ֿפארטיש אויאה די אוויר דולור מאש נו לו איי

לואיגֿו קאלור גֿראנדי נו פֿודי אזיר דולור שין קורטאר איל קונטינו אי אנשי [ד]א

קי טיינין פֿרונטה ראזון טודוש אקילייוש קי פֿור נוזוטרוש ֿפונין פֿור אינמידייאטה קאווזה דיל

5 דולור לה שוליש ֿיון די קונטינו אי קון טודו בולוי אה רישֿפונדיר קי די לה ֿפירוור די לוש

אומוריש קי נו שי פֿודין טודאש נו שי ֿפארטיש איגֿואל מינטי ‹איש› טיראר קי קאֿבֿזין דולור מ

מאש קי אין אקילייאש ֿפארטיש קי שי פֿודין ‹איש› טיראר איגֿואל מינטי קאֿבֿזה איי דולוריש קו

מו אין לאש ריניש אי אין לה קאווישה אין לאש גֿראנדיש ֿפיֿבֿריש וימוש קי איי דולוריש

ֿפורקי אינדה קי אישטאש ֿפארטיש אישטאן מינוש קאלורוזאש אין לאש ֿפיֿבֿריש אי מינוש

10 שינטאן קי אקילייאש ֿפארטיש קי אישטאן שירקה דיל קוראסון אי דיל פיגֿו קון טודו אין איש

טאש ֿפארטיש קי אישטאן מאש לישֿאנאש איי אין אילייאש מוגֿוש ואפֿוריש אי מוגֿו

אומור קי ‹איש› טיראן לאש מימבראנאש אי לוש וואזוש אי פֿור אישטו איי דולור אין

אישטאש ֿפארטיש לישֿאנאש אי נו אין לאש שירקאנאש אל קוראסון ני אין איל ֿפורקי

דיל ‹איש› טיראר די לאש ֿפארטיש שיאזי ֿפארטיש שולושיי ֿיון די קונטינינדאד קי איש קאֿבֿזה דיל דולור

15 אי קומו נו שי אזי אישטה שולושיי ֿיון די קונטינינדאד ֿפורקי נו איי טינשיי ֿיון די ֿפארטיש

נו איי דולור שי אלגונה קוזה איש איש פֿוקו ֿפורקי נו איי שולושיי ֿיון די קונטינינדאד אי

שי אלגונה איש פֿוקו פרוואשי מאש דיל פרופֿיי דולור קי נאשי דיל קאלור איל קואל

שיינֿפרי איש קונשולושיי ֿיון ֿפורקי איל קאלור דיריטי לוש אומוריש דיל ֿפירוור די לוש

קואליש שי לי ואנטאן בֿאפֿוריש מוגֿוש די לוש קואליש שיאזי לה טינשיי ֿיון אי דילייא

20 לה שולושיי ֿיון די קונטינינדאד לו קואל מושטראן פרינסיֿפאל מינטי לוש דולוריש די קאוי

שה קאֿבֿזאֿדוש דיל שול לוש קואליש שיינֿפרי שושידין קון טי‹נ›שיי ֿיון אי לו מישמו מו

שטראן לאש מאנוש ֿפריאש קי לייאגֿאדאש אלה לומברי שי אינגֿאן אי דולין לואיגֿו איל

קאלור קורטה איל קונטינו נו לייאגֿאנדו מאש פֿארה מורדי דיל ראמאמיינטו די לוש או

מוריש אי ‹איש› טיראשיי ֿיון די לוש ֿפארטיש ֿפורקי קומו טודאש לאש ֿפארטיש או פֿור אמור

25 די לה פֿוקידאד די לוש אומוריש קי אישטה אין אילייאש או פֿור לה ריֿלאגֿאזון שוייא או

פֿור שו ‹דורי[ז]ה› או פֿור שירין מאשישה לאש ֿפארטיש נו טודאש טיניר אישטה טינשיי

ון או ‹די› ראמאמיינטו די אומאריש ֿפור אישו אין טודאש לאש ֿפארטיש קי איי קאלור נו

אי דולור מאש לו איי שולו אין אקילייאש אין טיינין קי ~~קֿאֿלֿ~~ קאווידאֿד ֿפארה אויר אין

אילייא דיראמאמיינטו די אוטרוש די דונדי שיליואנטיש בֿאפֿוריש קי אגֿאן ‹איש› טיראש

30 יי ֿיון אי קי קורטין איל קונטינו אי נו לה אוויינדו נינגונה ֿפארטי אאינדה קי טינגה גֿראנדי

שימו שינטידו אי קאלור מוי ֿפואירטי נו פֿודי אוויר שולושיי ֿיון די קונטינו ני דולור

אי איל ֿפֿריאו ֿפורקי דישיגֿואל מינטי אישֿפרוֿמיינדו אגֿונטה אין אונה ֿפארטי מאש

אומוריש קי אין אוטרה אי איגֿה לה מאטירייא אי אישֿה לה ֿפארטיש די לאש אֿפואירה אלאש פֿ

ארטיש די אדיינטרו קאֿבֿזה טינשיי ֿין אי שולושיי ֿיון די קונטינו אי דולור אי אנשי נו

35 אי אוטרה קאֿבֿזה די דולור קואנדו שי פֿונין אלה לומברי לאש מאנוש ֿפריאש קי איש

opi/nión contraria no e visto asta agora a ningún autor que la prove bien pro/vada. Y esta mía, aunque algunos la tienen tanbién perfetamente, no la an /provado, lo cual agora aquí travajaré (para) provarla perfetamente:

Ansí como una /³⁰sola naturaleza sea <la> del calor y un mismo modo de azer y, con todo, vea/mos que el fuego quemando, llagando aze dolor, es de espantar no atri/buirmos a todos los demás cosas que calientan la misma fuerça, lueg[o] /sí es de espantar. Ansí como el fuego llagando y quemando —que es /lo mismo que cortar el contino— altera, de la misma manera todas las cosas /³⁵calientes que alteran las partes de nuestro cuerpo altéranlas cortando el /contino; luego el calor cortando el contino causa dolor. Próvase segun/dariamente que si solo el calor iziera dolor sin cortar el contino sea

//³⁵ʳsienpre que ubiesse fortíssimo calor como vemos en las febres ardientes. De por /fuerça, estando calientes las partes avía de aver dolor mas no lo ay, /luego calor grande no pode azer dolor sin cortar el contino.

Y ansí, [d]a /que tienen pronta razón todos aquellos que por nosotros ponen por inmedia-ta causa del /⁵dolor la solución de contino. Y con todo bolví a responder que de la fervor de los /umores que no se poden todas las partes igualmente <es>tirar que causen dolor. /Mas que en aquellas partes que se poden <es>tirar igualmente causa ahí dolores co/mo en las renes.

Y en la caveça en las grandes febres vemos que ay dolores /porque aínda que estas partes están menos calurosas en las febres y menos /¹⁰sentan que aquellas partes que están cerca del coraçón y del pecho, con todo, en es/tas partes que están más lexanas, ay en ellas muchos vapores y mucho /umor que <es>tiran las membranas y los vasos y por esto ay dolor en /estas partes lexa-nas y no en las cercanas al coraçón ni en él, porque /del <es>tirar de las partes se aze solución de continidad que es causa del dolor. /¹⁵Y como no se aze esta solución de continidad porque no ay tensión de partes, /no ay dolor; si alguna cosa es, es poco porque no ay solución de continidad.

Y /si alguna es poca próvasse más del propio dolor que nace del calor, el cual /sienpre es con solición porque el calor derrite los umores del (f)ervor, de los /cuales se levantan bapores, muchos de los cuales se aze la tensión y della /²⁰la solución de continidad. Lo cual mostran prin-cipalmente los dolores de cave/ça causados del sol, los cuales sienpre suceden con te<n>sión. Y lo mismo mo/stran las manos frías que llegadas a la lumbre se inchan y dolen. Luego el /calor corta el contino no llagando mas para mor de derramamiento de los u/mores y <es>tiración de los partes.

Porque como todas las partes o por amor /²⁵de la poquedad de los umores que está en ellas o por la relajazón suya o /por su <dure[z]a> o por seren maciça las partes, no todas podan tener esta tensi/ón o <de>rramamiento de umores. Por eso, en todas las partes que ay calor no /ay dolor, mas lo ay solo en aquellas que tienen cavidad para aver en /ella derramamiento de otros. De donde si levantes bapores que agan <es> tirac/³⁰ión y que corten el contino y no la aviendo ninguna parte —aínda que tenga grandí/ssimo sentido y calor muy fuerte— no pode aver so-lición de contino ni dolor. /Y el frío, porque desigualmente exprimiendo ajunte en una parte más /umores que en otra y echa la materia de las partes de afuera a las p/artes de adientro, causa tensión y solición de contino y dolor.

Y ansí, no /³⁵ay otra causa de dolor cuando se ponen a la lumbre las manos frías que es

35v

קי פרושידי דיל רימאמיינטו די לוש אומוריש פורקי זאון קי איל קאלור איש קונטראייו דיל
פריאו נו פור אישטו פארה שאליר איל פֿריאו איל פֿריאו ריגֿישטה אל קאלור מאש אנטיש שאלינדו[ש]י אה
פֿואירה אקילייאש פֿריֿיל אומוריש קי איל פֿריאו מיטיאו אדיינטרו אי דיראמאנדושי אין
טונשיש שי אזי איל דולור פורקי איל קאלור אינטראנדושי פור לאש פארטיש די אדיינטרו
דירימה לוש אומוריש פֿריֿאוש קי אדיינטרו מיטיאו איל פֿריאו אי לו שאקה אפֿואירה אי
אין אקיל דיראמאמיינטו שי קורטה איל קונטינו אי שי אזי דולור אי אנשי איל קאלור
אי איל פֿריאו שיירטה מינטי שולייינדו איל קונטינו שון קאבֿזה דיל דולור
אי קי לאש קאלידאדיש שיגֿונדאש קאבֿזין דולור אפריטאנדו קואליש שון לאש קוזאש דוראש
פישגאאדאש גרואישאש אי טאנביין פֿונגֿאנדו אי קורטאנדו קומו לוש קי קורטאן אי לאש

10 קי רוויין אי לאש קי לייאגאן אי לאש קי מורדין קומו שון לאש אומוריש דישטי יֿיאיֿש לוש
קואליש מוגֿאש וויֿזיש קאבֿזאן גראנדישישימוש דולוריש איש שיירטו
מאש קאבֿזאן גֿושטו טודאש אקילייאש קוזאש קי בולוין אשי אישטאדו נאטוראל שופיטה
מינטי אינו קון פֿורטאלישה טודאש לאש פארטיש קי אישטאוואן פֿואירה דיל אישטאדו
נאטוראל שי ~~פֿואירה קי אנשי~~ אקילייאש קוזאש קי אזין מוטאשיין לה אזין אלטיראנדו

15 פורקי די אוטרה מאנירה שי לי אגֿונטארה פֿורטאליזה לו קואל אפֿאריֿיש קלארה מינטי אין
לאש איואקאשייוניש קי אזן פֿונטו קיטאן גראנדישימוש דולוריש אי קאבֿזאן מוגֿו
גֿושטו קואנדו שי אזי גראנדי אי שופיטה איואקאשיין מאש איל פֿריאו אי איל קאלור
קואנדו שון גראנדיש קאבֿזאן דולור פור לו קואל נו איש די אישפֿאנטאר שי דיליֿיוש
נאשי דולור קואנדו קירימוש טראיר שאנידאד קון פֿואירטי אי שופיטו אוזא דילייו

20 ש אי טאנביין לה ליבֿיֿיאנה מודאנשה אזי גֿושטו נו פיקיניֿיו אין לוש קואירפוש אינ
פֿירמוש לוקי מושטראן לאש פריגֿאשייוניש לאש קואליש אליגֿראן אי ריקיריאן איל שין
טידו אינפֿירמו אין לוש קיבֿראנטאמיינטוש דיל קואירפו אין לאש אינפֿירמידאדיש
אנשי קי נאשי איל גֿושטו אין שאנוש שינשורייוש קון איל אוזו די אקילייאש קו
זאש קי פֿריפֿיסייונאן איל אורגאנ..נו‹ אי איל שינטידו אי שי לייאמאן אישטאש קוזאש

25 קונשירואנטו‹ש› לה פארטי אי שימיֿגֿאנטיש אאילייא אי אנשי לוש בואיניש גולוריש
ריקיריאן איל גואישמו אי לה בואינה מוזיקה איל אואידו אי לוש בואינוש שאווריש
איל גֿושטו קון גראנדי שאוור מאש לו קי איזו אישטאש קוזאש שון אישטאש לאש קאבֿזאש
דיל דולור אי דיל גֿושטו די לאש קואליש פֿודימוש אינטינדיר קואליש אי קואנטאש שון
לאש מאש אלייגאדאש קאבֿזאש דיל דולור אי קואל איש לה קי לו אזי אי קואל איש לא קאבֿזה איש

30 טרומינטאל דיל אי לה קאבֿזה שוגֿיפֿטיווה אי קואל לה אי וירטוד קי לו אזי פורקי קאבֿזה
מאטירייאל אי פֿינאל אי פֿורמאל אין אישטי גֿינירו די שינטומאש נו לה איי פורקי לה פֿורמה
שולה מינטי שי קונשידרה אין אקילייוש שינטומאש אין לוש קואליש אפֿראטאמוש
און גֿינירו די אוטרו אי לה קאבֿזה מאטירייאל אי נינגונה אופֿיראשייין ני אנשייון נאטו
ראל טייני פֿואירסה שאלו אין לאש אופֿיראשייוניש די קוקשיין אי איל אוזו שולו טייני

36r

שו לוגאר אין איל פולשו אי אין לה רישפיראשייון אי שי שיאה די דישפוטאר די לאש קאו
זאש די לאש אוטראש אקשיוניש שי אן די טומאר די טודוש לו גֿינירוש די קאבֿזאש קי קון
וייני פֿארה אקיל קאבֿזו אי פורקי אימוש טראטאדו לארגה מינטי די לאש אקשיוניש אי די
טודאש לאש קוזאש קי שי אזין קון לאש אקשייוניש די דונדי ריזולטה טודה לה דוטרינה קי

5 איש מיניעטיר אין לאש גֿונטאש אשירקה די לאש אקשייוניש רישטה אגֿורה פוניר און
משל די לאש קאלידאדיש אי איואקאשייוניש אי דיטינימיינטוש די לוש קואירפוש אי
פרימירה מינטי טראטארימוש דיל קואירפו דיטינידו אי שיקו אי דישפואיש דיל אומידו
אי פֿלושו אי אנשי שיינדו לייאמאדו איל מידיקו פֿארה רימידיאר אישטי קואירפו
אפריטאדו דירה טומאנדו פרינשיפייו די לה ‹אינ›מידיֿיאטה קאבֿזה דיל אפריטאמיינטו

10 אי די שיירטו פרינשיפייו איל דולור אפריטאדו אי וינטרי אפֿריטאדו אי שוש אישקרימינטוש דורוש אי

//35vque procede del (der)remamiento de los umores. Porque, aunque el calor es contrario del /
frío, no por esto para salir el frío rejista[1] el calor. Mas antes saléndo[ss]e a/fuera aquelllas umores
que el frío metió adientro y derramándosse, en/tonces se aze el dolor. Porque el calor entrándos-
se por las partes de adientro /5derrema los umores fríos que adientro metió el frío y lo saca afuera.
Y /en aquel derramamiento se corta el contino y se aze dolor. Y ansí, el calor /y el frío ciertamente
soluyendo el contino son causa del dolor. /

Y que las calidades segundas causen dolor apretando —cuales son las cosas duras /pesga-
das, gruessas, y tanbién punjando y cortando como los que cortan y las /10que roien y las que
llagan y las que morden, como son los umores deste jaex, los /cuales muchas vezes causan grandíssimos dolores— es cierto. /

Mas causan justo todas aquellas cosas que bolven a su estado natural súpita/mente y no
con fortaleça todas las partes que estavan fuera del estado natural.[2] Aquellas cosas que azen mutación la azen alterando /15porque de otra manera se le ajuntara fortaleza, lo cual aparece claramente en /las evacaciones que un punto quitan grandíssimos dolores y causan mucho /gusto
cuando se aze grande y súpita evacación.

Mas el frío y el calor /cuando son grandes causan dolor, por lo cual no es de espantar si
dellos /nace dolor cuando queremos traer sanidad con fuerte y súpito uso dello /20s .

Y tanbién la liibana mudança aze gusto no pequeño en los cuerpos en/fermos, lo que mostran las pregaciones,[3] las cuales alegran y requerían el sen/tido enfermo en los quebrantamientos
del cuerpo en las enfermedades. /Ansí que nace el gusto en sanos sensorios con el uso de aquellas
co/sas que perfecionan el órga<no> y el sentido y se llaman estas cosas /25conservante[s] (de) la
parte y (son) semejantes a ella. Y ansí, los buenos golores /requerían el güesmo y la buena música
el oído y los buenos savores /el gusto con grande savor.

Mas lo que izo estas cosas son estas las causas /del dolor y del gusto, de las cuales podemos
entender cuales y cuantas son /las más allegadas causas del dolor y cual es la que lo aze y cual es
la causa is/30trumental dél y la causa sugeptiva y cual la virtud que lo aze, porque causa /material
y final y formal en este género de síntomas no la ay. Porque la forma /solamente se considra en
aquellos síntomas en los cuales apartamos /un género de otro y la causa material y ninguna operación ni an(c)ción natu/ral tiene fuerça salvo en las operaciones de cocción y el uso solo tiene

//36rsu lugar en el pulso y en la respiración.

Y si se a de disputar de las cau/sas de las otras acciones, se an de tomar de todos lo géneros
de causas que con/viene para aquel cabso. Y porque avemos tratado largamente de las acciones
y de /todas las cosas que se azen con las acciones —de donde resulta toda la dotrina que /5es
menester en las juntas acerca de las acciones— resta agora poner un /mašal de las calidades y
evacaciones y detenimiento de los cuerpos. Y /primeramente trataremos del cuerpo detenido y
seco y después del úmedo /y flosso.

Y ansí, siendo llamado el médico para remediar este cuerpo /apretado dirá —tomando
principio de la <in>mediata causa del apretamiento /10y de cierto principio—: el ventre apreta-
doy sus excrementos duros y

---

¹ Resista.
² Tachado: "Si fuera ansí que".
³ Purgaciones.

שיקוש איש דישטה שואירטי פורקי אישטה אין אילייוש מינוש אומידאד קי איש נישי

שארייא אי אזיר מינוש אומידאד אקונטישי או פורקי קומי פוקו איל אינפֿירמו או

פורקי לה קומידה איש שיקה או פורקי אאינדה קי טומה לו נישישארייו שי קונשומי לה

קומידה דישפואיש קי [שי] אינגלוטייו　　　　　　　אי נוקומי איל אינפֿירמו או קי נו

15　טיניני קי או קי נו טייני גאנה או פור אישטאר מאלוש לוש קאמינוש פור דונדי פאשה

לה קומודה קומו איש איל וישׁ״ת איל אישטומאגו לוש דיינטיש לה לינגואה לאש אגא

לייאש אי לאש אוטראש מאש פארטיש קי שון נישישארייאש פארה אינגלוטיר לה קומידה

אי קואנדו נו אײַ קי קומיר או קי נו אײַ מאש קי קוזה שיקה קי קומיר נו קונייני אל מי

דיקו פריגונטארלו פורקי שו אופֿישייו נו איש אינריקישיר אל פוֹבֿרי מאש קוראלרוש

20　פוֹבֿריש אי שי טוֹבֿיירי קי דארליש שי פודיירי אי קוראר אקילייוש קי טיינין

אזיינדה פארה קוראראשי אי קואנדו אישטוש שון מוי ריקוש פידירליש פארא אקילייוש פוב

ריש שין ויֵרגואינשה ני אינפֿאגֹו פארה רימידיאר אאקילייוש קי פור לה פרווייזה ליש

פֿאלטה איל רימידייו אי דיווי קורַר אטודוש קון איגואל דילשׁינשיייא אי פיאדאד אי פא

גארשי מוי ביין שי פודיירי די לוש ריקוש אנטיש קי שי אקאווי לה קורה פורקי קואנדו איל

25　אינפֿירמו אישטה מוי מאלו אל ריקו אי קו פואידי ביין פאגאר לי פאלישי איל מידי

קו אנגֹיל קואנדו אישטה מיגֹור לי פארישי אומרי אי קואנדו איא אישטה יֵיא בואינו

אי נו אה פאגאדו ביין לי פארישי דיאבֿלו אי איל קי נו טייני נאדה אנטיש אה מיניש

טיר קי לי די איל מידיקו שיינפרי לי פארישי אל אינפֿירמו אנגֹיל אאונקי אישטי ביין

שאנו שאלו איש אלגון אינגראטו אי פוקו טימירוזו דיל דייו　　　לה ויֵרטוד שי דאנייא

30　קואנדו שי דישטינפלה איל טינפיראמיינטו די לה פארטי קון קואלקירה נוטאבֿלי קאלידאד

אי פרינשיפאל מינטי שי דאנייא אי דישטינפלה קון קאלור אישׁישיייו או מונגו או

מור אי איל אומור קי שיטומה שי קונשומי או פורקי שי אינוייו או ריזולוי אין בא

פוריש או קי שי טרישמוטה אאוטראש פארטיש אי דישטה מאנירה לאש קומידאש קי די

שיקאנטיש אי קי טראוואן אין לה בוקה קומו לאש מושׁקולאש אי איל מימבריליו אי

35　לאש שֹורווֹאש אפֿריטאן איל ויינטרי אי לאש קוזאש דוראש אזין טאנביֵן פוקוש

אישׁקרימינטוש פורקי אינוויין אי קונשומין לוש אומוריש אי איל קאלור די לאש טרי

פאש אידיל אישטומאגו פורקי ריזולוין אי אומור אי לו קונווירטין אין אומוריש

2　אזין לו מישמו אי אקילייאש קוזאש קי די וירטין איל אומור אאוטראש פארטיש שון די

מאנירֵאש פורקי אונאש טראין איל מישמו אומור או אין מידייאטה אי אין פרימארייא מינטי

או לו אטראי מידייאטה אי שיגונדארייא מינטי פורקי דישפירטארטאן לה קאבֿוֹה קי לו אזי

אין מידייאטה מינטי אי אוטראש קוזאש נו אטראין און אומור שיירטה מינטי מאש

5　שון קאבֿזאש שין לאש קואליש נו שי פואידי אזיר לה אטראקסיון מאש קון אילייאש

שי אזי מוגֹו ביין פורקי איל אינפֿיריאמיינטו דיל מושקולו דיל אשיינטו איש קאבֿזה

דיל ויינטרי אפֿריטאדו פורקי איל מושקולו אפֿריטאדו פור איל פֿריאו ריטייני מוגֹו טיינפו

לוש אישקרימינטוש אין איל קואירפו די לה קואל דיטינשיֵיון שי אזי קי איל פֿיגאדו פואידה א

אטראיר אשי מוגֹו אומור איל קואל אישטאווה מישקלאדו קון לוש אישקרימינטוש

10　קואנדו נאטוראליזה אישטאווה שאנה　　　אי פירטינישי אאישטי גֹינירו טאן

ביֵן קואנדו אײַ פוקה קאנטידאד די קולורה לה קואל ויינדו אלאש טריפאש שולי איאוקואר

לוש אישקרימינטוש קי אײַ אינייליש קואנדו איש לה דיוידה קאנטידאד מאש שי נו

איש שינו פוקה נו פודי איריטאר לה וירטוד אישׁפרוטוריש אי אזי קי שי קידין לוש איש

קרימינטוש דיינטרו די ויינטרי טאנביֵן לו קאבֿזה לו אישטו קואנדו אישטה פֿואירטי לה

15　וירטוד ריטינטיריש קי ריטיני לוש אישׁקרימינטוש אי אישטה פלֿאקה לה אישׁפוטוריש קי

לוש איגֹה דיל קואירפו טודאש אישטאש שון קאבֿזאש די דיטיניירש לוש אישׁקרימינטוש

מוגֹו אינייל קואירפו אי איל דיטינירשי מוגֹו לוש אישׁקרימינטוש אינייל קואירפו קאבֿזה

גראנדי דישטריבֿשיייון דיל אומור פור לאש פארטיש קי לו קונשומי לה קואל איש אין

מידייאטה קאבֿזה די לה שיקאשיייון אי דיטינימיינטו דיל ויינטרי אי טאנביֵן לה לאר

20　גיזה די לאש וינאש פור לה קואל שי מוי איל אומור איל אומור איש לה קאבֿזה קון לה קואל שי אזי

/secos es desta suerte porque está en ellos menos umedad que es nece/ssaria. Y azer menos umedad acontece o porque come poco el enfermo, o /porque la comida es seca, o porque aínda que
toma lo necessario se consume la /comida después que se englutió.

Y no come el enfermo o que no /¹⁵tiene que, o que no tiene gana, o por estar malos lo caminos por donde passa /la comida como es el vešet, el estómago, los dientes, la lengua, las aga/llas. Y
las otras más partes que son necessarias para englutir la comida. /

Y cuando no ay que comer o que no ay más que cosa seca que comer, no conviene al mé/
dico preguntarlo, porque su oficio no es enriquecer al pobre mas curar los /²⁰pobres. Y si tubiere
que darles, darles si pudiere. Y curar aquellos que tienen /azienda para curarse. Y cuando estos
son muy ricos pedirles para aquellos pob/res, sin vergüença ni enpacho, para remediar a aquellos
que por la proveza les /falta el remedio. Y deve curar a todos con igual delixencia y piadad y pa/
garse muy bien, si pudiere, de los ricos antes que se acave la cura porque cuando el /²⁵enfermo
está muy malo, al rico y que puede bien pagarle, parece el médi/co ángel; cuando está mejor le
parece omre y cuando ya está ya bueno /y no a pagado bien le parece diablo. Y el que no tiene
nada antes a menes/ter que le dé, el médico sienpre le parece al enfermo ángel aunque esté bien /
sano, salvo (si) es algún ingrato poco temeroso del Dio.

La virtud se daña /³⁰cuando se destenpla el tenperamiento de la parte con cualquera notable calidad, /y principalmente se daña y destenpla con calor excesivo o muncho u/mor. Y el
umor que se toma se consume o porque se enveve o resolve en ba/pores o que se tresmuta a otras
partes. Y desta manera las comidas de/secantes y que travan en la boca como las muxculas y el
membrillo y /³⁵ las xorvas apretan el ventre. Y las cosas duras azen tanbién pocos /excrementos
porque enveven y consumen los umores. Y el calor de las tri/pas y del estómago porque resolven
el umor y lo convierten en umores

//³⁶ᵛazen lo mismo. Y aquellas cosas que divierten el umor a otras partes son de 2 /maneras, porque unas traen el mismo umor o inmediata y primariamente, /o lo atrae mediata y segundariamente, porque despertan la causa que lo aze /inmediatamente.
Y otras cosas no atraen un umor ciertamente, mas /⁵son causas sin las cuales no se puede azer la
atracción. Mas con ellas /se aze mucho bien porque el enfriamiento del músculo del asiento es
causa /del vientre apretado, porque el músculo apretado por el frío retiene mucho tienpo /los
escrementos en el cuerpo. De la cual detención se aze que el fígado pueda /atraer a sí mucho
umor, el cual estava mesclado con los escrementos /¹⁰cuando naturaleza estava sana.

Y pertenece a este género tan/bién cuando ay poca cantidad de colora, la cual vinendo a
las tripas sole evacuar /los excrementos que ay en ellas cuando es la devida cantidad. Mas si no /
es sino poca, no pode irritar la virtud exprutres y aze que se queden los ex/crementos dientro de
vientre. Tanbién lo causa esto cuando está fuerte la /¹⁵virtud retentres que retene los excrementos y está flaca la exputres que /los echa del cuerpo.

Todas estas son causas de detenerse los excrementos /mucho en el cuerpo. Y el detenerse
mucho los excrementos en el cuerpo causa /grande distribución del umor por las partes que lo
consume, la cual es in/mediata causa de la secación y detenimiento del vientre.

Y tanbién la lar/²⁰gueza de las venas por la cual se move el umor es la causa con la cual se aze

מאש קולאי דישטריבושיון קון קי איל פ֗יגאדו אטראי אנשי דיל אישטומאגו אי דילאש
טריפֿאש מאש אומור דילוקי קונוייני או פור אלגונה קאב֗זה נאטוראל קי טייני אי פור
אינפֿירמידאד או פורקי אאון קי איל אישטאיה שאנו אי בואינו איי אוטראש קאב֗זאש
קי לו אזין אטראיר מאש קאנטידאד די לוקי אמינישטיר איל קואירפו אי איל איפֿיקטו

25 קי פואידי טיניר איל פ֗יגאדו נאטוראל איש שיר מוי גראנדי די שו נאטוראליזה אי קאליינטי
אי שיקו שיגון שו נאטוראליזה דימאזיאדה   פורקי איל פ֗יגאדו גראנדי אה מיניש
טיר מאייור קאנטידאד די קומידה פור לו קואל שיאזי קי שי שו גראנדורה נו רישפונדי אלה
דיל אישטומאגו אין לה קאנטידאד קי טומה די קומידה אי אל קוזימיינטו דילייא שי אזין
שיקוש לוש אישקרימינטוש פורקי איל פ֗יגאדו פראה שו מאנטינימיינטו מוי ‹אבונ› דיאוזה מינ

30 טי אטראשי אי פֿורטה איל אומור די לוש אישקרימינטוש אי די לה מישמה מאנירה לוש
קי טיניין איל פ֗יגאדו קאליינטי אי שיקו ליש אקונטישי פורקי קונטינה מינטי איל פ֗יגאדו
אישטה אטראינדו איל אומור פארה אומידיזירשי אי אינפֿיארארשי מאש לאש אינפֿלא
מאשייוניש די אישטה פארטי לאש איזיפולאש אי לוש דימאש איפוקטוש קאליינטיש

35 אי שיקוש קון שוש אישירישיווש אי פֿריטיל נאטוראליש קאלוריש אפֿריטאן אי דישיקאן איל
ויינטרי אי טאנבין איל פואיראש אי לאש פֿיב֗ריש אי לה אורינה מוג֗ו אי לוש שודו
ריש מוג֗וש אי אוטראש איוקאשייוניש די מאזיאדאש די לאש דימאש פארטיש קי
אישטאן דישפואיש דיל פ֗יגאדו קואנדו אינפֿירמאן די קאלור אי שיקידאד אפֿריטאן אי רישיקאן

איל ויינטרי פורקי אאינדה קי איל פ֗יגאדו אישטיאה בואינו לאש פארטיש אישטאש טראוו֗גאן דיל
פ֗יגאדו לוש אומוריש אי איל פ֗יגאדו דיל אישטומאגו אי די לאש טריפֿאש אי שי דישישיקאן
לוש אישקרימינטוש אי שי אפֿריטה איל ויינטרי   לה קאב֗זה דיל ויינט
רי בלאנדו אי אומדו איש מאש קופֿיאוזו אומור קי אישטה מישקלאדו קון לוש אישקרימינ

5 טוש אי אישטי אומור אונאש ויזיש אישטה אין לאש מישמאש טריפֿאש קון איליייש אי או
טראש ויזיש קורי די אוטראש פארטיש אל אישטומאגו אי אלאש טריפֿאש אי אוטראש ויזיש
נו פירפֿיטה מינטי שי גאשטה איל מודיראדו אומור קי אישטה אין אישטאש פארטיש
ויינילי אישטי אומור או פורקי אקודי די אוטראש פארטיש קומו קואנדו קומי
קומידאש מוי אומידאש או מוי מוגא֗ש או וארייאש אי לה מונג֗ה ביבידה טאנביין א

10 זי איל ויינטרי אומידו אי טאנבין פורקי קאייא אישטה אומידאד די אוטראש די לאש פארטיש
אלטאש קאיין אינ‌יל אי איניל אישטומאגו   אי דישטה מישמה מאנירה לאש פֿי
בריש קי דיריטין לוש אומוריש אי לאש פארטיש אי שוש גורדוראש אי לאש דישטינפלא
נשאש די קוישה דידונדי שי לי ואנטה קונרימיינטוש קי באשאן אלאש פארטיש אינ
פֿירייראוריש לאש קואליש אומידישין פֿואירה די מאנירה לוש אישקירמינטוש דיל ויינטרי אי

15 לוש אזי מונג֗וש אין אבונדאנשייא פור לה מוג֗ה קאנטידאד די אומור קי באשה אי
ניל ויינטרי אי אישטומאגו אי שימיג֗אנטי‹ש› שולי קאב֗זאר אינ[דו]‌לודוש אי לאש לייבויזיאש
קונש‹טי›טואישייוניש לאש קואליש שי דיזי אין מידישינה קי מי טיינדו דינטרו דיל קואירפו די מא
זיאדוש אומוריש אומידישין איל ויינטרי   אי נו שיקונשומי איל אומור קי
שי טומה פור לא בוקה אין לה קומידה פורקי איל אישטומאגו איל ויינטרי אדונדי קאי

20 אישטאן מאש פֿריאוש אי מאש אומידוש דילוקי קונוייני קומו קואנדו איל אישטומא
גו אי אי טריפֿאש אישטאן דישטינפלאדוש קון פֿריאלדאד אי אומידאד אי אנשי שי אומי
דישין מוג֗ו לוש אישקרימינטוש או פורקי איל אומור נו שי גאסטה איניל קואירפו פורקי
איל פ֗יגאדו נו אטראי קואנטו איש מינישטיר או פורקי איל אישטומאגו אי טרי פֿאש
ריטיני דימאזיאדה מינטי או פורקי לוש קאמינוש אי וינאש פור דונדי פאשה איל מאן

25 טינימיינטו דיל אישטומאגו פארה איל איגאדו אי פארה לאש דימאש פארטי אישטה טא
פאדו או פורקי איל פ֗יגאדו מישמו טייני פֿלאקה אטראקשיון או פורקי נו איי קין לו דיש
פירטי פארה קי אטראיגה או פורקי אאון קי אייגה קין לו דישפירטו איל נוקירי אטראיר לו
קואל ויני פור פֿלאקיזה נאשידה די לה פֿלאקיזה דיל קאלור נאטוראל או פור אלגונה גראנדי דישטי
פלאנשה קי טייני איל פ֗יגאדו אי קונטיני אישטו קואנדו לאש פארטיש אישטרימאש

/más kolay distribución con que el fígado atrae ansí del estómago y de las /tripas más umor de lo que conviene. O por alguna causa natural que tiene o por /enfermedad o porque aunque el estado (está) sano y bueno, ay otras causas /que lo azen atraer más cantidad de lo que a menester el cuerpo. Y el efecto /²⁵que puede tener el fígado natural es ser muy grande de su naturaleza y caliente /y seco según su naturaleza demasiada.

Porque el fígado grande a menes/ter mayor cantidad de comida por lo cual se aze que si su grandura no responde a la /del estómago en la cantidad que toma de comida y al cozimiento de-lla, se azen /secos los excrementos. Porque el fígado para su mantenimiento muy <abun>diosa men /³⁰te atraesse y (p)orta el umor de los excrementos.

Y de la misma manera los /que tienen el fígado caliente y seco les acontece porque conti-namente el fígado /está atraendo el umor para umedecerse y enfriarse, mas las infla/maciones de esta parte, las ysípolas y los demás efectos calientes /³⁵y secos, con sus exersivos y pretel naturales calores apretan y desecan el /vientre.

Y tanbién el poiras y las febres y la orina mucha y los sudo/res muchos y otras evacaciones demasiadas de las demás partes que /están después del fígado, cuando enferman de calor y se-quedad apretan y resecan

//³⁷ʳel vientre. Porque aínda que el fígado estea bueno, las partes estas travajan del /fígado, los umores y el fígado del estómago y de las tripas y se des secan /los excrementos y se apreta el vientre.

La causa del vient/re blando y úmedo es más copioso umor que está mesclado con los excremen /⁵tos. Y este umor unas vezes está en las mismas tripas con ellos y o/tras vezes corre de otras partes al estómago y a las tripas y otras vezes /no perfetamente se gasta el moderado umor que está en estas partes/.

Viénele este umor o porque acude de otras partes, como cuando come /comidas muy úme-das o muy muchas o varias, y la muncha bebida tanbién a/¹⁰ze el vientre úmedo. Y tanbién por-que caya (caiga) esta umedad de otras de las partes /altas cayen[1] en él y en el estómago.

Y desta misma manera, las fe/bres que derriten los umores y las partes y sus gorduras y las destenpla/nças de caveça. De donde se levanta conrrimientos que baxan a las partes in/feriores, las cuales umedecen fuera de manera los exquermentos del vientre y /¹⁵los aze munchos en abun-dancia, por la mucha cantidad de umor que baxa e/n el vientre y estómago y semejantes, sole causar i[do]lodos y las llubiosas /cons<ti>tuciones, las cuales se dize en medicina que metiendo dentro del cuerpo dema/siados umores umedecen el vientre.

Y no se consume el umor que /se toma por la boca en la comida porque el estómago, el vientre, adonde cae, /²⁰están más fríos y más úmedos de lo que conviene, como cuando el estó-ma/go y tripas están destenplados con frialdad y umedad.

Y ansí, se ume/decen mucho los exquermentos o porque el umor no se gasta en el cuerpo porque /el fígado no atrae cuanto es menester; o porque el estómago y tripas /retene demasia-damente; o porque los caminos y venas por donde passa el man/²⁵tenimiento del estómago para el ýgado y para las demás parte está ta/pado; o porque el fígado mismo tiene flaca atracción; o porque no ay quen lo des/perte para que atraiga; o porque aunque aiga quen lo desperte él no quere atraer, lo /cual viene por flaqueza nacida de la flaqueza del calor natural; o por alguna grande desten/plança que tiene el fígado y contiene esto cuando las partes extremas

---

[1] Caigan.

30   אי דאאפ̮ואירה דיל קואירפו קי שולין טראוואר אי מאנטינירשי דיל פ̮יגאדו נו אטראי נישי
      מאנטייני או פור אישטאר אושיייזו אי נו קאמינאר או פור איל פ̮ריאו די אפ̮ואירה
      או פור אוטראש קאבזאש קי אפריטאן איל קואירו די אפ̮ואירה או קי שי נו פואידין אדיל
      גאזאר איל אומור אי קונוירטירלו אין באפ̮ור   אי איל אישטומאגו ריטייני דימא
      זיאדה מינטי או פורקי לה ריטינטוריס אישטה מוי פ̮ואירטי או פור אוטרה קאבזה קי לה
35   אזי שאליר די לה מודיראדה ריטינשייון קון קי נו דישה איר לה אומידאד אל איגאדו אי אלאש

37v

      ‹לאש› דימאש פארטיש דיל קואירפו אי אנשי קידאנדו לאש אומידאדיש אי לוש אישקרימינטוש
      קידה איל וויינטרי אומידו טאנביין פור נו ריטיניר לה ריטינטריש דיל אישטומאגו שי
      אומידישי איל וויינטרי פורקי אישטה וורטוד אשיטה דישטינפלאדה קון דישטינפלאנסה או
      אומידה אי פור אישטו אישטה פ̮לאקה או פור אוטרה קאבזה קי לה קיטה די שו דיבידו טינפירא
5   מיינטו או פורקי לה וירטוד אישפ̮וד אישפ̮ועטוריש אנטיש די טיינפו שי ליואנטה פארה איגאר
      לוש אישקירימינטוש לו קואל שי אזי קואנדו לה איריטאן מוגה מוטידוד די מאטי
      ריאש קי קון שו קאנטידאד אי קאלידאד פונגאן אאישטה וירטוד פור דונדי קואנדו איל פ̮ינאדו
      מאנדה אלאש טריפאש מוגה קאנטידאד די קולורה שי אומידיזישי מוגו איל וויינטרי אי טאן
      ביין קואנדו לה ריטינטוריש אנטיש די טיינפו דישאלה ‹די› ריטיניר פור לה פ̮לאקיזה קי טייני
10   קאבזאדה די אלגונה דישטינפלאנסה אי אינטונסיש איש פ̮ורסאדה לה אישפ̮רוטריש אה
      טומאר לה מאנו אי איגאר פ̮ואירה אקילייו קי שי אויאה די ריטיניר מאש פארה שי אזיר
      בואינה אובראה אינויל קואירפו אי דאקי קואלקירי פודי טומאר איל מודו אי מאנירה פארה בוש
      קאר לאש קאבזאש די טודו אקילייו קי שי בושקה קי שי שאקה שו קאבזה פור לו קי שאלי אה
      פ̮ואירה דיל קואירפו אי פור לו קי שי ריטייני לו קואל שיוי קלארה מינטי מיראנדו ‹אין› אאונו [קי]
15   ייטירישייאדו די דישטאש איטיריששייא שיירטה מינטי אדיאויר אונה קאבזה אין מ
      מידיאינטה אי קונגונטה אי קי איש איל אומור אי קואל אקודיאו אל קואירו מאש
      קופיאוזה מינטי די לו קיאירה נישישארייו   לה קאבזה דישטו פ̮אי או פורקי שי איגינדרה
      איניל קואירפו די מאנזיאדו אומור קולוריקו או פורקי אישטי אומור נו שי אפ̮ארטה די לה
      שאנגרי דישאנג ‹קי נו לו דישה לו›[1] פרה אי שין קולודה או פורקי אישטה מישמה ‹מישמו› מישקלאדה קון לה שאנגרי
20   שי דישטריבואי אי קאמינה פור איל קואירפו אי פורקי אפארטאדה די לה שאנגרי שי מוי
      לאש פארטיש דיל קוא..רה קואירו   אי שי שי אינגינדרה מוגה קולורה או ‹איש› פורקי לה קו
      מידה קי שי קומי איש מוי קולוריקה או פורקי לה אי פור לה קאבזה איפישיינטי לה
      מאטירייא קואנדו איש קאליינטי אי שיקה או פוקה או די שו נאטוראליזה איש אפ̮אריגא
      דה פארה אזירשי קולורה שי פור קאבזה די לה איפ̮ישיינטי שושידי קואנדו אין לה פרי
25   מירה גינראסשייון די לוש אומוריש שי אינגינדרה מוגה קולורה קומו קואנדו איל פ̮יגא
      דו אי לאש וינאש אישטאן מוגה די מאנזיאדה מינטי קאליינטיש אי שיקאש אאינדה קי או
      טראש פארטיש ‹ק...נו אישטאן באאינש› אינגינדראן לה קולורה דישפואיש קי אינגינדראראן לוש באאינש אומוריש
      אי אישטו או ‹איש› אינטודו איל קואירפו לוקי אזין טודאש אקילייאוש קוזאש קי מוגו קאליין
      טאן אי דישיקאן אי טאנביין אקילייאש קואזש קי שיירטה פור שיירטה פרופ̮יידאד בוזיאן לה שאן
30   גרי אי לו אזין די גירינאל אין קולורה די קואל גינירו איש אלגון‹איל› סם המות קי פור אישטו אזי
      איטיריששייא פורקי קונוייד[2] לה שאנגרי אין קולורה קוזאש אי לאש קואליש אזין
      פארה ש[י] קולורה די טודו לה די מאשה שאנגינארייא קואנדו דימאזיאדה מינטי אישקאליינטאדאש
      קורונפין שו פרופ̮ייו מאנטינימיינטו אי דישטה מאנירה לאש פארטיש קי אישטאן אינילא
      אנבירטו דיל קואירפו אי איל מישמו קואירו אישטאנדו מאל טינפלאדו קון קריאן אומור
35   ביליוזו דיל מאנטינימיינטו קי טראואן פארה מאנטינירשי אי שי אזין איטיריששייאדאש

38r

      אקי קאיאה אישקריויר מי אמאריאורה אי טודה מי אינפ̮ירמידאד מאש מאש מאש לה קירו דישאר פארה
      אוטרו לוגאר אדונדי אישטיאש ייא קון מיגור גאנה אנשי קי ‹שי› נו שי לימפיא לה שאנגרי די

1. ‹ישיד ול ונ יק Se lee mal y entonces los escribe al margen

2. ‹קונוייטי›

/30y da afuera del cuerpo que solen travar y mantenerse del fígado no atrae ni se /mantiene; o por estar ocioso y no caminar por el frío de afuera; /o por otras causas que apretan el cuero de afuera o que si no, pueden adel/gazar el umor y convertirlo en bapor.

Y el estómago retiene dema/siadamente o porque la retentres está muy fuerte o por otra causa que la /aze salir de la moderada retención con que no dexa ir la umedad al ýgado y a las

//37vlas demás partes del cuerpo. Y ansí, quedando las umedades y los excrementos /queda el vientre úmedo.

Tanbién por no retener la retentres del estómago se /umedece el vientre, porque esta virtud está destenplada con destenplança o /umedá y por esto está flaca. O por otra causa que la quita de su debido tenpera/5miento. O porque la virtud esputres antes de tienpo se levanta para echar /los exquermentos, lo cual se aze cuando esta la irritan mucha mu(l)tidud de mate/rias que con su cantidad y calidad punjan a esta virtud. Por donde cuando el fígado /manda a las tripas mucha cantidad de colora se umedecesse mucho el ventre.

Y tan/bién cuando la retentres antes de tienpo dexa la <de> retener por la flaqueza que tiene /10causada de alguna destenplança. Y entonces es forçada la exprutres a /tomar la mano y echar fuera aquello que se avía de retener, mas para se azer /buena obra en el cuerpo.

Y daquí, cualquere pode tomar el modo y manera para bux/car las causas de todo aquello que se buxca, que se saca su causa por lo que sale a/fuera del cuerpo y por lo que se retiene. Lo cual se ve claramente mirando <en> uno [que] /15ietericiado destas itericias. Ciertamente a de aver una causa in/mediata y conjunta y que es el umor bilioso, el cual acudió al cuero más /copiosamente de lo que era necessario.

La causa desto fue o porque se egendra /en el cuerpo demasiado umor colérico o porque este umor no se aparta de la /sangre <que no lo déxalo> puro y sin colora; o porque esta misma mesclada con la sangre/20 se distribue y camina por el cuerpo o porque apartada de la sangre se move /(por) las partes del cuero.

Y si se engendra mucha colora <es> porque la co/mida que se come es muy colérica. Por la causa eficiente, la /materia cuando es caliente y seca o poca o de su naturaleza es apareja/da para azerse colora. Si por causa de la eficiente sucede cuando en la pri/25mera generación de los umores se engendra mucha colora —como cuando el fíga/do y las venas están mucho demasiadamente calientes y secas— aínda que o/1 engendran la colora después que engendraron los buenos umores /y esto, o <es> en todo el cuerpo lo que azen todas aquellas cosas que mucho calien/tan y desecan.

Y tanbién aquellas cosas que por cierta propiedad bozean la san/30gre y lo azen de gerenal en colora de cual género es <el> sam ha-mavet que por esto aze /itericia, porque <convierte> la sangre en colora. Otras cosas ay las cuales azen /para s[i] colora de toda la massa sanguinaria cuando, demasiadamente escalientadas, /corronpen su propio mantenimiento. Y desta manera las partes que están en el /ánbito del cuerpo y el mismo cuero, estando mal tenplado, concrían umor /35bilioso del mantenimiento que travan para mantenerse y se azen itericiadas.

//38rAquí cavía escrivir sobre mi amariaura y toda mi enfermedad mas la quero dexar para /otro lugar adonde estea ya con mejor gana.

Ansí que <si> no se limpia la sangre de

---

1 Tachada la frase y también la escrita arriba: <o/tras partes <que..no están buenas>.

לה קולורה או פור אינפﬞירמידאד די לה וירטוד די לה פארטי קי שיאה די מאנטיניר דילייא קי נו קי
רי אטראיר אשי לה קולורה אומור קי לי קונוייני או פור פלאקיזה די לה אישﬞ‹וﬞוﬞ›ריש לה קואל
שוליאה שי מי גﬞאנטי מאטירייא קומו מאל אל קואירפו דיל אומברי איגﬞאר אלאש טריפאש

5 אי אלה אורינה או פורקי לוש קאנאליש אי קאמינוש פור דונדי אוייא די קאמינאר אישטאן
טאפאדוש או אפריטאדוש או אופילאדוש פורקי טודאש דימאש קוזאש קי טיינין פﬞואי
רסה פﬞארה טאפﬞאר לוש קאמינוש קומו לאש קוזאש קי אפריטאן אי קי אינגרושאן אי קי אדין
סאן אי טודאש לאש קי אזין שירר לוש אי ואזוש גואיקוש אפריטאדאש לאש טוניקאש די
שטוש ואזוש נו דאן לוגﬞאר פﬞארה פﬞאשארין לוש אומוריש און קי שון פﬞארטיש אי קאמי

10 נוש פﬞארה אישפﬞורגﬞאר לוש שימיגﬞאנטיש אי טאנבﬞיין שושידי פורקי לה מאטירייא איש
גרואישה מאש קופﬞיאוזה דילוקי קונוייני פﬞארה קי לאש פﬞיקולﬞדאדיש אטראטיס לה א
טראייא אי טאנבﬞיין שי מוﬞ אי שי אפﬞארטה לה קולורה פﬞארה איל קואירפו פור לה פﬞואירסה
די לה פﬞאקולﬞדאד אישﬞ‹פﬞ›ולﬞטריש אי ריטאדה אי אינפﬞורטונה מינטי אי שין טיינפו די אלגﬞונה
אינפﬞﬞירמידאד קומו אקונטישי קואנדו שאלי לה איטירישייא אנטיש דיל 7 או אינﬞיל

15 מישמו 7 או דישפﬞואיש דיל או אין לאש פﬞיברﬞיש אי לאש קאבﬞזאש די טודאש אישטאש
קוזאש נאשין די אוטראש קאבﬞזאש אי אישטאש אי אוטראש אסטה קי שי לייגﬞה אלוש
4 גﬞינירוש די קאבﬞזאש קי נואישטרו קואירפו קאבﬞזה מודאנשאש קירו דיזיר אקילייאש קא
בﬞזאש קי אזין לאש אינפﬞירמידאדיש אלוש אומוריש טומאנדולאש או קי לי‹יﬞש› אקונטישין א
אקאבﬞזﬞו או קי שאלין דיל קואירפו או קי לה ריטינינמוש או קי לאש אזימוש נוזוטרוש מ

20 מישמוש אוקי אוטרוש לאש אזין אנוש דישטי מודו די פﬞרושיגﬞיר אשטה אלקאנשאר
לאש אולטימאש אי מאש רימוטאש קאבﬞזאש די לה דוטרינה קי לה אומוש דיגﬞו אישטה ביין
קלארו די דונדי טומארימוש פﬞרישיטוש אי ריגﬞלאש פﬞארה בﬞושקﬞאר אין קואל קירה אינפﬞירמי
דאד או שינטומה לה קאבﬞזה אשטה **לאש** לה מאש רימוטה די דונדי פﬞרושידירון אי אנשי

25 איל קי אישטוביﬞיירי ביין אינטיראדו אין אישטו קלארה מינטי [לוﬞ] פﬞרושידירה אינﬞיל קונושימיין
טו די קאדה אינפﬞירמידאד
אאון קי דישﬞימוש אריווה קי דישﬞא[בﬞ]אמוש פﬞארה מיגﬞﬞﬞﬞﬞור אוקאשיין איל טראטאר די מי אינפﬞיר
מידאד שופﬞאישטו קי אין איל פﬞין דיאישטה דישטינשיﬞיﬞון טראטאמוש די לה איטירישייא אי
שוש קאבﬞזאש נינגﬞונה אוטרה פﬞארטי פﬞודﬞימוש אלייאר קי מאש אפﬞרופﬞוזיטו וינגﬞה איל טראטאר

30 דילייא קי אין נישטי לוגﬞאר פורקי אאון קי לארגﬞה טודו איל מאל קי מי וינו פﬞואי אין ראזון
די אונה איטירישייא קאבﬞזﬞאדה די און גﬞושטו קי טוﬞי אין פﬞורמה שיגﬞינטי איל פﬞרימיר
דיאה די חנוכה די אנייו די 4045 שאלי די מי קאזה אוﬞיינדו אלמורזﬞאדו אה 2 אוראש דיל
דיאה און פﬞוקו די לומבו אשאדו אי ביוﬞידו קﬞאנטידﬞאד די 100 דרא די וינו אין שימה
אי לה קﬞארני שירייאה קומו 50 דרא אי אקאבﬞי די קﬞומיר שוברﬞי 4 נואיזﬞיש אי נו ביוﬞי

35 וינו קון אילייאש שינו אגﬞואה ‹אי› דישפﬞואיש די ביוﬞידה דישﬞי ברכה שוברﬞי אי רישטו קי מי קידﬞו די
38v

לאש 100 דרא די וינו מי טינפﬞיראמיינטו נאטוראל איש מוﬞי קﬞוליריקﬞו אי טאנטו קי דו קﬞואל
קירה קﬞוזה דישﬞדﬞי מי נייניש טומו כעס מאש לואיגﬞו מי פﬞאשה אאון קי שו ריקﬞימאדו און
פﬞוקﬞו קי איש קאבﬞזה די לואיגﬞו מי קﬞונוסיר אי בﬞולוﬞיר אין מי אי מאש קי קﬞון איל טינ
פﬞיראמיינטו קי אין לאש קﬞומידﬞאש אי ביוﬞידﬞאש אדיקﬞירי אין איל דישﬞקﬞורסו די מי וﬞידﬞה מי‹אﬞ›פﬞלאקﬞי

5 אי אבﬞלאנדי אי לה קאבﬞזﬞה אפﬞישﬞיﬞיינטי דילייא קי איש איל אישﬞטומﬞאגﬞו ‹שﬞי...› שיקﬞו מוﬞגﬞו
קון גﬞראנדﬞישﬞימו קﬞאלור די פﬞיגﬞאדﬞו טובﬞי מונגﬞאש דולינשﬞייאש טודﬞאש קﬞוליריקﬞאש אי אין
טרי אילﬞייאש יﬞיא אוטרה וﬞיש איטירישייא אי אקﬞילייא אי טודﬞאש שיגﬞושﬞגﬞארון אשﬞטה איל
7 פﬞור שﬞירין טודﬞאש מוﬞי אגﬞודﬞאש אי אנשﬞי שﬞו און אומרי שﬞיקﬞו נוקﬞון איל טﬞאקﬞטו פﬞור איש
לארגﬞוש אי טﬞאנטﬞו קי מי פﬞולסﬞו טﬞומﬞו מאש קﬞון איל אוﬞגﬞו קי נוקﬞון איל טﬞאקﬞטו פﬞור איש

10 טﬞאר לה ארטﬞירייא מוﬞי דישﬞקﬞובﬞﬞיﬞיﬞרﬞטﬞה אי מוﬞי דישﬞקﬞארנﬞאדﬞה אי שﬞיר מוﬞי אﬞנגﬞה אי גﬞרואישﬞה
טﬞאנבﬞיין קﬞון איל אינﬞטﬞידﬞﬞﬞﬞﬞימﬞיﬞיﬞנﬞﬞﬞﬞﬞטﬞו מי פﬞואי שﬞיﬞינﬞפﬞרי מוﬞגﬞו אלﬞה מאנﬞו ריפﬞﬞﬞﬞﬞﬞירינﬞאנﬞדﬞו אישﬞטﬞה
קﬞולﬞיריקﬞה קﬞונﬞדﬞישﬞﬞﬞיﬞיﬞﬞון נﬞאﬞטﬞורﬞאל שﬞינﬞו פﬞואﬞיﬞרﬞﬞﬞﬞﬞה אילﬞ גﬞﬞﬞﬞﬞראנﬞ ריגﬞיﬞמﬞﬞﬞﬞﬞيﬞיﬞﬞﬞﬞﬞﬞﬞנﬞﬞﬞﬞﬞﬞﬞﬞﬞﬞﬞﬞﬞﬞﬞﬞﬞﬞﬞﬞﬞﬞﬞﬞטﬞﬞ קﬞי אי טﬞינﬞידﬞו אין לאש 6

/la colora o por enfermedad de la virtud de la parte, que se a de mantener della que no que/re atraer a sí la colora, umor que le conviene. O por flaqueza de la exp<ut>res la cual /5 solía semejante materia —como mal al cuerpo del ombre— echar a las tripas /y a la orina. O porque los canales y caminos por donde avía de caminar están /tapados o apretados u opilados, porque todas las demás cosas que tienen fuer/ça para tapar los caminos —como las cosas que apretan y que engrossan y que aden/san y todas las que azen cerrar los vasos güecos apretados, las túnicas de/10stos vasos— no dan lugar para passaren los umores aunque que son partes y cami/nos para expurgar los semejantes.

Y tanbién sucede porque la materia es /gruessa, más copiosa de lo que conviene para que las (f)eculdades atratis la a/traya.

Y tanbién se move y se aparta la colora para el cuerpo por la fuerça /de la faculdad exputres irritada e inportunamente y sin tienpo de alguna /15enfermedad, como acontece cuando sale la itericia antes del 7 o en el /mismo 7 o después dél en las febres.

Y las causas de todas estas /cosas nacen de otras causas y estas de otras asta que se llega a los /4 géneros de causas que nuestro cuerpo causa mudanças. Quero dezir aquellas ca/usas que azen las enfermedades a los umores tomándolas o que le<s> acontecen /20 a cabso, o que salen del cuerpo, o que la retenemos, o que las azemos nosotros a nos /mismos o que otros las azen a nos.

Deste modo (a) de proseguir asta alcançar /las últimas y más remotas causas de la dotrina que avemos dicho. Está bien /claro de donde tomaremos precetos y reglas para buxcar en cual-quera enferme/dad o síntoma la causa asta la más remota de donde procederon. Y ansí, /25el que estubiere bien enterado en esto, claramente procederá en el conocimien/to de cada enfermedad.

/Aunque diximos arriva que dexá[b]amos para mejor ocassión el tratar de mi enfer/medad, supuesto que en el fin de esta distinción tratamos de la itericia y /sus causas, ninguna otra parte podemos allar que más a propósito venga el tratar /30della que en neste lugar. Porque aunque (a)larga, todo el mal que me vino fue en razón /de una itericia causada de un gusto que tuve en forma siguiente: el primer /día de ḥanuka de año de 5404,[1] salí de mi casa aviendo almorzado a 2 oras del /día un poco de lombo asado y bevido cantidad de 100 dra' de vino encima, /y la carne sería como 50 dra'. Y acabé de comer sobre 4 nuezes y no beví /35 vino con ellas sino agua <y> después de bevida dexé beraḵa sobre el resto que me quedó de

//38vlas 100 dra' de vino.

Mi tenperamiento natural es muy colérico y tanto que de cual/quera cosa desde mi ñines todo ka'as, mas luego me pasa, aunque su requemado un /poco que es causa de luego mi conocer y bolver en mí. Y más que con el ten/peramiento que en las comidas y bevidas, adquirí en el discur-so[2] de mi vida me <a>plaqué /5y ablandé y la causa eficiente della que es el estómago <se> secó mucho, /con grandísimo calor de fígado. Tube munchas dolencias todas coléricas y en/tre ellas ya otra vez itericia. Y aquella y todas se jusgaron asta el /7 por seren todas muy agudas.

Y ansí, so un omre seco, escálido, de vasos /largos y tanto que mi pulso tomo más con el ojo que no con el tacto por es/10tar la arteria muy descubierta y muy descarnada y ser muy ancha y gruessa. /Tanbién con el entedimiento me fue sienpre mucho a la mano, refrenando esta /coléri-ca condición natural, que si no fuera el gran regimiento que e tenido en las 6

---

1 El año 1644 de la E.C.
2 Discurrir.

קוזאש נו נאטוראליש מי איזיירה ריקימאדו טאנטו קי אינג'ינדראררה אונה גראנדי אטראביליש
אין קאנטידאד אי קאלידאד אי קון טודו די מי נאטוראל שיינדו מי טינפלי טאן קאלורוזו שאלּי

15   קאבّו אין מי פרימורה ג'ירינאשיין קי שאלי מורינו די קולור אי לו שוי די נומרי אי אלגו
אין לה שינשייא די מידישינה אי אנשי שّי טינגו אלגו די מיראקיאה לה קואל מי דייו די
מאנשיוו אנטיש קי קאזאשי מוי פّואירטי שיינדו די 22 אנייוש באג'ילור אין מידישינה
אי נו מי איזי רימידייו נינגונה מאש קי די אטאראמי ביין אינדומי אלה מאנו אין טודאש
לאש קוזאש קי מי פודיאן אזיר דאנייו אי שיינדו די 53 אנייוש קי אזי שי מיקיטו

20   אי אאון אנייו די קאזאדו מי ויניירון אלמוראנאש די שאנגרי ניגרה אי א[ג]ואה אמאריאה
לה קואל טוב'י אשטה 51 דיאש דישפّואיש קי קאאי אין אישטה אינפّירמידאד קאדה מיש
אי קאדה 2 מיזיש אי און קי אין אישטי טיינפّו טוב'י 8 בّיזיש לאנדרי אי אוטראש
אגודישימאש אינפّירמידאדיש אי אוטרה איטירישייא קי אישקריוו אין איל פרופייו קאפّי
די לה איטירישייא נונקה מי פّאלטו אישטה שאנגרי אי אגואה אשוש טיינפّוש אי אנשי

25   שובّרי אישטי טינפיראמיינטו מיאו אי קומידה שאלי די קאזה שאנו אי בואינו אי קונטי
נטו די ויר קי קידאווא אונש קואנטוש [ניניוש] אמי מיזה קומיינדו אין מי קאזה בינדי
ג'ו אקיל קי מידייו אקילייא אליגרייא איל בואילוה שובّרי מי אי שובّרי מי קאזה קון שוש
פّיאדאדיש פّארה שירורליו איווה אויג'יטאר אונה איג'ה דיל מאיימאר באשّי קי איש
טאווה אין מאנ‹נו›ש די אוטרוש מידיקוש דיאונה פّיבّרי מאליגנה איניל קינזי דאן

30   דו איל אלמה קומו דייו אי לה דישפّידי לואיגו פّורקי שימוריאה אנטיש קי לייגאשי אאי
אלה פّואירטה די ר' יאודה ן' יעיש נ"ע לייוואבّה און רשע די מושו אי אונה מאלה
מולה אי אישפّאנטולה אי שי קאיין אין שימה די און טורקו אי פّויו איל מושו אי
איל טורקו שי ליואנטו אי אלשו און אוגאר אי וינו קון לה פّונטה פّארה דארמי אי מי דייו
גראן גושטו פّורקי פّינשי קי מי אויאה מואירטו מאש נו דייו אי מי אין מי לה אנקה

39r

די לה מולה קון איל קאוו אי נו קון לה פּונטה אי אאון קי ייו שו אנימוזו אי איזי ליואנטאר
לה מולה קון מאש קי לי די קון לאש פّיירנאש נו קיג'ו קאמינאר אי וידילו ויניר אוטרה
ויש די פّונטה קון אוגّאר פّארה מי די לוקי מי גّושטי מוגّו מאש אי מי דייו אין לה
איגّאדה ‹דיריג'ה› קון איל שّאפּ קי פّינשי קי מי אויאה פّאשّאדו אי נו מי בّולוי אה קאזה מאש ויגّיטי

5   אלה אינפّירמה אי טודו לוקי טיניאה קי ויגّיטאר די גّוד'ייוש אי טורקוש אי וינומי אה אונה
אורה דישפّואיש די מידייו דיאה אה קאזה קומי און פّוקו די ארוש אי און פّוקו די ואקה
קוגّה מאל קומידה אי שין גאנה פّואי אה ביّווّיר וינו אי נו מי שّופּו ביّין נו ביّו מאש
קי קואנטו פّואישו אונאש 02 דראם נו קיגّי דיזיר נאדה אין קאזה פּור נו ליש דאר פّרّי פّי
זאררדומרי אלה נוגّי נו קיגّי שינאר נאדה דורמי לה נוגّי ביّין פّור לה מאנייאנא נו מי

10   ליואנטי די בואינה גאנה פּידי און פּוקו די שّארופّי די לימוניש אי ביّוולו קאלייינטי קון
אגואה די לה טינאג'ה פّורקי מי שינטיאה מאלו דיל אישטומאגו אי אינטונשיש דישّי
טודו איל קאבّו אזיאה מוגّו פّריאו ייו טיניאה אינטונשיש אי ווה אין 56 אנייוש
מי פّארישייו קי אירה אי וינג'ו וייגّו קי קינו טיניאה טאנטה פّואירסה אי נו מי שאנגרי פّואי מי אלאב
טיאנדו טודו איל אינייירנו ריגّינדומי לו מיג'ור קי פּודיאה מי איזי טודו אמריאו שי מי

15   קיטו איל ביّור דיל ויّנו קי ני גّושמאר לו פّודיאה אי פّוקה גאנה די קומיר איל אישטומא
גו שי מי קורונפייה די אינקואנדו אין קואנדו אי אינפّישי אה טינּיר אלגונאש קאליינטוריק
אש אלה נוגّי אי שי מי קורטו לה שאנגרי די לאש אלמוראנאש מי דייו גראן קומישיין אלאש
קארניש שין גראנו ניפّושטילייא נינגונה ני שארפּולّיידו אי לייואוה מאלאש נוגّיש אי שו
שידייו קי קّאבّ קאיין מאלה מי קונפّאנّיירה הדסה פּ"ע דישפّואיש די פّורים די אונה מודורה

20   קי פّואי קאבّזה די לייואר מוגّו מאלאש נוגّיש אי אין טודוש אישטוש טיינפّוש נונקה די
שّי די ויגّיטאר ני די קאמינאר אי אה און קי די קאמינאווה אקאוואלייו לאש אישקאליראש קואן
דו לאש שّוויאה טיניאה גראנ[די] אפّאן אאון קי נו טיניאה טריפּה אי ויינטרי ני פّיגאדו ני נא

ʹcosas no naturales, me iziera requemado tanto que engendrara una grande atrabilis ʹen cantidad y calidad. Y con todo de mi natural siendo mi tenple tan caluroso /¹⁵causó en mi primera gerenación que salí moreno de color y lo soy de nomre y algo ʹen la cencia de medicina.

Y ansí, tengo algo de miraquia, la cual me dio de ʹmancevo, antes que casasse, muy fuerte siendo de 22 años bachelor en medicina. ʹY no me izo remedio ninguno más que de atarme bien y(é) ndome a la mano en todas ʹlas cosas que me podía azer daño. Y siendo de 35 años que aze se me quitó.[1] /²⁰Y a un año de casado me vinieron almorranas de sangre negra y a[g]ua amaría, ʹla cual tuve asta 15 días después que caí en esta enfermedad cada mes ʹy cada 2 meses. Y unque en este tienpo tuve 8 ƀezes landre y otras ʹagudíssimas enfermedades y otra ystoria que escrivo en el propio capi> ʹde la itericia, nunca me faltó esta sangre y agua a sus tienpos.

Y ansí, /²⁵soƀre este tenperamiento mío y comida, salí de casa sano y bueno y conteʹnto de ver que quedava unos cuantos [niños] a mi mesa comiendo en mi casa, ¡bendiʹcho aquel que me dio aquella alegría, él buelva soƀre mí y soƀre mi casa con sus ʹpiadades para servirlo!

Iva a vijitar una ija del maiemar baxe que esʹtava en manos de otros médicos de una feƀre maligna en el quinze, dan/³⁰do el alma como dio y la despedí luego porque se moría antes que llegasse ahí, ʹa la puerta de r> Yeuda (be)n Yaʿix, DEP.

Llevaƀa un rašaʿ de moço y una mala ʹmula y espantola y se cayó encima de un turco. Y fuyó el moço y ʹel turco se levantó y alçó un ogar y vino con la punta para darme. Y me dio ʹgran gusto porque pensé que me avía muerto, mas no dio en mi y dio en la anca

//³⁹ʳde la mula con el cavo y no con la punta.

Y aunque yo so animoso e ize levantar ʹla mula con más que le di con las piernas no quijo caminar y vídelo venir otra ʹves de punta con el ogar para mí, de lo que me gusté mucho más y me dio en la ʹijada <derecha> con el sap que pensé que me avía passado y no me bolví a casa, mas vijité /⁵a la enferma y todo lo que tenía que vijitar de judíos y turcos y vínome a una ʹora después de medio día a casa.

Comí un poco de arros y un poco de vaca ʹcocha mal comida y sin gana, fui a bever vino y no me supo bien, no beví más ʹque cuanto fuesse unas 20 dra>. No quije dezir nada en casa por no les dar peʹsadumre. A la noche no quije cenar nada, dormí la noche bien, por la mañana no me /¹⁰levanté de buena gana, pedí un poco de xarope de limones y bevilo caliente con ʹagua de la tinaja porque me sentía malo del estómago y entonces dexé ʹtodo el caƀso. Azía mucho frío.

Yo tenía entonces y va en 65 años. ʹMe pareció que era viejo y que no tenía tanta fuerça y no me sangré. Fuime alaƀʹteando todo el invierno, rijéndome lo mejor que podía. Me ize todo amarío, se me /¹⁵quitó el bever del vino, que ni gusmarlo[2] podía, y poca gana de comer. El estómaʹgo se me corronpía de en cuando en cuando y enpeçé a tener algunas calienturicʹas a la noche y se me cortó la sangre de las almorranas. Me dio gran comeción a las ʹcarnes sin grano ni postilla ninguna, ni sarpullido y llevava malas noches.

Y suʹcedió que cayó mala mi conpañera Hadasa, DEP, después de purim, de una modorra/²⁰ que fue causa de llevar mucho malas noches.

Y en todas estos tienpos nunca deʹxé de vijitar ni de caminar y aunque caminava a cavallo, las escaleras cuanʹdo las suvía tenía gran[de] afán aunque no tenía tripa, ni vientre, ni fígado, ni naʹso

---

[1]   Según estas cifras, el autor tendría 57 años (22+35). Sin embargo, otros datos dados en el texto apuntan a que tiene 67 años en el momento de escribir el texto. La cifra 35 es clara. e comparado el número 3 con el que aparece en el fol.14r cuando habla de la Distinción 3 y es distinto de como aparece en el cuerpo del texto, pero idéntico a como aparece en una anotación al margen. En todo caso, considero que, en esta discrepancia, el error se encuentra en esta línea y no en el resto de referencias a los años.

[2]   Olerlo.

שו ני אופילאשייון נינגונה פורקי מיאורינה לה אורינאווה טודו אישטי טיינפו אין טרי נו
גי אי דיאה 20 ויזיש אי אירה נאטוראל די מי אידאד אי טינפיראמיינטו פורקי אירה אלגו א‥ א

25   מאריאה אי פוקו אי שי לה קיריאה ריטיניר לה ריטיניאה מאש דישפואיש איגֿאווה מוגֿו
קאנטידֿאד גֿונטה אי לה קאמארה אירה אמארילייא אי‡ ביין אי מונגֿו שאלו אלגונאש ויזיש
קי שי מי קונרונפיאה איל אישטומאגו אי אינטונסיש פארה שיר קונֿרֿופימיינטו די איש
טומאגו וויניאה מוגֿו אמארילייאה פור לו קואל מי פארישיאה קי אקילייו די נו פודיר טו
מאר לה נשימה אירה פורקי קון איל גֿושטו אנשי קומו אקודֿייו טודו אקיל אומור קולי

30   ריקו אל קואורו אנשי אקודֿייו טאנביין אל תרפש אי קאבֿו איניל דישטינפלאנשה די דימא
זיאדו קאלור נו אינֿבֿלאמאשייון מאש אישקאניינטאמיינדו גראנדי פור שיר פוקו איל
אומור אי פור אישטו טאנביין אויאה פוקיטה פֿיברי קי דימאנאווה די לה דישטינפלאן
שה די לה קולורה קי אאי אקודֿייו לה קואל שי פֿואי פוקו אה פוקו אאומינטאנדו קון איל

39v

נו דורמיר דיל טודו קון לה דולינשייא די מי קונפאנייירה בואין מונדו טינגה פֿ‹ע אי שי
איזו אונה אינֿבֿלאמאשייון איניל אי איניל פֿוגאדו די קי קאי קון גראנדישימה קאליינטורה
אין איל 2 דיאה די פסח מוגֿה שיד מוי דישפֿישיל רישפֿיראשייון איל פולסו אין לה
גראנדיזה מודיראדו קונֿפֿורמי לה אידֿאד אי לה פֿואירסה קי ייא וימוש קי דיזי אבישינה קי לאש

5   פֿיברֿיש די לוש וייגֿוש שון שיפֿולטאדֿאש מאש מי פולסו שופֿואינטה מי פֿלאקיזה
אי מי אידֿאד נו שי פודֿיאה לייאמאר פֿיקינייו אאון קי קומו טינגו דיגֿו מיגֿור שיווי קון איל
אוגֿו קי קון איל טאקטו אי שוייאה קלארה מינטי קי פור לה גראנדי אי פֿלאמאשייון אי
קאליינטורה אירה מאיור לה קונטראסיון קי לה דילאטאשייון אי לה קיאיטו די לה אפֿואירה קי
ריזולטאווה די לה דילטאשייון נאטוראל מאש קי לה קיאיטה די אדֿיינטרו די לה קונטרה שייון

10   די דונדי פֿאריסיאה קלארו קי לה קאליינטורה אירה גראנדי אי קי דיזיאנגרה מוגֿו לה נאטוראליזה
ריפֿרישקאר איל קוראשון אי אטראיר איל איירי די אפֿֿואירה פארה רישפֿֿירישקארשי אי קי לוש
אומוריש אירֿאן דילגאדֿוש אי פוקוש אין קאנטידֿאד מאש קי שו קאלידֿאד אירה אינשישיווה אין
קאלור אי קי פור אישטו נו אויאה מוגֿוש אומוריש מאלוש ני גרואישושו אי ניל קוראסון ני
איניל קואירפו אי פור אישטו אירה קור[ט]ה לה די לאטאשייון אי לה קיאיטה די אדֿיינטרו אי

15   אנשי אזיאה און פולסו דישאיגואל אפֿריטאדֿו אי פֿריקינטי אי מוי דישיגואל אי לה אורי
נו אאון קי אויאה אישטה אינֿבֿלאמאשייון אי אפושטימה איניל תרפש אי אין איל פֿי
גאדֿו ני טאן פוקו לה קאמארה נו שידי מודֿארון די לוקי איראן אנטיש אאון קי איל קואירו די
טודו איל קואירפו אי לה קארה שי איזיירון מאש אמארילייוש אל 2 דיאה מי שאנגרי פורקי טודה
ויאה אויאה דֿוריזה אין איל פולסו אאון קי פוקה דונדי פֿאריסיאה קי לה פֿארטי אלטה אירה

20   לה אינֿפֿירמה אי לה טילה קי קובֿרי איל פֿיגאדו פור אלייא קון איל תרפש די לה פֿארטי
די אבאשֿו מאש קי די לה טילה די לה פֿארטי די אריווה פור קי קומו אישטה שי קונפונגה די
לה פליאורה שי אישטובֿיירה לה פֿארטי די אריווה דיל תרפש מוי אינֿבֿלאמאדה די פור
פֿואירשה אויאה די שיר איל פולשו מוי דורו אי אלגו שירינו אי אנשי אין איל 2 דיאה
מי איזי שאנגראר דיל בראשו דיריגֿו די וינה דיל פֿיגאדו אי קונפורמי לאש פֿואירסאש

25   מי שאקאריאה 05 דרא‡ די שאנגרי לה קואל אאון קי אין אוטראש אינֿפֿירמידֿאדֿיש נונקה
מי שאלייו מאלה אגורה שאלייו קון מוגֿו שירו קוליריקו אי קולוראדֿו די רידֿור דֿילה איש
קודֿיאה קי אינקלי נאווה אלגו אאמארילייו נו טאנטו קומו איל שירו פורקי אישטה
אירה מוי אמארילייו אי אין מידֿייו אינטרי ווֿרדֿי אי בלאנקו איל טראשון קומו מא
טירייא טֿווֿי פוקה טוש מאש טודה ויאה לה אווי שין איגֿאר נאדֿה שודֿי אל 3 אי 4

30   5 אי שי מי אליבֿייאנו לה קאליינטורה אי פֿואי קון בואי קוזימיינטו אין לה אורינה אין
פֿֿין דיל 5 טיניאה פוקה קאליינטורה אל 7 אליבֿיאני קון אוטרו שודֿור דֿילייא דיל טודו
אי מאש קי אאון קי אין לוש דימאש דיאש איזי דיל קואירפו 2 או 3 ויזיש אין איל
7 איזי 4 טודה קולורה מוי אמארילייא פֿֿואי אין מינור אשטה איל 21 אין איל קואל שי

40r

מי אפֿריטו איל וויינטרי נו אוויינדו איגֿו נינגון אישישו ביוי טודו אישטי טיינפו שֿארופי די

na/so ni opilación ninguna porque mi orina la orinava todo este tienpo entre no/che y día 20 vezes y era natural de mi edad y tenperamiento porque era algo a /²⁵maría y poco. Y si la quería retener, la retenía mas después echava mucha /cantidad junta. Y la cámara era amarilla, bien y muncho salvo algunzas vezes /que se me conrronpía el estómago y entonces para ser con<rr>onpimiento de es/tómago venía mucho amarilla. Por lo cual me parecía que aquello de no poder to/mar la nešima era porque con el gusto ansí como acudió todo aquel umor colé/³⁰rico al cuero. Ansí acudió tanbién al tarpaš y causó en él destenplança de dema/siado calor, no inflamación mas escanientamiendo grande por ser poco el /umor. Y por esto tanbién avía poquita febre que dimanava de la destenplan/ça de la colora que ahí acudió la cual se fue poco a poco aumentando con el

//³⁹ᵛno dormir del todo con la dolencia de mi conpañera, buen mundo tenga, DEP.

Y se /izo una inflamación en él y en el fígado de que caí con grandíssima calientura, /en el 2 día de pesaḥ, mucha sed, muy desficil respiración, el pulso en la /grandeza moderado conforme la edad y la fuerça. Que ya vimos que dize Abicena que las /⁵febres de los viejos son sepultadas, mas mi pulso —supuesta mi flaqueza /y mi edad— no se podía llamar pequeño aunque como tengo dicho mejor se ve con el /ojo que con el tacto. Y se vea claramente que por la grande iflamación y /calientura era mayor la contración que la dilatación y la quietu de afuera que /resultava de la dilatación natural más que l(de) a quieta de adientro de la contración. /

/¹⁰De donde parecía claro que la calientura era grande y que deziangra mucho la naturaleza /refrescar el coraçón y atraer el aire de afuera para resfrescarse. Y que los /umores eran delgados y pocos en cantidad, mas que su calidad era ensesiva en /calor y que por esto no avía muchos umores malos ni gruessos en el coraçón, ni /en el cuerpo. Y por esto era cor[t]a la dilatación y la quieta de adientro.

Y /¹⁵ansí, azía un pulso desaigual, apretado y frequente y muy desigual; y la ori/na aunque avía esta inflamación y apostema en el tarpaš y en el fí/gado, ni tanpoco la cámara, no se demudaron de lo que eran antes aunque el cuero de /todo el cuerpo y la cara se izieron más amarillos. Al 2º día me sangré porque toda/vía avía dureza en el pulso aunque poca, donde parecía que la parte alta era /²⁰la enferma y la tela que cubre el fígado por ella con el tarpaš de la parte /de abaxo mas que de la tela de la parte de arriva, porque como esta se conponga de /la pleura, si estubiera la parte de arriva del tarpaš muy inflamada de por /fuerça avía de ser el pulso muy duro y algo serrino.

Y ansí, en el 2º día me ize sangrar del braço derecho de vena del fígado y conforme las fuerças /²⁵me sacaría 50 dr' de sangre la cual, aunque en otras enfermedades nunca /me salió mala, agora salió con mucho sero colérico y colorado de redor de la es/cudía, que inclinava algo amarillo. No tanto como el sero porque esta /era muy amarillo y en medio entre verde y blanco el t[r]ason como ma/teria. Tuve poca tos mas todavía la uve sin echar nada, sudé al 3 y 4, /³⁰5 y se me alibianó la calientura y fue con buen cozimiento en la orina. En /fin del 5 tenía poca calientura, al 7 alibianó con otro sudor della del todo. /Y mas que aunque en los demás días ize del cuerpo 2 o 3 vezes, en el /7 ize 4, toda colora muy amarilla. Fue en menor asta el 12 en el cual se

//⁴⁰ʳme apretó el vientre no aviendo echo ninguno eceso.

Beví todo este tienpo xarope de

לימוניש אי נופאראש אי בוראגה אי מיש פֿארוש קון שומו די לימון ואריאנדו איל
אגרו אי לוש שֿארופיש שיגון אירה מינישטיר ריפֿריגֿיראר קוזיר או דיגֿיריר איל לה פוש
טימה פאשי קון דיאיטה אי קון אלגון קאלדו אשטה איל 8 קון אגרו די לימון מאש או
מינוש שיגון לו פידיאן לוש טיינפוש דיל 8 פור דילֿאנטי מאש

5 קי און פוקו די פולייו קון שו לימון אישטווי אפֿריטאדו אשטה איל 51 אין קי איגֿי אונה
אייודה די נו פֿאראש מולוגֿאש שיואדה מאנשאנילייא יירוה די ויינטו אוגֿאש די מינ[...]
אי ד(י) שיר[גו]אילֿאש דולשיש 02 דרא   די אזייטי רוזאדו 02 דיאשוקאר 7 די פולפה די
קאשייא אנדווי ביין קון אילייא אי מי שאלייי און פוקו די שאנגרי די אלמוראנאש מי

10 קידו איל ויינטרי בלאנדו קי טודאש לוש דיאש אנדאווה 3 או 4 ויזיש אינטרי דיאה אי נוגֿי
לה אורינה אזיאה קומו די פרינשיפֿיו קואנדו אינפישי לה אינפֿירמידאד אי מי ליואנטי
די לה אינפֿירמידאד אי קאמיני ריגֿינדו מי ביין טודו אקיל ויראנו אשטה פאשאר סוכות
אאון קי לאש נוגֿיש נו ליוואוה בואינאש אי טיניאה גראנדישימה ראשקינה דילה מישמה
מאנירה קי פרינשיפֿיו אי אלגו מאש אי טודה ויאה נו פודיאה טומאר ביין לה נשימה קון

15 קי קאי קון שישייוניש גראנדיש די קאדה נוגֿי שין פודֿיר דורמיר די לה גראנדי ראשקינה
לה פֿלאקיזה אורה מוגֿה אי קאי אין לה קאמה אי פֿואי פינאנדו אשטה חנוכה קון לאש
שישייוניש נו שיינטיינדו אין מי פֿואירסאש פארה אזיר מאש קאנטידֿאד קי דיאנטיש
אי קון לה מישמה קאלידֿאד אי קון מוגֿו מאיור טראוואגֿו פור אזיר פֿריאוש גראנדיש
שיר מינישטיר ליואנטאר מוגֿאש ויזיש אין לה נוגֿי אי קונפֿורמי אישטוש טראוואגֿוש
אייוה קון לה דיאיטה רימידיֿיאנדו מיש מאליש אאון קי קון טודו אישטו ני קון לאש איואקאשיו

20 ניש ‹נו שי› אליביאנאווה נאדה אי ויארה קי לוש פולשוש שי אינפלאקישיאן אי טיניאן מוי פוקה קארני
אי ‹א›און קי נו ביוויאה שינו אירה אגואה די שיואדה אי מוי פוקה אאון קי טיניאה שיד שימי אין
פישארו אאינגֿאש לוש פייש קון קי אאון קי אישטה פוקה אגואה נו ביוויאה שאלו קואנדו שי מי
קורונפיאה איל אישטומאגו קון 01 גראנוש דישיוידה אי 2 די פֿינוגֿו ביוויאה אונה איש
קודיאה די מידייו אוז   או 2 די אישטה אגואה פֿיירווויינדו שין קידֿישי מאש די 3 או 4 בולייו

25 ריש אי מי אלייאווה מוגֿו ביין קון אילייא פור לו קואל מידֿיטיֿר‹מיני די מיטיר אונאש
שאנגֿואילֿאש פורקי נו מיאוייאה ויינדו מאש שאנגרי די אלמוראנאש דינדי איל 51 דיל
דולור דיל פֿיגאדו קי מי איגֿי לה איודה אי שאקאריאה קואנטו אונאש 210 דרא   דרא   אידין
די אאי אינפֿישי אלייייאנאר אי לה קאבֿזה דישטה ריקאידה די לאש שישייוניש פֿואי
פורקי טודו איל ויראנו קומו טינגו דיגֿו קאמיני קי נו מידֿישייואן ריפֿוזאר אין קאזה אי

30 שי מי רישקאליינטאווה לה קולורה די מאזיאדה מינטי אי מידאווה אקילייא רישקינה קי

טווי טודו איל ויראנו אי מי שאנגרי די לה שאלוואטילה פור אילייו די לה דיריגֿה דישפואיש קי פא
שארון לוש קאניקולאריש אין 02 די אגושטו מי אלֿיי און פוקו מיגֿור די לאש קומישייוניש
אי די לאש פונגֿאדאש גראנדיש קי מי דאוואן אין איל פֿיגאדו מאש קומו שיינפרי קאמינא
ווא קאי מאלה מינטי קון לאש שישייוניש קי פֿואירון קאבֿזה קי מי שאנגרי לאש אלמוראנאש

5 קון לאש שאנגֿואילֿאש מי איזיירון פרוויגֿו פורקי נו פֿואירון טאן גראנדיש ני לא קומישייון
די אאי אדילאנטי אי מי בולייאו לה איואקאשייון די לאש אלמוראנאש קאדה 51 דיאש ני
מאש ני מינוש אין לה קולור אי לה קאנטידֿאד קומו אנטיש קי קאייש דישטה אינפֿירמי
דאד אי טאנביין פרשיאווירה לה קאמארה אי אורינה קומו דאנטיש אי לה נשימה טודה
ויאה די פֿיקולטוזה פרינסיפאל מינטי אל שובֿיר די לאש אשקאליראש אי לאש קא

10 לייינטוראש שי מי קיטארון דיל טודו פור פורים אי אישטי טיינפו מי אזיאן אליואנטאר
אויר אלגונוש אינפֿירמוש קי בולוי אריקאיר אימי בולויאן קאליינטוראש אי גראן קומיש
יון אי נוגֿי אי אנשי טינגו אידה פינאנדו די מאנירה קי ויינדו איל מאל גראנדי קי מי קאבֿזא
וואן לאש ויגֿיטאש קי שי 4 דיאש אישטאווה אין פייש 51 אישטאווה אין לה קאמה קי אאין
דה קי טיניאה טודנאש לאש 3 איואקאשייוניש די אורינה קאמארה אי אלמוראנאש טודו דיאה

15 פירשיוורואווה לה אינפֿירמידאד אאון קי מירוגֿיאה ביין אי נו פודיאה ויר איל וינו די
נינגונה מאנירה מי ריזולווי אין לה פרימירה שימאנה די אב אוניגֿרמי אאישטי אישטקו

ʹlimones y núfaras y borraja y mesparos con çumo de liʹmón, liʹmón variando el ʹagro y los xaropes según era menester refrigerar, cozer o digerir el la posʹtema. Passé con dieta y con algún caldo asta el 8 con agro de limón, más o ʹ⁵menos según lo pedían los tienpos de la enfermedad. Del 8 por delante más ʹque un poco de pollo con su limón. Estuve apretado asta el 15 en que eché una ʹayuda de núfaras, molochas, cebada, mançanilla, yerva de viento, ojas de mesa[a]e ʹy 7 xir[gü] elas dulces, 20 draʹ de azeite rosado, 20 de açucar, 7 de pulpa de cassia.

Anduve bien con ella y me salió un poco de sangre de almorranas, me ʹ¹⁰quedó el vientre blando que todas los días andava 3 o 4 vezes entre día y noche. ʹLa orina azía como de principio, cuando enpeçó la enfermedad.

Y me levanté ʹde la enfermedad y caminé rigiéndome bien todo aquel verano asta passar sukot, ʹaunque las noches no llevaba buenas y tenía grandíssima rasquina de la misma ʹmanera que (en) principio y algo más. Y todavía no podía tomar bien la nešima con ʹ¹⁵que caí, con ciciones grandes de cada noche sin poder dormir de la grande rasquina. ʹLa flaqueza (e)ra mucha y caí en la cama.

Y fui penando asta ḥanuka con las ʹciciones no sientiendo en mí fuerças para azer más cantidad que de antes ʹy con la misma calidad y con mucho mayor travajo por azer fríos grandes, ʹser menester levantar muchas vezes en la noche.

Y conforme estos travajos, ʹ²⁰iva con la dieta remediando mis males aunque con todo esto ni con las eva(ca)cioʹnes <no se> alibianava nada y veara que los pulsos se enflaquecían y tenían muy poca carne. ʹY <a>unque no bevía si no era agua de çebada, y muy poca, aunque tenía sed, se me enʹpeçaro a inchar los pies con que aunque esta poca agua no bevía, salvo cuando se me ʹ corronpía el estómago, con 10 granos de çebeda y 2 de finojo, bevía una esʹ²⁵cudia de medio ozʹ o 2 de esta agua fierviendo sin que dese más de 3 o 4 bulloʹres y me allava mucho bien con ellla.

Por lo cual me dete<r>miné de meter unas ʹsanguigelas porque no me avía venido más sangre de almorranas dende el 15 del ʹdolor del fígado que me eché la ayuda y sacaría cuanto unas 120 draʹ y denʹde ahí enpeçé (a) alivianar.

Y la causa desta recaída de las cicciones fue ʹ³⁰porque todo el verano, como tengo dicho, caminé, que no me dexevan reposar en casa. Y ʹse me rescalientava la colora demasiadamente y me dava aquella resquina que

ʹʹ⁴⁰ᵛtuve todo el verano y mi sangre de la salvatela por ello de la derecha.
Después que paʹssaron los caniculares, en 20 de agosto, me allé un poco mejor de las comeciones ʹy de las punjadas grandes que me davan en el fígado, mas como sienpre caminaʹva caí malamente con las cicciones que fueron causa que me sangre las almorranas. ʹ⁵Con las sanguijuelas me izieron provecho porque no fueron tan grandes ni la comeción de ahí (en) adelante y me bolvió la evacación de las almorranas cada 15 días, ni ʹmás ni menos en la color y cantidad como antes que cayesse desta enfermeʹdad y tanbién perciviera la cámara y orina como dantes y la nešima todaʹvía dificultosa, principalmente al subir de las escaleras, y las caʹ¹⁰lienturas se me quitaron del todo por purim. Y este tienpo me azían alevantar ʹa ver algunos enfermos que bolví a recaer y me bolvían calienturas y gran comeʹción de noche.

Y ansí, tengo ida penando de manera que viendo el mal gra[n]de que me causaʹvan las vijitas, que si 4 días estava en pies 15 estava en la cama, que aínʹda que tenía todas las 3 evacaciones de orina, cámara y almorranas, todo día ʹ¹⁵perseverava la enfermedad aunque me regía bien y no podía ver el vino de ʹninguna manera. Me resolví en la primera semana de ʔav avenirme a este escuʹtar

טאר אי אינשיראארמי פארה קי נו מי לייאמאשין אי ויני מוﹹו מאלו אאיל אינוﹹאﹹדו די

אוירמי איל דייו לייואדו מי קונפאנײרה אי מי ויניאן קאלײנטוראש די נוﹹי די אין קואנדו אין

קואנדו קון גראנדיש ראשקינאש אי אקי קון איל בואין אײרי דיל לוגאר אי אﹹואה די פוזו די

20   קושקונﹹורה אי קון אינטראר אונה ויש אין לה מאר דיקישינטי תﹽל מוﹹו פרוויﹹו פורקי

פודי דישפואיש ביויר וינו אאון קי אין פוקיטה קאנטידאד אי לה ראשקינה פור לה בונדאד

דיל דייו איש מינוש אי מידישﹼה דורמיר לאש נוﹹיש מוﹹו מאש דילוקי שוליאה אי לה

נשימה טאנביין שימיﹹורו מוﹹו קונפﹼיאו אין איל שﹽﹽ"ת קישי מידה איל טיינפו לוגאר

קי קאלײנטי און פוקו פארה פודיר אונה או 2 ויזיש אין לה מאר אישטארי מיﹹור אי שאבריארי

25   בעﹽﹽה די לה אינפﹼירמידאד ל[עבו]דתו יתברך איקי פﹼואישי אישטי אולטימו טודו מי רימידײו

פארה אישקאפﹼאר דישפואיש דיל דייו שי ביין מירארייש איﹹו מיאו לאש קאבﹷזאש דילה

איטירישייא קי טרושﹼימוש אריווה אין אישטה דישטינשייון ויריﹽﹽש קלארו קי לה קאבﹷזה אין

מידייאטה אי קונﹹונטה דילייא נו פודייאה אוטרה קוזה מאש קומודה פארה שו רימידײו אי

קיטארלה פורקי לה קאבﹷזה אין מידייאטה נואירה אופטרושייון ני טאפאמיינטו די לוש

30   ואזו קיריפונגאן לה קולורה די[נ]די איל פﹼיגאדו אשטה לאש טריפאש פואיש קי טווי שיינפרי

איל ויינטרי בלאנדו אי לוש אישקרימינטוש אמארילייוש אי קון קאנטידאד מוﹹה די קולורה

אי אנשי נו אויאה אין לה פארטי קאווﹼה דיל פﹼיגאדו נינגונה אופילאשייון ני אין איל

41r

ואזו ריﹹו ני אין לה פﹼייל ני אין לה וינאש מיזיבאייקאש ני אין לה י וינה פורטי ני אין לוש וא

זוש דיל באשו ני אין לה בוקה דיל אישטומאגו ני אין לה בוקה די אריווה ני אין לה די באשﹼו דיל

אישטומאגו אי שיינפרי טווי בואינה גאנה די קומיר אי נונקה טווי נינגונאש ואשקאש ני

קונגושאש אי קי טאנביין נו אובﹼײשי טאפאשייון אין נינגונה ואנדה פארטי דיל פﹼיגאדו שי

5   איﹹה דיויר די לה קאנטידאד אי אורינה קי שיינפרי איﹹו אי אנשי נו אטריבואו אישטה

אינפﹼירמידאד אאוטרה קוזה קי שיאה שו קאבﹷזה. אין מידייאטה קי איל קאלור גראנדי קון שיקידאד

דיל פﹼיגאדו אי לה שיקידאד דיל אישטומאגו קי אײרה מוﹹה קי מי קאבﹷזאווה פﹼלאקיזה אי דיבי

לידאד דיל אישטומאגו פור פﹼאלטה דיל אומידו ראדיקאל אין קי ﹽשיﹽ שושטיינטה איל קאלור נאטוראל

דיל אי קון אלגון פריטיל נאטוראל אי אנשי פור נו אויר פﹼריאלדאד ני מונﹹו פריטיל נאטוראל

10   קאלור אﹽﹽמﹼ אי טיניר גאנה די קומיר אי דישטה קומידה אאון קי בואינה פור אישטה דישטינפל

נשה בואינה דיל אישטומאגו קון פוקו קאלור נאטוראל אישקאלײנטה איל קילו קיזאי די לה קו

מידה אי קומו לייוה ייא אלגונה דישטינפלאנשה קאלײנטי קון איל קאלור אי שיקידאד דיל

פﹼיגאדו שי איﹹינדרה אונה שאנגרי קוליריקה די לה קואל שי מאנטיניאה לה פﹼארטי דיל תרפש קי שי

פﹼורמה די לה טילה דיל פיריטו ניאו אי קאבﹷזאווה קי שי דישטינפלאשי קון קאלור דימאזיאדו

15   אי דישפואיש קי ייא אונה ויש שי דישטינפלו אקילייא דישטינפלאנשה פורשיווירו די שואי

רטי קי קידו קומו פרופיﹼו טינפיראמיינטו די לה פﹼארטי אאון קי מאלו אי און קי דישפואיש

קון לאש איואקאשייוניש דיל ארטי אי קון אונטורייאש קי שי איזיירון אל איגאדו אי אומיקטאן

טיש אל אישטומאגו שי טינפלו איל איגאדו לה דישטינפלאנסה קי אישטאווה אין איל

תרפש אקילייא קומידה לה אישקאלײנטאווﹷה דימאזיאדו קי לי ויניאה אי קון אישטו נו פדיאה טומאר

20   לה נשימה ני מאש ני מינוש שושידיאה אין איל קואירו קי לואיﹹו דינדי איל פרﹼימיר דיאה קי אין

פישו לה אינפﹼירמידאד נו שולה מינטיש שי טﹽﹽתרפש ני טאנביין שי נו קואירו אינפﹼישו נאטוראליזה

אה איﹹאר קון איל גﹼושטו לה קולורה קי אויאה אי שי קואירו אל קואירו אי דישפואיש שי אישקאלײנטו קון לה

קולורה טאן די מאזיאדה מינטי קי קואלקירה מאנטינימיינטו בואינו קילי ויניאה קי לו

קונﹼוירטייﹼשי אין שו שושטאנשייא לו אזיאה קולורה אנשי קי לה קאבﹷזה טוטאל מינטי אי

25   אין מידייאטה קי איזו לה אינפﹼלאמאמשייון דיל תרפש אי דיל איגאדו פﹼואי קאנטידאד די

אומור קולאיריקו קי שי איגﹼינדה אין איל פﹼיגאדו מישמו אי פרושידײו אישטה איגﹼינדואשייון

די לה קאבﹷזה אין מידייאטה קי אירה אל אומור נאטוראל קולאיריקו קי אויאה אין איל קואירפו

קי קון איל גﹼושטו קאייו אין איל קואירו אי אין לאש קארניש פיﹹאדאש אאיל או אין איל תרפש

אי דישטינפלו לאש פﹼארטיש דיל קואירפו די טאל מאנירה קי שי אינייאדײו אין איל פﹼיגאדו

30   לה דישטינפלאנשה קאלײנטי אי שיקה אי אין איל אישטומאגו או קאבﹷזו קי שי איזﹼ

escu/tar y encerrarme para que no me llamassen.

Y vine mucho malo a El, enojado de /averme el Dio llevado mi conpañera y me venían ca-lienturas de noche de en cuando en /cuando, con grandes rasquinas. Y aquí, con el buen aire del lugar y agua de pozo de /²⁰Kuskunjura y con entrar una vez en la mar de que sentí, gracias a Dios, mucho provecho porque /pude después bever vino aunque en poquita cantidad. Y la rasquina, por la bondad /del Dio, es menos y me dexa dormir las noches mucho más de lo que solía y la /nešima tanbién se mejoró mucho. Confío en el Nombre, ¡bendito sea! que si me da el tienpo, lugar /que caliente un poco para poder una o 2 vezes (estar) en la mar, estaré mejor y sabriaré,[1] /²⁵con la ayuda de Dios, de la enfermedad, le-²abodoto hitbare_k_, y que fuesse este último todo mi remedio /para escapar, después del Dio.

Si bien mirares, ijo mío, las causas de la /itericia que truximos arriva en esta distinción, verex claro que la causa in/mediata y conjunta della no podía (ser) otra cosa más cómoda para su remedio y /quitarla. Porque la causa inmediata no era o(b)trucción ni tapamiento de los /³⁰vasos que repongan la colora de[n]de el fígado asta las tripas pues que tuve sienpre /el vientre blando y los excrementos amarillos y con cantidad mucha de colora. /

Y ansí, no avía en la parte cava del fígado ninguna opilación, ni en el

//⁴¹ʳvaso rejo, ni en la piel, ni en la venas mesibaiecas, ni en la vena porte, ni en los va/sos del baço, ni en la boca del estómago, ni en la boca de arriva, ni en la de baxo del /estómago. Y sienpre tuve buena gana de comer y nunca tuve ningunas vascas ni /congoxas. Y que tanbién no ubiesse tapa-ción en ninguna parte alta del fígado se /⁵echa de ver de la cantidad (d)e orina que sienpre echo. Y ansí, no atribuo esta /enfermedad a otra cosa que sea su causa inmediata, que el calor grande con sequedad /del fígado y la sequedad del estómago mucha, que me causava flaqueza y debi/lidad del estómago por falta del úmedo radical en que <se> sustenta el calor natural /dél y con algún pretel natural.

Y ansí, por no aver frialdad ni muncho pretel natural /¹⁰calor y tener gana de comer. Y desta comida, aunque buena, por esta destenpl(a)/nça buena del estómago con poco calor pretel natural escalienta el quilo que aze de la co/mida. Y como lleva ya alguna destenplança caliente y seca, con el calor y sequedad del /fígado se egendra una sangre colérica de la cual se mantenía la parte del tarpaš que se /forma de la tela del peritoneo y causava que se destenplaçe con calor demasiado. /¹⁵Y después que ya una ves se destenpló, aquella destenplança perseveró de sue/rte que quedó como propio tenperamiento de la parte, aunque malo. Y unque después /—con las evacaciones del arte y con unturias que se izieron al ýgado y umectan/tes al estómago— se tenpló el ýgado, la destenplança que estava en el /tarpaš aquella comida la escalientava demasiado, que le venía y con esto no podía tomar /²⁰la nešima.

Ni más ni menos sucedía en el cuero, que luego dende el primer día que en/peçó la enfer-medad, no solamente al tarpaš sino tanbién el cuero enpeçó naturaleza /a echar con el gusto la colora que avía al cuero. Y después se escalientó con la /colora tan demasiadamente que cualque-ra mantenimiento bueno que le venía primero que lo /convirtiesse en su sustancia lo azía colora.

Ansí que la causa totalmente e /²⁵inmediata que izo la inflamación del tarpaš y del ýgado fue cantidad de /umor colérico que se echinda en el fígado mismo. Y procedió esta echinduación /de la causa inmediata, que era el umor natural colérico que avía en el cuerpo, /que con él gusto cayó en el cuero y en las carnes (f)ijadas a él y en el tarpaš. /Y destenpló las partes del cuerpo de tal manera que se eñedió en el fígado /³⁰la destenplança caliente y seca, y en el estómago, o causó que se izie/sse

---

[1] Sanaré.

שי מוגֿה קולורה פרושידינדו טודו אישטוש אקשידינטיש אי שישייוניש אי אינפֿירמידא
דיש דילה קאבֿזה לי שֿאנה אי רימוטה דיל גֿושטו אי דאי לה‹ש› מידייאטאש אי דיאקיש

41v

טאש לאש פרושֿימאש אי אין מידייאטאש לוקי שיוי קי קומו שי אקודייו אל רימידייו די
לאש מידייאטאש קאבֿזאש קי שושידיירון דיל גֿושטו קי פֿואי איל אומור קולוריקו נאטוראל קי
אקודייו אל קואירו אי אל תרפש שישארון לאש אין מידייאטאש קי פֿוא איל אומור פריטיל נא
טוראל קולוריקו קי קאבֿזו לאש קומישייוניש גראנדיש אי איל נו פודיר תומאר לה נשימה
אי איל דולור דיל פֿיגאדו אי אינפלאמאמאשייון אי דיל תרפש אי אנשי קון שו קונטראר
5
ייו ריפֿיגיראנדו איל קואירו אי טודו איל אנ[בי]טו דיל קואירו אי איל פֿיגאדו קון לה אינטרא
דה די לה מאר שי רימידייו לה קאבֿזה קונגֿונטה די טודוש אישטוש מאליש קי איש איל
אומור קוליקו אי ווה שישאנדו לה אינפֿירמידֿאד אי איל שינייור דיל מונדו שיאה
שירוידֿו קיטארמילה דיל טודו פארה שו שירבישֿיו אמן   קי אה 8 מיזיש די לה אינפֿירמי
10
דאד מי דייו און פֿאשטיאו גראנדי 4 או 5 דיאש קי נו פודיאה קוזיר קוזה אין איל אישטו
מאגיקו טודו שי מי קורופיאה אין איל פאשאנדו פור לא קאיי מידייו גולור די ואניו אי מובי
אה אונה פארטי אי אוטרה וידי קי איווה אונו וינדיינדולו אי ממש שי מי קונפורטו קון
איל גולור איל אישטומאגו קופראנדולו קומי דיל אי קומו לו קונטינואי 4 או 5
דיאש שימי קונפוזו איל אישטומאגו אי מידייו גאנה די קומיר אי אין ורידֿאד פארה
15
אילייו מיאיזו מוגֿו ביין אי דישפואיש קי לו קונטונואי שי מי איזיירון גראנדיש פֿואי
גוש אילודישֿי פורקי לה פֿלאקיזה דיל אישטומֿאגו אירה פור פֿאלטה די אומידֿאד שושטאן
טיפֿיקה אי איל פֿיגאדו מוי קאליינטי אי אביאה קאלור קולוריקו אי דישפואיש אוזי איל
פֿירישֿיל אה קומיר לה אוגֿה אין איונאש אי דישפואיש די קומידֿה אי מי פֿאי די גראן פרו
ויגֿו פורקי אאון קי דיזי לאגונא דיקלאראנדו אה דיואש קורידיש אין איל קאפֿיֿ פרופֿיו דיל
20
וירדאדירו אפֿיו קי איש איל פֿירישֿיל קי קומימוש קי אזי אלפֿיריזֿיאה אי אנשי מאנדו קי לאש
מוגֿיריש פריגֿ‹יי›אדאש נו לו קומאן אמי מי איזו מוגֿו פרוויגֿו פורקי מי אזיאה דורמיר די
נוגֿי לוקי אנטיש נו פודיאה אי מי קונפורטאווה איל אישטומאגו קון לה אומידֿאד קאליין
טי טינפלאדה מינטי אי מי לו קונפורטאווה פורקי אאון קי דיזין לוש אאוטוריש קי איש קאליי
נטי אי שיקו שוש אוגֿאש קואנדו אישטאן ביין וירדֿיש דילקי איש ריגֿאדו די ואירטה פור
25
איל אגואה קי טייני קונטינה מינטי דירידור די שי אבאשֿה דיל קאלור אי די לה שיקידֿאד
אי שי אזי טינפלאדו אי אנשי אין לוש אישטומאגוש קי שון פֿלאקוש אי פֿאלטוש די קאלור
נאטוראל אי קון מוגֿה שי קידֿאד אישטי פירישֿיל די לאש ואירטאש קומו פיירדי פור רא[וֿזון]
דיל מאנטינימיינטו דיל אגואה קון קי איש ריגֿאדו איל קאלור אי לה שיקידֿאד אין לוש טא[
אישטומאגוש אזי מוגֿו פרוויגֿו   אי נו איש אישטו מוגֿו פוש וימוש קי אין אומ[
30
קי דישו נאטוראליזה איש קאליינטי אי שיקו אי מוי קולוריקו שי אוזה אה קומיר קו[ן]
פֿריאש אי אומידֿאש אי שי ריגֿי טו[ד]אש לאש 6 קוזאש נו נאטוראליש די מודו קי אין
פֿריאי איל טינפיראמיינטו קאליינטי אי שיקו קון איל אוזו דיל פֿריאו אי אומידו שי
אזי פֿלימאטיקו אי פור אישטו דישֿו איפוקרֿי קי שילי אויאה די דאר אל אינפֿירמו אין לה
דיאיטה קונפֿורמי אלו קי אוזאווה קומיר אאון קי נו פֿואישי אין טודו פור לו מינוש אין

42r

אלגו אין לה פרימירה די אפֿוריזֿ אפוריזֿֿ 71 - די זיינדו אנשי אישֿט קיבוש שימיל אאוטביייש
איט קֿיאֿזֿבֿיש קי בוש פֿאלורה ניאן פֿאפשיאורה איט פֿארטיקולאטין או פֿורטיאט אופֿירו
קונשידיראנדו קונדינאנדו אפֿטין ‹אליקו[א] אאויטים› טינפורי רישייוני איטאטי איט קונשואיטודיני
די קואנטאש אי די קי קוזֿאש שי די אונה איש או שי 2 אי דיקי קֿוֿאֿש ‹שי› מוגֿאש ויזֿיש שֿי
שֿיֿאֿוֿוֿ או מאש פוקאש ויזֿיש אי שי פֿארטיקולאר מינטי קונינגה דאר אה קומיר
5
אל אינפֿירמו אה די קונשידֿיראר איל מידֿיקו אי קונפֿורמי אובֿיירי די מינישטיר קאדֿה אין
פֿירמידֿאד דארה מאש קון טודו אה די מיראר די דאר אה קומיר מיראנדו אל טיינפו קי איש
ויראנו או אינוויירנו אי לה רישייון שי פֿריאה שי קאליינטי אי אלֿה אידֿאד שי וייגֿו או מושו
אי לה מידֿה קי טייני איל אינפֿירמו אין לה קומידֿה אדונדי איש דינוטאר קי נו אבֿלו

izie/sse mucha colora, procedendo todo estos accidentes y ciciones y enfermeda/des de la causa lexana y remota del gusto. Y dahí la<s> mediatas y de aques//tas

aques//⁴¹ᵛtas las próximas e inmediatas. Lo que se ve que como se acudió al remedio de las media-tas causas que suciederon del gusto, que fue el umor colérico natural que /acudió al cuero y al tarpaš, cesaron las inmediatas, que fue el umor pretel na/tural colérico, que causó las comeciones grandes y el no poder tomar la nešima /⁵y el dolor del fígado, e inflamación y del tarpaš.

Y ansí, con su contrar/io refigerando el cuero y todo el án[bi]to del cuero y el fígado con la entra/da de la mar se remedió la causa conjunta de todos estos males que es el /umor col(ér) ico y va cesando la enfermedad y el señor del mundo sea /servido quitármela del todo para su serbixio. Amén

Que a 8 meses de la enferme/¹⁰dad me dio un fastío grande 4 o 5 días que no podía cozer cosa en el esto/maguico, todo se me corronpía en él. Passando por la caie me dio golor de vanio y mobí /a una parte y otra vide que iva uno vendiéndolo y mamaš se me conportó con /el golor el estómago. Coprándolo comí dél y como lo continué 4 o 5 día se me conpuso el estómago y me dio gana de comer. Y en verdad para /¹⁵ello me izo mucho bien y después que lo cont(i)nué se me izieron grandes fue/gos y lo dexé porque la flaqueza del estómago era por falta de umedad sustan/tí(f)ica y el fígado muy caliente y avía calor colérico.

Y después usé el /perexil, a comer la oja en ayunas y después de comida y me fue de gran pro/vecho. Porque aunque dize Laguna declarando a Dioscórides en el capi' propio del /²⁰ver-dadero apio, que es el perexil que comemos, que aze alferezía. Y ansí, mandó que las /mujeres preñadas no lo coman.

A mí me izo mucho provecho porque me azía dormir de /noche, lo que antes no podía, y me conportava el estómago con la umedad calien/te tenpladamente y me lo conportava porque, aunque dizen los autores que es calie/nte y seco, sus ojas cuando están bien verdes, del que es regado de vuerta, por /²⁵el agua que tiene continamente derredor de sí, abaxa del calor y de la sequedad /y se aze tenplado.

Y ansí, en los estómagos que son flacos y faltos de calor /natural y con mucha sequedad, este perexil de las vuertas como pierde, por ra[zón] /del mantenimiento del agua con que es regado, el calor y la sequedad en los ta(les) /estómagos aze mucho provecho.

Y no es esto mucho pos vemos que en om(re) /³⁰que de su naturaleza es caliente y seco y muy colérico, si usa a comer co(sas) /frías y úmedas y se rige to[d]as las 6 cosas no naturales, de modo que en/fríe el tenperamiento caliente y seco con el uso del frío y úmedo, se /aze flemático.

Y por esto dixo Ypocr' que se le avía de dar al enfermo en la /dieta conforme a lo que usaba comer, aunque no fuesse en todo por lo menos en

//⁴²ʳalgo en la primera de *Aforis'*, *aforis'* -17, diziendo ansí: *Ext' quibus semel aut bies /et quibus pal ora ni an papsi ora et particulaten oporte[a]t ofire considerando condinando <autem> aliqua tenpore resiione etate et consuetudine.* /De cuantas y de que cosas, si de una es o si 2, <si> muchas vezes /⁵o más pocas vezes y si particularmente convenga dar a comer /al enfermo a de considrar el médico. Y conforme ubiere de menester cada en/fermedad dará. Mas con todo a de mirar de dar a comer mirando al tienpo que es /—verano o invierno— y la resión —si fría si caliente— y a la edad —si viejo o moço— /y la me(di)da que tiene el enfermo en la comida.

Adonde es denotar que no abló

10　איפוקי אין איל איל דאר די קומיר אל אינפֿירמו אל טינפיראמיינטו נאטוראל שויו מאש
מירו אל אשֿד אטטיטישייו טינפיראמיינטו קי איש אקיל קי קון לה קומידה אי לה ביוידה
איל אינפֿירמו אי קון איל אוזו די לאש אוטראש קוזאש נו נאטוראליש אדקיריו אי אנשי
וימוש קי איל פֿלימאטיקו קון איל אוזו שי אזי קוליריקו אי אלריוויש אי אנשי אקאי
שי אין לאש פלאנטאש אי אין לא יירוואש קונפורמי לוש לוגוריש אדונדי שי קריאן רי

15　טיינין מאש שו נאטוראל טינפיראמיינטו או לו פיירדין פורקי אקילייאש קי שו נאטוראליזה
איש קרישיר אין לוגאריש שיקוש אי קאליינטיש אי קין אגואה שי קין קאליינטיש אי שיקאש גואר
דאן פֿורטישימה מינטי שו שיקידאן אי אומידאד אי שי לאש פלאנטאן אין ווארטאש לוגא
ריש פֿריאוש אי אומידוש די מונגֿה אגואה פיירדין מוגֿו דישו טינפינאמיינטו אישי
אזין טינפלאדוש קומו אקאישי אין איל פיירישֿיל אי קונפֿירמה אישטה דוטרינה איל מישמו

20　איפוקי אין לה 2 די אפוריֿ אפוריֿ 05- דיזיינדו: קואי איש לונגו טינפורי קונשואאיטה
שונט איט שידיטיריירורה שינט אין שו איטיש מינוש מולישטארי שולינט אופורטיט
אישיאוט אדאינשואי טה טראנזיירי: טודאש אקילייאש קוזאש קי אישטה איל אומרי
אוזאדו אה אוזאר דילייאש אאינדה קי שיאן מאלאש קאבֿזאן מינוש פֿאשטיאו קי לאש נו
קוזטומבראדאש אי פור אישטו איש מינישטיר אירשי אוזאנדו איל אומרי פוקו אה פוקו

25　אל לו קי נו אישטה אוזאדו דונדי שיווי קלארו קי מאש טינפיראמיינטו פרופייו דיל אומרי
איש אקיל קי טומה די לוקי אוזה אקומיר אי אויויר קי נו איל קי טייני די שו פרופייו נאשי
מיינטו אי אישטה איש לה די פֿירינשייא קי איי אינטרי איל פיירישֿיל די לה ווארטה אל
דיל קאנפו אי טיניאה מאש פארה מי אינפֿירמידאד איל פיירישֿיל לו קי דיזין לאגונה אי דיאש
קורייש אין לוגאר שיטאדו קי פארה מוויר לה אורינה אי לה קאמארה אי קיטאר לאש אופי

30　לאשייוניש אי קונפֿורטאר איל אישטומאגו אי לימפייאר איל איגאדו אי דישאופילאר איל
באשו טייני גראן וירטוד אי אנשי ויד דיל מוגֿו דיל פרוויגֿו

42v

דישטינשיין 10 די קומו שיאה
דיאויר איל מידיקו אין
לה גֿונטה פארה טרא
טראטאר לוש שינייאליש אי פירנושטיקוש
די לאש אינפֿירמידאדיש

ייא　אוימוש דיגֿו אין אוטראש פארטיש קי איש קומון די איש טודה לה אישקולה מידיקה קי
איל מידיקו פארה שיר פירפֿיטו אה די קונושיר לו פריזינטי אי לו פאשאדו אי
לו וינידירו אי אנשי לוש שינייאליש פירנוסטיקוש פארטי דאן נוטישייא דילו פאשאדו דילו
פריזינטי אי פארטי די לוקי אה די שושידיר פור לו קואל פרימירה מינטי אומוש דוויר שי די טו

5　דוש אישטוש 3 גֿינירוש די פרינושטיקוש אוימוש די טראטאר אין לאש גֿונטאש אי אין
קי לוגאר די קאדה אונה דילייוש אי איש שיירטו קי טודוש אישטוש שינייאליש קונויינין אין איל
אוזו די לה מידישינה פורקי איש נישישארייו קונושיר לו פריזינטי אי אויזאר דילו וינידירו
אי ריקונטאר לו פאשאדו פורקי אנשי קונושירימוש קי אונה פיבֿרי קי טומו אאון אומרי איש די
ארייא אי נו פוטרידה קואנדו וימוש קי אפארישין שינייאליש אין איל קואירפו קי מושטראן שיר דיארייה

10　קומו שי אונו נו דורמ[י]ו אונה נוגֿי או מונגֿאש או ביבייו וויגֿו פורו אי מונגֿוש קי לי דייו
וינו קון בוראגֿיש או קומייו די מאזיאדו שאווימוש קי קומו גומיטה לה קומידה או שי
דורמה או ריפוזוי די אלגונה גראנדי שול קי פאשה אלאש 42 אוראש פאשה לה קאליינטורה קי
פור אישטו שי לייאמה דיארייא פורקי טורה און דיאה נאטוראל איקיטאדה לה קאבֿזה קי טיניאה
ליוויאנה שישה לה קאלינטורה או די לה מישמה מאנירה קונושימוש קי לה לייאגה מאליגנה

15　איש מאלישייושה קומו שון אקילייאש לייאגאש קי מורדידוראש די אנימאליש פונשי
נייוזוש אי טאנביין וימוש לו מישמו די לאש קאלידאדיש אי נאטוראליזה די לאש מישמאש
לייאגאש קואנדו קונושימוש א[י]ן אילייאש מאלאש שינייאליש קומו אישטארין פאש‹מ›אדאש נו
אזירין מאוטייא או שי אישטאוואן איזיפולאדאש מיטיראלי פור אדיינטרו לה איזיפולה

/[10]Ypocr' en el dar de comer al enfermo al tenperamiento natural suyo mas /miró al attiticio tenperamiento que es aquel que con la comida y la bevida /el enfermo, y con el uso de las otras cosas no naturales, adquirió. Y ansí /vemos que el flemático con el uso se aze colérico y al revés. Y ansí, acae/ce en las plantas y en las yervas, conforme los lugares adonde se crían re/[15]tienen más su natural tenperamiento o lo pierden. Porque aquellas que su naturaleza /es crecer en lugares secos y calientes y con agua, si son calientas y secas guar/dan fortíssimamente su sequedad y umedad. Y si las plantan en vuertas, luga/res fríos y úmedos de muncha agua, pierden mucho de su tenperamiento y se /azen tenplados, como acaece en el perexil. Y confirma esta dotrina el mismo /[20]Ypocra en la 2 de *Aforis'*, aforis' - 50, diziendo: *cui es longo tenpore consuita /sunt et si deteriora sent en su etis minus molestare solent oportet /esi ut ad insuita transere*: Todas aquellas cosas que está el omre /usado a usar dellas, aínda que sean malas, causan menos fastío que las no /costumbradas.

Y por esto es menester irse usando el omre poco a poco /[25]al lo que no está usado. Donde se ve claro que más tenperamiento propio del omre /es aquel que toma de lo que usa a comer y a vever que no el que tiene de su propio naci/miento.

Y esta es la diferencia que ay entre el perexil de la vuerta al /del canpo y tenía más para mi enfermedad el perexil lo que dizen Laguna y Dias/cories en lugar citado, que para mover la orina y la cámara y quitar las opi/[30]laciones y confortar el estómago y limpiar el ýgado y desopilar el / baço tiene gran virtud. Y ansí, vide dél mucho provecho.

/[/42v]Distinción 10 de cómo se a
de aver el médico en
la junta para tratar
los señales y pernósticos
de las enfermedades

/Ya avemos dicho en otras partes que es común de toda la escola médica que /el médico para ser perfeto a de conocer lo presente, lo passado y /lo venidero.

Y ansí, los señales pernósticos parte dan noticia de lo passado, parte de lo /presente y parte de lo que a de suceder. Por lo cual primeramente avemos de ver si de to/[5]dos estos 3 géneros de pernósticos avemos de tratar en las juntas y en /que lugar de cada una dellos. Y es cierto que todos estos señales convienen en el /uso de la medicina, porque es necessario conocer lo presente y avisar de lo venidero /y recontar lo passado.

Porque ansí conoceremos que una febre que tomó a un omre es di/aria y no pútrida cuando vemos que aparecen señales en el cuerpo que mostran ser diaria, /[10]como si uno no durmió una noche o munchas, o bebió vino puro, y munchos que le dio /vino con borrajes, o comió demasiado. Savemos que como gomita la comida o se /dorma o repose de alguna grande sol que passó a las 24 oras passa la calientura, que /por esto se llama diaria, porque tura un día natural. Y quitada la causa que tenía /liviana, cessa la calientura.

O de la misma manera conocemos que la llaga maligna /[15]es maliciosa como son aquellas llagas que proceden de mordeduras de animales ponce/ñosos. Y tanbién vemos lo mismo de las calidades y naturaleza de las mismas /llagas cuando conocemos en ellas malas señales, como estaren pas<m>adas, no /azeren mautia o, si estavan isipoladas, métérale por adiento la ysípola

אי קידארין לוש ביזוש די לה פירידה פ̅ריאוש אי דילגאדוש טודה לה פ̅ירידה אין

20 שי לוש פירנוסטיקוש דימושטראטיוווש אי ‹רי›מימוראטיוווש נו פידין פארטיקולאר אי אפא
רטאדה קונשידיראשיון אין קונשולטאש מאש ג̅ונטה מינטי קון אקילייאש קוזאש קי טיני
מוש פריזינטיש אי פירקוראמוש קונושיר לאש אינטונשיש אי קון אילייאש אומוש די טרא
טאר די לוש קואליש שינייאליש פורקי נו פודימוש דיזיר קוזה אלגונה אשירקה דילוקי אישטה אין איל
קואירפו נאטוראל או קונטרה נאטורה ני שי איש אינפ̅ירמידאד שי קאב̅זה דילייאה או שינטומה ני

25 פודימוש קונושיר לוש ג̅ינירוש אי דיפ̅ירינשייאש די אישטוש שין טראיר לואיגו לאש שינייאליש
קי דיגאן קי איש וירדאד קי לו קי אישטה אין איל קואירפו איש אנשי או אינפ̅ירמידאד או קאב̅זה
או שינטומה דילייא אי אנשי דיזימוש [ש]י איל אומרי אקין לייאמוש טייני פ̅יבֿרי קי לה
טייני פורקי לאש שינייאליש מושטראן קי לה טייני אי שי איש פוטרידה שי̇ן שי שינפלי שי
טירשייאנה שי ביגנינה שי די אוטרו ג̅ינירו או די פ̅ירינשייא פורקי לואיגו לו מוש

30 טראן לוש שינייאליש אונוש קי שי טומאן די לו פאשאדו אוטרוש דילוקי אישטה פריזינטי
פור לו קואל לוש שינייאליש דימושראטיוווש אי ‹רי›מימוראטיוווש לואיגו אין פרינשיפייו אי אין
אוטרה קואל קירה פ̇ו טיינפו אין קי שיאייא די דימושטראר קי איש לוקי אישטה אין איל קואירפו
דיל אינפ̅ירמו וייני אין אוזו

43ר

מאש לוש פירנוסטיקוש שולו טיינין שו לוגאר אי אפארטאדו אי פרופייו שוייו די טודו אי שולו
די אלייו שי טראטה קואנדו שי דישפוטה די לה נאטוראליזה ג̅ינירוש אי דיפ̅ירינשייאש די לאש
אינפ̅ירמידאדיש אי די שוש קאב̅זאש אי די שוש שינטומאש פורקי דישטוש פירנוסטיקוש שא
קאמוש לוקי שיאה די אזיר אי קיאה די אקונטישיר שי פור וינטורה דיש̅אארימוש טודו אה נאטוראלי

5 זה או שי אוזאארימוש אלגון רימידייו דיל ארטי אי שי איל קאב̅זו איש דישאישפיראדו נש א
פארטאארימוש דיל אי נו לו קוראארימוש קומו קוזה קי נו טייני רימידייו פורקי אנשי וי[מ]וש
אזיר אטודוש לוש מידיקוש קי דישפואיש קידיקלאראארון טודו לוקי אומוש דיג̅ו דיזין וין
גאמוש אגורה אלוש פירנוסטיקוש דאנדו אאינטינדיר קי איש טראטאדו פרופייו אי אפארטאדו
די לאש דימאש קוזאש מאש לאש דימאש שינייאליש ג̅ונטה מינטי שי טראטה דילייוש

10 קואנדו טראטאמוש דילוש ג̅ינירוש דיפ̅ירינשייאש די לאש אינפ̅ירמידאדיש שוש קאב̅זאש
אי שוש שינטומאש קי מאל טראטאן אלוש קואירפוש   אוויינדו ייא דיקלא
ראדו דיקי שינייאליש שיאה די טראטאר אין לאש קונשולטאש אי אין קי לוגאר דישטה אגורה
אינשינייאר קי קוזאש קונוייני מושטראר פור לאש שינייאליש אי אישטו ייא לו מושטרא
מוש אין לאש קוזאש פריזינטיש אי פאשאדאש פורקי טודאש אקילייאש קוזאש קי אישטה

15 אקי דיש̅ימוש קי איראן נישישארייאש קוונשיר פידין שוש אינדישייוש אי אנשי רישטה קי דיש
קוראמוש שולה מינטי שובֿרי אקילייאש קי פירטינישין אלוקיאה די אקונטישיר אין טרי לאש
קואליש אקילייו טומה איל פרימיר לוגאר קי מירימוש קי פ̅ין אה דיטיניר לה קוזה דיקי טרא
טאמוש ‹פורקי ני› קומו שיאה די ריזולוויר אי קיטאר דיל קואירפו לו מאלו קי אישטה אין איל ני
איל טיינפו אין קישיאה די קיטאר ני אוטרה אלגונה קוזה דילוקי פירטינישי פארה לוקי אה די אקונ

20 טישיר נו פודימוש אלקאנשאר שין שאו[יר] איל פ̅ין די אקילייו די קי טראטאמוש לו קואל שאוידו
פודימוש פרונושטיקאר קי מודאנזה אה די אויר אין איל אינפ̅ירמו אין ראזון דילוקי טייני
אין שו קואירפו פריטיל נאטוראל שי אין בריוי שי טאורדי קואל דיאה איקי אורה אי פ̅ינאל מינטי
אין קי טיינפו אה די אקונטישיר אקילייו קי פירנוסטיקאמוש אשירקה די לה אינפ̅ירמידאד
אי טאנביין שיאה די פירנושטיקאר איל מודו די לה מוטאשיון שיאה דישיר פוקו אה פוקו

25 או די אונה שיאה די שיר גראנדי או פיקיניייא אי שי אדישיר קון ביניפ̅ישייו שולו די נא
טוראליזה או דיל ארטי או די טודאש 2 ג̅ונטאש או פורקי קאב̅זאש אקונטישירה אקילייו קידי
זימוש קיאה די ויניר אי קואל שירה לה קאלידאד די לה מוטאשיון שי פ̅אשיל ‹שי› דיפ̅ישיל שי
פ̅איל שי אין פ̅איל שי פירפ̅יטה שי אין פירפ̅יטה אי טאנביין שי שאנגרה קון קי שיאה
לה מוטאשיון שי קון איואקאשיון שי קון אלטיראשיון שי קון קונקושיון שי קון נוטרישיון

30 או קון קי אוטרה מאנירה קי אקאווי לה אינפ̅ירמידאד שיאה קאב̅זה די לה מודאנשה ני מאש
ני מינוש שי פירנוסטיקה פורקי לוגאר אקונטישירה שי פור לאש פארטיש די אפ̅ואירה שי

/y quedaren los bezos de la ferida fríos y delgados y pasmada toda la ferida en/²⁰sí.

Los pernósticos demostrativos y <re>memorativos no piden particular y apa/rtada considración en consultas mas juntamente con aquellas cosas que tene/mos presentes y percuramos conocerlas entonces, y con ellas avemos de tra/tar de los cuales señales. Porque no podemos dezir cosa alguna acerca de lo que está en el /cuerpo natural o contra natura, ni si es enfermedad, si causa della o síntoma, ni /²⁵podemos conocer los géneros y diferencias de estos sin traer luego las señales /que digan que es verdad que lo que está en el cuerpo es ansí o enfermedad o causa /o síntoma della.

Y ansí, dezimos [s]i el omre aquen llevamos tiene febre —que la /tiene porque las señales mostran que la tiene— y si es pútrida, si sinple, si /terciana, si begnina, si de otro género o de otra diferencia. Porque luego lo mos/³⁰tran los señales, unos que se toman de lo passado, otros de lo que está presente.

/Por lo cual, los señales demostrativos y rememorativos, luego en principio y en /otra cualquera tienpo en que se aya de demostrar que es lo que está en el cuerpo /del enfermo, viene en uso.

//⁴³ʳMas los pernósticos solo tienen su lugar y apartado y propio suyo de todo y solo /de ello se trata cuando se disputa de la naturaleza, géneros y diferencias de las /enfermedades y de sus causas y de sus síntomas. Porque destos pernósticos sa/camos lo que se a de azer y qué a de acontecer si por ventura dexáremos todo a naturale/⁵za o si usáremos algún remedio del arte. Y si el cabso es desaesperado nos a/partaremos dél y no lo curaremos como cosa que no tiene remedio. Porque ansí ve[m]os /azer a todos los médicos que después que declararon todo lo que avemos dicho, dizen: "Ven/gamos agora a los pernósticos", dando a entender que es tratado propio y apartado /de las demás cosas. Mas las demás señales juntamente se trata dellos /¹⁰cuando tratamos de los géneros, diferencias de las enfermedades, sus causas /o sus síntomas que maltratan a los cuerpos.

Aviendo ya decla/rado de que señales se a de tratar en las consultas y en que lugar desta, agora /enseñar(emos) que cosas conviene mostrar por las señales. Y esto ya lo mostra/mos en las cosas presentes y passadas, porque todas aquellas cosas que asta /¹⁵aquí diximos que eran necessarias conocer piden sus indicios.

Y ansí, resta que dis/curramos solamente sobre aquellas que pertenecen a lo que a de acontecer entre las /cuales aquello toma el primer lugar que miremos que fin a de tener la cosa de que tra/tamos. <Porque ni> cómo se a de resolver y quitar del cuerpo lo malo que está en él, ni /el tienpo en que se a de quitar, ni otra alguna cosa de lo que pertenece para lo que a de acon/²⁰tecer, no podemos alcançar sin saver el fin de aquello de que tratamos. Lo cual savido /podemos pronosticar qué mudanza a de aver en el enfermo en razón de lo que tiene /en su cuerpo pretel natural, si en breve, si tarde, cuál día y qué ora y, finalmente, /en qué tienpo a de acontecer aquello que pernosticamos acerca de la enfermedad.

/Y tanbién se a de pernosticar el modo de la mutación si a de ser poco a poco /²⁵o de una, si a de ser grande o pequeña y si a de ser con beneficio solo de na/turaleza o del arte o de todas 2 juntas, o por qué causas acontecerá aquello que de/zimos que a de venir y cuál será la calidad de la mutación, si fácil, <si> difícil, si /fiel, si in(f)iel, si perfeta, si inperfeta. Y tanbién si sangra con que sea /la mutación si con evacación, si con alteración, si con concoción, si con nutrición, /³⁰o con que otra manera que acave la enfermedad sea causa de la mudança. Ni más /ni menos se pernostica por qué lugar acontecerá, si por las partes de afuera, si

פור לאש די אדיינטרו שי פור אקילייאש פור אישטה שי פור לה אורינה שי פור איל
ויינטרי [שי] פור גומיטו שי פור לה מאדרי שי פור לאש וינאש די לה נאריש או שי

פור אוטרו לוגאר דיל קואירפו   אי שי פֿואירין לאש אינפֿירמידאדיש מאש די
אונה טאנביין שיאה די פֿירונוסטיקאר לה אורדין קואל פרימירה שאנארה אי קואל שיגונדה אי
טאנביין דירה איל מידיקו שי ‹שי› קונשולטאה די אי און אומרי קי אישטה שאנו קואנטו דורארה קון
אקילייא שאלוד או שיקאירה אין בריוי אין אינפֿירמידאד או שי קידארה פירמאנינטי אין

5 אקיל אישטאדו שאנו אי שי אוביירי מודאנשה פארה מאל שיאדישיר טארדי שי טימפראנו שי
לה מאנסיבֿיאה שי אין איל אישטאדֿו אידֿאד קונשישטינטי שי שירה די לה ויגֿש שי אין איל
ויראנו שי אין איל אינוויירנו שי אין אוטוניו שי אין איל אישטיאו שי אין לונה ליינה שי
מינגואנטי שי שירקה דילה נוגֿי שי אה מידיאו דייאה או שי אין אוטרו טיינפו שי אפריששה שי
דישפאשייו שי שירה גראנדי לה מודאנסה או פיקיניא שי אין שו גֿינירו שי אפארטאֿרה מוגֿו

10 דיל אישטאדו נאטוראל שירה גראנדי אינפֿירמידאד או פיקיניא לה אין קי קאירה אישטי
קי אישטה בואינו די קי שי אזי לה קונשולטה אי קי אקילייוש אישקרימינטוש אי רי ~שוטאשייניש~
טינשייונוש אי קי אקילייאש קוזאש קי אזימוש או טומאמוש או טודו אקיל קיאקאזו די אפֿו
אירה דאנייאן אנואישטרוש קואירפוש ‹אי› טודאש אישטאש קוזאש קואל שיאה לה מודאנסה קי קאבֿ
זאן אין אקיל קואירפו קי אישטאווה בואינו ~קואל~ לה דירה איל מידיקו שי איש פֿאשיל או דיפֿיל

15 קוטוזה ‹מאש› שי ‹איש› פֿאיל או אינפֿיאיל ~שי~ פירפֿיטה או אינפֿירפֿיטה אין אישטי קואירפו שאנו נו
שי פֿריגונטה מאש שי פֿריגונטה אישטו אין לוש קואירפוש אינפֿירמוש ‹אי אין לוש שאנוש› ~קומו~ טאנביין
טודאש אקילייאש קוזאש קי ~דישטוראיו~ ‹דישטרואירון› לה שאנידֿאד שי איש אלטיראנדו או קורטאנדו איל
קונטינו או דישקונפֿוניינדו לה קונפושטורה דיל קואירפו אי אנשי טאנביין שי אישטאנדו
לה קאויסה או איל פֿיגאדו או אוטרה פארטי אינפֿירמה שי פֿאששארה די אלגֿונה דיאיטאש אה

20 אוטרה אי שי שימודאֿרה איל טינפֿיראמיינטו דיל קואירפו שי אשירקה דישטו שי פֿירונוש
טיקאר איש מינישטיר דיזיר קואל פֿארטי שירה לה פרימירה קי שיאה די מודאר די דונדי
פרושידֿאן לוש דימאש מאליש   אי אנשי אין לוש קונואלישיינטיש דיומוש
פירונושטיקאר לוש קי אנדי טינייר שאלוד פירפֿיטה אי לוש קי אן די ריקאיר אין שימיגֿאנטי
אינפֿירמידאד אלה פאשאדה או אין אוטרה שי טארדי שי טינפֿראנו קומו פֿואירי לה איש

25 פישייא די לה אינפֿירמידאד שי שיאה די ריקאיר שיאה דישיר פוקו אה פוקו בוליינדו
אקרישיר לה קאבֿזה דילה אינפֿירמידאד או שי איואקואנדו איל רישטו קי קידֿה דילה אינפֿיר
מידֿאד נו אוירה ריקאידה מאש שאנארה אי אישטו שי לו ארה שולה נאטוראליזה שין איל
ארטי או שי לה ארטי שולה או טודֿאש 2 גֿונטאש אי טאנביין שי אקאישירה לה ריקאידה
די אקילייו קי קידה דילה אינפֿירמידֿאד פאשאדה או פור מאל שיריגֿיר איל אינפֿירמו או

30 פור אוטרה קואל קירה אוקאשייון אי טאנביין שי קולאי מינטי אלקאנשארה פירפֿיטה שאלוד
לוקי שי וי ווי דילה קרודיזה או דילה ריינטישייון או מוגֿה אי ואקאשייון די איש קרימינטוש
אי די לה קוקשייון פורקי שי אישטה איש בואינה אין בריוי שאנה אי ביין אי קי אינפֿירמי
דאד פודֿיראן אזיר לוש מאלוש אישקרימינֿטוש דיל קואירפו אי שי ‹איי› 2 אינפֿירמידֿאדיש
קואל פרימירה שאנארה אין לוש קונואלישיינטי   מאש אין אקילייוש

35 קי אקטואל מינטי אישטאן אינפֿירמוש שי לי פֿארישיירי אל מידיקו קי שאנארה דירה אי לו

מישמו שי מוריהה ני מאש ני מינוש דירה די אקילייוש קי נו שון די שאנאר ני די מוריר מאש קון
אקילייוש מאליש ‹בי› ביראן מוגֿו טיינפֿו אי אשטה לה מואירטי דישפֿואיש די מונגֿוש אנייוש
קומו איש לה איליפֿאטיאזי אין לה קואל פאדישין לוש אינפֿירמוש מאלה מינטי אי נו
שי ליבֿראן דילייא ני מואירין אין מונגֿוש אנייוש אי טאנביין לה בפֿיאה קי מונגֿאש

5 ויזוש אין און פישה קואנדו נייינייוש אי ביון קון אילייא אשטה לה מואירטי אי אין לוש קוא
טאנאריוש קי מונגֿאש ויזיש אינפֿישאן אין איל ויראנו אי דישפֿואיש שי מאל ריגֿין
טוראן מונגֿוש אנייוש קומו אקונטישייו אין איל ריי דון אנריקי די קאשטילייא קי לו לייא

/por las de adientro, si por aquellas, por esta, si por la orina, si por el /vientre, <si> por gómito, si por la madre, si por las venas de la narís o si

//⁴³ᵛpor otro lugar del cuerpo.

Y si fueren las enfermedades más de /una, tanbién se a de pernosticar la orden: cuál primera sanará y cuál segunda. Y /tanbién dirá el médico, si <se> consulta de un omre que está sano, cuanto durará con /aquella salud, o si caerá en breve en enfermedad, o si quedará permanente en /⁵aquel estado sano.

Y si ubiere mudança para mal si a de ser tarde, si temprano, si /(en) la mancebía, si en el[1] edad consistente, si será de la vejes, si en el /verano, si en el invierno, si en otoño, si en el estío, si en luna llena, si /menguante, si cerca de la noche, si a medio día o si en otro tienpo, si aprissa, si /despacio, si será grande la mudança o pequeña, si en su género, si apartará mucho /¹⁰del estado natural, si será grande enfermedad o pequeña la en que ca(e)rá este /que está bueno de que se aze la consulta, y que aquellos excrementos y re/tenciones y que aquellas cosas que azemos o tomamos o todo aquel que acaece de afu/era dañan a nuestros cuerpos. <Y> todas estas cosas —cual sea la mudança que cau/san en aquel cuerpo que estava bueno— la dirá el médico, si es fácil o difíl /¹⁵cutoso. <Mas> si <es> fiel, si infiel, perfeta o inperfeta en este cuerpo sano no /se pregunta.

Mas si pregunta esto en los cuerpos enfermos <y en los sanos>, tanbién /todas aquellas cosas que <destrueron> la sanidad, si es alterando o cortando el /contino o desconponiendo la conpostura del cuerpo. Y ansí, tanbién si estando /la caveça o el fígado u otra parte enferma, si passará de alguna de estas a /²⁰otra y si se mudará el tenperamiento del cuerpo. Si acerca desto se pernos/ticar(a) es menester dezir cual parte será la primera que se a de mudar, de donde /procedan los demás males.

Y ansí, en los convalecientes devemos /pernosticar los que an de tener salud perfeta y los que an de recaer en semejante /enfermedad a la passada o en otra, si tarde, si tenprano, cómo fuere la es/²⁵pecia de la enfermedad.

Si se a de recaer, si a de ser poco a poco bolviendo /a crecer la causa de la enfermedad. O si evacuando el resto que queda de la enfer/medad no averá recaída mas sanará. Y esto si lo ará sola naturaleza sin el /arte, o si la arte sola, o todas 2 juntas. Y tanbién si acaecerá la recaída /de aquello que queda de la enfermedad passada, o por mal se regir el enfermo, o /³⁰por otra cualquera ocasión.

Y tanbién si kolaymente alcançará perfeta salud, /lo que se ve de la crudeza o de la rentención o mucha evacación de escrementos /y de la cocción, porque si esta es buena en breve sana y bien. Y qué enferme/dad poderán azer los malos escrementos del cuerpo, y si <ay> 2 enfermedades / cual primera sanará en los convalecientes.

Mas en aquellos /³⁵que actualmente están enfermos si le pareciere al médico que sanará dirá y lo

//⁴⁴ʳmismo si morirá. Ni más ni menos dirá de aquellos que no son de sanar ni de morir, mas con /aquellos males <bi>birán mucho tienpo y asta la muerte, después de muchos años. /Como es la elefatiasi en la cual padecen los enfermos malamente y no /se libran della ni mueren en munchos años. Y tanbién la (mor)fea que muchas /⁵vezes enpeça cuando ñiños y biven con ella asta la vejes. Y en los cua/tanarios, que munchas vezes enpeçan en el verano y después si mal se rigen / turan munchos años, como aconteció en el rei Don Enrique de Castilla, que lo lla/maron

---

[1] Aquí estaba 'Estado', tachado, de ahí 'el' en lugar de 'la'.

מארון איל קואטאנארייו פורקי טודה שוויזה קי פואי לארגה בי[יב]ו קואטאנארייו אי טאנביין
לה מישמה קוארטאנה זירה איל מידיקו קואנדו אקונטיסי אין איל ויראנו או אין אוטרו

10 קואל קירי טיינפו די לאש שינייאליש קי ווירי שי אין בריוי שי אין טארדי שי קיטארה אי שי פואי
רי אין אינפירמידאד אגודה קי שישואילי קיטאר אין 04 דיאש שי שאנארה אשטה איל 14
או אין איל 11 אי אין איל 7 או איל 4 או אין איל 1 שי אין לאש 14: אוראש
דיל דיאה שי שירקה די לה נוגֹי שי אין פרינסיפייו די לה אקשישיון שי אין איל מידייו
שי אין איל פֿין אדייאוויר מודאנסה שיאה דישיר קון קריס או שין אילייא שיאה דישיר

15 גראנדי אי נו שופיטה אי שי קון אישטה מאש נו גראנדי שי נאטוראליזה לה אה דיאזיר
שי לה ארטי שיאה דישיר קולאי שיאה דישיר פֿאיל שי אה דישיר פירפֿיטה שי פור
קוקשייון שי פור אלטיראסיון שי פור איואקאשיון שי פור מישטורה שי פור טודאש אילייאש
אה די ויניר לה שאנידאד שי פור שודור שי פור אורינה או פור אוטרה קואל קירי פאר
טי אי שי אי קוארטאנה אי טירשיאנה קואל פרימירה אה די פֿאלטאר אי שי פֿיברי אי שי אפוש

20 טימה קואל דילייוש פרימירו שאנארה או שי דישטינפלאנסה אי מאלה קולור קואל פרימי
רו נ...ה אל אישטאדו נאטוראל אי שי לה פֿירידה אישטה קונקיווה אי טייני מאל קולור אי
דישטינפלאנסה קואל דילייאש פרימירה שי בֹג קוראריה לו קואל שאוודו די וי טאנביין שאויר
איל מידיקו אי דיזיר לאש שינייאליש פירונסטיקאש פור דונדי פירונסטיקה טודאש א
אישטאש קוזאש קידארה אאינטינדיר ‹לוש שינייאליש› פור דונדי לו פירונסטיקה פירשיגינדו קון אורדין

25 בואינה לה קואל אורדין אין אין איל דישקורשו די נואישטרה מידישינה אירימוש מושטראנדו
אינשינייאנדו לארגה מינטי מאש קון טודו אין אישטי לוגאר שומארייא מינטי
דירימוש קואנטו קונויני פארה לוקי טראטאמוש אי אנשי די 4 פֿואינטיש טומארה
איל מידיקו טודאש לאש שינייאליש די לה אישינשייא דילה קוזה די שוש קאבֹזאש די שוש
איפֿיטוש אי די לה שימיגֹאנשה קי טייני אונאש קוזאש שין אוטראש

30 אי קונפרינדימוש דיבאשֹו דיל נומרי די אישין
שייא לה נאטוראליזה פרופייא דילה קוזה שוש גינירוש דיפֿירינשייאש שוש פארטיש
אי שוש פרופייידאדיש אי דיבאשֹו אי דיבאשֹו דיל נומרי די קאבֹזאש שו פֿורמה שו מאטירייאש
שו שוגֹיטו אי לו איפֿישיינטי דיל[יי]א קי איש אקילייו קי איגֹינדרה קי אקרישינטה קי קונשירווה
קי איודה או דאנייא איל אישטרומינטו אי איל פֿין אי לה קאבזה קי קון קי שין קי

35 לייאמאמוש איפֿיקטו טודו אקילייו קי פרושידי די אוטרו לאש קואליש קוזאש שיגון ‹שו› נאטוראליזה

44v

אין שון טודו וארייאש   פורקי אונוש שון איפֿיקטוש די אינפֿירמידאדיש אוטרוש די קא
בֹזאש אוטרוש די שינטומאש לאש קואליש קאדה אונה דישטאש קוזאש קאבֹזאן דישפוֿאיש
די שי מאש לוש איפֿיקטוש די לאש אינפֿירמידאדיש די באשֹו די שיירטו נומירו שי קונפרין
דין פורקי טודאש לוש איפֿיקטוש קי נאשין די לאש אינפֿירמידאדיש או שון אקשישייוניש ליזאש

5 או אישקירימינטוש או אובראש דימודאדאש דיל קואירפו או קאלידאדיש קואינטרה נאטורה
לאש קואליש שי טוקאן אי שינטין קון איל טאקאטו קון לה וישטה קון איל אווידו קון איל גוש
טו קון איל גואישמו לוש קואליש שינטידוש טודאש אישטאש אישטראש פרימיראש קאלידאדיש שין
טין אי לוש אליגראן קואנדו שון בואינאש או לוש אטריש[ט]אן קואנדו שון מאלאש אי
אזין אישטאש פרימיראש קאלידאדיש טודאש לאש אינפֿירמידאדיש די לאש פארטיש שין

10 מילאריש אי נו שי קונטאן אין טרי לוש שינטומאש   לאש שינייאליש די
לה פֿארישינשייא די אונאש קוזאש קון אוטראש קון די קי קואלקירה מאנירה אי מודו
טיינין פורפרושיון אי פֿארישינשייא אה אוטראש אי אנשי דישטאש פואינטיש טראירה איל מי
דיקו טודאש לאש נוטאש פארה קונושיר לו פאשאדו פריזינטי אי וינידירו
מאש קומו דישטאש 4 פֿואינטיש ריזולטין אינפֿיניטוש אינדישינייוש שיאה די קונפישאר

lla/maron el cuatanario porque toda su vida, que fue larga, bi[bi]ó cuatenario.[1]

Y tanbién /la misma cuartana dirá el médico —cuando acontece en el verano o en otro /[10]cualquere tienpo de las señales que viere— si en breve si en tarde se quitará. Y si fue/re en enfermedad aguda —que se suele quitar en 40 días— si sanará asta el 14, /o en el 11, o en el 7, o el 4, o en el 1; si en las 14 oras /del día, si cerca de la noche. Si en principio de la accesión, si en el medio, /si en el fin a de aver mudança; si a de ser con cris o sin ella; si a de ser /[15]grande y no súpita y si con esta —mas no grande— si naturaleza la a de azer, /si la arte. Si a de ser kolay, si a de ser fiel, si a de ser perfeta, si por /cocción, si por alteración, si por evacación, si por mistura de todas ellas /a de venir la sanidad; si por sudor, si por orina o por otra cualquera par/te.

Y si ay cuartana y terciana cual primera a de faltar; y si febre y apos/[20]tema cual dellos primero sanará o si destenplança y mala color cual prime/ro n[...]rna al estado natural; y si la ferida está cóncova y tiene mal color y /destenplança, cual dellas primera se curará.

Lo cual savido deve tanbién saver /el médico y dezir las señales pernósticas, por dónde pernostica todas /estas cosas que dará a entender <los señales>. Por donde lo pernostica persi-guendo con orden /[25]buena, lo cual orden en el discurso de nuestra medicina iremos mostrando, /enseñando largamente. Mas con todo, en este lugar sumariamente /diremos cuanto conviene para lo que tratamos.

Y ansí, de 4 fuentes tomará /el médico todas las señales: de la esencia de la cosa, de sus cau-sas, de sus efetos y de la semejança que tiene unas cosas sin otras.

/Y conprendemos debaxo del nomre de esen/cia la naturaleza propia de la cosa, sus géneros, diferencias, sus partes /y sus propiedades.

Y debaxo del nomre de causas su forma, su materia, /su sujeto y lo eficiente del[l]a, que es aquello que egendra, que acrecenta, que conserva, /que ayuda o daña el istrumento y el fin y la causa que con que y sin que.

/Llamamos efecto todo aquello que procede de otro, las cuales cosas según <su> naturaleza

//[44v]en todo son varias. Porque unos son efectos de enfermedades, otros de ca/usas, otros de sínto-mas. Las cuales cada una destas cosas causan después /de sí. Mas los efectos de las enfermedades, de baxo de cierto número, se conpren/den porque todas los efectos que nacen de las enferme-dades o son acciones[2] lesas /[5]o esquermentos u obras demudadas del cuerpo o calidades cuentra natura. /Las cuales se tocan y senten con el tacto, con la vista, con el oído, con el gus/to con el güeçmo.[3] Los cuales sentidos todas estas primeras calidades sen/ten y los alegran cuando son buenas o los atristan cuando son malas. Y/azen estas primeras calidades todas las enfermedades de las partes sin/[10]milares y no se contan entre los síntomas.

Las señales de /la parecencia de unas cosas con otras son aquellas que de cualquera manera y modo /tienen porproción y parecencia a otras.

Y ansí, destas fuentes traerá el mé/dico todas las notas para conocer lo passado, presente y venidero. /Mas como destas 4 fuentes resulten infinitos indicios, se a de conpesar

---

[1] Debe referirse al rey Enrique IV, al que los cronistas de la época retrataron como alguien con trastornos de la personalidad nota-bles, que se han analizados desde la perspectiva de la psicología y la psiquiatría. Este supuesto apodo de "el cuatenario" o la enfer-medad a la que Moreno se refiere no aparece en el estudio realizado por Alfonso Franco Silva -J.M. González Infante, "Enrique IV. Nuevas interpretaciones sobre su personalidad desde la historia". Boletín de la Real Academia de la istoria. 2011. Madrid 420 (Cuad.3): 338-241 . Sobre tratamiento de figuras de reyes en fuentes sefardíes: María Sánchez-Pérez, "De la Castilla medieval a la comunidad sefardí de Constantinopla del siglo XIX: dos leyendas de Pedro I", Miscelánea de Estudios Árabes y Hebraicos. Sección hebreo 67, 2018: 87-011.
[2] Lit. acaciones.
[3] Olfato.

15 דיאקיליאָ אינדישייו קי מאש איוידינטיש שיני[אל]יש מושטרה אי שי לה קוזה פור פוקוש
שינייאליש שי פואידי מושטראר שולו דירה אקילייוש קי מידייאטה אי פרופייא מינטי מוש
טראן אקילייו קי קירי פירנוסטיקאר איל מידיקו פורקי איש שופירﬞלו אי קואזי קוזה די רי
איר אין לוקי אישטה קלארה אי שאוידה גאשטאר טיינפו אין דיקלאראֵרלו ‹אי› מאש קי שולו
אישטו אזין לוש מידיקוש ע״ה מאש קואנדו לה קוזה איש אישקורה איש מיניishטיר
20 דיקלאראֵרלה ביין אי דישקובריר פור טודוש לוש ג׳ינירוש די קוזאש קי לה פואידין אקלאראר
די טאל מודו קי טודו אקיל ג׳ינירו די קוזה קי אינפישאמוש אדיקלאראר קידי ביין קלארה אי
שאוידה אה טודוש אי דישפואיש פאשימוש אלו קי מאש רישטה די דיקלאראר אי קאדה קו
זה אין שו ג׳ינירו די לה מישמה מאנירה די קלאראמוש פורקי נו נוש שיינטאן אויינדו
דיקלאראדו פארטי דילוקי קריאמוש דיקלאראר דישאנדו מונגﬞאש אוטראש קוזאש קי אין
25 2 אקיליא פארטי אואמוש די דיקלאראר מיטיינדו אוטראש אין מידיו קי ויﬞנימוש דיש
פואיש אדיקלאראר אקיליאש אי אואמוש די מאניﬞשטאר אי אינשינייאר קון לאש פרי
מיראש אי פארה אישטו שי פרושידי דישﬞאנירה שיקירימוש טומאר לאש שינייאליש
די לוש אפﬞיקטוש די לאש אינפﬞירמידאדיש קואליש שון לאש אקשייוﬠניש ליזאש טראטאﬖרימוש
די טודו ג׳ינירו די אקשייון קי נוש פואידי דאר לוש אי דישפואיש איר אלאש קאלידאדיש אי דיש
30 פואש לוש אישקרימינטוש אי ‹אﬖ›אוטראש אוﬖראש קי שי אזין אין איל קואירפו אי אנשי די
טודוש לוש איפﬞיקטוש שיאן דיאיר בושקאנדו לוש שינייאליש. אי דישפואיש שיאה
די פאשאר אאקיליאש קוזאש קי קונויינין אלה אישינשייא או אלאש קאבﬞזאש אי איגואל מין
טי שיאה די דישקורית פור טודו אקיל ג׳ינירו די אינדי[ס]ייוש קי פואידין שירויר פארה אקלאראר
אקילייו די קי שי טראטה אין לה קואל קוזה וימוש אה מונגﬞוש קי טימיראﬖרייא מינטי ואן בא
35 גאמונדיאנדו פורקי שין גואֵרדאד נינגון אורדין ייא טראטאן די און ג׳ינירו ייא די אוטרו קון

45r

גראן קונפﬞושייון אי שיאן די נוטאר טודאש אקיליאש קוזאש קי פרופייא מינטי אין קאדה און גﬞיני
רו די קוזה דאן אינדישייו ⟨או פﬞור קואל קירי ראזﬞון מושטראן או שיאן קﬞומוניש אי אינשיפﬞא
ראבﬞליש אי דיקואל קירי ג׳ינירו מושטראן דישﬞר נאטוראליזה אלﬞגﬞונה ראזﬞון או מאטיﬖרייא או
לוגﬞאר או אוטרו קואל קירי קוזה די אקילללו קי שי טראטאה⟩ אי לאש קי שון קﬞומוניש אי אינשי
5 פאראבﬞליש אי לאש קי דישו נאטוראליזה אי פﬞור ראזﬞון די לה מאטיﬖרייה או דיל לוגﬞאר או פﬞור
אוטרה קואל קירי קﬞומוﬖראן שינייאליש פורקי דאקי נאשין איל שיירטו קונושﬞימיינטו אי אלקאנסא
מוש לה פﬞואירסה די קאדה און איפﬞיטו דילה שינייאליש שי שאקﬞאן די לה אישינשייא
אי קאבﬞזאש איפﬞיקטוש אי שימיגﬞאנסה קון אוטראש אקונטיסי קי איל טינפירﬞמיינטו די לה
אידﬞאד די לה קושטומברי דיל מודו די בﬞיויר דיל טיינפו דיל אנייו דילה ריגﬞון דיל אישטﬞאדו
10 דיל שﬞייﬖלו דיל אביﬖטו דיל קואירפﬞו דילוש קי אישטﬞאן פריזﬞינטיש די לוש רﬞימידﬞיוש די לאש קוزﬞאש
טודאש אישטﬞירנאש אי אינטﬞירנאש דיל מידﬞיקו אי די טודאש לאש קאבﬞזﬞאש קי די קואל קירי מודﬞו
שﬞון קאבﬞזﬞאש די לוש איפﬞיﬖטוש די קי טראטﬞאמוש אי קי שי קריאן אין נואישטרﬞו קואירﬞפﬞו קי טו
מאמוש אינדﬞישﬞייו אי טאנבﬞיין אקونטﬞיסﬞי קי טאנבﬞיין די לה פﬞורטﬞאליזﬞה די לה פﬞארטﬞי אי די לה
דיגﬞנﬞידﬞאד אי דיל קﬞולﬞור אי די לה בﬞלﬞאנדﬞורה די לה דﬞוريﬖזﬞה דיל שﬞونﬞידﬞו די לוש גﬞולﬞוریﬖש די
15 לה אישﬞﬠﬖﬠﬠﬞﬖﬠﬠﬠﬞﬞﬖ
קﬞואירﬞפﬞו טראטﬞﬖﬠﬖﬞﬞﬠﬖﬠﬖ

/¹⁵de aquel indicio que más evidentes señales mostra. Y si la cosa por pocos ˊseñales se puede mostrar, solo dirá aquellos que mediata y propiamente mosˊtran aquello que quere pernosticar el médico, porque es superfilo y cuasi cosa de reˊír en lo que está clara y savida, gastar tienpo en declararlo. <Y> más que solo ˊesto azen los médicos, que en paz descansen.

Mas cuando la cosa es escura, es menester /²⁰declararla bien y descubrir por todos los géneros de cosas que la pueden aclarar. ˊDe tal modo que todo aquel género de cosa que enpeçamos a declarar quede bien clara y ˊsavida a todos. Y después pasemos a lo que más resta de declarar y cada coˊsa en su género de la misma manera declaramos, porque no nos sientan aviendo ˊdeclarado parte de lo que creamos declarar, dexando munchas otras cosas que en /²⁵aquella parte avemos de declarar, metiendo otras en medio que venimos desˊpués a declarar aquellas y avemos de manifestar y enseñar con las priˊmeras.

Y para esto se procede desta manera: si queremos tomar las señales ˊde los efectos de las enfermedades —cuales son las acciones lesas— trataremos ˊde todo género de acción que nos puede darlos, y después ir a las calidades y des /³⁰pués los escrementos y <a> otras obras que se azen en el cuerpo. Y ansí, de ˊtodos los efectos se an de ir buxcando los señales.

Y después se a ˊde passar a aquellas cosas que convienen a la esencia o a las causas. E igualmenˊte se a de discurrir por todo aquel género de indi[c]ios que pueden servir para aclarar ˊ aquello de que se trata. En la cual cosa vemos a munchos que temerariamente van ba/³⁵gamundiando¹ porque sin guardar ningún orden ya tratan de un género, ya de otro con

//⁴⁵ʳgran confusión. Y se an de notar todas aquellas cosas que propiamente en cada un géneˊro de cosa dan indicio,² ˊy las que son comunes e inseˊ⁵parables, y las que de su naturaleza y por razón de la materia o del lugar o por ˊotra cualquere mostran señales. Porque daquí nacen el cierto conocimiento y alcançaˊmos la fuerça de cada un efeto y porque todas las señales se sacan de la esencia ˊy causas, efectos y semejança con otras.

Acontece que el tenperamiento de la ˊedad, de la costumbre, del modo de bivir, del tienpo, del año, de la reg(i)ón, del estado, /¹⁰del cielo, del ábito, del cuerpo de los que están presentes, de los remedios, de las cosas ˊtodas, externas e internas, del médico y de todas las causas que de cualquere modo ˊson causas de los efetos de que tratamos y que se crean en nuestro cuerpo que toˊmamos indicio.

Y tanbién acontece que tanbién de la fortaleza de la parte y de la ˊdignidad y del color y de la blandura, de la dureza, del sonido, de los golores, de /¹⁵la espereza, de ser lisa, de la grossidad, de la delgadeza y de las demás calidades del ˊcuerpo tratemos. Y tanbién de los pulsos, de la ira, tristeza, miedo, gusto, ˊde las vijilias, del sueño y del dormir, del movimiento del alma y del ˊ cuerpo, de la costancia, del entendimiento y de su pertubación, imajinación ˊy cojitación y de la memoria y de la respiración o de la apetencia y de la /²⁰atracción y retención y cocción y expulsión y asimilación y nutricˊión, concupicencia del uso venéreo y de todas las demás obras del cuerpo ˊy del alma.

Por todo esto deve de discurrir el médico para bien pernosticar, ni más ni menos, de la sustancia de los excrementos, de la cantidad y calidad ˊdellos y de todas más sus circuntancias aremos mención. Y de que modo /²⁵salen el excremento, en que tienpo, por que lugar, con que orden, que calidad. Y de la naturaleˊza

---

¹ Vagabundeando.
² Largo párrafo entre paréntesis con la mayoría de las palabras tachadas: (o por cualquere razón mostran o sean comunes e insepaˊ rables o de cualquere género mostran de su naturaleza alguna razón o materia o lugar u otro cualquere cosa de aquello que se trata).

זה די לה אינפ̇ירמידאד די שוש ג̇ינירוש דיפ̇ירינשייאש טיינפוש קונפ̇ורמאשייון די לאש
פארטיש גראנדיזה נומירו קונג̇ו‹נ›שייון די טודו אישטו שומאמוש שינייאליש אי מיראמוש
טאנביין קון קי שי אשימיג̇ה אי דישאשימיג̇ה אקילייו דיקי טראטאמוש קון אוטראש קוזאש
פורקי טודאש אישטאש קוזאש קומו שיאן או שיגון לה אישינשייא אין לאש קוזאש קי די
קלאראמוש או לאש שיגאן אי פרושידאן דילייאש קומו שוש איפ̇יקטוש אי לאש מידימוש
קומו קאב̇זאש או מושטראנדו אלגונה שימיג̇אנסה שיינפרי דאן אינדישייוש פרופייוש
די קאדה אונה די לאש קוזאש לוש קואליש שון קומוניש אי מידייאטוש אינשיפאראב
ליש רי מוטוש אי טודו ג̇ינירו אי דיפ̇ירינשייאש די שינייאליש קי דימאנאן די אקילייאש נו

נואישטאש קי דיש̇ימוש אי נונקה פואידי פ̇אלטאר אין איליוש טודו אקילייו קי איש נישישארייו
פארה שינייפ̇יקאר לוקי קירימוש פרוואר אי מושטראר אי קואנדו קירימוש פירנושטיקאר אלגונה
קוזה נו איש ראזון קי פאשימוש און קאפ̇י אל קואל שי רילוזין טודוש לוש ג̇ואישייש ראזון אי
מודו די פרינוסטיקאר פורקי טודאש אקילייאש קוזאש קי מושטראן שאלוד או מואירטי או מ
מושטראן קון אישטו אונו א[ן] שולו נומרי קי איש אקילייו קי מושטרה מאש איל קואנטו אי
קואן גראנדי איש לוקי אישטה אפארטאדו איל אינפ̇ירמו דיל אישטאדו נאטוראל אי דאקי טאן
ביין דיומוש דיאיר אאוטרו שימיג̇אנטי קאפ̇י קי איש קונשידיראר טודאש אקילייאש
קוזאש קי פירנושטיקאן לונגה או קורטה אינפ̇ירמידאד קון קי און שיירטו ג̇ינירו קואן
טה מאש ג̇יקוש שון לאש אינפ̇ירמידאדיש קומו שיווי אין לאש פ̇ירידאש טאנטו מאש ברי

ווי פירנוסטיקאמוש קי אה די דישיר און קי איי אוטרו ג̇ינירו די אינפ̇ירמידאדיש קי לאש אזי
ברייויש איל שירין ג̇[ראנ]דיש אינפ̇ירמידאדיש אי אישטו פור לה מאיור פארטי אקונטי
סי .אין לאש מורטאליש פורקי קואנטו מאיוריש אי קואנטו מאש קונגושאש דאן קואנטו
אין ברייוי מאטאן   איי טאנביין אין איל מודו די ריזולוירשי לה אינפ̇ירמידאד אי אין לה
קאלידאד אי אין לה אורדין אי אין אוטראש קוזאש קי דיש̇ימוש קי קונויני פארה איל פיר
נוסטיקו אלגונה קוזה קומון לה קואל אקילייוש קי פ̇אירין די בואין אינג̇ינייו קולאי מינטי
אלקאנשאראן פרופונינדולו קולאי מינטי שיאזי איל פירנוסטיקו לאש קואליש קוזאש קומו די
אוטרה מאנירה קי דיש̇יטה די נינגון אטרו פרינסיפייו שי פודי שאקאר פורקי קומו פור לאש
קאב̇זאש אי פור לה אישינשייא פור לוש איפ̇יקטוש אי שימיג̇אנשה דילייאש אינפ̇ירמידא

דיש פירנוסטיקארימוש שאלוד או מואירטי קי אה די דייניר ‹נו›דישפריזיאנדו אקילייו פור קוייא קא
ב̇זה לאש ביג̇אש פ̇ואינטיש מואישטראן שוש שינייאליש מאש פונינדולו אין מידייו לואיגו
שי קיאיטה איל אנימו אי איש קי שיינטה איל מידיקו ‹אין› קי לוש פירנוסטיקה קי די שיירטוש פרין
שיפייוש דישקורי פארה פירנושטיקארלו אי פורשיגיר די אאי פארה דילאנטי פור לוקי ריקירי
איל פירנוסטיקו אי אנשי דירה איל מידיקו שיקיג̇ירי פירנוסטיקאר די מואירטי או די שאלוד
פרושופונינדו קי טודאש לאש שינייאליש דירג̇י אאקילייו קי לי איש נישישארייו פרוואר
דישטה מאנירה פ[וא]יש קי לה מואירטי אקונטיסי קואנדו איש טאן גראנדי איל דישישו
דיל אישטאדו נאטוראל קי די נינגונה מאנירה שי פודי טראיר ‹רי›מידייו קי קון איל שי אלקאנסי
[ש]אנידאד טודוש לוש אינדישייוש מושטראן מואירטי פורקי טודוש אילייוש אונה דיזין
קואן אפארטאדו טייני לה אינפ̇ירמידאד אל אינפ̇ירמו די שו נאטוראל טינפיראמיינטו אי
אישטאדו די שאלוד אי די לה מישמה מאנירה דירה אל קונטרארייו אלייאנדו לאש שינייי
אליש קונטרארייאש אי קואנדו קיג̇ירי פירנוסטיקאר שיאה די שיר ברייוי או לארגה לה אינפ̇יר
מידאד טאנביין אה די שיר קונשידיראנדו אישטי קאפ̇י פורקי אקילייאש אינפ̇ירמידאדיש שון
ברייויש קי פוקו אפארטאן אל אומרי דיל אישטאדו נאטוראל אי אקילייאש שון לארגאש קי מוג̇ו
לו אפארטאן דיל אי אישטי אפארטאמיינטו לו ווי איל מידיקו די ווי איל אשינשייא פרופייא דיל
מאל קי אי אישטה אין איל אינפ̇ירמו די שוש קאב̇זאש די שוש איפ̇יטוש אי די שו שימיג̇אנשה קון

אוטרוש מאליש פורקי שי אקיל מאל קי אוקופה אאקיל אומרי שי אשימיג̇ה קון איל קי טוב̇ו אוטרו
שימיג̇אנטי אילו אפ̇ריטו מוג̇ו או לייגו אלה מואירטי או מורייו אי טוב̇ו שינטומאש
קאב̇זאש אי גראנדיזה אי גראוידאד די אינפ̇ירמידאד קי לו טרושירון אין לה מואירטי

naturale/za de la enfermedad, de sus géneros, diferencias, tienpos, conformación, de las /partes, grandeza, número, conju<n>ción.

De todo esto sumamos señales y miramos tanbién con que se asemeja y desasemeja aquello de que tratamos con otras cosas. /Porque todas estas cosas como sean o según la esencia en las cosas que de /30claramos o las sigan y procedan dellas como sus efectos y las medimos /como causas; o mostrando alguna semejança, sienpre dan indicios propios /de cada una de las cosas. Los cuales son comunes y mediatos, inseparab/les, remotos y todo género y diferencias de señales que di-manan de aquellas

//45vnuestras que deximos; y nunca puede faltar en ellos todo aquello que es necessario /para sini-ficar lo que queremos provar y mostrar.

Y cuando queremos pernosticar alguna /cosa, no es razón que pasemos un capi/ al cual se reluzen todos los juicios, razón y /modo de pernosticar. Porque todas aquellas cosas que mostran salud o muerte lo /5mostran con este uno y solo nomre, que es aquello que mostra, mas el cuanto y / cuan grande es lo que está apartado el enfermo del estado natural.

Y daquí tan/bién devemos de ir a otro semejante capi que es considrar todas aquellas /cosas que pernostican longa o corta enfermedad con que un cierto género cuan/ta más chicos son las enfermedades, como se ve en las feridas, tanto más bre/10ve pernosticamos que a de ser; aunque ay otro género de enfermedades que las aze /breves el seren g[ran]des enfermedades. Y esto por la mayor parte aconte/ce en las mortales, porque cuanto mayores y cuanto más congoxas dan, cuanto /en breve matan.

Ay tanbién en el modo de resolverse la enfermedad y en la /calidad y en la orden y en otras cosas que deximos que conviene para el per/15nóstico, alguna cosas común, la cual aquellos que fueren de buen ingenio kolaymente /alcançaron. Proponéndolo kolaymente se aze el pernóstico, las cuales cosas de /otra manera que desta de ningún otro principio se pode sacar. Porque como por las /causas y por la esencia, por los efetos y semejantes de las enfermeda/20des, pernostica-remos salud o muerte que a de venir, <no> desprezando aquello por cuya ca/usa las b(i)ejas fuentes muestran sus señales, mas poniéndolo en medio. Luego /se quieta el ánimo y es que sienta el médico <en> que los pernostica que de ciertos prin/cipios discurre para pernosticarlo y porseguir de ahí para delante, por lo que requere /el pernóstico.

Y ansí, dirá el médico: si quijere pernosticar de muerte o de salud /25prosuponendo que to-das las señales dirije a aquello que le es necessario provar /desta manera: pues que la muerte acon-tece cuando es tan grande el decesso /del estado natural que de ninguna manera se pode traer <re>medio que con él se alcance /[s]anidad. Todos los indicios mostran muerte porque todos ellos a una dizen /cuan apartado tiene la enfermedad al enfermo de su natural tenperamiento y /30estado de salud. Y de la misma manera dirá al contrario allando las señ/ales contrarias.

Y cuando quijere pernosticar si a de ser breve o larga la enfer/medad, tanbién a de ser con-sidrando este capi/. Porque aquellas enfermedades son /breves que poco apartan al omre del estado natural, y aquellas son largas que mucho /lo apartan dél. Y este apartamiento lo ve el médico de la esencia propia del /35mal que está en el enfermo de sus causas, de sus efectos y de su semejança con

//46rotros males. Porque si aquel mal que ocupa a aquel omre se asemeja con el que tubo otro / semejante, y lo apretó mucho o llegó a la muerte o murió, y tubo síntomas, /causas y grandeza y gravedad de enfermedad que lo truxeron en la muerte,

אנשי שושידירה טאנביין אין אישטי פורקי טודאש אישטאש קוזאש מושטראן אפארטאמיין

5 טו גראנדי דיל אישטאדו נאטוראל אי אנשי איל מידיקו פירונסטיקארה מואירטי לוקי ש[יר]ה אל

קונטראריו קואנדו לה אישינשייא דילה אינפֿירמידאד פֿואירי ליבֿייאנה אי ליבֿייאנה שוש

קאבֿזאש אי שין נינגונוש שינטומאש או פוקוש או ליבֿייאנוש אי שיאשימיגֿארי לה

אינפֿירמידאד אאוטרוש קי שאנארון אי נו טובֿיירון טראואגֿוש או קאגֿי נינגונוש אי אנשי

קונשידראנדו איל מידיקו אישטי אפארטאמיינטו דיל אישטאדו נאטוראל אי קונושיינדולו ביין

10 פור לוש שינייאליש דיגֿוש אין קואל קירה אינפֿירמידאד פירונסטיקארה שיירטו או די מואירטי או

די וידה מאש שי אישטאש שינייאליש פֿואירין דובֿדוזאש אי אונה פארטי גראנדי מושטרא

רי מוגֿו אפארטאמינטו דיל אישטאדו נאטוראל אי אוטרה גראנדי פארטי פוקו אפאר

טאמיינטו אינטונסיש פירונסטיקארה דיזיינדו קי איי שינייאליש די פיליגרו או קי נו שי פואידי

אפֿירמאר די מואירטי או די וידה פֿאשטה טאנטו קי [שין] אלקאנסי קואליש פירמא

15 נישין אי וינשין אי קואליש שי דישואנישין אי שי פיירדין יא קואנדו ייא וי קי לוש די וידה טומאן

שו פֿואירסה אי שי קונפֿירמאן פארה לה וידה לה פירונסטיקארה אי אל קונטראריו קואנדו פיר

מאנישירין לוש די מואירטי אי דישטה מאנירה לוש מידיקוש דוק ⟨אין⟩ קון לאש גֿונטאש אי קון לוש

אינפֿירמוש פרושידין איגֿי אישזיירשֿיטאנדו שו מידישינה נו קומו לוש מידיקוש נישייוש

אי קי נו שאוון איל ארטי אי פור אינוראנשייא דיל אישטאדו די לה אינפֿירמידאד אי די לה

20 פֿואירסה די לה נאטוראליזה טודו פרומיטין אי פירונסטיקאן אין דובֿדה קואליש שון לוש דישטה

שיבֿדאד קיניגונו דילייוש וידי נונקה פירונסטיקאר קוזה שיירטה ניקי שי פודיישי לייאמאר

פירונסטיקו פארה אינקובֿריר שו פוקו שאבֿיר אי איגֿו מיאו פארה קי אישטו נוש קידי קלארו

אזי קואינטה קי קונשולטאש שובֿרי אונה טירשייאנה אישֿקיזיטה אי קי קיריש פירונסטיקאר

אי פרוואר קי איש טאל או נו לו פרימירו די טודו קונשידרא שי לה אישינשייא דילה מיש

25 מה פֿיבֿרי אי איש איל קאלור פֿואירטי קי טייני אקרי אי מורדאש אי אין לו טוקאנדו קון

איל טאקטו אי לו שינטיש אויש די אזיר גֿואישייוש קי איש קאלור די טירשיאנה אישֿקיזיטה

פורקי אין טודאש לאש טירשייאנאש אישֿקיזיטאש טאל קאלור שי אלייא שיינפרי דישפואיש קון

שידראש קי אישטה טאל טירשייאנה טייני טיינפוש די אליבֿיו אי טיינפו די אקשישייון

פור לו קואל נו פֿואידי שיר קונטינה קונשידריאש מאש קי ריפֿיטי קאדה 3 דיאה לוקי איש

30 פרופייו דילה טירשייאנה וידיש מאש קילה אקשישייון איש מוי פֿואירטי קואל שולי שיר לה

די לה טירשייאנה פורקי איל קאלור איש פֿורטישימו וידיש דישפואיש קי איש בריוי לה

אקשישייון ייא דאקי יא דישטוש אינדישייוש קונושיש קי איש טירשייאנה אישֿקיזיטה פורקי

אישטה טייני לה אקשישייון בריוי פֿואירטי קי ריפֿיטי קאדה 3 דיאה אי קי טייני אינטריואלוש

46v

אי [ש]י איש קונטינו אי טייני איל קאלור פֿואירטי אקרי אי מורדאש דישפואיש מיראש

לאש קאבֿזאש קי לה איזיירון שי פֿואירון די גראנדי פֿואירסה פארה איש קאליינטאר אי דיש שי

קאר אי אינגֿינדראר מוגֿה קולורה אי די פודרישיר לאש קואליש קוזאש טודאש שאוירימוש

קונשידראנדו לוקי שי טומו איל אינפֿירמו לוקי איזו לוקי ריטֿו לוקי לי אקונטיס

5 ייו אי לוקי אוזו אי טאנביין די קי שי איש קואירפו קוליריקו אי שי שי אלייא ביין קון לוש רימידי

יוש קי שי לי אזין פארה אישטאש פֿיבֿריש או שי לו דאנייאן שי לו טייני איל פֿיגאדו קוליריקו אי שי וי

ירימוש קי איל פאדיש שאוירימוש קי אין איל אישטה לה פֿואינטי די לה אינפֿירמידאד אי

טאנביין מיראירימוש שי איי קוזה קי קונשירוו אי פֿאבֿוריישקה אישטה פֿיבֿרי שי שי אלייאן אין

איל קואירפו קאבֿזאש קי לה פֿואידאן אזיר אי פֿינאל מינטי די טודאש לאש קוזאש קי פֿואי

10 דאן אינגֿינדראר אישטה אינפֿירמידאד אוימוש די אזיר גֿוישייו אי לואיגו פֿאשאר אש

וש אי פֿיטוש אי ויר קואליש שון קי שואלי טראיר לה 3 טירשייאנה קומו דולור דיקא

ויסה נו דורמיר שיד פֿאשטיאו גראנדי ריגור אין איל פרינסיפייו די לה אקשישייון רישפירה

שיין אפֿריש?דיסימוש פולשוש איקֿ:.ב קריבֿירימוש אין איל טיינפו קי טיינפו לה אקשי

שיין אי אין איל אישטאדו מוגֿו פישאר מוגֿה אינקיאיטוד אי אישטאש שון לאש אק

15 פרופייוש דילייאש אי פארטיש קומונו⟨ני⟩ש אה אוטראש אינפֿירמידאדיש מאש קון טודו אי

/ansí sucederá tanbién en este. Porque todas estas cosas mostran apartamien/⁵to grande del estado natural.

Y ansí, el médico pernosticará muerte. Lo que s[er]á al /contrario cuando la esencia de la enfermedad fuere libiana y libiana sus /causas y sin ningunos síntomas, o pocos o libianos, y se asemejare la /enfermedad a otros que sanaron y no tubieron travajos o cachi ningunos.

Y ansí, /considrando el médico este apartamiento del estado natural y conociéndolo bien /¹⁰por los señales dichos en cualquera enfermedad, pernosticará cierto o de muerte o /de vida. Mas si estas señales fueren dubdosas y una parte grande mostra/re mucho apartamiento del estado natural y otra grande parte poco apar/tamiento, entonces pernosticará diziendo que ay señales de peligro, o que no se puede /afirmar cierto de muerte o de vida fasta tanto que [se] alcance cuales perma/¹⁵necen y vencen y cuales se desvanecen y se pierden. Y cuando ya ve que los de vida toman /su fuerça y se confirman para la vida, la pernosticará, y al contrario cuando per/maneceren los de muerte.

Y desta manera los médicos doc'(tos) <en> las juntas y con los /enfermos proceden exsercitando su medicina, no como los médicos necios /y que no saven el arte y por inorancia del estado de la enfermedad y de la /²⁰fuerça de la naturaleza todo prometen y pernostican en dubda, cuales son los desta /ciudad que ninguno dellos vide nunca pernosticar cosa cierta, ni que se pudiesse llamar /pernóstico para encubrir su poco saber.

E, ijo mío, para que esto nos quede claro /aze cuenta que consultax sobre una terciana exquisita y que querex pernosticar /y provar que es tal o no. Lo primero de todo consídrasse la esencia de la mis/²⁵ma febre —y es el calor fuerte que tiene acre y mordas— y en lo tocando con /el tacto y lo sentix, avex de azer juicios que es calor de terciana esquisita /porque en todas las tercianas exquisitas tal calor se alla sienpre. Después con/sidras que esta tal terciana tiene tienpos de alibio y tienpo de accesión, /por lo cual no puede ser contina. Considrax más: que repite cada 3 día, lo que es /³⁰propio de la terciana. Videx más que la accesión es muy fuerte, cual sole ser la / de la terciana porque el calor es fortíssimo. Videx después que es breve la /accesión. Ya daquí, ya destos indicios conocex que es terciana exquisita porque /esta tiene la accesión breve fuerte que repite cada 3 día y que tiene intrévalos.

//⁴⁶ᵛY [s]i es contino y tiene el calor fuerte acre y mordas, después mirax /las causas que la izieron: si fueren de grande fuerça para escalientar y desse/car y engendrar mucha colora y de pudrecer. Las cuales cosas todas saveremos considrando lo que se tomó el enfermo, lo que izo, lo que evacuó, lo que retuv(o), lo que le acontec/⁵ió y lo que usó. Y tanbién de que si es cuerpo colérico y si se alla bien con los remed/ios que se le azen para estas febres o si lo dañan, si tiene el fígado colérico. Y si vié/remos que él padece saveremos que en él está la fuente de la enfermedad. Y / tanbién miraremos si ay cosa que conserve y faboresca esta febre, si se allan en /el cuerpo causas que la puedan azer. Y, finalmente, de todas las cosas que pue/¹⁰dan angendrar esta enfermedad avemos de azer juicio y luego pasar a s/us efectos y ver cuales son los que suele traer la terciana como dolor de ca/veça, no dormir, sed, fastío grande, rigor en el principio de la accesión, respira/ción, apretadísimos pulsos, e(s)cribiremos en el tiempo que crece la acce/⁵sión y en el estado mucho pessar, mucha inquietut. Y estas son las ac/¹⁵ciones lesas y los efectos de las exquisitas tercianas parte dellos /propios dellas y parte comu<ne>s a otras enfermedades, mas con todo ayu/dan

דאן אקונפ̃ירמאר קי איש טירשייאנה אישקיזיטה דישפואיש מיראמוש
לוש שינייאליש קי שי טומאן די לוש אישקירמינטוש פורקי אינפ̃רינסיפ̃ייו דילה אקשישייון די
לה טירשייאנה אישקיזיטה איי גומיטו די קולור וירדי איי אמאריאה איי נו לה דיקלינאשיין
שודור קופ̃איזו איי קולייריקו או קאמאראש וירדיש איי אמאריאש אקריש איי מורדאזיש נו

20   פ̃יגאדוזאש ני גרואישאש ליקידאש איי אנטיש פוקא[ש] קי מונג̃אש איי שי ‹שי› שאנגראן מיראן
שי לה שאנגרי איש קולייריקה לאש אורינאש שון מוי קולייריקאש איי אמריאש אקריש איי
מורדאזיש די אישטוש אישקרימינטוש איי אובראש קי שי אזין אין איל קואירפו שאקאמוש לאש
שינייאליש דונדי קונושימוש לה טירשייאנה אישקיזיטה איי טאנביין שי איל קואירו שי פא

25   רה אמאריאו או וירדי אשפ̃ירו איי דורו אישטה לה בוקה אמארגה איי שיקה איי אשפ̃ירה לה
לינגואה איי אמאריאה איי פ̃ארישין אוטראש קאלידאדיש אין איל אומור קי אימישטה אינפ̃י
רמו קי מושטראן אישטה פ̃יברי נו רישולוירה איל מידיקו מאש קון מוגה קונפ̃יאנשה
פירונוסטיקארה קי איש טירשייאנה אישקיזיטה איי שיאה די דיטירמינאר אין דאקשוש
ייוניש איי לו דירה קון מאש אוזאדיאה שי ויירי קי לה אינפ̃ירמידאד קי ווה אין לה שיבדאד

30   שון אישטאש טירשייאנאש אישקיזיטאש איי טאנביין פ̃ירמה מינטי פודי פירונסטיקאר
פור לו דיג̃ו שי פ̃ואידי מאטאר אישטה פ̃יברי איי נו פורקי שי נו פורקי שולה מינטי אקלייאש אין
פ̃ירמידאדיש מאטאן קי מונג̃וש שי אפ̃ארטאן דיל אישטאדו נאטוראל אישטה נו פ̃ואידי
מאטאר אנינגונו פורקי נו פ̃ואידי לייגאר אטאל פונטו אאון קי טודו ג̃ינירו די פ̃יברי

47ᵣ

איש אפ̃אריג̃אדו פ̃ארה מאטאר נו טודאש לאש דיפ̃ירינשייאש די פ̃יבריש מאטאן איי אנשי
איש אישטה טירשייאנה אישקיזיטה פורקי איש אינטירמיטינטי איי נו קונטינה איי אין
טרי לאש טירשייאנה לה מאש שאנאב̃לי איי מינוש פיליגרוזה איש לה אישקיזיטה איי
לו מושטרא לאש פ̃ארטיש די לה אינפ̃ירמידאד קי שון בריוויש איי לה פוקה טראואג̃ו קי דאן

5   פור לו מונג̃ו קי שי טארדה די אונה אקשישייון אה אוטרה איי אנשי קונשימימוש אין אלייא מ
מוג̃ו פיקינייו ‹אפ̃ארטאמינטו› דיל אישטאדו נאטוראל איי לו מישמו מושטראן לאש קאב̃זאש דונדי פ̃ארישין
קי נו שון מורטאליש דיל איי איל אומור די קישי אזי קי איש דילגאדו קאלינטי איי נו מאליגנו
ני מוג̃ו ני טיייני קוזה אין שי מאלה קי נאטוראליזה איי לה ארטי נו פ̃ואידאן קורֵאר איי טאנביין
איל לוגאר אדונדי שי אלייאן אישטוש אומוריש איש מאש אין איל אביטו דיל קואירפו איי אין

10   לאש פ̃ארטיש אינטירנאש איי פרינסיפאליש איי שיינפרי אין אקלייווש קי טיינין טירשייאנאש
איי מאייוריש פ̃וראירסאש אין אקלייוש קי טיינין שי שון אישקיזיטאש די לו קי איש לה אינפ̃ירמי
דאד איי טאנביין אין אישטאש פ̃יבריש רא[ל]ידאד דיל קואירו איי אישטאן פ̃אטינטיש לוש
קאמינוש דיל קואירפו פור לוש קואליש שי פ̃ואידין איואקואר לוש אומוריש מאלוש קולאי מי
נטי איי שי קון אישטו שי איל מידיקו איש בואינו איי לוש קי ריג̃ין אל אינפ̃ירמו לו ריג̃ין ביין

15   איי שי ‹די טודו› לו דימאש קי לי איש נישישאריו לו פרוב̃ין קומו קאב̃זאש קי איודאן קי פירונוסטיקה
פירפיטה שאלוד לה קואל מושטרה טאנביין לאש אופ̃יראשייוניש דיל קואירפו איל אישקרימינ
טוש איי לאש קאלידאדיש קומו מושטראן ליב̃ייאנה אפ̃ארטאמינטו דיל אישטאדו נאטו
ראל אין אישטאש פ̃יבריש פרומיטין אנשי פירפיטה שאלוד איי שי פרווה מאש די קי נונקה ני
נגונו מורייו די טירשייאנה אישקיזיטה איי איל אינפ̃ירמו איזו אלגון ייֵרו קון קי

20   פאשו אישטה אינפ̃ירמידאד אה אוטרה מורטאל אנשי קי טיניש̃ דישטה דוטרינה איל וירדאדירו
קונושימיינטו נאטוראליזה איי קאב̃זאש איי שינטומאש די לה טירשייאנה קי איש טאל קי דורה
פוקו איי קי נו מאטה איי די לה מישמה מאנירה פור לה מישמה אורדין פ̃ודיש̃ אוטרה קואל
קירה אינפ̃ירמידאד קונושירלה שוש קאב̃זאש איי שוש איפ̃יטוש איי פירונסטיקאר איין אלייה
די מואירטי או די וידה

דישיטינשיייון 11 די קומו שיאה די ראזונאר
אשירקה די לה קורה אין לאש
גונטאש

ayu/dan a confirmar que es terciana exquisita.

Después miramos /los señales que se toman de los exquermentos porque en principio de la accesión de /la terciana exquisita ay gómito de color verde y amarío y en la declinación /²⁰sudor copioso y colérico o cámaras verdes y amarías, acres y mordazes no /pegadosas ni gruessas líquidas y antes poca[s] que munchas. Y si <se> sangran /miran si la sangre es colérica, las orinas son muy coléricas y amarías, acres y /mordazes.

De estos excrementos y obras que se azen en el cuerpo sacamos las / señales donde conocemos la terciana exquisita. Y tanbién si el cuero se pa/²⁵ra amaría o verde, áspero y duro, está la boca amarga y seca y áspera la /lengua y amaría y parecen otras calidades en el umor que está enfer/mo que mostran esta febre no resolverá el médico.

Mas con mucha confíança /pernosticará que es terciana exquisita y se a de determinar en daqsus/iones[1] y lo dirá con más osadía si viere que la enfermedad que va en la ciudad /³⁰son estas tercianas exquisitas. Y tanbién firmamente pode pernosticar /por lo dicho si puede matar esta febre y no porque si solamente aquellas en/fermedades matan que munchos se apartan del estado natural, esta no puede /matar a ninguno porque no puede llegar a tal punto. Porque, aunque todo género de febre

//⁴⁷ʳes aparejado para matar no todas las diferencias de febres matan.

Y ansí, es esta terciana exquisita porque es intremitente y no contina y en/tre las terciana la más sanable y menos peligrosa es la exquisita y /lo mostra las partes de la enfermedad que son breves y la poca travajo que dan /⁵por lo muncho que se tarda de una accesión a otra.

Y ansí, conocemos en ella /mucho pequeño <apartamento> del estado natural. Y lo mismo mostran las causas donde parecen /que nos son mortales. Y el umor de que se aze, que es delgado, caliente y no maligno, /ni mucho, ni tiene cosa en sí mala que naturaleza y la arte no pueden curar. Y tanbién el lugar adonde se allan estos umores es más en el ábito del cuerpo y en /¹⁰las partes internas y principales. Y sienpre en aquellos que tienen tercianas /ay mayores fuerças si son esquisitas de lo que es la enferme/dad. Ay tanbién en estas febres ra[l]edad del cuero y están patentes los /caminos del cuerpo por los cuales se pueden evacuar los umores malos kolayme/nte .

Y si con esto, si el médico es bueno y los que rijen al enfermo lo rijen bien, /¹⁵y si <de todo> lo demás que le es necessario lo proben como causas que ayudan, se pernostica /perfeta salud. La cual mostra tanbién las operaciones del cuerpo, los escremen/tos y las calidades como mostran libiana apartamento del estado natu/ral en estas febres.

Ansí prometen perfeta salud y se prova más de que nunca ni/nguno murió de terciana exquista salvo si el enfermo izo algún yerro con que /²⁰passó esta enfermedad a otra mortal.

Ansí que tenex desta dotrina el verdadero /conocimiento —naturaleza y causas y síntomas de la terciana— que es tal que dura /poco y que no mata. Y de la misma manera, por la misma orden podex otra cual/quera enfermedad conocerla: sus causas y sus efetos y pernosticar en ella /de muerte o de vida.

Distinción 11 de cómo se a de razonar
acerca de la cura en las
juntas

---

[1] Discusiones.

25 דישפואיש   קי טראטאמוש די לוש פירנוסטיקוש שי קונשולטה לוקי שיאה די אזיר
פארה קורא(ר) לה אינפֿירמידאד לו קואל קונסטה די 2 קוזאש די שיירטוש
קאפֿי' לה אונה אי לה אוטרה ‹אי' די שיירטוש אינאישטרומינטוש קון לוש קואליש אלקאנזאמוש
לוש קאפֿי' לוש קאפֿי' שון 9 איל פֿרימירו איש קי מיראמוש לוּקי ‹שי› שי אה די אזיר אלגו איל 2
קי איש לוקי שיאה די אזיר איל 3 קי רימידייוש שיאן די בוֹשקאר פארה אזיר אקילייו קי איש מיניסטיר

47v

אזיר 4 איל קואנטו שירה לה קאנטידאד די לוש רימידייוש איל 5 איל מודו קונקי שיאן די א
זיר איל 6 שו קאלידאד איל 7 איל טיינפו אין קי שי אן די אזיר איל 8 אין קי לוגאר שי אן די
ואריאר אי קואל שיאה די אישקוגיר פור מיגֿור די מונגֿוש אי אדונדי איש מיניסטיר אזיר מ
מונגֿוש רימידייוש קונשידראמוש איל אורדין קי איש איל 9 פארה שאוירמוש קואל אה די שיר איל פֿרימירו

5 קואל איל 2 קואל איל דישפואיש לוש קואליש 9 שי איל מידיקו שופֿיירי אי שו
דיגֿו ביין פור אילייוש שיינפרי אשירטארה קואנטו ‹קי› פֿואידי אלקאנסאר נואישטרה ארטי אי
דישטוש אין לה קונשולטה [ט]ומארה פארה טראטאר שולה מינטי אקילייוש קי קונויינין פארה איל
קאבֿזו אי קואנטו אל פֿרימיר קאפֿי' נו איי פארה קי טראיירלו אין לה קונשולטה שי יא איש
טה דיטירמינאדו קי איש מיניסטיר אזיר אלגונה קוזה אל אינפֿירמו אי שון דיווירשאש לאש

10 קוזאש קי מושטראן איואקאשיין אי לאש קי מושטראן מאנטינייר אי אנשי טאנביין לוש
איפֿיקטוש שינפֿליש אי קונפֿואישטוש אי אנשי שיאה די טראטאר פֿרימירו די אקילייוש קי ‹לוֹ+פֿידין
די שו נאטוראליזה או פֿוֹרקי אנשי לו פֿידי לה[1] אוקאשיין קונטאנדולו אי בושקאנדו די אינטרי אי
אילייוש לוקי אינפֿורטה פארה איל איפֿיטו די לוקי שיאה די אזיר פֿורקי דישפואיש קי איש לוקי שיאה די א
איש נישישארייו אזיר פֿריגונטארימוש שי שי אה די אזיר דישפואיש קי איש לוקי שיאה די א

15 זיר או קואנטאש קוזאש אי שי שון מונגֿאש קון קי אורדין שי שיפֿואידין לואיגו אזיר טו
דאש ‹אי› דישפואיש קי קונויייני אזירשי אין קואל קירה קוזה אי שי...שין שיגינשי לוש די מאש קאפֿי'
קומו דישֿימוש אריווה שופֿואישטו אישטה דוטרינה פארה אשירטאר איל מידיקו אין לו קי אה
די אזיר איש נישישארייו קי שיפה פור לה אורדין קי אימוש דיגֿו אין לאש דישיטינשיוניש
פֿאשאדאש קואל שיאה אי קואנטאש שיאן לאש אינפֿירמידאדיש קי שיאן די קוראר פֿורקי אלייאדו אישטו

20 נו שולה מינטי פודימוש אלייאר מונגֿוש רימידייוש מאש טאנביין קואנדו אימוש די דישֿאר אונו
אי טומאר אוטרו אי קואנדו אימוש די איוֹאריאר אין אקילייו קי אזיאמוש אי אנשי אין און פֿרי
ניזי איל מידיקו דיאקילייו קי דיימוש אטראש איל מידיקו שאקארה די לה ‹אי› שינשיייא גֿינירוש דיפֿי
רינשיייאש אי קאבֿזאש די לאש אינפֿירמידאדיש קי אפֿריאן לוש קואירפוש לה אינשינשיייא גֿינירו
דיפֿירינשיייא אי קאבֿזה דיל פֿירינזי אי שאוידה וירה קי איי אין איל 2 קוזאש קי פֿידין רימידייו

25 לאש פֿואירשאש קי קידין קונשירוואדאש אי לו קי איי אין איל קואירפו אי אזי לה אינפֿירמידאד קי פֿידי
רימידייו פארה שאליר דיל אי 5 קוזאש שון לאש קי שי אלייאן פֿריטיל נאטוראליש אין איל קואירפו
קי אזין אין לה אינפֿירמידאד איל קורימיינטו שוש קאבֿזאש אי לו קי קורי אי לו קי לה קאבֿזה די אֵקי לה
פֿיבֿרי אי לה פֿיבֿרי אי שיאה די אינפֿישאר פֿרימירו די אקילייו קי איש קואינטרה נאטא‹ו›רה קי די
פֿורקי פֿאטיגה מאש קי נו די אקילייו קי איש נאטוראל אי די אקילייו קי איש קואינטרה נאטוראליזה או

30 שיאה די שיקורייר לואיגו אה טודו או אאקילייא פארטי קי מאש דאנייא אי לואיגו די טודו לו
דיגֿו איש מיניסטיר שאוויר קי קוזאש אי די קי מאנירה לי אה די ואליר פֿורקי איל קורימיינטו
אונאש ויזיש קירי רי[ב]ושיִיון אוטראש די ריבאשיאן אי אויזיש קירי טודו גֿונטו אי לה קאבֿזה דיל
קורימיינטו קירין טאנביין פרופֿייא אי שיירטה איוֹאקואשיין אי קי שי איגֿין לואיגו פֿואירה דיל קו
אירפו אי לו קי קורייו אין אישטי קאבֿזו שולה דיגֿישטייון אי לה פֿיבֿרי ריפֿיגֿיראשיין אי שוש

35 קאבֿזאש אונאש קירין אפֿירייינטיש אי אוטראש אי‹נ›שינדינטיש אי אוטראש אישֿטינואנטיש

48r

אוטראש קונקוקיינטוש אי אוטראש קי ואקואין לוקי אישטה ייא קונרונפידו או אפֿאריגֿאדו
פארה קונרונפירשי די דונדי שי קונושירה אישפֿישייאל מינטי אי גֿירינאל קי קוזאש אי קואנטאש

1 ‹אי דישפואיש די /אילייוש קי פֿורסוזה/מינטי פידי לה אוקא/סיון›

/²⁵Después que tratamos de los pernósticos, se consulta lo que se a de azer /para curar la enfermedad. Lo cual consta de 2 cosas, de ciertos /capi' la una y la otra, y de ciertos inistrumentos con los cuales alcanzamos /los capi'. Los capi' son 9. El primero es que miramos si se a de azer algo; el 2 /que es lo que se a de azer; el 3 que remedios se an de buxcar para azer aquello que es menester

//⁴⁷ᵛazer; el 4 cuanto será la cantidad de los remedios; el 5 el modo con que se an de a/zer; el 6 su calidad; el 7 el tienpo en que se an de azer; el 8 en que lugar se an de /variar y cual se a de escojer por mejor de munchos, y a dónde es menester azer /munchos remedios; consideramos el orden, que es el 9, para savermos cual a de ser el primero, /⁵cual el 2, cual el después.
Los cuales 9 si el médico supiere y se /rije bien por ellos sienpre acertará cuanto puede alcançar nuestra arte. Y /destos en la consulta [t]omará para tratar solamente aquellos que convienen para el /cabso. Y cuanto al primer capi' no ay para que traerlo en la consulta si ya es/tá determinado que es menester azer alguna cosa al enfermo.

Y son diversas las /¹⁰cosas que mostran evacación y las que mostran mantener. Y ansí, tanbién los /efectos sinples y conpuestos.

Y ansí, se a de tratar primero de aquellos que lo piden /de su naturaleza o¹ ocasión, contándolo y buxcando de entre /ellos lo que inporta para el efeto de lo que se a de azer. Porque después que se save que /es necessario azer, perguntaremos si se a de azer, después qué es lo que se a /¹⁵zer o cuántas cosas. Y si son munchas, con qué orden si se pueden luego azer to/das. <Y> después qué conviene azerse en cualquera cosa y sin seguinse los demás capi' /como diximos arriva.

Suposto esta dotrina, para acertar el médico en lo que a /de azer, es necessario que sepa —por la orden que avemos dicho en las distinciones /passadas— cual sea y cuantas sean las enfermedades que se an de curar. Porque allado esto, /²⁰no solamente podemos allar munchos remedios mas, tanbién, cuando avemos de dexar uno /y tomar otro y cuando avemos de evariar en aquello que azemos.

Y ansí, en un fre/nesí el médico de aquello² sacará³ de la <e>ssencia, géneros, dife/rencias y causas de las enfermedades que afríen los cuerpos, la ensencia, género, /diferencias y causa del frenesí. Y savida, verá que ay en él 2 cosas que piden remedio: /²⁵las fuerzas que queden conservadas y lo que lo que ay en el cuerpo y aze la enfermedad que pide /remedio para salir dél.

Y 5 cosas son las que se allan pretelnaturales en el cuerpo /que azen en la enfermedad: el corrimiento,⁴ sus causas, y lo que corre, y la causa de la /febre y la febre. Y se a de enpeçar primero de aquello que es cuentra nat[u]ra /porque fatiga más que no de aquello que es natural. Y de aquello que es cuentra naturaleza o /³⁰se a de secorrer luego a todo o aquella parte que más daña.

Y luego de todo lo /dicho, es menester saver que cosas y de que manera le a de valer. Porque el corrimiento /unas vezes quere re[b]ución, otras deribación y a vezes quere todo junto. Y la causa del /corrimento queren tanbién propia y cierta evacación y que se echen luego fuera del cu/erpo y lo que corrió en este cabso sola digestión y la febre, refigeración y sus causas. Unas queren aferientes y otras i<n>cidentes y otras extenuantes,

//⁴⁸rotras concoquientos y otras que vacúen lo que está ya corronpido o aparejado para conrroperse. De donde se conocerá especial mente y gerenal que cosas y cuantas

---

¹ En el texto tachado porque así lo pide la. En el margen escribe <y después de /aquellas que forçosa/mente pide la ocasión>.
² Tachado: que dezimos atrás.
³ Tachado: el médico.
⁴ El fluir de los humores.

שיאן די אזיר אי אנשי שי אזי אין קואנטאש אינפֿירמידאדיש איי אי אין טודאש אישטי 2 קאפֿי׳
שיאה די קונשידראר מונגֿו אי דאקי דישפֿואיש ריזולטה איל שיירטו נומארו אי שיירטה ר

5   ראזון די רימידייוש קי אישטאן אינֿיל 3 קאפֿי׳ דיל קואל ייא טראטאמוש פרימירו ריפֿרוואנדו
אלוש מידיקוש קי אין לאש קונשולטאש בושקאן לוש רימידייוש אין טרי לאש 6 קוזאש נו נאטו
ראליש אי דישפֿואיש טראטאן די לוש מידיקאמינטוש אי ייראן מוגֿו פֿורקי אין לאש גראוויישי
מאש אינפֿירמידאדיש נו שי קונפֿישה די ליבֿייאנוש רימידייוש שינו די גראנדישימוש די דונדי
דישׁו איפֿוקרי׳ אישטרימיש מורביש אישקיזיטה רימידייא אוגֿטימה שונט אין

10   לאש אינפֿירמידאדיש מוי פֿואירטיש פֿורטישימוש רימידייוש שון מוי בואינוש אין לה
פרימירה די אפֿוריזֿ׳ אפֿוריזֿ׳ 6 אי אנשי שי אלגונו אין אישטה אינפֿירמידאד די פֿיריניזֿי טאן
גראווי אינפֿישארשי אה אורדינאר קי איירי לי קונוינינה אי שי אויאה די מינישטיר אישטאר
אין אפֿוזינטו קלארו או אישקורה יירה מאנפֿישטה מינטי פוש קי לואיגו קונויני טראטאר
שי דארה שאנגריאה או פֿורגה אי די אוטרוש רימידייוש פֿואירטיש אי גֿירינוזוש טאנבֿיין רי

15   פרובֿו איל טראר לואיגו דישטאש 6 קוזאש נו נאטוראליש פֿורקי אין 2 קאפֿי׳ קואל קירה קוזה
קי טראטאמוש לאש פֿודימוש טראיר אה פרופוזיטו דיל איירי קי לו קאבֿזו אי דילאש מאש ‹6› קוזאש
פארה קוראר לה איל קורימינטו לוש בושקאמוש דיל איירי קי לו קאבֿזו אי דילאש מאש ‹6› קוזאש
נו נאטוראליש אי טאנבֿיין אינבֿיזאמוש פארה רימידייארלה קי איירי איקי קומידה אי קואנטה
איש מינישטיר אי אוטראש דישטי גֿינירו אי לו מישמו אוומוש קואנדו קירימוש

20   קורטאר לאש קאבֿזאש דיל קורימיינטו אי קואנדו קירימוש ריזולויר לוקי אישטה אין לה פא
רטי אי דילה מישמה מאנירה קואנדו קוראמוש לה פֿיברי אי שו קאבֿזה אי אקילייוש קון
גראנדי יירו אונה שולה ויש דיפֿורשי טראטאן דיל איירי אי דילה קומידה אי די שוש 6 קוזאש
נו נאטוראליש קומו קי פֿואישי טודוש לוש אפֿיקטוש קי שי אלייאן אין איל אינפֿירמו דיאונה
מישמה נאטוראליזה אי די און גֿינירו אי נו די דיבֿירשוש אי קי אין טודו טיינפו אין איל דישקורשו

25   די לה אינפֿירמידאד קונוינייישי און ריזֿימיינטו די לאש 6 קוזאש נו נאטוראליש נו שי פֿואי
די שאווֿיר דיקי פֿואינטיש נידיקי גֿינירוש די קוזאש שי פֿואידה טומאר לוש מידיקאמינטוש
אי רי מידייוש נישישארייוש פארה קוראר לה אינפֿירמידאד שיינדו אישטו קואינטרא איל
ארטי לה קואל פרומיטי שיירטו נומארו די רימידייוש קואנטו אה מינישטיר לה אינפֿירמי
דאד ני אי איל מידיקו נו שי פֿואידי אקיאטאר אשטה שאוירלו פור לו קואל דינדי פרינסיפייו

30   אה איל מידיקו די פרופוניר טודוש לוש גֿינירוש די קוזאש די דונדי מאנאן טודוש לוש רי
מידייוש או שיאן קוזאש נו נאטוראליש או מידיקאמינטוש או מאנטינימיינטוש פֿינאל
מינטי אישטוש גֿינירוש יא מושטראמוש אנטיש אין דוטרינה די גאלינו קי שון 4 איל 1 קונט
ייני אין שי טודו אקילייו קי די קואל קירה מאנירה אינטרה אין איל קואירפֿו איל 2 איש אקילייו קי ויני

48v

די פֿואירה אל קואירפֿו איל 3 טודאש אקילייאש קוזאש קי נוש אזימוש אנוזונטרוש או נוש
אזין אוטרוש איל 4 קונטייני אין שי טודו אקילייו קי שאקה דיל קואירפֿו אלגונה קוזה או לה ריטיי
ני אין איל אי דישטאש פֿואינטיש שאלין טודוש לוש רימידייוש פארה קוראר טודאש לאש אינפֿיר
מידאדיש טאן פֿון פירפֿיטה מינטי אי קירי נואישטרה ארטי קומו שי אונו בושקארי לוש רימידי

5   יוש פארה סאקאר לה קאבֿזה דיל קורימיינטו אי שופֿיירי קי לוש גראנדיש קורימיינטוש שולו
קון ריבֿושיין אנואש ויזֿש שולה מינטי שיקורה אי אוטראש ויזֿש אה מינישטיר טאנבֿיין
דיריבֿאשיין פרימירה מינטי ‹שי› קונשידרארה איל גֿינירו די אקילייאש קוזאש קי פֿור אפֿואירה ריוילין
אי אינטרי אילייאש וירה שי איי אלגונאש די לאש קי אובֿראן ריוילינדו פֿורקי טראוואן שירקאן
מווין או שי קולגאן או שי אשטה אין לאש פֿארטיש קי פֿאדין ריוליר אי דיריואר קון טאנטה

10   פֿואירסה קי באשטי פארה קוראר לה קאבֿזה דיל קורימיינטו אי אישטו מאנדארה קי שי
אגה אי דאקי אירא דישפֿואיש אאוטרה פֿואינטי אי מירארה שי אלגונה אקשיין דיל קואיר
פו קומו איל פאשיאר ריוליד אי איל אומור די לה קאויסה פארה לוש פייש אי שי איל קורי
מיינטו פֿואירי אלוש פייש מירארה שי פונשאנדו איל אינפֿירמו מוגֿו לו פֿודירה דיטיניר קי נו
קאייא אין אילייו אי אין אישטי פונטו טראירה אשו פרופוזיטו טודאש אקילייאש קוזאש

15   קי פֿואידין אזיר ביין אל אינפֿירמו פארה ריבֿליר לוש קורימיינטוש אי די ריבֿארלוש או שיאה ק

/se an de azer.

Y ansí, se aze en cuantas enfermedades ay y en todas este 2 capi' /se a de considrar muncho. Y daquí después resulta el cierto númaro y cierta /⁵razón de remedios que están en el 3ᵉʳ capi', del cual ya tratamos primero, reprovando /a los médicos que en las consultas buxcan los remedios entre las 6 cosas no natu/rales, y después tratan de los medicamentos, y yerran mucho porque en las gravísi/ mas enfermedades no se conpessa de libianos remedios sino de grandíssimos. De donde /dixo Ypocr': *Extremis morbis extrema exquisita remedia o(p)tima sunt*, en /¹⁰las enfermedades muy fuertes fortíssimos remedios son muy buenos, en la /primera de *Aforis'*, aforis> 6.

Y ansí, si alguno en esta enfermedad de fernesí tan /grave, enpeçarse a ordenar que aire le convenía y si avía de menester estar /en aposento claro o escuro, yerra manifestamente pos que luego conviene tratar /si dará sangría o purga y de otros remedios fuertes y gerenosos. Tanbién re /¹⁵probo el tra(e)r luego de estas 6 cosas no naturales, porque en 2 capi> cualquera cosa /que tratamos las podemos traer a propósito.

Y ansí, cuando buxcamos los remedios /para curarla el corrimiento los buxcamos del aire que lo causó y de las más <6> cosas /no naturales. Y tanbién enbezamos para remediarla que aire y que comida y cuanta /es menester y otras deste género. Y lo mismo avemos cuando queremos /²⁰cortar las causas del corrimiento y cuando queremos resolver lo que está en la parte. Y, de la misma manera, cuando curamos la febre y su causa.

Y aquellos, con /grande yerro, una sola ves de por sí tratan del aire y de la comida y de sus 6 cosas /no naturales, como que fuesse todos los efectos que se allan en el enfermo de una /misma naturaleza y de un género y no de dibersos. Y que en todo tienpo, en el discurso¹ /²⁵de la enfermedad conviniesse un regimento de las 6 cosas no naturales. No se pue/de saver de que fuentes ni de que géneros de cosas se pueda tomar los medicamentos /y remedios necessarios para curar la enfermedad, siendo esto cuentra el /arte, la cual promete cierto númaro de remedios, cuanto a menester la enferme/dad. Ni el médico no se puede aquiatar asta saverlo, por lo cual dende principio /³⁰a el médico de proponer todos los géneros de cosas de donde manan todos los re/ medios, o sean cosas no naturales o medicamentos o mantenimientos.

Final/mente, estos géneros ya mostramos antes en dotrina de Galeno, que son 4. El 1 cont/ iene en sí todo aquello que de cual quera manera entra en el cuerpo; el 2 es aquello que viene

//⁴⁸ᵛde fuera al cuerpo; el 3 todas aquellas cosas que nos azemos a nosotros o nos /azen otros; el 4 contiene en sí todo aquello que saca del cuerpo alguna cosa o la retie/ne en él.

Y destas fuentes salen todos los remedios para curar todas las enfer/medades tan perfetamente y quere nuestra arte. Como si uno buxcare los remedi/⁵os para sacar la causa del corrimiento y supiere que los grandes corrimientos solo /con rebu(l)sión unas vezes solamente se cura y, otras vezes, a menester tanbién /deribación Primeramente <se> considrará el género de aquellas cosas que por afuera revelen /y entre ellas verá si ay algunas de las que obran revelendo porque travan, cercan, /moven o se colgan; o si está en las partes que pueden reveler y derivar con tanta /¹⁰fuerça que baste para curar la causa del corrimiento. Y esto mandará que se /aga.

Y daquí irá después a otra fuente y mirará si alguna acción del cuer/po, como el pasear, revele el umor de la caveça para los pies. Y si el corri/miento fuere a los pies mirará si pun(j)ando el enfermo mucho lo poderá detener, que no /caya en ello. Y en este punto traerá a su propósito todas aquellas cosas /¹⁵que puedan azer bien al enfermo para rebeler los corrimientos y derivarlos, o sea, c

---

¹ Discurrir.

קאמינאר או אישטאר פאראדו די קואל קירה מאנירה קי שיאה אי אוזו די וידו או אקשיון דיל קואי

רפו אי דיל אלמה דישפואיש וירנה אלה 3 פֿואינטי קי קונטייני אין שי לוש מאנטינימיינטוש אי

מידיקאמיינטוש קי אינטראן דיינטרו דיל קואירפו פור קואל קירי פארטי אי די קואל קירי מ

מאנירה פורקי אונוש שי מיטין אוטרוש שיקומין אוטרוש שי אינגוליטין אוטרוש שי ביון או

20 טרוש שי טומאן פור לוש נאריזיש אוטרוש שי לאנבין אוטרוש שי דישטילאן אוטרוש שי

גופאן אי אוטרוש שי טומאן די אוטראש מאניראש ~~קונפרמי~~ קונפֿורמי ריקירי לה אינפֿירמי

דאד לו קי טודו דיווי שאוויר איל מידיקו אי איל מאש קונויניינטי מודו די טומארלו אין

אקילייא אינפֿירמידאד קי קורה לה 4 פֿואינטי קונטייני אין שי טודו אקילייו קי איואקוארה

דיל קואירפו שינשינפֿלי מינטי או אינשינשיבֿלי איגואל מינטי או דישאיגואל די אונה שולה פארטי

25 דיל קואירפו או די טודאש לאש פארטיש אי טודו אקילייו קי ריטייני אי אפרוויגה פארה קוראר

לוש קורימיינטוש אי פֿיגֿו אישטו שי אקיאיטה לה קונשינשייא פורקי נו דישֹו רימידייו קונוי

ניינטי פארה איל אינפֿירמו קי נו לו אורדינאשי שיגון נואישטרה מידישינה אי אין אישטו א

אינטרה לה דייטה לוש מידיקאמינטוש איל איירי לה קומידה לה ביוידה איל דורמיר איל

נו דורמיר איל בֿאשייאמיינטו אי איל אינגֿיר אי לוש אקשידינטיש דיל אלמה אי דיל קואירפו

30 די טודאש לאש 6 קוזאש נו נאטוראליש קון מיגֿור אורדין אי מאש שיירטה קי נו לה אורדינא

רייא קי טיינין די אינפישאר לואיגו אין לאש 6 קוזאש נו נאטוראליש אי און קי אלגונוש דוק

טוש מידיקוש שולו שולין אוזאר אנשי מוגֿו די אוטרה מאנירה לו אזי גאלינו אין איל ארטי מידישי

נאל ~~אין איל~~ פורקי אין אקיל לוגאר פריגונטה קי קוזה שיאה לה קי נאטוראל מינטי די מודו אטודוש אי קו

מו שי פודרה אזיר פארה קונשירוואר לה שאנידאד מאש אין לאש קונשולטאש אי אין טודאש לאש

35 אינפֿירמידאדיש נו שולו בֿושקאמוש אישטו מאש לוש פרופייוש רימידייוש פארה קוראראש אי שא

קאר אלוש אינפֿירמוש די אקיל אישטאדו מורבוזו אין קי אישטאן

49ר

אי אישטו טודו שי שאקה די אקילייאש די פֿואינטיש קי אוימוש דיגֿו לאש קואליש אין איל ליברו

די קונשידואר לה שאנידאד טראי גאלינו   אי קואנטו אלוש די מאש קאפי' 9 ‹די לוש› קי דישֹים

וש נו אֿיי קי נוטאר ‹אין איליייש› אוטרה קוזה מאש די לו קי מושטרא איל נומרי די קאדה אונו פור לו קואל

איש ראזון קי וינגאמוש אלו שיגונדו קי איש קון קי אישטרומינטוש אלקאנשארימוש אישטוש ק

5 קאפי' אי דישֹימוש קי שון 3 די לוש קואליש אוזאן לוש מידיקוש ראשיונאליש פורקי שיגון אין

דיקאשיין אין אקילייאש קוזאש קוגֿה נאטוראליזה שי פודי קונשיר או אופשירואישייון ~~שולה~~ שֿיקֿו

אישפיריינסה שיאן די בושֹקאר לוש רימידייוש אי שי נו קון ני לה ראזון ני קון לה אישפיר

יינשה אלייאירימוש רימידייוש קי קונוינגאן אינטונשישיש לוש בֿושקאמוש פאשאנדו אשימי

גֿאנטיש אינפֿירמידאדיש אי מיראנדו לו קי לוש אפרוויגֿו אי אישטו[ן] שי לייאמה אנאלוזי

10 גֿישמו אנשי קי שי איזורימוש די אינדיקאשיין פרימירה מינטי איש מיניישטיר פוניר קי

קוזאש אי קואנטאש שיאן לאש קי אינדיקאן אי דישפואיש שי בושקאן לאש קואינטרה אינדיקא

נטיש אי טודאש לאש קי ריפוקנאן פורקי לאש קואינדיקאנטיש אי קון‹טרה›ריפוקנאנטיש ייא אישטאן

דיגֿאש פורקי לוש שיניאליש שון אישטאש קי אינדיקאן אי קואינטרה אינדיקאן נו שיאן די דישֹאר אקי

לייאש קוזאש קי פרימיטין שין ריפוקנאנשייא קי שיאגה אלגונה קוזה לה קואל מאנדה קי שיאגה לוש

15 אינדיקאנטיש אי טודאש אישטאש קוזאש די לי גֿינטי מינטי שיאן די נוטאר אי דישטונגינאיר

אי פוניר אין אוזו פארה קי נו אגאמוש קומו איל רוב די לוש מידיקוש קי טודו נו שי גראן

יירו קונפֿונדין קוגֿנדו טימיראריא מינטי לוש רימידייוש נישישארייוש פארה קואל קירה

אינפֿירמידאד פורקי אווירֿש אאונוש קי ‹שי› דישפוטאן שובֿרי לה שאנגריאה שי קונויני קי שי

אגה אין אלגונה אינפֿירמידאד אי דיראן קי קונויני קי שיאגה פורקי לה אינפֿירמידאד לה פידי

20 אי איל אומור קי לה קאבֿזה אי לאש פֿואירסאש אי לה אידאד אי לה רישייון אי איל איש

טאדו דיל שיילו אי איל אביטו דיל קואירפו אי איל טיינפו דיל אנייו אי לה קושטונברי

די ביוויר איל אינפֿירמו אי אוטראש קוזאש אינפֿיניטאש נו מיראנדו די גאלי

קי אונה קוזה שולו אינדיקה אונה קוזה אי טודאש לאש דימאש לאש קואינדיקה לו קואל איש

מושטראר אקילייו קי אינדיקה או אינפידיר פרימירה מינטי לוקואל קואינטרה אינדיק

25 אר או שיגונדארייה מינטי לו קואל איש קוריגפֿוגנאר אי אוטראש קוזאש שון אקילייאש

/caminar o estar parado de cualquera manera que sea, y uso devida o acción del cue/rpo y del alma.

Despué verná a la 3er fuente, que contiene en sí los mantenimientos y /medicamentos que entran dientro del cuerpo por cualquere parte que sea y de cualquere /manera, porque unos se meten, otros se comen, otros se engluten, otros se beven, o/[20]tros se toman por los narizes, otros se lanben (lamen), otros se destilan, otros se /chupan y otros se toman de otras maneras conforme requere la enferme/dad, lo que todo deve saver el médico y el más conveniente modo de tomarlo en /aquella enfermedad que cura.

La 4ª fuente contiene en sí todo aquello que evacuará /del cuerpo sensiplemente o insensible, igualmente o desaigual, de una sola parte /[25]del cuerpo o de todas las partes, y todo aquello que retiene y aprovecha para curar /los corrimientos.

Y fecho esto se aquieta la concencia porque no dexó remedio conve/niente para el enfermo que no lo ordenasse según nuestra medicina. Y en esto /entra la dieta, los medicamentos, el aire, la comida, la bevida, el dormir, el /no dormir, el baxiamiento y el enchir, y los accidentes del alma y del cuerpo; /[30]de todas las 6 cosas no naturales con mejor orden y más cierta, que no la ordina/ria que tienen de enpeçar luego en las 6 cosas no naturales. Y unque algunos doc/tos médicos sólo solen usar ansí mucho, de otra manera lo aze Galeno en el *Arte medici/nal*, porque en aquel lugar pergunta que cosa sea la que naturalmente demudó a todos y cómo se podrá azer para conservar la sanidad. Mas en las consultas y sin todas las /[35]enfermedades no solo buxcamos esto, mas los propios remedios para curarlas y sa/car a los enfermos de aquel estado morboso en que están.

//[49r]Y todo esto se saca de aquellas 4 fuentes que avemos dicho las cuales en el libro /*De considuar la sanidad* trae Galeno.

Y cuanto a lo demás capi> 9 <de los> que dexim/os, no ay que notar <en ellos> otra cosa más de lo que mostra el nomre de cada uno. Por lo cual /es razón que vengamos a lo segundo, que es con que istrumentos alcançaremos estos /[5]capi>. Y deximos que son 3 de los cuales usan los médicos racionales. Porque según in/dicación en aquellas cosas cuya naturaleza se pode conocer —o (con) o(b)servación /(o con) esperiença— se an de buxcar los remedios. Y si no con la razón ni con la esper/iença alláremos remedios que convengan, entonces los buxcamos passando a seme/jantes enfermedades y mirando lo que los aprovechó; y est[o] se llama analozi/[10]gismo.

Ansí que si izéremos de indicación, primeramente es menester poner que cosas y cuantas sean las que indican, y despué se buxcan las cuenta indica/ntes y todas las que repugnan, porque las coindicantes y con<tra> repugnantes ya están /dichas. Porque los señales son estas que indican y cuentra indican, no se an de dexar aque/llas cosas que premiten sin repugnancia que se aga alguna cosa, la cual manda que se aga los /[15]indicantes.

Y todas estas cosas diligentemente se an de notar y distinguiir /y poner en uso para no agamos como el rob de los médicos que todo, no si(n) gran /yerro, confunden, cogendo temerariamente los remedios necessarios para cualquera /enfermedad. Porque avierex a unos que <se> disputan sobre la sangría, si conviene que se /aga en alguna enfermedad, y dirán que conviene que se aga porque la enfermedad la pide, /[20]y el umor que la causa y las fuerças y la edad y la resión y el es/tado del cielo y el ábito del cuerpo y el tienpo del año y la costumbre /de bivir el enfermo, y otras cosas infinitas; no mirando que, en dotrina de Gale', /que una cosa sólo indica una cosa y todas las demás las coindica, lo cual es /mostrar aquello que indica o inpedir primeramente, lo cual es cuentra indic/[25]ar, o segundariamente lo cual es correpugnar. Y otras cosas son aquellas

קי נו טיינין נינגונה פואירסה אי פור אישטו פרימיטין קי שיאגה אקיליין קי קירימוש אי טאן
ביין אה מונגוש קי טיינין און יירו מוי קומון מינטי קי אורדינאן שין פוניר נינגון אינדיקאן
טי לה קומידה אי לוש רימידייוש אלוש אינפֿירמוש פורקי דירה אונו קי שון נישישאריוש פארה
איל אינפֿירמו אשטריזֿינטיש קאליפֿאזיינטיש אי אדוירטיינטיש או וינו או אגוה או

30 אוטרו קואל קירי רימידייו אי טאנביין דירה קי קואל קירה אינפֿירמידאד קון שיירטו נומארו די רימיד
ייוש קורה אי פארה אישטו נו טראיירה נינגונה ראזון די אקיליאש קי שי טרושירון אין לה קונשו
לטה לה קואל מושטרי ני פרווי קי שון בואינוש אקיליוש רימידייוש קי אורדינה לו קואל אזי פורקי
איגנורה לה פואירסה אי אוזו די לאש אינדיקאסייוניש שין לאש קואליש נו פואידי אישטאר אין
מידישינה נינגונה ראזון די אזיר רימידייו ני פואידי איל מידיקו אזיר שו אופישייו קומו דיזי

35 גאלינו פור לו קואל אנטיש קי וינגה לאש קונשולטאש איש מיניסטיר שאויר ביין קי קוזאש שון
לאש קי אינדיקאן אי קואנטאש אי מאש קי קוזה שיאה לה קי אינדיקה אקיליו קי איש מיניסטיר אינדיק
אירשי אי קי קוזה שיאה לה קי לוש ריפוקנה אי קי איש לוקי לו אדמיטי אי קואל שיאה לו קיאינדיקה
קונשרואשיון אי קואה אי קואל א[פ]ארטאשיון פירשירואשיון אי רישטאוראשיון אי קואל לה קומידה אי

49v

⟨שמואל מורינו⟩

קואל איש איל רימידייו אי קואל לה דיאיטה אי קואל איל מאנטינימיינטו אי לה ביוידה לוש אלטיר
אנטיש לוש באקואנטיש אי טודו אקיליין קי מושטרה לו קי שי אה די אזיר אין קאדה זֿינירו די פֿורי
נשייא אי פארטיקולאר די לאש אינפֿירמידאדיש אי אנשי לה איואקאשיין שיאה די שיר שין
שיבֿלי שין שישיבֿלי שי מושטרא קי שי איואקואי פור שאנגריאה או פור פורגה או פור

5 אוטרו מודו אי דישפואיש קונשידירי ביין קי קוזה שיאה קי לו קונטראדיגה אי טאנביין לוקי לו
קואונדי קה אי אדמיטי אישטו פורקי אישטו ביין קונשידיראדו אליאמוש שי שיאה די אזיר אי קי ⟨אי⟩ קון קי
מאטירייאה אי קואל אי קואנטה איש נישישארייא אי דיקי מאנירה קון קי אורדין אין קי טיינפו
אי אין קי קי לוגאר לו פודימוש אוזאר אי טודו אישטו וירימוש קלארו אין אישטי אינשימפלו
פרופונגאמוש קי איי און אומרי קון פוקאש פֿואירסאש אי אה וייגו קאוליידו די קולור ניגרו

10 פֿלאקו קי טייני לאש וינאש לארגאש אי ליינאש אי קי אישטי אין קי אישטי איל אישטיאו קאיו
קון פֿיבֿרי קוארטאנה קון דוריזה אי טומור אין איל באסו אי קון לייאגאש פרופֿונדאש אי
קורוזיוואש אי ניגראש אין לאש פֿיירנאש אי קי אין לה קונשולטה אומוש אליאדו לה נאטו
ראליזה די אישטאש אינפֿירמידאדיש שוש זֿינירוש די פֿיירינשייאש קאבֿזאש אי פירונסטיקוש
די מאנירה קי יא נו רישטה אין לה זֿונטה אוטרה קוזה קי טראטאר שולה מינטי קומו שיאה

15 די קוראר אבֿלארה אינטונסיש איל קונשולטאנטי די אישטה מאנירה שופושטו קא.ק.
קאבֿזו קי טודה לה ראזון די קוראר קונשישטי אין שיירטוש קאפֿי אי אין לאש קוזאש פור
דונדי אישטוש קאפֿי שי אלקאנשאן קונשטה קלארה מינטי שיגון לוש קאפֿי קי איש נישישארייו
טראירלוש טודוש פירגונטאנדו פרימירו שי שי אה די אזיר אי דישפואיש אויינדושי די אזיר
קי קוזאש שי אראן אי קואנטאש אין איל 3 לוגאר אין טרי מונגוש קואל פרימירו שיארה

20 אי שי קיזֿירי פודי איר די⟨ש⟩קורינדו טודוש לוש 9 קאפֿי דיגֿוש אריוה אי לואיגו בולוירה אל פרימירו
איל קואל אלקאנשארה פור אינדיקאשייוניש די אישטי מודו יא קי אישטי די טאל מאנירה לה נא
טוראליזה די לאש אינפֿירמידאדיש אין קי טראטאמוש קי נו שון דיש אישפיראדאש ני טאן
ליבֿייאנאש קי שולו נאטוראליזה לוש פואידה קוראר מושטראן קי איש מיניסטיר קי איל מידי
קו אגה אי דיל נומארו די לוש מאליש שי מושטרה קואנטאש קוזאש אי קואליש שי אייאן די

25 אזיר פורקי שו אינפֿירמטו קי לאש אינפֿירמידאדיש שון קוזה קואינטרה נאטוראליזה פודין שיאן קיטא
דאש דיל קואירפו לאש קואליש פרינסיפאל מינטי שון 4 קי פידין קאדה אונה דיליאש פארטיקולאר
אקשיין ⟨קורה'שיון⟩ אי פרופייוש רימידייוש אשאויר איל טומור אי דוריזה דיל בראשו לה פֿיבֿרי קו
ארטאנה :4 לאש לייאגאש אי לה קאבֿזה די לוש אומוריש פור לו קואל זֿירינאל מינטי דיל
נומארו די לאש אינפֿירמידאדיש שי קוליזֿי קי נישישארייא מינטי אינדיקאן 4 רימידייוש

30 פארה 4 מאליש אי שיווי קלארו קי איל נומארו די לוש אינדיקאנטיש מושטראן איל נומארו [די]
לוש רימידייוש אי מאש לו קי קונוייני פארה קאדה אונו פורקי איל טומור מושטרה קי אה
מיניסטיר קוזה קי לו דישאגה אי קומו איש קומו איש דורו איש פידי נישישארייא מינטי אימוליין

/que no tienen ninguna fuerça y por esto premiten que se aga aquello que queremos.

Y tan/bién a munchos que tienen un yerro muy comúnmente: que ordenan, sin poner ningún indican/te la comida y los remedios a los enfermos. Porque dirá uno que son necessarios para /el enfermo astrigentes, calefacientes y advertientes o vino o agua u /30otro cualquere remedio. Y tanbién dirá que cualquera enfermedad, con cierto número de remed/ios cura. Y para esto no traerá ninguna razón de aquellas que se truxeron en la consu/lta —la cual mostre ni prove que son buenos aquellos remedios que ordena— lo cual aze porque /ignora la fuerça y uso de las indicaciones sin las cuales no puede estar en /medicina ninguna razón de azer remedio ni puede el médico azer su oficio, como dize /35Galeno. Por lo cual, antes que venga (a) las consultas es menester saver bien que cosas son /las que indican y cuantas y más: que cosa sea la que indica aquello que es menester indic/arse, y que cosa sea la que los repugna, y que es lo que admite, y cual sea lo que indica /conservación, y cual a[p]artación, perservación y restauración y cual la comida, y

/49v<Samuel Moreno>
/cual es el remedio, y cual la dieta y cual el mantenimiento y la bevida, los alter/antes, los bacuantes, y todo aquello que mostra lo que se a de azer en cada género, difere/ncia y particular de las enfermedades.

Y ansí, la evacación si a de ser sensible se mostra que se evacúe por sangría o por purga o por /5otro modo. Y después conxidere bien que cosa sea, que lo contradiga y tanbién lo que lo /coindica y admite. Porque esto bien considrado allamos si se a de azer y que <y> con que /materia y cual y cuanto es necessaria y de que manera, con que orden, en que tienpo /y en que lugar lo podemos usar.

Y todo esto veremos claro en este ensemplo: /propongamos que ay un omre con pocas fuerças y a viejo cavelludo de color negro, /10flaco, que tiene las venas largas y llenas y que esté en medio del estío; cayó /con febre cuartana, con dureza y tumor en el baço y con llagas profundas y /corrosivas y negras en las piernas. Y que en la consulta avemos alllado la natu/raleza de estas enfermedades, sus géneros, diferencias, causas y pernósticos, /de manera que ya no resta en la junta otra cosa que tratar solamente como se a /15de curar.

Ablará entonces el consultante de esta manera: suposto /cabso que toda la razón de curar consiste en ciertos capi> y en las cosas por /donde estos capi> se alcançan, consta claramente según los capi>, que es necessario /traerlos todos perguntando primero si se a de azer y después —aviéndosse de azer— /que cosas se arán y cuantas; en el 3er lugar, entre munchas cual primero se ará. /20 Y si quijere, pode ir di<s>currendo todos los 9 capi> dichos arriva y luego bolverá al primero, /el cual alcançará por indicaciones de este modo. Ya que es de tal manera la na/turaleza de las enfermedades en que tratamos, que no son desesperadas ni tan /libianas que solo naturaleza los pueda curar; mostran que es menester que el médi/co aga.

Y del número de los males se mostra cuantas cosas y cuales se ayan de /25azer porque, supuesto que las enfermedades son cosa cuentra naturaleza, poden que sean quita/das del cuerpo. Las cuales principalmente son 4 que piden cada una dellas particular /<curación> y propios remedios. A saver: el tumor y dureza del baço, la febre cu/artana 4, las llagas y la causa de los umores. Por lo cual gerenalmente del /número de las enfermedades se colige que necessariamente indican 4 remedios /30para 4 males. Y se ve claro que el número de los indicantes mostran el número [de] /los remedios y más: lo que conviene para cada uno. Porque el tumor mostra que a /menester cosa que lo desaga, y como es duro pide necessariamente emolien/tes

טיש לה פֿיבֿרי ריפֿרי‹גֿ›ראשייון לאש לייאגאש קוזה קי לאש אינגֿה אי קי אונה לאש פארטיש
די וירשאש אי לאש אגֿונטי טאנבביין לאש קאבבזאש די לוש מאליש מושטראראן שוש פארטי
קולאריש רימדייוש לה מוזֿידומרי קי שי ואקואי לה קרודיזה קי שי קוזה לה אקרימונייא דיל
אומור קי שי אבלאנדי לה דישטינפֿלאנשה די לה פארטי קי קריאה לה מאטירייא מלה קי לה
טינפלימוש אי פֿינאל מינטי לאש קאבבזאש קי שי אלייארין פואישטאש מושטראראן שוש רי

מידייוש מאש אקואל שיאה די שיקוריר פרימירו מושטרארה לה אורדין די לוש מאלוש פורקי אקילייו
לייווה לה דילאנטורה שין לו קואל שיקיטאר נו שי פואידי קיטארה איל רישטו די לוש מאליש אי אנשי
ני לאש פֿיבֿריש ני לאש לייאגאש ני איל אומור ני לה דישטינפלאנסה ני לאש אופֿילאשייוניש
פואידין שאנאר שין פרימירו איאוקואר לאש וינאש קי אישטאן קי אנשי איניפֿישאמוש
פור לה איואקאשייון קומו אינדיקה לה קאבבזה קי טומה פארה שי איל פרימיר לוגאר אי פוש קי
איש אנשי קי איי מונגֿוש גֿינירוש אי דיפֿירינשייאש די איואקואנטיש די אויאקואנטיש קונשטה קי אומוש די
אוזאר איואקאשייון איגואל אי שינשיבֿלי די טאל מאנירה קי טינגה פֿואירסה די איואקואר לה
קאבבזה אי פואיש קי איי אין איל קואירפו אבונדאנשייא די שאנגרי לה קואל אזי קרישיר איש
טאש אינפֿירמידאדיש איש נישישארייא שאנגרייה אי קופֿיוזה פואיש קי איי מונגֿה אבון

דאנשייא פורקי אישטה אינדיקה לה קאנטידאד דיל רימידייו אי פורקי לה שאנגרי לה גרואישה
אה מינישטיר אבריר ביין איל בוראקו פורקי לה קאלידאד דיל אומור אינדיקה לה קאלידאד דיל רי
מידייו אי די לה וינה שי שאקה פורקי אישטה אין לאש וינאש אבונדאנשייא אי שי ארה די לה
וינה אינטירנה דיל בראשו אישקירדו פארה קי שאלגה איל אומור קי איש דיל באשו קי איש לה מינירה דיל
מאל פורקי די אישטה מאנירה איל לוגאר די לוש אינדיקאנטיש אינדיקאן לוש רימידייוש אין אקיל
טיינפו שיארה לה איואקאשייון די לה שאנגרי אין איל קואל מאש קומודה אי קולאי מינטי שי
פודירה אזיר אי שי טימימוש קי די אונה די לאש וינאש אי וינאש קאייא אין לאש פארטיש
איניפֿירמאש די אונה אי אפרישה שי שאנגרארה די טאל מאנירה קי שיאה אישטו איל פרינסי
פאל פירשיטו קי אקילייו קי אינדיקה אלגונה קוזה לו אינדיקי פור שוש דיפֿירינשייאש טומאדאש
גירינאל מינטי אין קואלידאד קאנטידאד טיינפו לוגאר אורדין מודו אי שוש קאפֿי קי רישפונדין אלאש
דיגֿאש דיפֿירינשייאש די דונדי קידאן קלארו לוש אינדיקאנטיש אי אינדיקאדוש קומו שיאה די אוזאש דיליייוש
דישפואיש שי אן די בושקאר לוש קואינטרה אינדיקאנטיש לוש קואליש קונטראדיזין
אי שי אופונין אה טודוש אי אקאדה אונו אין פארטיקולאר די לוש קאפֿי או אישקופֿוש דיגֿוש אי
שופונאמוש קי לאש פֿואירואש שון לאש קי אינדפֿידין לה שאנגרייה אי ייא קי דישֿימוש קי
איראן פֿלאקאש מאש קי נו טוטאל מינטי נו קיטאן קי שי שאנגרי טוטאל מינטי מאש קון
שינטין קי שי אגה מאש קי שיאה לה קאנטידאד קונפֿורמי לה פואירסה אי קון אוטראש קונדישייי
ניש קי ריפֿוקנאן מוזֿה קאנטידאד קומו איל מודו די שאקארלה אין לוגאר איל טיינפו אי
לה קאלידאד פורקי לאש גראנדיש איואקאשייוניש די אונה גֿושטה מינטי אי ‹לאש› גראן
דיש אוירטוראש די וינאש אישֿאלאן ריזולוי לאש שושטאנשייאש די לוש איפֿריטוש אי
פורקי קונשומין לה פֿואירסה אי לה אטימאן אדונדי איי פוקאש פֿואירסאש נו קונוייני ני
טאן פוקו פרימיטין קי שיאגה לה שאנגרייה אין איל טיינפו קי אישטה מוי פֿאטיגאדו איל אי אינ
פֿירמו מאש דישפואיש קי אישטה ריפֿאזיינדו לאש פֿואירסאש איל אינפֿירמו
טומאנדו אלגונה שושטאנשייא שי ארה קי דישטה מאנירה לוש קונטרה אינדיקאנטיש שיאן דיאו
זאר פארה קי לה קוזה שי מירא קונו קומו קונוייני אי קואל קירה רימידייו אי אין טודוש לוש איש
קופוש שיאה די מירר קי איש לו קי פודי שי ריפֿוקנה אי קונטראדיזי אי לו קי אקשידינטאל מין
טי ריפֿוקנה אי לוקי טוטאל מינטי אדמיטי קי שיאגה מאש איל אביטו דיל קואירפו אי איל קו
לור אי איל טומור די לאש וינאש לה אידאד איל טיינפו דיל אנייו מושטראראן קואליש שיאן
לאש פֿואירסאש אי שי לה שאנגרי איש מולה אי לו קאלידאד אי אין קי לוגאר אישטה לה

emolien/tes; la febre refri<ge>ración; las llagas cosa que las incha y que una las partes /diversas y las ajunte.

Tanbién las causas de los males mostrarán sus parti/[35]culares remedios: la muchedumbre que se vacúe, la crudeza que se coza, la acrimonia del /umor que se ablande, la destenplança de la parte que cría la materia mala que la /tenplemos. Y finalmente las causas que se allaren puestas mostrarán sus re//medios.

re//[50r]medios.

Mas a cu(a)l se a de secorrer primero, mostrará la orden de los mal(e)s. Porque aquello / lleva la delantura sin lo cual, si quitar no se puede, quitará el resto de los males. Y ansí, /ni las febres ni las llagas ni el umor ni la destenplança ni las opilaciones pueden /sanar sin primero evacuar las venas que están llenas. Y ansí, enpeçamos /[5]por la evacación como indica la causa que toma para sí el primer lugar y pos que /es ansí —que ay munchos géneros y diferencias de evacuantes— consta que avemos de /usar evacuación igual y sensible, de tal manera que tenga fuerça de evacuar la /causa.

Y pues que ay en el cuerpo abundancia de sangre —la cual aze crecer es/tas enfermedades— es necessaria sangría y copiosa pues que ay muncha abun/[10]dancia, porque esta indica la cantidad del remedio. Y porque la sangre es gruessa /a menester abrir bien el buraco porque la calidad del umor indica la calidad del re/medio. Y de la vena se saca porque está en las venas abundancia, y se ará de la vena interna del braço isquerdo para que salga el umor que es del baço, que es la menera del /mal. Porque de esta manera el lugar de los indicantes indican los remedios. En aquel /[15]tienpo se ará la evacación de la sangre en el cual más cómoda y kolaymente se /poderá azer. Y si tememos que de una de las venas y aprissa caya en las partes /enfermas de una y aprissa se sangrará. De tal manera que sea esto el princi/pal perceto: que aquello que indica alguna cosa lo indica por sus diferencias, tomadas /gerenalmente en cualidad, cantidad, tienpo, lugar, orden, modo y sus capi> que responden a las /[20]dichas diferencias. De donde quedan claro los indicantes y como se a de usar dellos.   /Después se an de buxcar los cuentra indicantes, los cuales contradizen /y se oponen a todos y a cada uno, en particular de los capi> o escopos dichos. Y / suponamos que las fuerzas son las que inpiden la sangría y —ya que deximos que /eran flacas mas que no totalmente— no quitan que se sangre totalmente, mas con/[25]senten que se aga, mas que sea la cantidad conforme la fuerça y con otras condicio/nes que repugnan mucha cantidad, como el modo de sacarla en lugar, el tienpo y /la calidad. Porque las grandes evacaciones de una justamente y <las> gran/des averturas de venas exzalan[1] que resolve las sustancias de los espritos y /porque consumen la fuerça y la atiman, adonde ay pocas fuerças no conviene. Ni /[30]tanpoco premeten que se aga la sangría en el tienpo que está muy fatigado el en/fermo mas, después de passada la fatiga refaziendo las fuerças el enfermo /tomando alguna sustancia, se ará.

Que desta manera los contra indicantes se an de u/sar para que la cosa se aga como conviene y cualquera remedio. Y en todos los es/copos se a de mirar que es lo que pode, si repugna y contradize, y lo que accidental men/[35]te repugna, y lo que totalmente admite que se aga. Mas el ábito del cuerpo y el co/lor y el tumor de las venas, la edad, el tienpo del año mostrarán cuales sean /las fuerças y si la sangre es mola[2] y su calidad y en que lugar está la

---

[1] Exhalan.
[2] Blanda.

מוגידומברי אי לאש דיאמש קוזאש קי לוש קאפֿיʼ מושטראן אי פֿור אישטו שי קונטאן פֿור קואי
נדיקאנטיש אי קונריפֿוקנאנטיש אי קיריר דישקורייר פֿור קאדה קוזה פֿארטיקולאר מינטי נו איש מי
טידו די קונשולטאר מאש די קוראר פֿורקי אישטו איש מינישטיר שאוויר לו אנטיש די ויניר אלאש
קונשולטאש פֿורקי אין אילייאש נו וינימוש אדאר ראזון די קאדה קוזה מאש אינשינייאר שולה מין

5 טיש קון קי ראזון קומודה מינטי שי טראיגה אלאש קונשולטאש לוקי לה ארטי אנביזה פֿור לו קו
אל דישפואיש קי טראטאמוש די לאש קוזאש קי שון פֿריטיל נאטוראל רישטה קי דיגאמוש אלגו דילה
דיאיטה אין גראשייא די אקילייו קי אישטה נאטוראל אין איל קואירפֿו קי שי דיווי קונשירוואר פֿורקי א
ריווה דיש̃ימוש קי 2 קוזאש די וייא די אזיר איל מידיקו קואנדו קורה אלוש אינפֿירמוש לו פֿרי
מירו אי מאש אינפֿורטאנטי קיטאר דיל קואירפֿו לו פֿריטיל נאטוראל אי דישפואיש קונשירוואר

10 לו נאטוראל אי אישטו שיאזי קון אורדינאר דיאיטה קונוינינטי די טאל שוארטי קי אין לאש אינפֿיר
מידאדיש ליבֿראנאש קון מוי אפֿריטאדה דיאיטה נו אינפֿלאקישקאמוש נאטוראלייזה מאש לה ק
קונשירווימוש קון שוש פֿואירשאש ני טאן פֿוקו לי דימוש טאן לארגה דיאיטה קי אקרישינטי
מוש לאש קאבֿזאש די לאש אינפֿירמידאדיש פֿורקי קון לה מוגֿה קומידה דישׁה נאטוראלייזה די קו
זיר לוש אומוריש אי שי אוקופה אין אילייה אי קומו איל קאלור נאטוראל אישטה אוישיאדו

15 דילוקי פֿארטישיפֿה אין לה קוקשייון דילוש אומוריש לארגוש פֿיגה אקיל וישיו אין לה קומידה אי לה
קונוירטי אין איל אומור קי אזי לה אינפֿירמידאד אי לה אזי קרישיר אי טאנביין איש מיניש
טיר גוארדארשי די אוזאר פֿורטישימוש רימדייוש אין גֿיקאש אינפֿירמידאדיש פֿורקי שי אבאטין
מוגֿו לאש פֿואירסאש אי טאנביין נו אוזארימוש אין גראנדיש אינפֿירמידאדיש טאנטו
שיאה די מירואר אלאש פֿואירסאש אי טאנטו נוש אוימוש די אפֿארטאר די לוקי אוזאווה איל

20 אינפֿירמו אין שאלוד קואנטו פֿרימיטין לה קורה די אקילייו קי אישטה איניל קואירפֿו פֿריטיל נא
טוראל לו קואל שי פֿואידי אלקאנסאר ‹אי› שי איש פֿושיבֿלי אלקאנסארלו אקיל קי ביין אינטינדיי
רי לה פֿואירסה דיגנידאד אי נאטוראלייזה די לוש אינדיקאנטיש אי קואנטרה אינדיקאנטיש אישטי
קי לו אלקאנסארי וירדאדירה מינטי קון דיריגֿידאד קונשירווארה ביין לאש פֿואירסאש אי מאאגֿʼרטירה ביין
אלוש אינפֿירמוש אינו דישׁארה קוזה אלגונה קי שיאה נישישארייא פֿארה קיטאר דיל קואירפֿו לוקי איש

25 טה מאלו אין איל פֿור לו קואל טודו אקיל קי אינטינדיירי קי קוזה שיאה לוקי פֿידי לה דיאיטה אי אין קי
קאפֿיʼ קונשישטה לה ראזון די ביוויר אי די שי מאנטיניר איל אינפֿירמו נו פֿואידי דיזיאר מאש אי
איל קי נו טובֿיירי אישטו נו שי פֿואידי לייאמאר מידיקו

דישטינשיון 12 קי אינשינייא קומו אה די
פֿירונשייאר איל מידיקו אין לאש
קונשולטאש לוקי דיזי אי
קומו לואה די
פֿרוואר

דישפואיש   די אוויר אלייאדו לאש קוזאש נישישארייאש אין קאדה אונה פֿארטי די לאש קונשולטאש
פֿור ארגומינטוש אי ראזונש קונויניינטיש אי פֿור שוש אישטורימינטוש פֿרופֿייוש
די קאדה אונה די לאש קוזאש שי טראטה דיל מודו די פֿירונסייארלאש אי פֿרוואלאש אי טראוואגֿאר קי

30 לה פֿרוווה שיאה דיל אישטרומינטו פֿרופֿייו די קאדה אונו אי קון ראזונש פֿירטינישיינטיש די לאש

קואליש שי פֿרווי אילינגאנטימינטי טודו לוקי שי דיזי טראינדו טאנביין אלה אישפֿירייינסה שי פֿואירי
נישישארייו פֿארה לה פֿרווה אי שולו אוזארימוש די אאוטוריידיש די לוש אאוטוריש קואנדו
נו באשטארי פֿארה לה פֿרווה לה ראזון אי אישפֿירייינסה אי שירן טאליש לאש פֿרוואש קיטירין
די דובֿדה אלוש פֿריזינטיש אי נו מואן אה לוש אישטוטאר פֿור טודו אקילייו קי פֿרוואמוש אי נו קידין קו

5 נפֿוזוש מאש שיירטו קי איש אקילייו קי דישׁימוש לוקי קונוייני אל אינפֿירמו אי לה וירדאד מאש

//[50v]muchedumbre y las demás cosas que los capi> mostran.

Y por esto se contan por coi/ndicantes y conrepuqnantes.[1] Y querer descurrir por cada cosa particularmente no es me/tido de consultas mas de curar. Porque esto es menester saverlo antes de venir a las /consultas, porque en ellas no venimos a dar razón de cada cosas mas enseñar solamen/[5]tes con que razón cómodamente se traiga a las consultas lo que la arte anbeza.

Por lo cu/al, después que tratamos de las cosas que son pretel natural, resta que digamos algo de la /dieta en gracia de aquello que está natural en el cuerpo que se deve conservar. Porque a/rriva diximos que 2 cosas devía de azer el médico cuando cura a los enfermos, lo pri/mero y más inportante quitar del cuerpo lo pretel natural, y después conservar /[10]lo natural. Y esto se aze con ordenar dieta conveniente, de tal suerte que en las enfer/medades libianas con muy apretada dieta no en(f)laquescamos naturaleza, mas la /conservemos con sus fuerças. Ni tanpoco le demos tan larga dieta que acrecente/mos las causas de las enfermedades porque con la mucha comida dexa naturaleza de co/cer los umores y se ocupa en ella y como el calor natural está aviciado /[15]de lo que participa en la cocción de los umores largos, pega aquel vicio en la comida y la /converte en el umor que aze la enfermedad y la aze crecer.

Y tanbién es menes/ter guardarse de usar fortíssimos remedios en chicas enfermedades, porque se abaten /mucho las fuerças y tanbién no usaremos en grandes enfermedades. Tanto /se a de mirar a las fuerças y tanto nos avemos de apartar de lo que usava el /[20]enfermo en salud cuanto premeten la cura de aquello que está en el cuerpo pretel na/tural, lo cual se puede alcançar. <Y> si es posible alcançarlo, aquel que bien entendiere la fuerça, dignidad y naturaleza de los indicantes y contra indicantes, este /que lo alcançare verdaderamente con derechidad, conservará bien las fuerzas y ma<n>rterá[2] bien /a los enfermos y no dexará cosa alguna que sea necessaria para quitar del cuerpo lo que es/[25]tá malo en él.

Por lo cual todo aquel que entendiere qué cosa sea lo que pide la dieta, y en que capi' consista la razón de bever y de se mantener el enfermo, no puede desear más y /el que no tubiere esto no se puede llamar médico.

Distinción 12 que enseña como a de
pernuciar el médico en
las consultas lo que dize y
cómo lo a de
provar

Después de aver allado las cosas necessarias en cada una parte de las consultas /por argumentos y razones convenientes y por sus istrumentos propios /[30]de cada una de las cosas, se trata del modo de pernuciarlas y provarlas y travajar que /la prova sea del istrumento propio de cada una y con razones pertenecientes, de las

//[51r]cuales se prove elegantemente todo lo que se dize, trayendo tanvién a la experiença, si fuere /necessario para la prova. Y solo usaremos de autoridades —de los autores— cuando /no bastare para la prova la razón y experiença.

Y serán tales las provas (que) quiteren /de dubda a los presentes y los moven a estar por todo aquello que provamos y no queden co/[5]nfusos mas cierto que es aquello que deximos lo que conviene al enfermo y la verdad. Mas,

---

[1] Sigue hablando, en mi opinión, de los correpugnantes. Véase Glosario.
[2] Mantendrá.

10 קון טודו נו שיאן טאנטאש לאש פרוואש קי דישפואיש די אישטאר אטודוש פאטינטי לוקי שי פרווה

שי אינפאנדין קון פרוואש די מאזיאדאש אין לוקי אישטה ייא קלארו אי אנשי איש ייֵרור לוקי שי או

זה אין לאש קונשולטאש קי טודו לו דימאש פרוואן קון אאוטירידאדיש נו שי שינטיינדו אין אילֵיי

אש מאש קי גאלינו אבֿישינה פאאולו אי אאישייו איפוקרֿ שין שי אוייר נינגונה ראזון קומו

קי נינגונו די אישטוש אאוטוריש לאש טרושֿירון אין שוש ליברוש אוייֵנדו קומו אוימוש דיגֿו

די שיר לה פרינסיפאל פרווה לה ראזון קון לה אישֿפיירֵיינסה אי אין פֿאלטה דישטאש לוש אאוטו

15 רֵיש אנשי קי די לוש פרופייוש פרינסיפיוש די דונדי נאשין לאש קוזאש שיאה די פרובֿאר לוקי

קונוייני נו טראינדו אאוטירידאדיש שאלו אונה או פוקאש קי ביין אפֿירמאין לו די קי שי טראטה

ני קונוייני אליגאר פֿילוזופֿוש ני אאוטוריש די אוטראש שינשייאש אין לה מאטיררייא מידישינאל

ני אוטראש שופֿישטארייאש קי נו אזין אל קאבֿזו פארה איל ביין דיל אינפֿירמו אי שו קורה אי אישטו

שולין אזיר לוש פֿארסאנטיש פארה קי אינטיינדאן לוש קי טראי אלגו פארה אין

20 גֿראשייארשי קון אלייוש אי אבֿלי איל מידיקו קון בוש קלארה קון מוגֿה מודישטייא אי אומא

נה מינטי נו אגריטוש נו קון שובֿיררייא נו קון בוז טירמולה מידרוזה מאש מוי פאיזאטייווה

מינטי אה פוקו אה פוקו מושטראנדו מוגֿה ק...א ‹קונ›ש‹טאנשייא› אין אקילייו קי דיזי קי פֿאַרֵישקה

דילה פאלאבֿרה קי איגֿה קי איש לה מישמה וירדאד קון גראוֵידאד פֿירמי אי מודיראדה אי איל קי איש

טו אזי שושטיינטה אי אינגראנדישי לה פֿאמה אי אאוטורידאד דישטה שינשייא איקי שיאה א

פֿורמוזיגֿואדה אי דורי קון גראן גלוארייא אי מאגֿישטאד אין טרי טודוש לוש אישטאדוש או

25 מאנוש   אישטי טראטאדו קון טודוש מיש טראוואגֿוש אין אישטי טיינפו קי ויני אה

ויר שי פודיאה שאליר די דולינשייא נו מיראנדו ‹מאש› קי בֿואישטרו פרוֵויגֿו בֿוש אורדיני קי קונטייני אין

שי אישטוש 3 קאפֿי‹ לוש קואליש שי ביין אישטודיארֵיש בֿוש שירה לה פוֵאירטה פארה אלקאנשא

רֵישֿ פיֿ‹ר›פֿיכטיׂשימה מינטי טודה לה מידישינה אי אֵיזיר קון אלייא מוגֿו ביין אטודו איל ביין

מונדו אי פארה קי מאש בֿוש קידי אבֿיֵירטה לה פוֵאירטה פארה אישטו איגֿו אין גֿירינאל אי אין פ

30 פארטיקולאר בֿוש פורני לה אינפֿירמידאד די דולור די קושטאדו אי בולה דיקלאראר פור שוש ק

קאבֿזאש פור שו נאטוראליזה פור שוש דיפֿירינשייאש אי שינטומאש די שוֵאירטי קי בֿוש שיאה

אין משל פור לו קואל פודֿאש דישקורֵיר אין לאש קונשולטאש פור טודוש לאש אינפֿירמידֿא

דיש קי שי בֿוש אופֿירישֵייֵרי קונשולטאר איליגאנטישימה מינטי

משל

35 אישטובֿי   פינשאנדו קי נינגונה אינפֿירמידאד פודיאה ‹פ›וֵניר אישטי אינשֿימפלו מיגֿור

קי אין איל דולור די קושטאדו אי אנשי מי פארישייו טראיר אין מידֿייו און אומרי מ

מאנסיבו שיקו קולֵיריקו איל קואל אין איל מידֿייו דיל אינווֵירנו קון אונה טירשייאנה נוטה

אאון קי שֵיירטאמינטי טובֿייארה קי דֵיזיר אין אישטי קאבֿזו קון טודו מי פֿאלטארֵיאה לוקי

טירשייאנאש אי איבארישאדיש דיל קוֵאירפו אומאנא טיינפו שי אנייו דיל אנייו קונוי

5IV

אין אישטי קאבֿזו ביין פודיאמוש טראיר אלגונה דוטרינה אין קי פודֵייראמוש די אלגונה מא

נירה מושטראר איל דישקורֵירשי קי שיאה די טיניר אין איל קונשולטאר מאש נו טוטאל מינטי

פורקי נוש קידארייא פור אבֿלאר די אקילייו קי אטודאש לאש טירשייאנאש אי אטודאש

לאש אידֿאדיש אי אטודוש לוש אביטוש דיל קוֵאירפו אי אטודו טיינפו דיל אנייו קונוי

5 נֵיאה קי שיאבֿלאשי אי דישפוטאשי אשירקה דילייוש נו אין אישטי אינשֿימפלו [...]

פודֿיאן דיקלאראר לאש קאבֿזאש שינייאליש שינטומאש אי רֵימידֵייוש ני אינטינדירשי קומו

שי אוייא די אורדינאר לה דיאיטה פור לו קואל נו פורקי דישטה גֿירינאל ראזון אי נאטוראלי

זה די לה טירשייאנה נאשקאן לאש דיגֿאש קוזאש לו קואל נו שי דיקלאראנדו ביין טאן פו

קו נו שי פודֿי שאויר לה נאטוראליזה ני ראזון די לה טירשייאנה אי שי פושֵישֵי אוטרה

10 אינפֿירמידאד גֿינֵיראל אי קומון קומו איש לה פֿיבֿרי פוטרידה נו ויניאה אנואישטרו פי

ר[פו]זיטו פורקי אינטינטאמוש קי פארטיקולאר מינטי וֵיאשֿ אי אלקאנשיש אקילייו קי

אין גֿירינאל נוש דישֿאמוש אינביזֿאדו פורקי נו דֵירה נינגונו קי אין לאש גֿונטאש שי פרי

גונטה קי קוזה פֵידה לה פֿיבֿרי פוטרידה או קי קאבֿזאש טיני ני קי שינייאליש טיֵיני ני קי

/con todo, no sean tantas las provas **que después de estar a todos patente lo que se prova,** /se enpanden con provas demasiadas en lo que está ya claro.

Y ansí, es yerror lo que se u/sa en las consultas que todo lo demás provan con autoridades no se sintiendo en ell/as más que Galeno, Aƀicena, Paulo y Aecio, Ypocr/, sin se oir ninguna razón como /¹⁰que ninguno de estos autores las truxeron en sus liƀros, aviendo, como avemos dicho, / de ser la principal prova la razón con la experiença y —en falta destas— los auto/res. Ansí que de los propios principios de donde nacen las cosas se a de provar lo que /conviene, no traendo autoridades, salvo una o pocas, que bien afirman lo de que se trata. /Ni conviene alegar filósofos ni autores de otras cencias en la materia medicinal, /¹⁵ni otras sofistarias que no azen al caƀso para el bien del enfermo y su cura. Y esto /solen azer los farsantes para que entiendan los que están de fuera que trae algo para en/graciarse con ellos.

Y aƀle el médico con bos clara, con mucha modestia y uma/namente, no a gritos no con sober(b)ia, no con bos térmula, medrosa, mas muy pa(u)sativa/mente, a poco a poco, mostrando mucha con<s>tancia en aquello que dize, que paresca /²⁰de la palaƀra que echa, que es la misma verdad, con gravedad firme y moderada. Y el que es/to aze, sustenta y engrandece la fama y autoridad desta cencia y que sea a /f(e)rmozeguada¹ y dure con gran gloaria y majestad entre todos los estados o /manos.

Este tratado con todos mis travajos en este tienpo que vine a /ver si podía salir de dolencia, no mirando <más> que ƀuestro provecho, ƀos, ordené que contiene en sí /estos 3 capi>, los cuales si bien estudiarex ƀos, será la puerta para alcança/²⁵rex pe<r>fetíssimamente toda la medicina y azer con ella mucho bien a todo el /mundo. Y para que más ƀos quede aƀierta la puerta, para esto echo en gerenal y en /particular ƀos porné la enfermedad de dolor de costado y bola² declarar por sus /causas, por su naturaleza, por sus diferencias y síntomas; de suerte que ƀos sea /en mašal por lo cual podax discurrir en las consultas por todos las enfermeda /³⁰des que se ƀos ofreciere consultar elegantíssimamente.

Mašal

Estuƀe pensando que ninguna enfermedad podía <p>oner este enxenplo mejor /que en el dolor de costado.

Y ansí, me pareció traer en medio un omre mancebo, seco, colérico, el cual en el medio del invierno cayó con una terciana nota.³

//⁵¹ᵛEn este caƀso bien podíamos traer alguna dotrina en que pudiéramos de alguna ma/nera mostrar el discurso que se a de tener en el consultar, mas no totalmente /porque nos quedaría por aƀlar de aquello que a todas las tiersaianas y a todas /las edades y a todos los ábitos del cuerpo y a todo tienpo del año conve/⁵nía que se ablasse y disputasse acerca dellos. No en este enxemplo [...]/podían declarar las causas, señales, síntomas y remedios, ni entenderse como /se avía de ordenar la dieta, por lo cual no porque desta gerenal razón y naturale/za de la terciana nascan las dichas cosas. Lo cual, no se declarando bien, tanpo/co no se pode saver la naturaleza ni razón ni de la terciana.

Y si pussiese otra /¹⁰enfermedad general y común, como es la feƀre pútrida, no venía a nuestro pe/r[pó]sito porque intentamos que particularmente veax y alcançex aquello que /en gerenal nos dexamos enbezado. Porque no dirá ninguno que en las juntas se pre/gunta qué cosa pide la feƀre pútrida o qué causas tiene, ni qué señales tiene, ni qué

---

¹ Hermoseada.
² Tal vez guarda relación con el latino 'volo', 'quiero'.
³ El folio acaba con dos líneas tachadas: "Aunque ciertamente tubiera que dezir en este caƀso, con todo, me faltaría lo que atrás las /tercianas" y ebaridades del cuerpo umano tienpo del año se podía traer ya que se.

דיפֿירינשייאש ני די קי נאטוראליזה שיאה מאש קי איש לוקי טייני דישטה או די אקילייא

15 פֿיבֿרי אי קי קונינגה אקאדה אונה אישטו איש לוקי שי פֿידי דילוש מידיקוש אי

אנשי אירה מינישטיר מיטיר אין משל די קאדה אונה דיפֿירינשייא די פֿיבֿרי פוטרידה

לו קואל קומו נו פואידה אזירשי ני שי פואידה פרוואר לוקי דיטירמינאן לוש דימאש

מידיקוש קי אישטאן אין לאש גֿונטאש קי קירין קי שולו שי טראטי די דיקלאראר אקילייו

קי איש קומון אטודוש מי פאריששיי מיגֿור קונפֿליר קון טודו אי פוניר אונה אינפֿיר

20 מידאד די לה קואל טראטאנדו גירינאל מינטי דילייא מישמו פודאמוש איר שאקאנדו

אלגונוש פארטיקולאריש אינשימפלוש פורקי מונגֿאש ויזיש איי קונשולטאש די קו

זאש גירינאליש די טאל מאנירה קי נו פואידי שיר פירפֿיטו טראקטאשיין שי דישֿאש

לו גירינאל ויניירֿאמוש אלו פארטיקולאר פורקי שי שילֿואנטאָרי אלגונה אינפֿירמידאד

גירינאל אין אונה שיבֿדאד אטודוש לואיגו לוש מוראדוריש פריגֿונטאן אלוש מידיקוש קי איי

52 אין לה שיבֿדאד קומו שי פודראן פֿירזירֿואר דילייא אי קון קי רימידייוש שי פֿודיראן

גורי גואירינאר פארה קי נו ליש אלקאנשי די לה קואל ראזון אינפֿישאן אבֿושֿקאר לוקי קון

וינגה אלוש מוראדוריש די אקילייאש שיבֿדאדיש פארה קילוש מידיקוש קי אין אילייאש קוראן

פארה קי נו ליש אלקאנשין לאש דולינשייאש אנשי קי פֿידין קי מידיגֿו איל קונשינֿו דיל מידיקו שיינפרי

אין אישטי קאבֿזו די אקילייו קי איש פארטיקולאר אי נו דילו גירינאל איל קואל נו שי

30 לי פֿואידי דאר שין איל מידיקו שאוויר מוי ביין די אדונדי דישפינדי לו גירינאל

אנשי קי בֿושֿקאנדו ייו קי אינפֿירמידאד טומאריאה אין אישטי קאבֿזו פור

אינשימפלו נו איי ני מי פאריששיי אוטרה מאש קונויניינטי קי איל דולור די

קושטאדו אנשי פורקי די אורדינאריייו אקונטישי אי איש נו טאבֿולי אישטה אינפֿיר

מידאד אי טאנבֿיין פורקי טייני מונגֿאש די פֿירינשייאש קאבֿזאש אי שינטומאש

35 פורקי איש מוי דיפֿיקולטושו איל פֿירנושטיקארי אין אילייא אי פֿינאל מינטי פורקי

52r

ריקירי מונגֿוש רימידייוש אי דיקלאראנדו טודאש אישטאש קוזאש פודימוש אלקאנשאר

טודוש לוש קאפֿיׄ קי אריוווה פורפוזימוש אי אנשי איפוקרׄי אין איל ליבֿרו די ר[א]שייונ[ש]

ויקטוש קיגֿו אנטיש אוזאר דישטה אינפֿירמידאד אין לה קואל אינביזה קומו שיאה די

דאר אקומיר אין טודאש לאש אינפֿירמידֿאדיש אגודֿאש אי קומו שיאן די קורַאר אי

5 טאנבֿיין גאלינו אין ליברו די קונשט טיטושיוניש ארטיש ‹מידישי› אין טרי טודאש לאש אינפֿירמי

דאדיש אישקוגֿי איל דולור די קושטאדו אין איל קואל מושטרו קומו שי קונושין לאש

אינפֿירמידֿאדיש אי לאש פארטיש אדונדי אישטאן אי קומו שיאן דיקוראר אקוגֿה אימי

טאשיין נוש טאנבֿיין אינפונימוש איל דולור די קושטאדו פארה קון איל אנביזאר

קומו שיאה די טראטאר די לאש גֿונטאש פארה קואל קירי אינפֿירמידאד קי שי אוף

10 ריששייי   אנשי קי אינפֿינשאנדו דירה איל מידיקו

אין לה גֿונטה יא קי שומוש לייאמאדוש פארה קוראר און פלֿיאוריש לו קואל נו פודימוש

אזיר שין שאוויר שו נאטוראליזה אי דיפֿירינשייאש שוש קאבֿזאש אי שינטומאש

פור לו קואל די וימוש טראטאר די טודאש אישטאש קוזאש אי פורקי נו פודימוש קונשיר

לאש שי נו פור שוש שיניאליש די פור פֿואירשה דיוימוש טראטאר דילייאש פורקי לאש

15 קונשולטאש שי מיגאנטיש שיניאליש פארטיקולאר מינטי שיאה די טראטאר דילייוש

פור לו קואל קואנדו איל מידיקו וי אונה אינפֿירמידאד קי איש דיש אישפיראדה טוטאל

מינטי שיאפֿאראטה די קוראלה לו פרימירו פירנושטיקה איל שושישו אי דישפואיש קואנדו

איש קוראבֿלי לה אינפֿירמידאד וואריאה לה קוראשיין אפֿליקאנדו לוקי איש נישישאריייו פארה

לה קורֿה אי אוזאנדו די לאש מידישינאש קונויניינטיש דיזי איל פירנשטיקו די וידה קומו

20 דישֿו איל דימואירטי אינֿיל קי נו טייני רימידייו אי לואיגו אין אקיל קיאה די שאנאר קון

רימידייוש בֿושֿקה אקילייוש אי קואנטו שון קונויניינטיש קון לה ראזון אי שינשייא קי שינט" קון

ויניינטי פארה אלייארלוש אי פארה קי אינפֿישימוש די לו מאש פרינשיפאל פארה אישטי

איפֿיקטו איש נישישאריייו קונפֿישאר דילה אישינשייא אי נאטוראליזה דיל פלֿיאו

ריש   אנשי קי שיינדו איל פלֿיאוריש אונה קוזה קונטרה

/diferencias, ni de qué naturaleza sea, mas qué es lo qué tiene desta o de aquella /¹⁵febre y que convenga a cada una. Esto es lo que se pide de los médicos.

Y /ansí, era menester meter en mašal de cada una diferencia de febre pútrida. /Lo cual como no podía azerse ni se podía provar lo que determinan los demás /médicos que están en las juntas que queren que sólo se trate de declarar aquello /que es común a todos, me pareció mejor cunplir con todo y poner una enfer/²⁰medad de la cual tratando gerenalmente della mismo podamos ir sacando /algunos particulares enxemplos. Porque munchas vezes ay consultas de co/sas gerenales de tal manera que no puede ser perfeto tractación.

Si dexax /lo gerenal viniéramos a lo particular porque si se levantare alguna enfermedad /gerenal en una ciudad a todos, luego los moradores preguntan a los médico que ay /²⁵en la ciudad, cómo se podrán perservar della y con qué remedios se poderán /governar para que no les alcançe. De la cual razón enpeçan a buxcar lo que con/venga a los moradores de aquellas ciudades, para que los médicos que en ellas curan /para que no les alcançen las dolencias. Ansí que piden el consejo del médico sienpre /en este cabso aquello que es particular y no de lo gerenal, el cual no se /³⁰le puede dar sin el médico saver muy bien de adonde despende lo gerenal.

/Ansí que buxcando yo que enfermedad tomaría en este cabso por /enxemplo, no ay ni me pareció otra más conveniente que el dolor de /costado. Ansí porque de ordinario acontece y es notable esta enfer/medad y tanbién porque tiene munchas diferencias, causas y síntomas, /³⁵porque es muy dificultoso el pernosticar en ella y, finalmente, porque

//⁵²ʳrequere munchos remedios. Y declarando todas estas cosas podemos alcançar todos los capi› que arriva propusimos.

Y ansí, Ypocr› en el libro *De rasiones /victos* quijo antes usar desta enfermedad, en la cual enbeza cómo se a /dar a comer en todas las enfermedades agudas y como se an de curar. Y /⁵tanbién Galeno, en el libro *De const tituciones artis <medici>*, entre todas las enferme/dades escoge el dolor de costado, en el cual mostró como se conocen las /enfermedades y las partes adonde están y como se an de curar. A cuya imi/tación nos tanbién inponemos el dolor de costado para con él anbezar /como se a de tratar en las juntas para cualquere enfermedad que se of/¹⁰reciere.

Ansí que enpeçando dirá el médico /en la junta: ya que somos llamados para curar un pleurís, lo cual no podemos /azer sin saver su naturaleza, sus diferencias, sus causas y síntomas, por lo cual devemos tratar de todas estas cosas. Y porque no podemos conocer/las sino por su señales, de por fuerça devemos tratar dellas. Porque (en) las /¹⁵consultas semejantes señales particular-mente se a de tratar dellos, /por lo cual cuando el médico ve una enfermedad que es desesperada, total/mente se aparta de curarla.

Lo primero pernostica el suceso y después, cuando /es curable la enfermedad, varía la cura-ción aplicando lo que es necessario para /la cu<r>a y usando de las medicinas convenientes, dize el pernóstico de vida como /²⁰dixo el de muerte en el que no tiene remedio. Y luego, en aquel que a de sanar con /remedios, buxca aquellos y cuanto son convenientes, con la razón y cencia con/veniente para allarlos. Y para que enpeçemos de lo más principal para este /efecto, es necessario conpessar de la esencia y naturaleza del pleu/ris.

Ansí que siendo el pleurís una cosa contra

25 נאטוראליזה אי טודו אקילייו קי איש קונטרה נאטוראליזה או איש אינפֿירמידאד או
קאבֿזה די אינפֿירמידאדיש או שינטומאש די גֿאמוש קי איל פֿליאוריש איש קאבֿזה די
אינפֿירמידאד פוש קי איש אינפֿלאמאשייון לה קואל פושקי איש טומר פֿריטיל נאטו
ראל דאנייא לה קונפושטורה די לה פֿארטי אי איל דאנייו דילה מישמה קונפושטורה
אי נו אקילייו קי שי אזי איל אינפֿירמידאד אי טאנבֿיין נו אינפורטה שיאלגונה לוקיגֿירי
30 לייאמאר אינפֿירמידאד פירלשואדידו די פור אמ... אאוטורידאד די גֿאלינו אי דיל
וולגו קי לייאמאן דולור די קושטאדו אינפֿירמידאד מאש אקיל קי קירי אבֿלאר מידיקה
מינטי נו לייאמה אל דולור די קושטאדו אינפֿירמידאד שינו אלה דישקונפושטורה דילה
פֿארטי אנשי קי איל דולור די קושטאדו איש אינפֿירמידאד דיל קושטאדו קומו מוש
טרה איל משימו נומרי אי אינטרי מונגֿאש פֿארטיש קי טייני איל [פֿי]גֿו איש

52v

אינפֿלאמאשייון פרימירה מינטי די לה טילה קי שינדי לאש קושטילייאש אי 2 מינטי
די לוש מושקולוש אינטרי קושטאליש קומו מושטראן לוש שינטומאש אדוירטינדו קי
איי 2 טילאש גֿונטו קון לאש קושטילייאש אונה קי פֿארטיקולאר מינטי שינדי לאש
קושטילייאש אלה קואל גֿאלינו לייאמאה אישטילייורי אי אוטרה קי לה שינדי פור לה
5 פֿארטי אינטרירייור דיל פיגֿו לה קואל פרינשיפֿאל מינטי אין לה וירדאדירה די פֿליאוריש
אישטה אינפֿירמה פורקי אישטה פרימירה מינטי אי פרינשיפֿאל מינטי שי דאנייה
אין לה אישֿקיזיטה אי פֿליאוריש אינטרי פורקי אינטרי לה אוטרה מימבראנה אי לוש גֿואישוש
נו שי פֿואידי אגֿונטאר שאנגרי ני אזירשי ני אינפֿלאמאשייון די פרימירה אישטאן
שייא שין קי פרימירו שי אינפֿלאמין לוש מושקולוש דיל פיגֿו אי דישפֿואיש שי אפיגֿה
10 1 אלה טילה קי איש טה אין טרי לוש מושקולוש אי אינטרי לאש קושטילייאש אי איטוג
שיש שיאזי פֿליאוריש קי נו איש אישֿקיזיטה ני ליגֿיטימה מאש איש אישפֿורייא אי
אישטה אינפֿלאמאשייון אזי אינפֿירמידאד דישאאינטינפֿלאנשה אי ‹די› דיוישיין די קנ..י
קונטינו קי איש איל גֿירינו די לה אינפֿירמידאד מאש נו אזי שיינפרי אינפֿירמידאד
די גראנדיזה קומו פינשאן מונגֿוש קי קירין דיזיר קי לה אינפֿלאמאשייון פֿליאורי
טיקה אזי 3 אינפֿירמידאדיש אין גֿירינו דישטינפֿלאנשה שולושייון דיקונטינו
15 אי מורבו אינמאגֿינטודיני פורקי נו שיינפרי שי אינגֿה לה פֿארטי טאנטו קי פור
לה אינגֿאשייון קי לה פֿארטי שאלגה די שו קונפושטורה אי אגה טומור מאש לה
דישטינפֿלאנשה שיינפרי אישטה פור איל קאלור דיל קאלור אי דיל אומר קי דישטרואי לאש
נאטוראליש או פֿוראשייוניש אי לה שולישייון דיל קונטינו טאנבֿיין שי אלייא שינפֿרי
אין ראזון די לה קואל אישטיראנדושי לה פֿארטי שי דאנייא לה רישפֿיראשייון אי
20 אנשי אין קואינטו איש אינפֿירמידאד איל פֿליאוריש טייני אלגונאש דיפֿירינשייאש
אי אוטראש טייני אין קואינטו איש פֿליאוריש פורקי איש גראנדי אינפֿירמידאד אגורה
פוקו שי ריזולוין או קוראן אי אויזיש איש ליגֿיטימו אי אויזיש איש פֿורייו
אוטאש אי ייא שיקונטה פור אינפֿירמידאד די אינויירנו אי ייא פור אינפֿירמי
דאד די ויראנו   אי שוש פרופֿייאש דיפֿירינשייאש לאש טומאמוש
25 די שו אינשישייא די שוש קאבֿזוש אי די שוש איפֿיקטוש פורקי לאש די שו
אינשישינשייא לייאמאמוש אקילייאש קי מושטראן קי איש וירדאדירה אי נו וירדאדירה
אינפֿלאמאשייון קומו נו איש וירדאדירה לה קי שי אזי די וינטוזידאדיש או די פלימאש קי
אוקופֿאן אקיל לוגאר טאנבֿיין דיזימוש קואנדו קי אישטה אין פרינשיפֿייו או אין איל
אישטאדו או אין לה דיקלינאשייון אי אישטאש די פֿירינשייאש פוש קי לאש שא
30 קאמוש די לאש פֿארטיש נישישארייא מינטי שיאן די אטריבֿואיר אלה נאטוראליזה
אי אישינשייא דיל פֿליאוריש קומו אקילייאש קי שי טומאן די שו פרופֿיידאד קומו

53r

שי איש ביגֿינינה או מאליגֿנה אי טאנבֿיין די לאש קאבֿזאש שאקאמוש שוש דיפֿי
רינשייאש קומו שי איש די קאלור או דיפֿריאלדאד או שי אלגון דולור או אוטרה
קאבֿזה לה אזי אי טאנבֿיין לאש קאבֿזאש איפֿישיינטיש טייניין שו מודו אין אובֿ

/naturaleza —y todo aquello que es contra naturaleza o es enfermedad o /causa de enfermedades o síntomas— digamos que el pleurís es causa de /enfermedad pos que es inflamación. La cual, posque es tumor pretel /natural, daña la conpostura de la parte y el daño de la misma conpostura /y no aquello que lo aze es enfermedad. Y tanbién no inporta si alguna lo quijere /[30]llamar enfermedad persuadido de por autoridad de Galeno y del /vulgo que llaman dolor de costado enfermedad. Mas aquel que quere ablar medica/mente no llama al dolor de costado enfermedad sino a la desconpostura de la /parte. Ansí que el dolor de costado es enfermedad del costado como mos/tra el mismo nomre.

Y entre munchas partes que tiene el [pe]cho es

//[52v]inflamación primeramente de la tela que ciñe las costillas y 2mente /de los músculos entre costales como mostran los síntomas. Advirtendo que /ay 2 telas junto con las costillas, una que particularmente ciñe las /costillas —a la cual Galeno llama estillore— y otra que la ciñe por la /[5]parte intrerior del pecho. La cual principalmente en la verdadera de pleurís /está enferma porque está primeramente. Y principalmente se daña /en la exquisita y pleurís porque entre la otra membrana y los güesos /no se puede ajuntar sangre ni azerse inflamación de primera istan/cia sin que primero se inflamen los músculos del pecho. Y después se apega /[10]a la tela que está entre los músculos y entre las costillas y enton/ces se aze pleurís que no es exquisita ni legítima mas es espuria.

Y /esta inflamación aze enfermedad, desentenplança y división de /contino —que es el géreno de la enfermedad— mas no aze sienpre enfermedad /de grandeza como pensan munchos que queren dezir que la inflamación pleuré/[15]tica aze 3 enfermedades en géreno: destenplança, solución de contino /y morbo en magnitudine. Porque no sienpre se incha la parte tanto que por /la inchación que la parte salga de su conpostura y aga tumor. Mas la /destenplança sienpre está por el calor del umor que destrue las /naturales operaciones y la solución del contino. Tanbién se alla senpre /[20]en razón de la cual estirándosse la parte se daña la respiración.

Y ansí, en cuanto es enfermedad el pleurís tiene algunas diferencias, /y otras tiene en cuanto es pleurís. Porque es grande enfermedad aguda /poco se resolven o curan y a vezes es legítimo y a vezes espurio. Y ya se conta por enfermedad de invierno y ya por enferme/[25]dad de verano.

Y sus propias diferencias las tomamos /de su ensencia, de sus causas y de sus efectos. Porque las de su /ensencia llamamos aquellas que mostran qué es verdadera y no verdadera /inflamación, como no es verdadera la que se aze de ventosidades o de flemas que /ocupan aquel lugar. Tanbién cuando dezimos que está en principio o en el /[30]estado o en la declinación. Y estas diferencias pos que las sa/camos de las partes, necessariamente se an de atribuir a la naturaleza /y esencia del pleurís como aquellas que se toman de su propiedad como

//[53r]si es begnina o maligna.

Y tanbién de las causas sacamos sus dife/rencias como si es de calor o frialdad, o si algún dolor u otra /causa la aze. Y tanbién las causas eficientes tienen su modo en ob/rar

ראר אי איש מוי בֿארייא לה נאטוראליזה די לאש קאבֿזאש איפֿישיינטיש פורקי אונאש

5 איגֿינדראן אוטראש איידאן אוטראש דאנייאן אוטראש אנֹיידין אוטראש קונשירוֹאן

פור לו קואל דישטאש פֿואינטיש ריזולטאן אוטראש אלגֹונאש דיפֿירינשייאש קומו שון

אקילייאש לאש קואליש שיאזין פור אפֿריטאמיינטו אוטראש פור דירֹאמאמיינטו

אי אוטראש פור אישפולשיֹון אינפושֹאמיינטו פורקי אישטאש קוֹזאש אנביזאן

איל מודו די לה גֹירינאשיֹון אי אנשי איגֹינדרה איל קאלור אי איל פֿרֹיאו אי אוט

10 ראש קוֹזאש שי מיגֹאנטיש די לאש קואליש טראטארימוש אין לאש קאבֿזאש קי

אקרישיינטאן אי קונשירו[וה] לה אינפֿירמידאד די דונֹדי פודֹימוש טומאר דיפֿירינשי

ייאש פורקי אונאש אקרישיינטאן או קונשירוֹואן אי שי דאנֹייאן קון איל פֿרֹיאו אי

שון טודֹאש אקילייאש קי פרושידין די פֿריאלדאד אנשי קומו אקילייאש קי פרושידין די

15 קאלור טיינין דיל לה מישמה ראזון אי טאנבֿיין אינטרי לאש קאבֿזאש קי

פֿרוויגֹאן אי אֹיודאן שי פונין אקילייאש קי שאנֹאן לה אינפֿירמידאד שיטו

מאן דיפֿירינשייאש די שו דיוירשידאד קון קי שוקורין אלאש אינפֿירמידאדיש

אי דיל מודו קון קי לאש קוראן פורקי אונאש שאנֹאן אלטיראנדו אוטראש איואקו

אנדו אי אוטראש אֹיי די אוטרוש גֹינירוש קי אפֿרוויגֹאן או פורקי דיגֹירין איל אומר

20 אומור או פורקי לו קוֹזין או פורקי לה איואקוֹאן פור לה קאמארה או פור איל

שודֹור או פור אוטרו לוגֹאר קונֹיניֹיינטי או פור אלגֹון א[פ]שיפשו או פורקי אפרו

ויגֹאן די קואל קירה מאנירה טאנבֿיין אוטראש דיפֿירינשייאש [ד]י לה

קאבֿזה מאטרי מאטיריאל קומו איש אקילייא קואנדו דיזימוש קי איש פֿליאוריש

קאבֿזאדה די פֿורו שאנגֹרי או קי איש מישקלאדה קון אוטרוש אומוריש טאנבֿיין

25 שי טומאן דיפֿירינשייאש דיל לוגֹאר קי אישטה מאלו קומו קואנדו דיזימוש קי

איש ליגֹיטימה פליאוריש או אישפוֹרייא או קי אוקופֿה אלאש פֿארטיש אלטאש

או לאש באשֹאש לאש דירגֹאש או לאש אישקירדֹאש טאנבֿיין די לא קאבֿזה פֿי

פֿינאל טומאמוש די פֿירינשייאש קומו קואנדו דיזימוש קי איש מורטאל או

שאלוטֹאל ברֹיוי או לארגֹה קואנדו איש פֿואירטי קון פֿואירטיש דולוריש אי קואנֹדוקון פוקוש דולוריש אי

30 ליבֿייאנה קון פֿירניזי או שין איל קון שיד או קון דישמא

יוש קון קונבֿולשיֹון די נֹיירווש או שין איליײא או קון אוטרו מאל אי אינטונשיש

טומאמוש שוש דיפֿירינשייאש די לאש אינפֿירמידאדיש קי שי אגֹונטאן קון איליײא

אי אישטאש שון שוש דיפֿירינשייאש די לה פליאוריש די לאש קואליש שי

פודין קולאי מינטי אינטינדיר לאש דימאש דיפֿירינשייאש דיל מיש[מ]ו גֹינירו

53v

קי איש איל די שו אישינשייא אי נאטוראליזה אי וינֹיינדו אלאש דיפֿירינשייאש די שו קאבֿזה

דיגֹו פֿואיש קי איל פליאוריש איש אינפֿלאמאשיֹון אי לה אינפֿלאמאשיֹין איש

טומור איל קואל נאשי דיל אומור קי שי אגֹונטה אין לה פֿארטי ני שי שארייא

מינטי אה דיטיניר אונה אינמידייאֹטה קאבֿזה קישירה איל אומור קי שי אקוֹגֹו אין

5 לה פֿארטי אי פוש איש לה מאטירייא די לאש אינפֿלאמאשיוֹניש לה שאנגֹרי או שו

לה שי איש אישֹקיזיטה אינפֿלאמאשיֹון או מישקלאדה קון אוטרו אומור או פֿלימה

או קולורה או טודֹאש 2 גֹונטאש או קון אלגֹון אומור שו[ר]זו קואנדו איש אישפוֹרייא

מאש פור לה מאייור פֿארטי שי שולו שיינֹפרי אזיר די שאנגֹרי ביליאוֹזו פורקי איש

טו קולואי מינטי [ש]י אינטֹרה אין לה מימבראנה אי <לה> אפֿארטה די לאש קושטיליאש

10 קי <לה>...[ה] אישטה פֿיגֹאדו פורקי איש אישטה שאנגֹרי קוֹליריקה מוי דילגֹאדה אי קון שו קאלור

אי סוטֹיליזה לה אפֿארטה קולֹאי מינטי או נו שי פֿואידֹי אזיר דינֹינגֹונו די לוש

אוטרוש אומוריש פורו פורקי טודה לה אינפֿלאמאשיֹון טי[ני] פור קאבֿזה מאטירייאל

לה שאנגֹרי פֿינאל מינטי איל אומור די קי שי אזי איל פליאוריש איש לה שאנגֹרי לה

קואל איש טאנבֿיין שו קאבֿזה איפֿישיינטי אי אנשי דיזימוש וירדאֹדירה מינטי קי דיל

15 שי אזי איל פליאוריש אי איל לה אזי מאש קון טודו לה קונגֹישטיֹון דיל אגֹונטאמיינטו

דיל אומור אין אלגֹונה פֿארטי איש לה קאבֿזה פורקי אישטה קונגֹישטיֹון שי אזי פוקו אה

ob/rar y es muy baria la naturaleza de las causas eficientes, porque unas /⁵egendran, otras ayudan, otras dañan, otras añeden, otras conservan. /Por lo cual destas fuentes resultan otras algunas diferencias como son /aquellas las cuales se azen por apretamiento, otras por derramamiento, /y otras por expulsión, enpuxamiento. Porque estas cosas anbezan /el modo de la gerenación. Y ansí, egendra el calor y el frío y ot/¹⁰ras cosas semejantes de las cuales trataremos en las causas que /acrecentan y conser[va] la enfermedad, de donde podemos tomar diferenc/ias. Porque unas acrecentan o conservan y se dañan con el frío y /son todas aquellas que proceden de frialdad. Ansí como aquellas que proceden de /calor tienen dél la misma razón.

Y tanbién entre las causas que /¹⁵provechan y ayudan se ponen aquellas que sanan la enfermedad. Se to/man diferencias de su diversidad con que socorren a las enfermedades /y del modo con que las curan. Porque unas sanan alterando, otras evacu/ando y otras ay de otros géneros que aprovechan o porque digeren el /umor, o porque lo cozen, o porque la evacúan por la cámara, o por el /²⁰sudor, o por otro lugar conveniente, o por algún a<p>ceso o porque apro/vechan cualquera manera.

Tanbién salen otras diferencias [d]e la /causa material como es aquella cuando dezimos que es pleurís /causada de puro sangre, o que es mesclada con otros umores. Tanbién /se toman diferencias del lugar que está malo, como cuando dezimos que /²⁵es legítima pleurís o espuria, o que ocupa a las partes altas /o las baxas, las derechas o las isquerdas.

Tanbién de la causa /final tomamos diferencias, como cuando dezimos que es mortal o /salutal, breve o larga, cuando es fuerte con fuertes dolores y cuando /con pocos dolores y libiana, con fernesí o sin él, con sed o con desma/³⁰yos, con conbulsión de niervos o sin ella, o con otro mal. Y entonces /tomamos sus diferencias de las enfermedades que se ajuntan con ella.

/Y estas son sus diferencias de la pleurís. De las cuales se /poden kolaymente entender las demás diferencias del mis[m]o género

//⁵³ᵛque es el de su essencia y naturaleza. Y viniendo a las diferencias de su causa, /dicho pues que el pleurís es inflamación y la inflamación es /tumor, el cual nace del umor que se ajunta en la parte, necesaria/mente a de tener una inmediata causa que será el umor que se acojó en /⁵la parte. Y pos es la materia de las inflamaciones la sangre, o so/la si es esquisita inflamación, o mesclada con otro umor o flema /o colora o todas 2 juntas o con algún umor su(po)[r]oso cuando es espuria. /Mas por la mayor parte se sole sienpre azer de sangre biliosa porque es/to kolaymente [s]e entra en la membrana y <la> aparta de las costillas /¹⁰que está pegado, porque es esta sangre colérica muy delgada y con su calor /y sutileza la aparta kolaymente.

Y no se puede azer de ninguno de los /otros umores puro porque toda la inflamación tie[-ne] por causa material /la sangre. Finalmente, el umor de que se aze el pleurís es la sangre, la /cual es tanbién su causa eficiente.

Y ansí, dezimos verdaderamente que dél /¹⁵se aze el pleurís y él la aze. Mas, con todo, la congestión del ajuntamiento /del umor en alguna parte es la causa, porque esta cogestión se aze poco a

פוקו ‹אי› איש די דונדי שיקריאן טומוריש פֿריאוש אי דורוש או איש און קורימיינטו

דיל קואל נאשין טומוריש קאליינטיש רילאשֿאדוש אי פֿריאוש אנשי קי איל קורימיינטו איש קאבֿה

די לה אינפֿלאמאשיון פורקי אגֿונטה לוש אומוריש די לוש קואליש שיאזי אי קומו איל

20 קורימיינטו איש אין מווימיינטו אי פור לו מינוש נו שי פואידי אזיר שין מווימיי

נטו איש נישישאריו קי שי מווה די דונדי אינפֿישה איל מווימיינטו אשטה קי שי

אקאווי אי קי אישטאיארה אשטה אינטונשיש איל לוגאר פור דונדי שיאזי איל מווי

מיינטו איש טאנבין נישי שארייוא אוטרה קוזה קי מווה שי מווי אי אוטרה קי

אינשיטי אלה קוזה קי שי מווי פארה שי מוויר אי לוקי שי מווי איש איל אומור

25 איל קואל שופואישטו קי איש דילגאדו קאליינטי מוגֿו אי נו פיגֿאדוזו קולאיי מינטי

שימווי מאש קואנדו איש אלריווויש דישטו די פֿיקולטוזה מינטי שי מווי אי דאקי

פרושידי קי שי איגֿינדרי פלאוריש או פילמוניאה או פֿלמוניאה פורקי דיל אומור קאליינטי אי דילגאדו

שיאזי איל פלאוריש דיל גרואישו פיגֿאדוזו פֿריאו אי מונגֿו שיאזי לה פֿילמוניאה

פורקי קולאיי מינטי לו רישיווי איל בופֿי קומו איש רילאשֿאדו פֿופֿו אי אישפֿונגֿו

30 זו אי קון איל שי אינפֿלאמה אי לה פֿארטי די דונדי שי מווי איל אומור נו שו

לה מינטי איש קאבֿה דיל קורימיינטו מאש טאנבין אזי קי שי אינפֿלאמי

אונה פֿארטי מאש קי אוטרה פורקי אקילייא פֿארטי קי איש פֿואיריטי ראלה אי טייני גואיקוש

פור דונדי פואידי קוריר איל אומור קולאיי מינטי לו איגֿה קון טודו לו קי לי אזי דאנייו

אה אוטראש פֿארטיש אי אנשי אקילייא קי אישטה פֿואישטה אין לוגאר אלטו אזי קי לאש בא

35 שאש אינפֿירמין אי לאש דיריגֿאש אינביאן אלאש באשאש דיריגֿאש אי לאש ויזינאש

אלאש ויזינאש אי פֿיגֿאדאש אי דאקי דיזימוש קי לה קאבֿיסה איש קאבֿה דיל פלאוריש

54r

פורקי דילייאש שי מווה לה מאטיריא אי באשֿה אלאש קושטילייאש אי אנשי דיזימוש

טאנביין קי טודו איל קואירפֿו איש קאבֿה דילייא קואנדו פרימירו שי דישקאראגה אין לה

קאויסה אי דישפואיש אין לו לאדוש אי לה פֿארטי קי רישיווי איש איל טירמינו

אין איל קואל שיאקאווה איל מווימיינטו קי איש טאנבין קאבֿה די לה אינפֿלאמאמאש

5 יין פורקי שיינדו רארה מווי דישה פֿלאקה אי פֿואישטה אין לוגאר באשו אי אינדיריגֿו

די לה קי מאנדה אי דונדי אינפֿישה איל מווימיינטו אי קוגֿונטה אי טאנבין שינוטו

בֿיירי גואיקוש פור דונדי פודֿיירי דישאיגֿאר אקילייו קי רישיווי אי לה דאנייא או פורקי

אישטה קון דולור אי די מאזיאדו קאליינטי או ואיזיוה או קונקווה קולאי מין

טי רישיווי איל אומור אי אין איל פלאוריש אינטרה איל אומור נו אי פור ‹שולו› טודאש איש

10 טאש קאבֿזאש מאש פרינשיפאל מינטי פורקי איש פֿארטי באשֿה גֿונטה קון לה קאויסה

אי ויזינה קון אילייא פור וינאש אי פורקי נו טייני קאמינוש קי פואידי איואקואר

פור אילייוש לו קי רישיווי דילייא אי מאש קי איש מאש פֿלאקו קי לה קאוירנה איל

פֿיגֿו פור שו פֿריאלדאד אי פֿאלטו די קאלור אי שון טאנבין קאבֿזאש דיל קורימי

ינטו לאש וינאש לאש ארטיריאיאש שי לוש קאמינוש ואזיאוש פור דונדי קוראן לוש

15 אומוריש קי אזין לוש קורימיינטוש פורקי לוש גואיקוש קי נאשין די און לוגאר אי שי

טירמינאן אין אוטרו דאן קאמינו פֿרונטו פארה קי קוראן לוש אומוריש פֿינאל מין

טי מווין טודאש אקילייאש קוזאש קי אטראין אינפֿושאן מאש פור אטראקשיין

נונקה שי אזי פלושֿון פורקי או אינפֿושֿה לה פֿורמה פרופֿייא די לה קוזה די

דונדי איל אי אפֿור שווי אריוה קון שו ליוויאנדאד או פור שו גראוידֿאד דיל

20 אומור אבאשֿה אבאשֿו או פור נאטוראליזה די אקילייא› קי לו אינביאה או אישטה

איש די 2 מאניראש פורקי או איש לה לה וירטוד איש פֿרוטיש או לה קי אישפֿרימי

אי אפֿריטה לוש אומוריש די לאש פֿארטיש אי דישטה מאנירה איל דולור לה

מוגֿידֿומברי אי לה אקרימוניא דיל אומור מווין קורימיינטוש פורקי אירייטאן

אי פֿונגֿאן אלה פֿיאקולדאד אישֿפֿוטריש לה קואל דישפואיש איגֿה לוקי אישטה אין

25 לוש מידיקאמינטוש קי אפֿריטאן די אפֿו‹יי›רה קאבֿזאן פלושֿוניש ‹אי› מאש לאש קוזאש

קי דיריטין אי רילאשֿאן לוש אומוריש קאבֿזאן קורימיינטוש פורקי דיריטין לוש אומו

/poco <y> es de donde se crían tumores fríos y duros. O es un corrimiento /del cual nacen tumores calientes, relaxados y fríos. Ansí que el corrimiento es causa /de la inflamación porque ajunta los umores de los cuales se aze. Y como el /²⁰corrimiento es en movimiento y por lo menos no se puede azer sin movimie/nto, es necessario que se move de donde enpeça el movimiento asta que se /acave, y que estíara asta entonces el lugar por donde se aze el movi/miento.

Es tanbién necessario otra cosa que move lo que se move y otra que /incite a la cosa que se move para se mover. Y lo que se move es el umor, /²⁵el cual supuesto que es delgado, caliente, mucho y no pegadoso kolaymente /se move. Mas cuando es al revés desto dificultosamente se move y daquí /procede que se egendre pleurís o pelmonía. Porque del umor caliente y delgado /se aze el pleurís del gruesso, pegadoso, frío y muncho se aze la pelmonía. /Porque kolaymente lo recive el bofe como es relaxado, fofo y esponjo/³⁰so y con él se inflama. Y la parte de donde se move el umor no so/lamente es causa del corrimiento mas tanbién aze que se inflame /una parte más que otra. Porque aquella parte que es fuerte, rala y tiene güecos /por donde puede correr el umor kolaymente, lo echa con todo lo que le aze daño /a otras partes.

Y ansí, aquella que está puesta en lugar alto aze que las ba/³⁵xas enfermen y las derechas enbían a las baxas derechas y las vezinas /a las vezinas y pegadas. Y daquí dezimos que la cabeça es causa del pleurís

//⁵⁴ʳporque dellas se move la materia y baxa a las costillas.
Y ansí, dezimos /tanbién que todo el cuerpo es causa della cuando primero se descarga en la /caveça y después en los lados y la parte que recive es el término, en el cual se acava el movimiento, que es tanbién causa de la inflamac/⁵ión porque siendo rara, movediça, flaca y puesta en lugar baso y en derecho /de la que manda y donde enpeça el movimiento y cojunta.

Y tanbién si no tu/biere güecos por donde pudiere desaechar aquello que recive y la daña o porque /está con dolor y demasiado caliente o vacía o cóncava, kolaymen/te recive el umor.

Y en el pleurís entra el umor no por <solo> es/¹⁰tas causas mas principalmente porque es parte baxa, junta con la caveça /y vezina con ella por venas. Y porque no tiene caminos que puede evacuar /por ellos lo que recive della y mas que es más flaco que la caveça, el /pecho por su frialdad y falto de calor.

Y son tanbién causas del corrimi/ento las venas, las arterias y los caminos vacíos por donde corren los /¹⁵umores que azen los corrimientos. Porque los güecos que nacen de un lugar y se /terminan en otro dan camino pronto para que corran los umores. Finalmen/te, moven todas aquellas cosas que atraen, enpuxan mas por atracción /nunca se aze fluxón porque o enpuxa la forma propia de la cosa, de /donde el vapor suve arriva con su liviandad, o por su gravedad, del /²⁰umor, abaxa abaxo, o por naturaleza de aque<lla> que le enbía, y esta /es de 2 maneras: porque o es la virtud exprutes, o la que esprime /y apreta los umores de las partes.

Y desta manera el dolor, la /muchedumbre y la acrimonia del umor moven corrimientos porque irritan /y punjan a la faculdad exputres, la cual después echa lo que está en /²⁵los medicamentos que apretan de afu[e]ra, causan fluxones. <Y> mas las cosas /que derriten y relaxan los umores causan corrimiento porque derriten los umo/res

ריש קואגֿאנדוש אי אפיגֿאדוש אין לאש פארטיש לוש קואליש דיש‏פואיש די שוייו לוש

קי שון ליבֿיאנוש שוויין אריוה שון שוויין אריוה לוש קי שון גרואישוש באשאן אבאשׄו

די דונדי אישטאה קלארו קואל שיאה לה קאבֿזה איפֿישׄיינטי אי קי קוזה איש לוקי

אינפוש‏ה קי אקירשׄיינטה קי קונשירווה אי אקי אזי לה אינפֿירמידאד קואל שיאה לה   30

מאטירייאל קאבֿזה קואל לה פֿינאל קואל איל שוגֿיטו אי קואל לה קאבֿזה שין לה קואל

נו שי פואידי אזיר אינפֿלאמאשׄיון פורקי לה שנגרי לה קאבֿזה איש לה קאבֿזה מאטירייאל

די לה אינפֿלאמאשׄיון אי די איל קורימיינטו אי אזי איל טומור אי איל שוגֿיטו די

לה אינפֿירמידאד איש לה פארטי אדונדי אישטה לה אינפֿלאמאשׄיון איל טירמינו

אי איל מוויימיינטו אי לוש קאמינוש די דונדי קורי איל אומור שון לה קאבֿזה

אין לה קואל נו שי פואידי אזיר לה אינפֿלאמאשׄיון ני לה פֿלושׄון לה קאבֿזה

פֿורמאל איש לה קי מוי אשאווריר לה ווירטוד אישׄפוטוריש אי איגֿה לה מאטירייאה אי   5

לאש איפֿישׄיינטיש פרושׄימאש קאבֿזאש דיל קורימיינטו אי און ⟨קי⟩ פוקו רימו

טאש די לה אינפֿלאמאשׄיון אי⟨ש⟩ איל אומור אי איל דולור ⟨קי⟩ איריטאן אל מוויינטי קי איני ⟨אירה⟩

לה אישׄפורטיש אי איל דיזיאו די אוגֿאר לוקי דה קונגושׄה איש איל פֿין פור קוגֿה

קאבֿזה לה אישׄפוטוריש שי מוי מאש אישטאש קוזאש קודאש או טודאש או מונגֿאש

דילייאש קומו שי אגֿונטאן אי קרישׄין שון קאבֿזאש איפֿישׄיינטיש דיל מאל אי קואנדו איש

טאן אין און אישטאדו לו קונשירווראן אי קואנדו שאנאן אלה אינפֿירמידאד שי לייאמאן   10

אייודאנטיש אי קואנדו לוש קונשירוראן לאש לייאמאן דאנייאנטיש אי דישטאש

קאבֿזאש מונגֿאש דילייאש שי רידוזין אה 4 גֿינירוש די קאבֿזאש קי טיינין ווירטוד

די מודאר איל קואירפו קומו אקילייאש קי דיאפֿואירה אזין אין איל קואירפו או שימי

טין דיינטרו אין איל או שי דיטיינין אין איל או שי אזין אין איל קואירפו או אין

איל אלמה פורקי לה מוגֿידומברי די קומֿידה אי ביוינֿדה לה אקרימונייא איל אוש   15

ייו איל נו איגֿיזי[ט]ארשי איל אינפֿיראמיינטו אפאריגֿא⟨מיינטו⟩ פארה אינגֿינדראר

שאנגרי לה דישׄינטורייאה לאש אלמוראנאש לאש וארישיש קוראדאש אנטיש די

טיינפו אזין פליאוריש פורקי דאן מאטירייא פארה אזיר קורימיינטוש די דונדי אילייאש

פרושׄידין איל איירי פֿריאו איל באנייו לאש אושייוניש לאש ביוידאש קאליינטיש

טאנבייאן לה אזון פורקי מווין לה מאטירייא לה ביוידה פֿריאה אישטאנדו איל קואירפו   20

קאליינטי טאנבייאן אזי פליאוריש פורקי אפריטה לוש קאמינוש אי אינפֿידי קי לוש

אומוריש נו קוראן פור שוש קאמינוש אי אקילייאש קוזאש קי שי איואקואן קון דימא

זיאדו קורֿיר דיביליטאן לאש פארטיש דיל קואירפו אי אזין קי קולאי מינטי לה מאטי

רייא קי קורי קולאי מינטי שי אינטרי אין אילייאש אי אנשי שי ליואנטין טומוריש

אי אינפֿלאמאשׄיוניש די דונדי אישטה קלארו איל קאמינו אין קואל קירה די לאש   25

קאבֿזאש פורקי דיל טומור לה מאטירייא איש לה מוגֿידומברי די לה שאנגרי אי

אישטה שיא[שי] דיל אינגֿימיינטו אי אישטי די לה מוגֿידומברי די קומידֿאש קי אינ

גֿינדראן שאנגרי אי אנשי מישמו שושידי אין לאש קאבֿזאש איפֿישׄיינטיש שי

אנשי אקונטישׄיירי איל קורימיינטו די אפריטאמיינטו אי אישטי די אפריטאנא

טיש אי לה אפֿריטורה די פֿריגֿיראנטיש אי אישטיש דיל איירי פֿואיראש אנשי   30

קי שי אזי די אישטאש קאבֿזאש לה אינפֿלאמאשׄיון קי שויי ⟨דילה טילה קי שינייֿ⟩ אלאש קושטילייאש או

אילייא איש לה קי פרימירה מינטי אינפֿירמה אי 2 מינטי לוש מושקולוש ויזינוש

אי לאש קושטילייאש אין איל 3 לוגאר איל קוראסון אי אולטימה מינטי טודו איל

קואירפו שי אינפֿירמה פור לה פֿיברי קי דימאנה דיל קוראסון אי איש לה פארטי

קי פרימירה מינטי אינפֿירמה נו פרינסיפאל נו נובֿלי מאש שינייֿ אטודו איל קואירפו פורקי

איש אישטרומיינטו די לה רישפיראשיין אי איש פרופֿייו מאל דיל לאדו קי נו טיינֿי נינ

גון אוטרו אינדה אי אישטו באשטה אשירקה די לאש קאבֿזאש די לה פֿריאוריש פורקי

קואל קירי דישטה קי אומוש דיגֿו פֿודרה שאקאר לאש קאבֿזאש די לאש דיפֿירינשייאש

umo/res cuajados y apegados en las partes, los cuales después de suyo los /que son libianos suven arriva, los que son gruessos basan abaxo. /De donde está claro cual sea la causa eficiente y que cosa es lo que /30enpuxa, que aquercienta, que conserva y aquí aze la enfermedad, cual sea la /material causa, cual la final, cual el sujeto y cual la causa sin la cual no puede azer inflamación.

Porque la sangre es la causa material /de la inflamación y del corrimiento y aze el tumor. Y el sujeto de

//54vla enfermedad es la parte adonde está la inflamación. El término /y el movimiento y los caminos de donde corre el umor son la causa, /en la cual no se puede azer la inflamación ni la fluxón.

La causa /formal es la que move, a saver la virtud exputres, y echa la materia. Y /5las eficientes próximas causas del corrimiento y —un<que> poco remo/tas— de la inflamación, e<s> el umor y el dolor <que> irritan al movente que <era> /la exputres. Y el deseo de echar lo que da congoxa es el fin, por cuya /causa la exputres se move.

Mas estas cosas, o todas o munchas /dellas, como se ajuntan y crecen son causas eficientes del mal. Y cuando es/10tán en un estado lo conservan, y cuando sanan a la enfermedad se llaman /ayudantes, y cuando los conservan las llaman dañantes.

Y destas /causas munchas dellas se reduzen a 4 géneros de causas que tienen virtud /de mudar el cuerpo, como aquellas que de afuera azen en el cuerpo, o se me/ten dientro en él, o se detienen en él, o se azen en el cuerpo o en /15el alma. Porque la muchedumbre de comida y bevida, la acrimonia, el oc/io, el no ejezi[t]arse, el apareja<miento> para engendrar, /sangre, la disentería, las almorranas, las varices curadas antes de /tienpo azen pleurís porque dan materia para azer corrimiento de donde ellas /proceden. El aire frío, el baño, las unciones, las bevidas calientes /20tanbién la az(e)n porque moven la materia. La bevida fría estando el cuerpo /caliente tanbién aze pleurís porque apreta los caminos e inpide que los /umores no corran por sus caminos. Y aquellas cosas que se evacúan con dema/siado correr debilitan las partes del cuerpo y azen que kolaymente la mate/ria que corre kolaymente se entre en ellas.

Y ansí, se levanten tumores /25e inflamaciones, de donde está claro el camino en cual quera de las /causas. Porque del tumor la materia es la muchedumbre de la sangre y /esta se a[ce] del enchimiento y este de la muchedumbre de comidas que en/gendran sangre.

Y ansí mismo sucede en las causas eficientes si /ansí aconteciere el corrimiento de apretamiento, y este de apretan/30tes, y la apretura de frigirantes y éstos del aire. Fueras ansí /que se aze de estas causas la inflamación <de la tela que ciñe> a las costillas, o /ella es la que primeramente enferma, y 2(segundaria)mente los músculos vezinos /y las costillas, en el 3ᵉʳ lugar el coraçón, y últimamente todo el /cuerpo se enferma por la febre que dimana del coraçón. Y es la parte//

//55rque primeramente enferma no principal ni noble mas ciñe a todo el cuerpo porque /es istrumento de la respiración y es propio mal del lado que no tiene nin/gún otro aínda.

Y esto basta acerca de las causas de la preuris porque /cualquere desta que avemos dicho podrá sacar las causas de las diferencias,

5 קומו שי איש גראנדי אגודה ביגנינה מאליגנה וירדאדירה שינפלי קונפושטה שאלודאבלי
מורטאל או די אוטרה קאבזה די דיפירינשייא קואל קירי קי דילייו שיאה
שופושטה דוטרינה די לה אישינשייא די גיינירוש דיפירינשייאש אי קאבזאש דיל פלי
אוריש ויניינדו אלוש שינייאליש פרימירה מינטי טראטארימוש די אקילייוש קי מושטראן שיר לה
אינפׄירמידאד דולור די קושטאדו אי לואיגו דאקילייוש קי מושטראן שוש קאבזאש אין איל 3
10 לוגאר קי מושטראן שוש דיפירינשייאש אי פׄינאל מינטי דישפוטארימוש שובֹרי אקילייוש קי
מושטראן קי שושישו אה דיטינייר איל פלאוריש די לה אישינשייא די לה קוזה די שוש קאבזאש איפיקטוש
שימיגֹאנשה דישפוטארימוש אשירקה די טודאש אישטאש פֿואינטיש אי די טודו לו קי דילייא
ריזולטארי אנשי קי לה אישינשייא דיל פלאוריש קונשישטי אין אינפׄלמאשיון קי איש
15 און טומור פריטאל נאטוראל די לה מימברּאנה די שירקה קי שי לאש קושטילייאש לה קואל שי לה
פודֿיראמוש ויר נוש מושטרארה לוקי בושקאמוש מאש קומו איש אינפׄירמידאד די אדיינטרו
אי אין פארטי אינטירינה נו פודֿימוש דיל טומור טומאר נינגון שינייאל מאש לה אינ
פׄירמידאד אין שי טייני מונגֹאש שילייאליש מאש מה אה אלגונאש אינפׄירמידאדיש קי שיגין
שולה מינטיש שוש שינייאליש אלה אינפׄירמידאד אי אוטראש אין קי לאש שינייאליש שיגין
20 אלאש קאבזֹאש אי אוטראש אין קי שיגין אלה פארטי קי אישטה אינפׄירמה אי אוטראש קי
שיגין לאש דיפׄירינשייאש דיל פלאוריש אי אוטראש קי שיגין אה 2 או מונגֹוש דיפׄירינשייאש
קי נאשין דילייאש לו קואל טודו איש מוי נישישארייו דישטינגיר אי דיקלאראר פואיש קי נו קון
וייני די אונה מאנירה מיראר קי אינדישיישייוש קומוניש אי אינשי פאראֿב]ליש שיאן אה טודוש
לוש פלאוריזיש אי קואליש טאן שולה מינטיש שיאן פרופייוש אה אלגונוש דילייאש אי קואליש
25 שיאן אין מידיאטטוש אי קואליש רימוטוש דילייא אי אנשי שיגין קי טיינין דולור די קוש
טאדו דולור פונטורייו די ראמאדו לארגה מינטי איל קואל אונאש ויזיש שוּבֹי אישטה לה איל
גואישו דיל פישקואישו קי לו אפֿארטה דיל גואישו ‹אי שי לייאמה› קאלאביקולה או קלאבֹיגֹה אוטרוש ויזיש שי
אישטיינדי אשטה איל תרפס אי אוטראש אי ויזיש אה טודאש 2 פארטיש אוטראש ויזיש אה
נינגונה אי אוטראש ויזיש שי אישפאנדי אשטה לאש מאנוש אין איל קואל אוויזיש שי
30 אישקופי אה ויזיש נו אי אלייאשי פֿואירטי פיבֹרי אי אגודה איל [פ]ולסו שילויי פֿריקו
אינטי דורו דישיגואל קון לה מישמה דישאיגואלדאד דיל פולסו שירינו איי דיפֿיסיל ריש
פיראנשיון די לירייו ריגו[ר] אי קאלור אין לה פארטי אונאש ויזיש שי פודין איגֹאר שובֹרי איל
מישמו לאדו אי אוטראש ויזיש נו איי שיד נו דורמיר פֿאשטיו אישטאש אי אוטראש
שימיגֹאנטיש שינייאליש טראיין נואישטרוש אאוטוריש אי אוימוש די טראטאר די קאדה
35 אונו דילייוש פארטיקולאר מינטי פארה שאוויירנוש לוקי קונייני אה קאדה אונו אי איל דו
לור פרימירה מינטי איש שינייאל אינשיפאראבֹלי דיל דולור דיל פלאוריש פורקי לואיגו איל אינ
פֿירמו שי קישֹה דיל שאלו שי איש מאליגנה איל אומאר קי לואזי [קי] קיטה איל שינטידו די לה
פארטי או טאנבין נו שי שיינטי דולור קואנדו ייא לה אינפֿלמאשיון אינפישה אה שאנאר אי
איל דולור שיינפרי א נו איש פונטורייו שאלו אין אקילייוש פלאוריזיש קי שון איגֹוש שו
40 לו די שאנגרי פורו אי ויליאוזו ני פירפיטה מינטי איל דולור שי אישפאנדי לארגה מנטי מאש

55ᵛ

‹שמואל מורינו›

שולו קואנדו איש גראנדי לא אינפֿלאמאשיון דונדי קונשטה קי איל דולור אישפאנדידו לארגה
מינטי נו איש פרופייו שינייאל דיל פלאוריש מאש מושטרה לה גראנדיזה אי דיפׄירינשייא
דיל דולור די קושטאדו אי קואנדו איל דולור פֿאטיגה מונגֹו איש טינשוזו אי פֿישו אי
פיגאדו אי קואנדו איש לה אינפֿלאמאשיון גראנדי שי שיינטי פולשאשיוניש אין לה פארטי
5 אי קואנדו שי קומוניקה איל דולור אין לאש מאנוש נו מושטרה פליאוריש מאש מושטרה
קי אישטה מאלה לה מימברّאנה קי אישטה אין טרי איל טרי אי 2 אינטרי ואלו די לאש קוש
טילייאש אי קי איל דולור שיאה מאייור או מינור קואנדו שיאינגֹי די און לאדו קי די אוטרו
או קי שיאה איגואל טאנבין נו מושטרה איל פליאוריש מאש מושטרה איל לוגאר קי איש
טה מאלו אי קי די פֿירינשייא אין[י] די פליאוריש פורקי אישטו אקונטישי קואנדו אונה או אוטרה

/⁵como si es grande, aguda, begnina, maligna, verdadera, sinple, conposta, saludable, /mortal o de otra causa de diferencias cualquere que dello sea.

/Suposta esta dotrina de la esencia, de géneros, diferencias y causas del ple/uris, viniendo a los señales primeramente trataremos de aquellos que mostran ser la /enfermedad dolor de costado y luego de aquellos que mostran sus causas, en el 3er /¹⁰lugar qué mostran sus diferencias, y finalmente disputaremos sobre aquellos que /mostran que suceso a de tener el pleurís.

Y siendo ansí que todas las señales /proceden de 4 fuentes —a saver, de la essencia de la cosa, de sus causas, efectos, /semejança— disputaremos acerca de todas estas fuentes y de todo lo que della /resultare.

Ansí que la essencia del pleurís consiste en inflamación que es /¹⁵un tumor pretel natural de la membrana que cerca las costillas, la cual, si la /pudiéramos ver, nos mostrará lo que buxcamos. Mas como es enfermedad de adientro /y en parte interna no podemos del tumor tomar ningún señal, mas la en/fermedad en sí tiene munchas señales. Mas a algunas enfermedades que siguen /solamentes sus señales a las enfermedad, y otras en que las señales siguen /²⁰a las causas, y otras en que siguen a la parte que está enferma, y otras que /siguen las diferencias del pleurís, y otras que siguen a 2 o munchas diferencias /que nacen dellas.

Lo cual todo es muy necessario distinguir y declarar pues que no con/viene de una manera mirar que indicios comunes e insepara[b]les sean a todos /los pleurices, y cuáles tan solamentes sean propios o algunos dellas, y cuáles /²⁵sean inmediatos, y cuáles remotos della.

Y ansí, siguen a los que tienen dolor de cos/tado dolor puntorio derramado largamente, el cual unas vezes sube asta el /güeso del pescueço que lo aparta, <y se llama> calabícula o clavija, otros vezes se /estiende asta el tarpas, y otras vezes a todas 2 partes, otras vezes a /ninguna y otras vezes se espande asta las manos. En el cual a vezes se /³⁰escupe, a vezes no, y állasse fuerte febre y aguda, el [p]ulso se le ve frecu/ente, duro, desigual con la misma desaigualdad del pulso serrino, ay difícil res/piración, delirio, rigo[r] y calor en la parte. Unas vezes se poden echar sobre el /mismo lado y otras vezes no, ay sed, no dormir, fastío.

Estas y otras /semejantes señales traen nuestros autores y avemos de tratar de cada /³⁵uno dellos, particularmente para savernos lo que conviene a cada uno. Y el do/lor primeramente es señal inseparable del dolor del pleurís, porque luego el en/fermo se quexa dél, salvo si es maligno el umor que lo aze, que quita el sentido de la /parte. O tanbién no se siente dolor cuando ya la inflamación enpeça a sanar, y /el dolor sienpre no es puntorio, salvo en aquellos pleurices que son echos so/⁴⁰lo de sangre puro y vilioso. Ni perfetamente el dolor se espande largamente mas

//⁵⁵ᵛ<Samuel Moreno>

solo cuando es grande la inflamación; donde consta que el dolor espandido larga/mente no es propio señal del pleurís mas mostra la grandeza y diferencia /del dolor de costado. Y cuando el dolor fatiga muncho, es tensoso y fixo y /pegado y cuando es la inflamación grande se siente pulsaciones en la parte. /⁵Y cuando se comunica el dolor en las manos no mostra pleurís mas mostra /que está mala la membrana que está entre el primer y 2º intervalo de las cos/tillas. Y que el dolor sea mayor o menor cuando se incha de un lado que de otro /o que sea igual, tanbién no mostra el pleurís mas mostra el lugar que es/tá malo y qué diferencias a[y] de pleurís. Porque esto acontece cuando una u otra

10 מימבראנה קי שיניי לאש קושטילייאש אישטה מאלה מאש או מינוש או קואנדו לה אינ
פלאמאשיין איש גראנדי אי פוגה שובֿרי טודאש 2 אי קי שי אישפאנדה אשטה לה קלא
ביקולה או אשטה איל תרפס או קי שולה מינטי אוקופי לה מידייא פארטי די לה מימ
בראנה אישטו מושטרה איל לוגאר קי אישטה מאלו קי ‹אי ‹קואן גראנדי שיאה לה אינפלאמ
אשיין .   טאנביין שיגי אל פליאוריש טוש פורקי אין אישטה אינפֿירמי

15 דאד שיינפרי רישודה פור לה מימבראנה אלגונה אומידאד לה קואל רי קוגֿידה אין איל בופֿי
אי אין שוש אשפיראש ארטירייאש אזי לה טו[ש] פארה שאליר אי טאנביין שי אזי פורקי לה
פארטי קי דולי איש אונה די לאש קי אזין לה רישפיראשיין אי אנשי שולה מינטי אינפֿרי
אנדושו איל פיגֿו נוש אינבֿיזה לה אישפיררייינסה קי שי אזי טוש אי נו איש אישטי שינייאל
פרופֿייו די לה פליאוריש פואיש קי אין אוטראש אינפֿירמידאדיש שי אלייא אי קי אישקופה

20 אונו אישטו מאש מושטרה לוש טיינפוש די לה אינפירמידאד אי לה קאלידאד דיל איל אומר
קי נו קואל שיאה לה אינפֿירמידאד אי קואנדו שי אישקופי שאנגרי פורו או מישקלאדו
קון פֿלימה או קון אוטרו אומור או קון אונו או קון אוטרו אומור קולור אי איש גרואישו
אי פיגאדושו מושטרה די וירשוש אומוריש אינו לה מישמה פליאוריש אי טאנביין איל
אישפוטו קרודו או קוגֿו מושטרה לוש טיינפוש די לה אינפֿירמידאד אי לה קאנטידאד

25 דיל אישפוטו לה קאנלדיד‹ט›אד דיל אומור אי שו קאנטידאד אילה פארטי קי אישטה מא
לה אי לוש טיינפוש די לה אינפֿירמידאד פורקי קואנדו שיאטה מוגֿו איש מוגֿו אי ריוילה ‹דילי...›
‹ליוא› איל אומור איל לוגאר די דונדי שאלי ראלו לה אינפֿלאמאשיין וא יא אה שאנאר .
      טאנביין לה די פיברי ני שי שארייא מינטי אה קונפאנייא אלוש פליאוריטיקוש פורקי
לה פארטי אינפֿירמה אישטה שירקה דיל קוראסון אי לה אינפֿירמידאד איש קאליינטי מאש

30 נו שיינפרי איש פֿואירטי אי אגודה שאלו קואנדו איל פליאוריש איש איגֿו די פורו שאנגרי
או מישקלאדו קון קולורה ני שיינפרי איש שינפלישימו מאש קי אוטראש פֿיבֿריש ני שיין
פרי אפֿרייאי אלוש אינפֿירמוש טודוש אה מודו די טירשייאנה אישי איש די שאנגרי מאלאנ
קוליקו איש מאליגנה אי שולה אקילייא גֿוארדה שירקואיטוש 3 ו[יש] לה קואל שיאזי די
שאנגרי ביליאוזו או די פֿוטרידה קולורה   לוש פולשוש נישישארייא מינטי שי

35 מודאן אין איל פליאוריש אין לה גראנדיזה אין לה שיאלי‹רי›דאד אין אקילייוש דולוריש די
קושטאדו אין לוש קואליש לה מימבראנה שי אישטירה מוגֿו פור לה גראנדיזה דילה אינפֿלא
מאשיין מאש אין לאש פיקינייאש אינפֿלאמאשייוניש אי אין לאש קי שי אזין דיפֿלימאש

56r

‹שמואל מורינו›

או נו ‹בו›אי דורייזה או אישטאן פוקה קי נו פואידי אזיר פולסו שירינו   לה
רישפיראשיין איש אינשיפֿאראבֿלי שינייאל קומון אי פֿי‹ר›פֿיטו אטודוש לוש פליאוריטיקוש אי
אישטו נו שולה מינטיש פור אישטאר אינפֿירמה די ‹לה פארטי› די לאש קי שיירוין אלה רישפיראשיין
פואיש קי לה דישטינפלאנשה פֿרייאה דישטאש פארטיש אזי טאנביין דיפֿישיל רישפיראשיין

5 מאש פורקי לה אינפֿירמידאד אישטה אין פארטי קי אינפֿידי קי נו שיאגה איל מוומיינטו
ליבֿרי פור לו קואל אישטי שינייאל מושטרה לה פארטי אינפֿירמה אי לה אינפֿירמידאד אאון
קי נו איש פרופֿייו שינייאל די פליאוריש פואיש קי שי אלייא אין אוטראש מונגֿאש אינפֿירמידאדיש
איל דיליררייו אי איל אדורמישימיינטו נו מושטראן נישישארייא מינטי
פליאוריש מאש קואנדו אין אלייאש שי אלייאן מושטראן קי איש פֿורטישימה מאליגנה

10 אי ויגורוזה אינפֿלאמאשיין אי לו מישמו מושטרה לה קונוורלשיין קואנדו אין אילייא שי אלייא[1]
מאש איל ריגור אישקאשה מינטי מושטרה אלגונה קוזה אין איל פליאוריש מאש מושטרה
לו קי אקונטישי אין לוש פליאוריטיקוש אי לה פֿיברי די לה קאבֿזה דילה שיד אי
איל פֿאשטיאו מושטרארן שיר לה פֿיברי קולוריקה אי קי אישטה קונשישטינטי איל
קאלור אאון קי פֿאריישי שיגיר אישטה אינפֿירמידאד קון טודו ראלה מינטי אישפֿירמינא

15 טאריש קי איל אינפֿירמו שיקישו דילה ‹קאלור› פארטי אינפֿירמה איל דולור דילה קאויסה נו שי
אלייא אין לאש אינפֿלאמאשייוניש גֿיקאש קרודאש אי פֿרייאש מאש שולה מינטי אין

     1. ‹אינקוגֿידוש›

/10membrana que ciñe las costillas está mala, más o menos, o cuando la in/flamación es grande y puja sobre todas 2 y que se espande asta la cla/bícula o asta el tarpas o que solamente ocupe la media parte de la mem/brana, esto mostra el lugar que está malo <y> cuan grande sea la inflama/ción.

Tanbién sigue al pleurís tos porque en esta enferme/15dad sienpre resuda por la membrana alguna umedad la cual, recogida en el bofe /y en sus ásperas arterias, aze la to[s] para salir. Y tanbién se aze porque la /parte que dole es una de las que azen la respiración.

Y ansí, solamente enfri/ándosse el pecho nos enbeza la esperiença que se aze tos, y no es este señal /propio de la pleurís pues que en otras enfermedades se alla. Y que escupa /20uno, esto más mostra los tienpos de la enfermedad y la calidad del umor /que no cuál sea la enfermedad. Y cuando se escupe sangre puro o mesclado /con flema o con otro umor o con uno o con otro color y es gruesso /y pegadosso mostra diversos umores y no la misma pleurís. Y tanbién el /esputo crudo o cocho (cocto, cocido) mostra los tienpos de la enfermedad. Y la cantidad /25del esputo, la cali<dad> del umor y su cantidad y la parte que está ma/la y los tienpos de la enfermedad porque cuando está mucho, es mucho y /<leva> el umor el lugar de donde sale ralo, la inflamación va ya a sanar.

Tanbién la febre necessariamente acompaña a los pleuréticos porque /la parte enferma está cerca del coraçón y la enfermedad es caliente, mas /30no sienpre es fuerte y aguda salvo cuando el pleurís es echo de puro sangre /o mesclado con colora. Ni sienpre es sinplíssimo — más que otras febres— ni sien/pre afríe a los enfermos todos a modo de terciana. Y si es de sangre malan/cólico es maligna, y sola aquella guarda circuitos 3 v[es], la cual se aze de /sangre bilioso o de pútrida colora.

Los pulsos necessariamente se /35mudan en el pleurís en la grandeza, en la cele<ri>dad, en aquellos dolores de /costado en los cuales la membrana se estira mucho por la grandeza de la infla/mación, mas en las pequeñas inflamaciones y en las que se azen de flemas

//56r<Samuel Moreno>
o no ay dureza o es tan poca que no puede azer pulso serrino.

La respiración es inseparable señal común y perfeto a todos los pleuréticos. Y /esto no solamentes por estar enferma de <la parte> de las que sierven a la respiración /—pues que la destenplança fría destas partes aze tanbién dificil respiración— /5mas porque la enfermedad está en parte que inpide que no se aga el movimiento /libre. Por lo cual este señal mostra la parte enferma y la enfermedad, aun/que no es propio señal de pleurís pues que se alla en otras munchas enfermedades..

El delirio y el adormecimiento no mostran necessariamente /pleurís mas cuando en ellas se allan mostran que es fortíssima, maligna /10y vigorosa inflamación. Y lo mismo mostra la convulsión cuando en ella se alla,[1] mas el rigor escasamente mostra alguna cosa en el pleurís mas mostra lo que acontece en los pluréticos por causa de la febre.

Y ansí mismo, la sed y /el fastío mostran ser la febre colérica y que está consistente el /calor, aunque parece seguir esta enfermedad. Con todo, ralamente esper(i)men/15tarex que el enfermo se quexó de la <calor> (de la) parte enferma. El dolor de la caveça no se /alla en las inflamaciones chicas, crudas y frías mas solamente en

---

[1] Escrito en el margen: <encogidos>.

לאש גראנדיש קאליינטיש אי פﬞואירטיש אי דונדי קלארה מינטי פאריסי קואליש שיאן לוש

שינטומאש די לה פﬞלאוריש קי נונקה שי אפﬞארטאן דילייא אי קואליש לוש קי פור לה

דייירשידאד דיל לוגאר או אומור או טיינפוש או קונפﬞליקאשיון די אינפﬞירמידאדיש או

20   פור שוש דיפﬞירינשייאש אונאש וﬞיזיש שי אלייאן אין איל דולור די קושטאדו אי אוטראש נו

אי טאנביין שי וי קי שינייאליש שון קומוניש אל דולור די קושטאדו קי שי אלייאן טאנביין

אין אוטראש אינפﬞירמידאדיש אי פﬞינאל מינטי שייי קואליש שיאן פרופייוש או פארטי

קולאריש שינייאליש דיל פורקי אין טודוש לוש פלאוריטיקוש שי אלייאן די פﬞיקולדאד די רישפﬞי

ראשייון טוש פﬞיבﬞרי אין טודוש לוש טיינפוש די לה אינפﬞירמידﬞאד דולור פור לה מאייור

25   פארטי אי אישטי פונטוריייו אי פיגאדו איל אישפﬞוטו אינשאנגריןטאדו פﬞואירטי פﬞיבﬞרי

פולשו דורו אי טינשו אי אוטראש מאש דיפﬞירינשייאש די פולסו לאש קואליש אזי לה

פﬞיבﬞרי מאש קון טודו איל קי ביין קונשידיראירי אלייארה קי נינגונו די אישטוש שינייאליש

איש פרופייו דיל דולור די קושטאדו פורקי קואל קירי דישטוש שינטומאש דיגﬞוש שי אלייאן

אין אוטראש מונגﬞאש אינפﬞירמידﬞאדיש מאש אלגונוש דישטוש שיאזין פרופייוש שי

30   נייאליש דיל פלﬞאוריש קונפﬞראנדו אישטה אינפﬞירמידﬞאד קון לאש דימאש דיל פיגﬞו

פורקי דולור פונטוריייו נו שי אלייא אין נינגונה אינפﬞירמידﬞאד דיל פיגﬞו שאלﬞו אין לה פלאוריש

פור דונדי די לוש איפﬞיקטוש דישטי מודו שי אוﬞימאן לוש שינייאליש דיל פלﬞאוריש דיל אקרי

שינטאן לה קונגﬞוקטורה לוש שינייאליש לוש טוﬞמאן די שי קי לאש קאבﬞאש אי שימיﬞינשה פורקי

שי לי אקונטישיירה אל אינפﬞירמו קוזאש קי איגﬞינדראן דולור די קושטאדו או לו איודאן אה אזיר

35   או דישפﬞואיש די איגﬞו לו אקרישינטאן או לו מיליזינאן או לו אינפﬞיאוראן קונפﬞורמי שו

שידﬞיירי מושטראראן שו אישטאדו אי טאנביין שי [א]טרי[מ]ו[ש] אלגונוש קי אין אישטי טיינפו

קאיירון קון דולוריש די קושטאדו די קושטאן אקיליאש שינייאליש מיש[מ]אש אקיליא אינפﬞירמי

דﬞאד קוﬞגﬞאש שינייאליש בושקאמוש דירימוש קי איש דולור די קושטאדו פﬞינאל מינטי לה פלי

56v

פלאוריש אין לה קואל אישטה אינפﬞירמה לה מימבראנה אינטיריאור קי שיניי לאש קושטי

לייאש פור לה פארטי די אדיינטרו מושטראן לאש שינייאליש קי שינייפﬞיקאן אישטאר איש

טה פארטי אינפﬞירמה דולור גראנדי מוי אישטינדידו אה טודﬞאש 2 פﬞארטיש איש

פﬞארזינדו לארגה מינטי [...] פונזיטיוﬞו גראנדי אישטיראמיינטו קי שי שיינטי אינטי

5   ריאור מינטי פﬞואירטי פﬞיבﬞרי פולשוש דורוש קיבﬞרוש אי מינוריש אי מאש קיבﬞרו ריס

פיראשייון מאש דיפﬞיקולטוזה לה די איריייטה מאש אי גﬞארגﬞאיאר מאש פודﬞין

אישטאר מיגﬞור שובﬞרי איל מישמו לאדﬞו אי נו שובﬞרי איל קונטרארייו אי שי לה פארטי

מאש אלטה די לה מימבראנה איש לה קי אישטה אינפﬞירמה לו מושטרא איל שיטייי דיל

דולור אי לאש קאבﬞאש קי איודﬞאן פורקי קומו דיזי איפﬞוקﬞ קואנדו לה פארטי דילה מי

10   מבראנה אישטה מאלה אפﬞרוויﬞגﬞה מונגﬞו לה שאנגריאה אי שי לוש מושקולוש איש

טאן אינפﬞלאמאדוש אי קון אילייוש לה מימבראנה אישטיריאור לו פﬞאלפﬞאמוש קון

איל טאקטו אי מונגﬞאש בﬞיזיש קון לה וישטה לו וימוש אי איל אינפﬞירמו נו טיייני

טאנטה טוש או פוקה איי דולור טינשייו אי פולשאטורייו איל קואל שי איש מאייור קואנדו

שיראשפﬞירה מושטרה קי אישטאן אינפﬞירמוש לוש מושקולוש אינטירנוש אי שי איש מאייור

15   קואנדו שי אישﬞפﬞירה מושטרה קי לוש אינטירנוש ‹אישטירנוש› אי אינטונשיש שי דאנייא מינויא לה ריש

פיראשייון איל פולשו קאגﬞי קי נו אישטה דורו איי פוקה פﬞיבﬞרי נו שי פﬞואידין איגﬞאר שוב

רי איל מישמו לאדﬞו נו שי פודﬞי מוויר מונגﬞאש וﬞיזיש שובﬞרי לה מאנו או שיר מאליגﬞנה

לה פלﬞאוריש פﬞאריאיש דיקי נו איי דולור או קואנדו איש מאייור אי מאש פﬞואירטי דילוקי

מושטרא לה פﬞיבﬞרי איש מינור ‹איש› פﬞור אישטאר אישקונדﬞידﬞו אין לאש פﬞארטיש די דיינטרו

20   טאנביין מושטרה שיר מאליגﬞנו קואנדו לה דיל איש מאייור או מינור דילוקי ריקירי לה

פﬞיבﬞרי טאנביין איל דיליריו איל דישמאיﬞו לה שיקורה די לה לינגואה שין סיד לוש פולשוש

דישאורדינאדﬞוש אינטרי קאדﬞינקיש אישקﬞופﬞיר מונגﬞו שין פרוויﬞגﬞו או פﬞוקו אי אישטו פﬞירוגﬞי

נטו ליוﬞידﬞו די קולור די פﬞלומו או ניגﬞרו או לו מישקלאדﬞו שאקרלו די פﬞיקולטושה

מינטי דיטיינירשי לה אורינה אי שי שאלי ניגﬞרה אי אקוזה אי ליוﬞידﬞו אי טאנביין איל קולור

/las grandes, calientes y fuertes.

De donde claramente parece cuáles sean los /síntomas de la pleurís que nunca se apartan della, y cuáles los que por la /diversidad del lugar o umor o tienpos o conplicación de enfermedades o /[20]por sus diferencias unas vezes se allan en el dolor de costado y otras no.

/Y tanbién se ve qué señales son comunes al dolor de costado que se allan tanbién /en otras enfermedades, y, finalmente, se ve cuales sean propios o parti/culares señales dél. Porque en todos los pleuréticos se allan dificuldad de respi/ración, tos, febre en todos los tienpos de la enfermedad, dolor por la mayor /[25]parte —y este puntorio y pegado— el esputo ensangrentado, fuerte febre, /pulso duro y tenso y otras más diferencias de pulso las cuales aze la /febre.

Mas, con todo, el que bien considrare allará que ninguno de estos señales /es propio del dolor de costado, porque cualquere destos síntomas dichos se allan /en otras munchas enfermedades.

Mas algunos destos se azen propios se/[30]ñales del pleurís conp(a)rando esta enfermedad con las demás del pecho. /Porque dolor puntorio no se alla en ninguna enfermedad del pecho salvo en la pleurís.

/Por donde de los efectos deste modo se toman los señales del pleurís y acre/centan la conjuctura los señales que se toman de las causas y semejença. Porque /si le aconteciera al enfermo cosas que engedran dolor de costado, o lo ayudan a azer, /[35]o después de echo lo acrecentan o lo melizinan o lo enfíuran, conforme su/ciedere mostrarán su estado. Y tanbién, si atremo[s] algunos que en este tienpo /cayeron con dolores de costado que tienen aquellas señales mis[m]as (de) aquella enferme/dad cuyas señales buxcamos diremos que es dolor de costado.

Finalmente, la

//[56v]pleurís en la cual está enferma la membrana interior que ciñe las costi/llas por la parte de adientro, mostran las señales que sinifican estar es/ta parte enferma: dolor grande muy estendido a todas 2 partes es/parcendo largamente, punzitivo, grande estiramiento que se siente inte/[5]riormente, fuerte febre, pulsos duros, quebros y menores y más quebro, res/piración más dificultosa, la tos irrita más y gargajear más, poden /estar mejor sobre el mismo lado y no sobre el contrario.

Y si la parte /más alta de la membrana es la que está enferma, lo mostra el sitio del /dolor y las causas que ayudan porque, como dize Ypocr', cuando la parte de la /[10]mebrana está mala aprovecha muncho la sangría. Y si los músculos es/tán inflamados y con ellos la membrana esterior, lo [p]alpamos con el /tacto y munchas bezes con la vista lo vemos, y el enfermo no tiene / tanta tos o poca, ay dolor tensivo y pulsatorio, el cual si es mayor cuando /se respira, mostra que están enfermos los músculos internos, y si es mayor /[15]cuando se expira mostra que los <esternos>. Y entonces se daña menos la res/piración, el pulso cachi que no está duro, ay poca febre, no se pueden echar sob/re el mismo lado, no se pode mover munchas vezes sobre la mano, o ser maligna /la pleurís (aunque) parece de que no ay dolor, o cuando es mayor o más fuerte de lo que /mostra la febre —porque es menor— <es> por estar escondido en las parte de dientro. [20] Tanbién mostra ser maligno cuando la sed es mayor o menor de lo que requere la /febre; tanbién el delirio, el desmayo, la secura de la lengua sin sed, los pulsos /desordenados entre cadenques escupir muncho sin provecho o poco y esto feruge/nto, lívido de color de plomo o negro, o no mesclado, sacarlo dificultosa/mente, deternese la orina y si sale negra, lívida o ac(u)osa; y tanbién el color

25 דיל קואירפו אידילה פארטי אינפורמה ליוידה או קיטירה אה קיטירה די מאש די מאש קאלידא
דיש קי מושטראן מאלינגה דיפוזישיון טודאש אישטאש קוזאש מושטראן מאלישימה
פֿיבֿרי אי מאטאדורה אי אינפֿלאמאשיון מוי פירנושיאוזה די דונדי נאשי אי מונגו
מאש שי וי דיקי נו פרוויגֿה נינגון רימידייו או פוקוש אי מאש קואנדו איי מאל
אביטו דיל קואירפו קי איגֿינדרה אומוריש מאלינגנוש אי קואנדו לה קאבֿזה די לה אינפֿירמי

30 דאד פֿואי מאלינגנה אי אפֿרווה אי טודאש אישטוטוש מאליש לה שימיגֿאנשה קומו שי אנדאן
אין לה שיבֿדאד פֿליאוריזיש מאלינגנאש דירימוש קי אקיליא קי קוראמוש איש דילה מיש
מה מאנירה אי קואנדו לאש שינייאליש שון קונטרארייאש אאיטאש דירימוש קי איש שא
נאבֿלי אי ביגנינה פֿליאוריש אי שיר גראנדי איל דולור איל קושטאדו לו שיניפֿיקאן לוש
מישמוש שינייאליש קי איי פֿליאוריש קואנדו שון גראנדיש אי מונגֿוש פורקי

35 איל דולור גראנדי אי קי שי אישפֿאנדי אה טודאש לאש פארטיש די לה מימבראנה או פור לו מי
נוש דיל מידייו דיל פיגֿו אשטה דונדי די גולייאן או אשטה איל תרפּס איל פולסו מוגֿו דורו
פירקואינטי או מוי קיברו אי דישפֿישיל רישפיראשייון פֿואירטי פֿיבֿרי אי פֿואירטיש שוש אקשידין
טיש איל אישפוטו אי שנאנגי אי[רלונ]נטו אי מוגֿו אי לאש קאבֿזאש קי אזיירון איל דולור די
די קושטאדו גראנדיש אי אוויר מוגֿוש אומוריש אין איל קואירפו טודוש אישטוש שינייאליש

57r

אטישטיגֿאן גראווי פֿליאוריש אי טאנבֿיין אקילייא שי לייאמה גראנדי קי נו אלייא פרוויגֿו שאל
וו די גראנדיש רימידייוש אי לוש גֿיקוש לי אזין מאל אי איל גֿיקו דולור די קושטאדו איש
איל קי טייני אלוש קונטראריוש שינייאליש ′ איל אומור קי אזי איל דולור
די קושטאדו מושטראן לוש שינייאליש קי איי פארה קונושיר קואלקירה אומור אי אנשי קואנדו שי

5 אזי די שאנגרי איי פֿואירטי דולור לה פֿיבֿרי גראנדי אי שינפלי אי נו טייני נינגונאש
אקשאשייוניש איל אישפוטו זאנגרינטו לאש אורינאש קולוראדאש אבֿוריטה שומאדורה
אי שי אישפֿורגא איל קולור איל דיל קואירפו איש קולוראדו לאש וינאש אישטאן לייאנאש איל
אביטו דיל קואירפו אי לאש קומידאש קריאן מוגֿדאש שאנגרי לה אידאד אי איל טיינפו דיל
אנייו שון שאנגרינוש אי אפֿרווינגֿאן לוש רימידייוש קי קיטאן לה שאנגרי אי וימוש טאנבֿיין

10 קי אנדאן אין לה שיבֿדאד דולוריש די קושטאדו שאנגינייוש ′ אי שי איש קולארקו
קוליריקו איל פֿליאוריש איש מוי פונגֿינטי מאש נו דישטיגֿירינטי טאנטו פולשוש דורוש קיבֿ
רוש לה פֿיבֿרי מוי פֿואירטי קון שורקיאוטוש 3 נוש לה רישפיראשייון קיברה איל אישפוטו
אמארייו אי לה אורינא אי אוויזיש איי דיליריו אי איל אביטו דיל קואירפו אי לה קומידה
שון ביליאוזאש לוש רימידייוש קי אפֿרווינגֿאן שון קואינטרה לה קולירה אי אנדאן פֿליאוריזיש קו

15 לירקאש אין לה שיבֿדאד ′ אי שי איש פֿלימאטיקה איי מינוש
פֿיבֿרי מאש ראמישה אי מאש אומידה אי קאדה דיאה טייני שוש אקשייוניש איל דולור נו אי
טאן פונגֿיטיוו מאש איש מאש אגראוואנטיוו לוש פולשוש מאש מוליש מאש טארדוש
איל אישפוטו אישקומוזו פֿיגאדוזו אי בלאנקו אי נו שאלי מוי דיפֿיקולטוזה מינטי
אוויזיש איי אדורמישימיינטו אי אוטראש שינטומאש קי מושטראן קי איש קאבֿזאדה די

20 פֿלימה אי טאנבֿיין לוש רימידייוש קי לי פרוויגֿאן או דאנייאן אלה פֿלימה לו מוש
טראן קי איש פֿלימאטיקה אי טאנבֿיין קואנדו אנדאן דולוריש די קושטאדו פֿלימאטיקוש
אין לה שיבֿדאד ′ אי מושטראן קי איש די מאלינקוליאה לה פֿיבֿרי רימישה
מאש מאלינגנה אי אוטרוש אקשידינטיש מ[אל]ינגנוש אי גראנדיש איל פולסו איל
איל שואינייו אין לה בֿיגילייא אין טודאש לאש מאש אקשייוניש דיל קואירפו אישקופין

25 פוקו אי דיפֿיקולטוזה מינטי ניגרו אי לייודו אי בושקארשיאן לאש מאש שינייאליש אין
אישטי פֿליאוריש קומו אין לאש דימאש אומוריש ′ אי קואל שיאה לה קאבֿזה
קי מוביו אישטוש אומוריש קונושירימוש אנשי די לאש קאבֿזאש קי שושידיירון אל אינ
פֿירמו אנטיש דיקאיר קומו די לאש אינאופירשייוניש קי אין שו קואירפו קאבֿזארון פורקי איל
קי קאייו אין אישטה אינפֿירמידאד פור ראזון דיל אייירי פֿריאו שיירטה מינטי דירימוש

30 קי שי ליאוזו לה אינפֿלאמאשיון פור ראזון די [...] פֿלושון קי שיאזו קון אישפֿורשיון
אפריטאנדושי אי אינגרושאנדושי איל קואירו או אין אישטוש אין לה קאלינטורה דינדי פרינשיפייו

/25del cuerpo y de la parte enferma: lívida o que tira a negro.

Las demás calida/des que mostran maligna disposición, todas estas cosas, mostran malísima /febre y matadura e inflamación muy pernuuxzioza (perniciosa) de donde nace, y muncho / más se ve de que no provecha ningún remedio o pocos. Y más cuando ay mal /ábito del cuerpo que egendra umores malignos y cuando la causa de la enferme/30dad fue maligna.

Y aprova todas estos males la semejanza, como si andan /en la ciudad pleurices malignas diremos que aquella que curamos es de la mis/ma manera. Y cuando las señales son contrarias a estas, diremos que es sa/nable y begnina pleurís. Y ser grande el dolor de costado lo sinifican los /mismos señales que mostran que ay pleurís cuando son grandes y munchas. Porque /35el dolor grande y que se espande a todas las partes de la membrana o, por lo me/nos, del medio del pecho asta donde degollan o asta el tarpas, el pulso mucho duro /fercuente o muy quebro y disficil respiración, fuerte febre y fuertes sus acciden/tes, el esputo sangui(no) y[rlon]ento[1] y mucho, y las causas que izieron el dolor /de costado grandes, y aver muchos umores en el cuerpo. Todos estos señales

//57ratestigan grave pleurís. Y tanbién aquella se llama grande que no alla provecho sal/vo de grandes remedios y los chicos le azen mal. Y el chico dolor de costado es /el que tiene a los contrarios señales.

El umor que aze el dolor /de costado mostran los señales que ay para conocer cualquera umor. Y ansí, cuando se /5aze de sangre ay fuerte dolor, la febre grande y sinple y no tiene ningunas /acsasiones (acaciones), el esputo sangrento, las orinas coloradas abo(l)ita sumadora,[2] /y si espurga el color del cuerpo es colorado, las venas están llenas, el /ábito del cuerpo y las comidas crían mucha sangre, la edad y el tienpo del /año son sangrinos y aprovechan los remedios que quitan la sangre. Y vemos tanbién /10que andan en la ciudad dolores de costado sanguiños.

Y si es /colérico, el pleurís es muy pungente mas no restigrente tanto, pulsos duros, queb/ ros, la febre muy fuerte con c(i)rcuitos 3nos,[3] la respiración quebra, el esputo /amarío y la orina, y a vezes ay delirio, y el ábito del cuerpo y la comida /son biliosos. Los remedios que aprovechan son cuentra la cólera y andan pleurizes co /15léricas en la ciudad.

Y si es flemática ay menos /febre, más r(e)misa y más úmeda, y cada día tiene sus accciones, el dolor no es /tan pungitivo mas es más agravantivo, los pulsos más moles, más tardos, /el esputo escumoso (espumoso), pegadoso y blanco y no sale muy dificultosamente, /a vezes ay adormecimiento y otras síntomas que mostran que es causada de /20 flema. Y tanbién los remedios que le provechan o dañan a la flema lo mos/tran que es flemática. Y tanbién cuando andan dolores de costado flemáticos /en la ciudad.

Y mostran que es de malencolía la febre remisa /más maligna y otros accidentes m[al]ignos grandes en el pulso, en /el sueño, en la bigilia, en todas las más acciones del cuerpo escupen /25poco y dificultosamente, negro y lívido, y buxcarsean las más señales en /este pleurís como en las demás umores.

Y cual sea la causa /que mobió estos umores conoceremos ansí de las causas que sucedieron al en/fermo antes de caer, como de las operaciones que en su cuerpo causaron. Porque el /que cayó en esta enfermedad por razón del aire frío, ciertamente diremos /30que se le izo la inflamación por razón de pulsos que se izo con expursión, /apretándosse y engrosándosse el cuero, o en estos la calientura dende principio

---

[1] Podría ser que estas dos palabras deban entenderse como una: sanguinolento.
[2] Lit. aborita, pero este término ha aparecido antes como abolita, con el significado de absoluto. Junto a la palabra sumadora, que podría leerse sumarora y no sé a qué se refiere.
[3] Podría ser abreviatura de tercianos.

פאריש' מאש שיפולרטאדה אין אישטוש פורקי קאירון אין לה אינבֿירמידאד פור גראנדי בֿריאו
אי דילה מישמה מאנירה שי קונושירה קואנדו איש די קאלור די
לה פארטי אינבֿירמה או די אוטרה שי שיאיזו פור דיריטירשי איל אומור שי פור איש
פולשייון דיל שי פור דולור או פור קואל קירה אוקאשייניש קי שושידייו לה אינבֿירמידאד פורקי   35
אקיל קי קונושיר איל דאנייו קי פודי קאבֿזאר קאדה אונה די לאש אוקאשייוניש אישטי קולאי
מינטי אלייארה לו קי בושקה מאש אין קי פארטי אי אין קי טיינפו שיאיזו לה פליאוריש אגורה
דירימוש   אי אישטו איל מישמו גֿינירו די

57^v

שינייאליש [נ]וש לו מושטרארה פורקי דירימוש קי אקילייא פליאוריש אישטה אין פרינסיפייו קואנדו
לה פארטי שי אינגֿי דיל קורימיינטו שי אינפיזה אה איזיר איל אומור לה בֿיבֿרי אי לה
טוש נו שי אישקופי נאדה אי לוש דימאש שינטומאש קי דישימוש אריווה אינפיזאן
מאש נו קרישון [...]ʾ אי איל אאומינטו לואיגו אינפישה אי דורה טאנטו אשטה   5
קי פאדישין טודוש לוש שינטומאש איגואליש אי אין אישטי טיינפו ייא אישטי בֿואירטי
לה אינבֿירמידאד אי שי פורטיבֿיקה דיל טודו אין אי איל אישטאדו אי שיווי לה דיקלינאשייון
קואנדו ייא לאש שינטומאש שי דיריטין אי ואן דישפאריששיינדו אי מושטראן דישטוש
טיינפוש אלגונאש שינייאליש לוש רימידיוש קי אפרוייגֿאן או נו אפרוויגֿאן פורקי אישטוש
אינביזאן קי טיינימוש פריזינטי לוקי בושקאמוש פרינשיפאל מינטי אין איל פרינסיפיו   10
אי טאנביין אין איל אאומינטו אי אין אוטרו קואל קירה טיינפו אי אישטאש קוזאש
טודאש קונשינטין קון שוש פרינשיפייוש אי דישטוש שאווין פוקו טודוש אקיליי
וש קי דיזין קי אין טונשיש אישטה אין איל אישטאדו איל פליאוריש קואנדו איל
אינבֿירמו אישקופי מוגֿו אומור אי קוזידו פורקי קואנדו איל אינבֿירמו אישטה
אין אישטי פונטו איש שיירטו קי לוש אומוריש אי לוש שינטומאש אישטאן   15
מינוש אי איש מאניבֿישטה דיקלינאשייון אי אישטו טראטאמוש מוגֿו מאש
לארגה מינטי אי לו וירימוש אאי אין נואישטרו קאפֿי   דיל דולור די קושטאדו אי
אדילאנטי און פוקו אין אישטי טראטאדו אין איל משל בפרטות קי פונימוש
איל דולור די קושטאדו קי קוראמוש אה אנביא פור לו קואל איש טיינפו די טרא
טארנוש די לוש שינייאליש פירנושיקוש קי אנביזאן לוקי אה די שושידיר אין איל   20
דולור די קושטאדוʾ
אין ראזון די לו קואל דירימוש פרימירו איל פֿין קי אה די טיניר איל פליאוריש אי לואיגו לאש
שינייאליש קי מושטראן איל טיינפו קי אה דישאנאר קון קי מודו קין אה דישיר איל
אאוקטור די לה שאלוד אי לה קאלידאד קי אה די טיניר קון קי ‹רי›מידייוש אה די שאנאר
פורקי לוגאר אי פורקי אורדין פורקי טודו אישטו שי קונטיני די באשֿו דיל פירונוסטיקו   25
בֿירפי מינטי שיינדו אנשי קי לאש אינבֿירמידאדיש קי טראין אל אומרי טאן בֿואירה
דיל אישטאדו נאטוראל קומו לו טראי איל דולור די קושטאדו אורדינארייא מינטי
מאטין שין פודיר רימידייארשי שין נינגון רימידייו אישטי רישישו דיל אישטאדו
נאטוראל שיר מאייור או מינור שי מושטראן די לוש שינייאליש קי שאקאמוש
די לוש 4 מאנידירוש דיגֿוש אריווה פורקי לה אינפלאמאשייון קי איש גראנדי קון   30
בֿואירטי פיבֿרי קון פולשוש בֿריקאנ‹א›טי שימוש דורישימוש קון מוי דיפֿישיל ריש
פיראשייון איל דיליריו קונטינו קון דישמאיוש נו אישופיר או אישקופיר
פוקו אי דיפֿיקולטוזה מינטי אי איל גארגאגֿו ניגרו או וירדי רידונדו פיגא
דוזו מוי דילגאדו גרואישו נו מישקלאדו אי לה אורינה דיטינידה או ניגרו אזיי
טוזה ליודה קונבֿושה דילגאדה או מוי גרואישה שודוריש אי קאמאראש אל פרין   35
סייו אי פרינסיפאל מינטי שי שון ליקידאש אקוזאש אי פידייונדאש מושטרא
טודו אישטו מואירטי אי די לה מישמה מאנירה איל קולור דיל קואירפו אי
אוטראש קואלידאדיש מוי אפארטאדאש דיל אישטאדו נאטוראל מושטראן מואירטי

/parece más sepultada en estos porque caeron en la enfermedad por grande frío.

/Y de la misma manera se conocerá cuando es de calor la parte enferma o de otra, si se izo por derretirse el umor, si por ex/³⁵pulsión dél, si por dolor o por cualquera ocasi(o)nes que sucedió la enfermedad porque /aquel que conocer(e) el daño que pode causar cada una de las ocasiones1, este kolay/mente allará lo que buxca. Mas en que parte y en que tienpo se izo la pleurís agora diremos.

Y esto el mismo género de

//⁵⁷ᵛseñales [n]os lo mostrará porque diremos que aquella pleurís está en principio cuando /la parte se inche del corrimiento, se enpeça a azer el umor la febre y la /tos, no se escupe nada y los demás síntomas que diximos arriva enpeçan /mas no crecen.

Y el aumento luego enpeça y dura tanto asta /⁵que padecen todos los síntomas iguales. Y en este tienpo ya está fuerte /la enfermedad y se (f)ortifica del todo en el estado y se ve la declinación /cuando ya las síntomas se derriten y van despareciendo. Y mostran destos /tienpos algunas seña-les los remedios que aprovechan o no aprovechan. Porque estos /enbezan que tenemos presente lo que buscamos principalmente en el principio /¹⁰y tanbién en el aumento y en otro cualquera tienpo. Y estas cosas /todas consenten con sus principios y destos saven poco todos aquell/os que dizen que entonces está en el estado el pleurís cuando el /enfermo escupe mucho umor y cozido. Porque cuando el enfermo está en este punto, es cierto que los umores y los síntomas están /¹⁵menos y es manifesta declaración.

Y esto tratamos mucho más /largamente y lo veremos ahí en nuestro capi' del dolor de cos-tado y /adelanté un poco en este tratado en el mašal bi-pratut que ponemos /el dolor de costado que curamos a Anbia. Por lo cual es tiempo de tra/tarnos de los señales, pernósticos que enbezan lo que a de suceder en el /²⁰dolor de costado.

En razón de lo cual diremos primero el fin que a de tener el pleurís y luego las /señales que mostran el tienpo que a de sanar, con que modo, quen a de ser el /auctor de la salud y la calidad que a de tener, con que remedios a de sanar, /por que lugar y por que orden. Porque todo esto se contene debaxo del pernóstico /²⁵perfe(ta)mente, siendo ansí que las enfermedades que traen el umor tan fuera /del estado natural —como lo trae el dolor de costado— ordinariamente / maten sin poder remediarse sin ningún remedio. Este receso del estado /natural —se(a) mayor o menor— se mostran de los señales que sacamos /de los 4 man(a)deros dichos arriva. Porque la inflamación que es grande con /³⁰fuerte febre, con pulsos frecan<a>tíssmos, duríssimos, con muy dificil res/piración, el delirio contino con desmayos, no escupir o escupir /poco y dificulto-samente, y el gargajo negro o verde, redondo, pega/doso, muy delgado, gruesso, no mesclado, y la orina detenida o negra, azie/tosa, lív(i)da, confusa, delgada o muy gruessa, sudores y cámaras al prin/³⁵ci(pi)o y principalmente si son líquidas, ac(u)osas y fediondas. Mostra /todo esto muerte y de la misma manera el color del cuerpo y /otras cualidades muy apartadas del estado natural mostran muerte.

---

¹ Aunque la lectura de 'ocasiones' no ofrece duda en esta línea y previamente en la 35, sería más lógico que se refiriera a 'acciones'.

אי טאנביין לאש קאבֿאש קי אייירון לה אינפֿירמידאד שי שון גראנדיש אי מאליגנאש
אי לוקי אה די אפרווויגאר פארה קורר לה אינפֿירמידאד נו באשטה אי איל אביטו דיל
קואירפֿו איש דורו אי נו פרונטו פארה דישפירואר אי אנשי טאנביין מוגֿו אומור מ
מאליגנו אי ואריו שי לה פארטי אינפֿירמה איש מוי טאפֿאדה גרואיסה אי באשֿה

5   שי נו פרוויגֿה נינגון רימידייו פור גראנדי קי שיאה מוגֿו שיאה די טימיר לה מואירטי
אי שירה איל טימור מאייור קואנדו אנדאן אין לה שיבֿדאד דולוריש די קושטאדו מור
טאליש אי פֿור איל קונטרארייו פרומיטירימוש שאלוד קואנדו אלייארימוש אין איל
דולור די קושטאדו שינייאליש אין בונדאר קונטרארייוש אלוש דיגֿוש מאש שי פֿואירין בא
ראבֿא[...] לוש שינייאליש בואינוש אי מאלוש או נו מוגֿו דישיגֿואליש לוש בואינוש די

10 לוש מאלוש מושטראן אישטאר אין דובֿדה איל אינפֿירמו .
איל טיינפו אין קי אה די שאנאר מושטראן לאש מישמאש שינייאליש פורקי אקילייא פלי
אוריש קי איש פיקינייא ביגיניה אי קי לה קאבֿזארון ליבֿייאניקאש קאבֿזאש אי קי לי פרווויגֿאן
ליבֿייאנוש רימידייוש אי פוקוש אי נו לי דאנייא נינגונו אי פרינשיפאל מינטי שי
אאי פֿואירטיש פֿואירסאש אין איל אינפֿירמו אי נו פֿאלטאן רימידייוש קונוינייניטיש פארה קורר

15 לה אינפֿירמידאד שי פירונשטיקארה שיירטה שאלוד מאש לוש מאש שיירטוש שינייאליש אין איש
טה קוזה שי טומאן אנטיש דיל איפֿיקטו קי די לה מישמה אישינשייא דילה אינפֿירמידאד אי
שוש קאבֿזאש פורקי שי איל אינפֿירמו לואיגו די פרינשיפייו קולאי מינטי אינפֿישה אה איש
קופיר אי אקילייו קי אישקופי שון ‹איש› קונפורמי אין לאש קאלידאדיש אי אין לה קאלידאד פרינסי
פאל מינטי שיינפרי גראנאגֿאה קוזידו קוגֿו אין איל 4 או אין איל 7 פֿור[ס]וזה מינטי טורנה

20 שאלוד איל אינפֿירמו או איידינטי דיקילינאשייון די לה אינפֿירמידאד אי אין לה מורטאל
פלֿאוריש טודו אישטו שי אלייא אל ריבֿיש מאש שיינדו אנשי קי אלגונאש וייש מואירי איל
אינפֿירמו פור ראזון די לה פֿיבֿרי אוטראש ויזיש פור ראזון די לה פלֿאוריש אי אוטראש
קאבֿואן לה מואירטי טודאש 2 אישטו שי קונושירה די לאש מישמאש פֿואינטיש דילוש
שינייאליש פורקי שי לוש אשידינטיש דיל דולור די קושטאדו שי דימינואין שי לה פֿיבֿרי קרי

25 שי לו קי אקונטישי קואנדו לה מאטירייא דיל פלֿאוריש איש ביגיניה אי פוקה אי איל או
מור קי אזי לה פֿיבֿרי איש מאליגנו אי מוגֿו אין טונשיש מואיר איל אינפֿירמו פור
ראזון די לה פֿיבֿרי אי נו דיל פלֿאוריש מאש שי לה פֿיבֿרי נו אינוגֿה מוגֿו אי קרישין
לוש אשידינטיש דיל דולור די קושטאדו דישטי מואירי איל אינפֿירמו אי נו די לה פֿיבֿרי
מאש קואנדו טודוש 2 לה פֿיבֿרי אי איל דולור די קושטאדו קרישין קון מאלוש שין

30 טומאש פור ראזון די טודוש 2 מואירין אי טאנביין אשירקה דישטו שי פֿואידין טומאר
שינייאליש די לאש קאבֿזאש די לה אישינשייא די קאדה אונו די לוש פלֿאוריש אי טאנביין
די לה שימיגֿאנ..הגינשה מאש איל מודו דיל מוימיינטו אנבֿיזה לה נאטוראליזה דיל
איפֿיקטו פורקי אה פוקו אה פוקו אישטה אינפֿירמידאד שי אקאווה פורקי איש מינשטיר קי
שי קוזה איל אומור אי דישפואיש קי פוקו אה פוקו גארגאגֿיאנדו שאלגה דיל פיגֿו אי שי קון

35 דישולויינטיש אי דיגֿירינטיש שיקורארי או קון קוזאש קי שינשיבֿלי מינטי איואקואן איל
אומור אינטונסיש אין ברוי פֿואידי שאנאר אי פורקי מוגֿאש ויזיש פאשה אין פיר
מוניאה אקאישי אלגונאש פאשאר שוביטה מינטי פורקי איל אומור פֿאשיל מינטי שי

‹שמואל מורינו›

מוי אי איל בופֿי איש מוי אפֿאריגֿאדו פארה רישיויר אי אקונטישי טאנביין מוגֿאש וויזיש פוקו
אה פוקו קואנדו איל אומור איש גראנדו או נו שי מוי או ‹אפרישה› איל בופֿו ‹קי אינט[וש]יש› איש פֿואירטי די רישי
ויר   אי שי ‹שי› שיפורה נו שי פֿואידי פורגאר לה מאטירייא ני קורארשי לה אי
נפֿירמידאד שאלוו פוקו אה פוקו אי אישטו מושטרארה לאש קאבֿאש אי לוש איפֿיקטוש
5   אי לוש שינטומאש
מאש שי שיאה די קורר איל דולור די קושטאדו קון לה איודה דילה מידישינה שו שולה
לה נאטוראליזה לו אה דיאזיר אינביזאנרימוש דיאקי אה דילאנטי אפֿירונשטיקאר אנשי

//58rY tanbién las causas que izieron la enfermedad, si son grandes y malignas, /y lo que a de aprovechar para curar la enfermedad no basta, y el ábito del /cuerpo es duro y no pronto para desperar.

Y ansí, tanbién mucho umor /maligno y vario, si la parte enferma es muy tapada, gruesa y baxa, /⁵si no provecha ningún remedio por grande que sea, mucho se a de temer la muerte. /Y será el temor mayor cuando andan en la ciudad dolores de costado mor/tales.

Y por el contrario, prometeremos salud cuando alláremos en el /dolor de costado señales en bondad contrarios a los dichos. Mas si fueren ba/raba[...] los señales buenos y malos, o no mucho desigual los buenos de /los malos, mostran estar en dubda el enfermo.

El tienpo en que a de sanar mostran las mismas señales. Porque aquella ple/uris que es pequeña, begnina y que las causaron libianicas causas y que le provechan /libianos remedios y pocos y no le daña ninguno y, principalmente, si /ay fuertes fuerças en el enfermo y no (f)altan remedios convenientes para curar /¹⁵la enfermedad, se pernosticará cierta salud.

Mas los más ciertos señales en es/ta cosa se toman antes del efecto que de la misma esencia de la enfermedad y /sus causas. Porque si el enfermo luego de principio kolaymente, enpeça a es/cupir y aquello que escupe <es> conforme en las calidades y en la calidad princi/palmente sienpre gargagea cozido —cocho— en el 4 o en el 7 (día) forçosamente torna /²⁰salud el enfermo o evidente declinación de la enfermedad.

Y en la mortal /pleurís todo esto se alla al rebes, mas siendo ansí que algunas vezes muere el /enfermo por razón de la febre, otras vezes por razón de la pleurís y otras /causan la muerte todas 2. Esto se conocerá de las mismas fuentes de los /señales porque si los acidentes del dolor de costado se diminuen y la febre cre/²⁵ce —lo que acontece cuando la materia del pleurís es begnina y poca— y el u/mor que aze la febre es maligno y mucho, entonces muere el enfermo por /razón de la febre y no del pleurís. Mas si la febre no enoja mucho y crecen los acidentes del dolor de costado, deste muere el enfermo y no de la febre. /Mas cuando todos 2 —la febre y el dolor de costado— crecen con malos sín/³⁰tomas por razón de todos 2 mueren.

Y tanbién acerca desto se pueden tomar /señales de las causas, de la essencia de cada uno de los pleurís, y tanbién /de la semejença, mas el modo del movimiento anbeza la naturaleza del /efecto. Porque a poco a poco esta enfermedad se acava porque es menester que /se coza el umor y después que poco a poco gargageando salga del pecho y si con /³⁵disolventes y digerentes se curare o con cosas que sensiblemente evacúan el /umor, entonces en breve puede sanar. Y porque muchas vezes passa en per/munía acaece algunas passar súbitamente, porque el umor fácilmente se

//58v<Samuel Moreno>

move y el bofe es muy aparejado para recivir. Y acontece tanbién muchas vezes poco /a poco, cuando el umor es grande, o no se move, o <apressa> el bofe, <que entoces> es fuerte de /recivir.

Y si <se> sepura no se puede purgar la materia ni curarse la e/nfermedad salvo poco a poco. Y esto mostrará las causas y los efectos /⁵y los síntomas.

Mas si se a de curar el dolor de costado con la ayuda de la medic(i)na, s(i) sola /la naturaleza lo a de azer enbezaremos de aquí a delante a pernosticar. Ansí

קי פואיש קי נאטוראליזה קושטומרה אקורר לאש פיקינייאש אינפֿירמידאדיש אי פארה לאש
גראנדיש אה מינישטיר שיינפרי נואישטרה איודה פֿורסאדה מינטי אה די אווייר שיניאליש קי

10 נוש מואישטרי אישטו קי פריגונטאמוש אי שון אישטוש שיניאליש אקילייוש קי מושטרן
לה גראנדיזה אי נאטוראליזה דיל פלייאוריש פורקי לאש ביקינֿאש אי גֿיקאש אינפֿלאמאשייניש
שולה נאטורליזה לאש קורה אי לאש קי נו שון טוטאל מינטי מורטאליש מאש גראויש לה
נאטוראליזה אי לה ארטי לאש שאנאן מאש שי שירה קולא[י] או דיפֿיקולוזה פֿיאיל או אין
פֿיאיל פירפֿיטה או נו פירפֿיטה לה מודאנסה פארה שאלוד דישטה מאנירה שי קונושירה

15 פורקי לה אינפֿלאמאשמיין גֿיקה אי ביגנינה אין קואירפו פֿואירטי אי ביין קונפרישיונאדו
אי קי טובו קאבֿזאש ביגנינאש אי ליבֿייאנאש קון ליבֿייאנוש אשידינטיש אי לי אזין
פרווינֿו ליבֿייאנוש רימידיוש אי קי אנדאן שימיגֿאנטיש אינפֿירמידאדיש אין לה שיבֿדאד
קי קולאי מינטי שאנאן אינטונשיש פודימוש אישפֿיראר אי פורנושטיקאר מודאנסה
בואינה אי אישפֿיראר פֿיאיל שאלוד לה קואל מושטראן טאנבֿיין אלגונאש די פֿירינשייאש

20 די לה מישמה פלייאוריש מאש לאש קי שון מאליגנאש אלגונאש ויזיש שי אבֿלאנדאן
לוש דולוריש אין אילייאש אי לוש מאלוש אשידינטיש אי דישפֿואיש ריבֿולוין מא
יוריש אי מאש מאלוש אי נינגונה קוזה פֿיאיל פרומיטין קומו שון אקילייאש קי די נינגו
נה מאנירה שי אליבֿייא[ר]אן אאון קי לי אגאן מוי בואינוש אי אפֿרופֿיאדוש רימידייוש או
אאון קי שי אליבֿייאנין בולוין די נואיבו אאישטאר פיאוריש לו קי אקונטישי אין לוש אין

25 פֿירמוש קי טיינין פֿוקה פֿואירשה קון מאל אביטו דיל קואירפו קי אישטה ליינו די אומו
ריש מאליגנוש אי מוגֿו מאש רישולאורימוש אישטו שי אין לה שיבֿדאד אנדוביירין
שימגֿאנטיש אינפֿירמידאדיש אינפֿיאיליש אי מאליגנוש
פֿינאל מינטי לאש אינפֿלאמאשייוניש שי קוראן אי אקאווֿאן קואנדו שי איואקואה איל
איל אומור דילייאש או [ש]י שופֿורה או שי אינדוריש או שיפֿאשה אה אוטראש פארטיש קי

30 שון לוש מידייוש פור דונדי טייני שו פֿין אי לה נאטוראליזה דיל פלייאוריש מושטרה
קי [שי] פֿואידי טרימינארשי פור אונדי ראשייון אי שאקאשי איל אומור די לה פארטי
אפֿיקטה קון ריזולוינטיש ריפֿילוינטיש פור איל אישקופֿיר פור קאמארה אי פור שודור
אי לאש דיפֿירינשייאש דיל פלייאוריש [פ]רימיטאן פרימירה מינטי איואקאשייון פורקי איל
דולור די קושטאדו קי איש גֿיקו אי ביקנינו אי קי שי אזי די אומור דילגאדו קאליינטי

35 פוקו אי ביקנינו אין און קוא[יר]פו רארו אי ואליינטי שולו פודי איואקאשייון אי שי מוש
טרה קלארו קואנדו שי אלייא ביין קון לוש איואקואנטיש איל אינפֿירמו אי לוש קי
אויאה אין לה שיוודאד שי קוראארון קון איואקאשייון פור [רי]זולואשייון שי קורה אקילייא
קי לה איזו אומור דילגאדו אי פוקו אי ואפֿוראנדו אלא[ש] פארטיש די אפֿואירה אי שיקורה קון

59r

דיגֿירינטיש אי ריזולווינטיש אפֿליקאדוש פור אפֿואירה אלא פארטי אינפֿלאמאדה אי
די לה מישמה מאנירה דיזימוש די אקילייא קי שי ווה קון שודור אי מוי פוקאש ויזיש שי
קורה לא פלייאוריש קון שולוש ריפֿילוינטיש או [רא]רה מינטי מאש מוגֿאש פור איל אישפוטו
פורקי איל קאמינו פארה איל וויינטרי איש מוי דיפֿיקולטוזו מאש מוי אפֿאריגֿאדו פארה

5 פורגארשי פור איל בופֿי או ‹פור› לה בוקה אי קואנדו שי איואקואן פור לה קאמארה אורדינארייא
מינטי שון מורטאליש קומו דישֿו איפוקר אין לאש קואקאש פֿירדישייויניש אינפוש
שורפֿי מווין פֿירטי שישו[...] מורטאליש איש לה שאטירייא קי אישטה אין איל דולור די קו
שטאדו שי שי פורגה פור איל בופֿי אי פור לה קאמארה איש מורטאל מאש פור לה אורינה
מוגֿאש ויזיש קון בואין שושישו קומו וידי אין איל ח ה מ[ת]תיא ן ארויי קוזֿה אישטורייה

10 אי לא לאש ראזוניש קי מושטראן קי איש פרוויגֿוזה לה טאל איואקאשייון טי[נ]י[נ]מוש איש
קריטו[ש] אין נואישטרו קאפֿי דיל דולור די קושטאדו אנשי קי נו איש נישישארייו טראיר שי
נייאליש פארה נו שאבֿר קומו פור קאמארה שיפֿואידי איואקואר איל פלייאוריש פו
איש קי נונקה אקונטישייו אי שי אקונטישייו פֿואי קון מאש שושישו אי לו מישמו
דיזימוש די לוש ריפֿילוינטיש אי די לה אורינה נו טראמימוש אקי שיניאליש פורקי

15 קומו טינימוש דיגֿו לוש מושטראמוש אין נואישטרו קאפֿי דיל דולור די קוש

/que pues que naturaleza costum(b)ra a curar las pequeñas enfermedades y para las /grandes a menester sienpre nuestra ayuda, forçadamente a de aver señales que /[10]nos mostre esto que perguntamos. Y son estos señales aquellos que mostran /la grandeza y naturaleza del pleurís.

Porque las begninas y chicas inflamaciones /sola naturaleza las cura; y las que no son totalmente mortales mas graves, la /naturaleza y la arte las sanan. Mas si sera kola[y] o dificultosa, fiel o in/fiel, perfeta o no perfeta, la mudança para salud desta manera se conocerá: /[15]porque la inflamación chica y begnina en cuerpo fuerte y bien conpresionado /y que tubo causas begninas y libianas con libianos acidentes y le azen /provecho libianos remedios y que andan semejantes enfermedades en la ciudad /—que kolaymente sanan— entonces podemos esperar[1] y pornosticar mudança /buena y esperar fiel salud, la cual mostran tanbién algunas diferencias /[20]de la misma pleurís.

Mas las que son malignas, algunas vezes se ablandan /los dolores en ellas y los malos acidentes y después rebolven ma/yores y más malos y ninguna cosa fiel prometen, como son aquellas que de ningu/na manera se alibiarán aunque le agan muy buenos y apropiados remedios o, /aunque se alibianen, bolven de nuebo a estar peores. Lo que acontece en los en/[25]fermos que tienen poca fuerça, con mal ábito del cuerpo que está lleno de umo/res malignos y mucho más resolaremos esto si en la ciudad andubieren /semejantes enfermedades infieles y malignos.

Finalmente, las inflamaciones se curan y acavan cuando se evacúa /el umor dellas o [s]e supura o se endurece o se passa a otras partes que /[30]son los medios por donde tiene su fin. Y la naturaleza del pleurís mostra /que [se] puede treminarse por onderación[2] y sacasse el umor de la parte /afecta con resolventes, repelentes, por el escupir, por cámara y por sudor. /Y las diferencias del pleurís [p]remitan primeramente evacación; porque el /dolor de costado, que es chico y begnino y que se aze de umor delgado, caliente, /[35]poco y begnino en un cu[er]po raro y valiente, sólo pode evacación. Y se mos/tra claro cuando se alla bien con los evacuantes el enfermo y los que /avía en la ciudad se curan con evacuación. Por [re]solución se cura aquella /que la izo umor delgado y poco, evaporando a las partes de afuera y se cura con

/[59r]digerentes y resolventes aplicados por afuera a la parte inflamada. Y /de la misma manera dezimos de aquella que se va con sudor.

Y muy pocas vezes se /cura la pleurís con solos repelentes o [ra]ramente, mas muchas por el esputo. /Porque el camino para el vientre es muy dificultoso, mas muy aparejado para /[5]purgarse por el bofe o <por> la boca. Y cuando se evacúan por la cámara ordinaria/mente son mortales como dixo Ypocr': *en las quaqas perdiciones inpes /sorpi moven perti siso[...] mortales.* Es la satiria que está en el dolor de co/stado, si se purga por el bofe y por la cámara es mortal mas por la orina /muchas vezes con buen suceso, como vide en el ḥ' r' Matatía (be)n Arroyo cuya ystoria /[10]y las razones que mostran que es provechosa la tal evacuación te[ne]mos es/crito en nuestro capi' del dolor de costado. Ansí que no es necessario traer se/ñales para mostrar como por cámara se puede evacuar el pleurís pu/es que nunca aconteció y si aconteció fue con más suceso. Y lo mismo /dezimos de los repelentes y de la orina, no traemos aquí señales porque /[15]como tenemos dicho los mostramos en nuestro capi' del dolor de cos/tado

---

[1] Literalmente "esferar".

[2] Aunque se lee con bastante claridad "onderación", el texto que viene a continuación me hace pensar que hay un error y realmente quiere decir "supuración".

אי שי שיאה די טירמינאר לוש   טאדו קון איל מעשה

פליאוריש פור שו פוראשיון די אישטאש שיניאליש לו קונשידיראמוש קומו

שיאה אנשי קי אקונטישי שו פורשיון קואנדו לה מאטירייא אישטה ג'ונטה אי שוראדה

אמארלייה פארה שיפוראראשי או לה וירטוד אלטיראטיריש אישטה פ̇ואירטי ‹אי ‹נישי

20   שאררייא מינטי נו שיפ̇ואידי שופוראראר שאלוו לאש גרנדיש פליאוריזיש אי

קי פרושידין די שאנגרי קי איש מאטירייא די לה שופוראשיון פורקי לה מאטירייא

שי אזי די לה שאנגרי אי פ̇ור שיר גראנדי לה אינפ̇לאמאשיון איל קאלור נו שי

וינטילה ני רישפ̇י[רה] קולאי מינטי פור לו קואל לוש שיניאליש קי מושטראן גראנדי

25   פליאוריש שי נו שושידיירי איואקאשיון שיניפ̇יקאן טאנבין שופוראשיון ואון קי

טאנבין אישטאש שיניאליש מושטראן מודאנסה דיל פליאוריש אין פולמיניאה

פורקי קומו ‹אה› טאנטה קי קאנטידאד די אומור נו פ̇ואידה קאוו[יר] אין לה מימבראנה

לייאמאדה פליאורה די דונדי טומה איל נומרי איל דולור די קושטאדו די פליאוריש

שי פאשה אל בופ̇י אפרישא אי אנשי אוטראש שיניאליש איי קי מאש קלארה מינטי

30   מושטראן לה שופוראשיון פורקי שי איל דולור אישטה פ̇ירמי אין איל לוגאר או שי

אזי מאש פ̇ואירטי קרישי לה פ̇יב̇רי שיניפיקה שופוראשיון אי מאש קי נו איי איש

קופ̇יר אין איל פליאוריש קואנדו שיאה דישופוראר או איש מוי פוקו ‹אי› לוקי שי אישקופ̇י

אי‹איש› מוי שאנגיניייו אי נו מאלינגנו אי קידי ‹אאון לה› אונה אינפ̇לאמאשיון מאש קידה אונה

קרודה או דיפ̇יקולטוזה מאש די לו ג'ושטו אי נו שי אלייא ביין רימידיוש איואאקו

35   טיווש אי קי אינפידין לה שופוראשיון אי קואנדו יא שיאזי אישטאן פריזינטיש

שיירטוש שיניאליש קואלו שי וי אין לוש ריגורש קידאן אל אינפ̇ירמו לוש קואליש

שיינפרי שי אלייאן פוקו טיינפו אנטיש אין לאש שופורשיוניש אנטיש קי שי

איין אזין אי אינפ̇ישאן אפ̇אירישיר פולשוש די שופיראשיון לוש קואליש שי וין מוי

59v

קלארוש קואנדו ייא אישטה איג̇ה אי לה מושטראן טאנבין אלגו קי שידימינואי

אי לה פ̇יב̇רי אי לה רישפיראשיון אי לה פ̇ואירשה מאש שינו שי מודה אין מאטירייאה

איל אומור מאש אין פ̇וטריפ̇אקשיון שי אקירישינטאן שיניאליש מור[ט]אליש אי שי

ואן אלגונוש קי אוייאה די שאלוד אי איל לאדו פארישי ליוודו [ני]ג'רו אי וירדד לה קואל

5   מודאנשה אין איל אנייו די 044 אין איל מיש די חשון מי אקונטישייו אין בול[ה]

בוג̇ה קונייאדה די אברהם כהן איל מיניאג'י קי מוראווה אין לה פישקאדירה קי אירה אונה

מוג̇יר ואליינטי אי רובושטה בלאנקה אי קולוראדה אי די טינפיראמיינטו שאנגיניייו

אי שי דאווא מוי מאלה וידה אשי אין טראוואג̇אר מוג̇ו קומו אין לאש קומידאש

מאלאש אין טודאש לאש 6 קוזאש נו נאטוראליש קון פ̇ואירסאש מידייאנאש

10   קאייו קון דולור די קושטאדו פור פ̇אלטה דיל מינ[ש]טרו די 2 קאמיזאש פ̇ואי שאן

גראדה 2 ו[...] ויזיש די לוש פ̇ייש אי ליוינו לואיגו שו פורגאאשייון די אונא שא

נגרי מוי ניגרה מוי אפלומאדה אי מוי ביין קאנטידאד די לאש 2 קאמיזאש קי

לי פ̇אלטארון אי מאש אויינדולי דוראדי לה פורגאאשייון דינדי איל דיאה 2

די לה אינפ̇ירמידאד אשטה איל 8 אין איל קרישייו לה פ̇יב̇רי נו אישקופ̇ייו אי שי

15   שאלייאה אלגו ניגרו קרודו אי פ̇יגאדוזו אי נו מישקלאדו די מאל גולור פירשויי

ראנדו אנשי אשטה איל 51 דורמינדו מוי פוקו או קאג̇י נאדה לאש נוג̇יש לאש שאנגרי אוטראש

4   ויזיש דיל בראשו דיל דולור אין וינה דיל איגאדו לה שאנגרי מאלינגא אי מוי פוטרידה

קירטיינדו שיינפרי לוש אשידיינטיש מאש איל 51 שי לי אבריויו אי לה בומיקה שאליינדו[לי]

גראן קאנטידיאד די אומריש אי מאטירייאש פודרידאש די מאלוש קולוריש וארייו...נאדוש מו

20   ריו אין איל 91   טאנבין שולי מודארשי איל פליאוריש אין אינפ̇לאמאשיון דיל פ̇יגאדו

קולאנדושי לאש מאטירייאש פור לאש פ̇ארטיש נירוויזאש די לה פליאורירה אי די לאש

טוניקאש דיל תרפס דיקי אישטה אזידו ‹אינ...› איל פ̇יגאדו מאש פור לה מאיור פארטי שי

מודו אין פירי פיני פולמוניא פור לה וזיינדאד דיל לוגאר אי ראלידאד דיל בופ̇י

אי פור שו בלאנדורה אי לו מושטראן לוש פולשוש קי אזין מאש קיברוש מאש

cos⸍tado con el maᶜaśe.

Y si se a de terminar los ⸍pleurís por supuración de estas señales lo considramos como ⸍ sea. Ansí que acontece supuración cuando la materia está junta y su(pu)rada, ⸍amarilla para sepurarse, o la virtud alteratris está fuerte, <y> nece⸍[20]ssariamente no se puede supurar salvo las grandes pleurizes y ⸍que proceden de sangre que es materia de la supuración. Porque la materia ⸍ se aze de la sangre y por ser grande la inflamación, el calor no se ⸍ventila ni respi[ra] kolaymente, por lo cual los señales que mostran grande ⸍pleurís si no sucediere evacación, sinifican tanbién supuración.

Aunque ⸍[25]tanbién estas señales mostran mudança del pleurís en pulmonía, ⸍porque como <á> tanta cantidad de umor no pueda cav[er] en la membrana ⸍llamada pleura, de donde toma el nomre el dolor de costado de pleurís, ⸍se passa al bofe aprissa.

Y ansí, otras señales ay que más claramente ⸍mostran la supuración. Porque si el dolor está firme en el lugar o si ⸍[30]aze más fuerte crisi, la febre sinifica supuración y más: que no ay es⸍cupir en el pleurís cuando se a de supurar o es muy poco <y> lo que se escupe ⸍e<s> muy sanguiño y no maligno. Y quede <aún la> una inflamación ⸍cruda o dificultosa, más de lo justo, y no se alla bien remedios evacu⸍ativos y que inpiden la supuración. Y cuando ya se aze están presentes ⸍[35]ciertos señales, cualo se ve en los rigores que dan al enfermo, los cuales ⸍sienpre se allan poco tienpo antes en las supuraciones antes que se ⸍azen. Y enpeçan aparecer pulsos de superación los cuales se ven muy

//[59v]claros cuando ya está echa. Y la mostran tanbién algo que se diminue ⸍y la febre y la respiración y la fuerça. Mas si no se muda en materia ⸍el umor más en putrefacción se aquercentan señales mor[t]ales y se ⸍van algunos que avía de salud y el lado parece lívido negro y verde.

La cual ⸍[5]mudança en el año de 440[1] en el mes de ḥešvan me aconteció en Bula ⸍Bucha, cuñada de Abraham Cohen el Meniache, que morava en la pescadería, que era una ⸍mujer valiente y robusta, blanca y colorada, de tenperamiento sanguiño. ⸍Y se dava muy mala vida assí en travajar mucho como en las comidas ⸍malas, en todas las 6 cosas no naturales, con fuerças medianas. ⸍[10]Cayó con dolor de costado por falta del men[s]tro de 2 camisas, fue san⸍grada 2 vezes de los pies y le vino luego su purgación de una sa⸍ngre muy negra, muy aplomada y muy bien cantidad de las 2 camisas que ⸍le (f)altaron. Y más aviéndole durado la purgación dende el día 2 ⸍de la enfermedad asta el 8, en él creció la febre, no escupió, y si ⸍[15]salía algo (era) negro, crudo, pardo y pegadoso, y no mesclado, de mal golor, perseve⸍rando ansí asta el 15, durmendo muy poco o cachi nada las noches. Las sangré otras ⸍4 vezes del braço del dolor, en vena del ýgado, la sangre maligna y muy pútrida ⸍que(c)iendo sienpre los acidentes. Mas el 15 se le abrió la bómica saliendo[le] ⸍gran cantidad de um(o)res y materias podridas de malos colores variosnados. Mu⸍[20]rió en el 19.

Tanbién sole mudarse el pleurís en inflamación del fígado, ⸍colándosse las materias por las partes nervosas de la pleurira y de las ⸍túnicas del tarpas, de que esta azido el fígado. Mas por la mayor parte se ⸍mudó en pulmonía por la vezindad del lugar y raledad del bofe, ⸍y por su blandura. Y lo mostran los pulsos que azen más quebros, más

---

[1] El año judío 5404 que equivale al 1640 de la EC.

25 מוליש אי שי שיינטי מאיור קאלור אין לה קאלבאד קאב̄ידאד דיל פיג̇ו איי שיד אי
אינפישאן אקולוריארשי לאש מין קאג̇יטאש די לה קארה אי פ̄אלטה איל דולור די לאדו
איי מאש דיפ̄ישיל רישפיראשיון אי קרישי לה קאליינטורה אי שי לה מאטיריייא איש
מוג̇ה אי פ̄לימאטיקה לה קי אזי איל פ̄ליאוריש או לאש פ̄ואירשאש שון פוקאש פארה
פורגאר איל אומור מאלו שי אנדאן אין לה שי]ב[דאד שימיג̇אנטיש פליאוריזיש קי שי מוד]אן[

30 אין פריריפיני פולמוניאה שון די ‹שיירטאש› שינייאליש דיקי שי מודו איל דולור די קושטאדו אין פיריש [...]
        ני פולמוניאה   נו איש קולאי די ..אשאר פאשאר איל פ̄לאוריש אין
שידפון לואיגו קואנדו אינפ̄ישה שין שונ]...[...‹נארשי אי דישפואיש ‹די› אינטרארלי לה מאטאריא
אין איל מישמו בופ̄י די לה קואל רוזי אי לייאנה איל בופ̄י ‹אי› שוש וינאש אי שיגינדושי לה אין
פ̄ירמידאד יייא שופוראדו איל פ̄ליאוריש דיל אישפוטו שי טומאן שיירטאש שינייאליש

35 פורקי דיזי איפוקר׳ שולא ואר.אנטיש פוש שופוראשיוני איט אירופי טיאונין פוריש קואד
...ג̇ינטה די איבוש נון ריפ̄ריגאטור ק..א קואי לאבוראנט אין טא..ן טר]...[זיאונטי טי
אקיללייוש]קי] שי שופוראן דישפואיש די שונ]פ̄[יראדוש אי ואשיידה לה מאטיריייאה נו [...]

60r

פורגאן אין 40 דיאש שיאשין שידפון אי אנשי נו שי איזו שידפון אלה שואיגרא דיל חכ׳ נחמן
גאלייגו קי לי שושידיייו שופ̄יראשיין די ‹אי און דולור די קושטאדו קי טובו אין אי איל מישמו
טיינפו די בולה בוג̇ה אין איל 41 דילה אינפ̄ירמידאד קי שיריפ̄ורגו לה מאטיריייה
דיינטרו די לוש 04 דיאש אי פרוו פ̄ואי גראן קאנטידאד לוקי אישקופיו בלאנקו

5 ליוי איגואל שי לי פ̄ואירון שיינפרי רימיטיינדו לוש אקשידינטיש שיריאה מושה די
30 אנייוש אי פוקו ‹מאש› אויאה דיטיניר אקילייא קי מורייו אי אישטה קי שאנו אירה
מוי מאש פ̄לאקה די פ̄ואירסאש קי אקילייא אוטרא ‹אישטה אירה› די שו מאדרי ריגאלאדה בלאנקה אין
לה קולור קיב̄ראדה אלגו מילאנקוליקה אין פריזינשייא די שאנגרי נו מוי קונטיינטי די
שי פור הז שיר בי]ש[קה אי איל מאירדו פארה פוקו לה שאנגרי 2 וייזיש די לוש

10 פייש אין איל דישקורשו די לה דולינשייא דישפואיש די לאש קואליש לי וינו
שו ריגלה אי אנשי לה שאנגרי די לה פורגאשיין קומו לה קי קי שאקאמוש די
די ליש פייש פ̄וי מאליגנה פ̄ואי מוי ריגאלאדה די שו מאדרי אי די טודוש לוש שו
יייוש אין לה דולינשייא אי אילייא מוי אובידיינטי אלה מידישינה   אי בולויינדו א
נואישטרו פירפוזיטו לאש מישמאש שינייאליש מושטראן פור דינדי שיאה די פורגאר

15 איל אומור אי אנשי לה שופוראשיון אינפ̄לאמאשיין קי איש ג̇יקה אי דילגאדא אי די אומור קא
לייני די טאל שואירטי קי קון דיג̇ירינטיש שי פ̄ואידי ריזולויר שי ריזולוי פור לאש
שאנגריאש דיל בראשו]ש[י קוראן אין לה וינה דיל איגאדו אי אויינדושי אינגינ
דראדו לה פליאוריש פר פ̄אלטה אי אלגונה איואקאשיין די לאש פארטיש די אבא
שו שי שאנגראארה פרימירו די לה וינה דיל פיי אינטירינה לייאמאדה שאפינה מאש

20 אאון קי שיאה לה פליאוריש דישיידינטי נו פורגאארימוש קומו לארגה מינטי
דיזיימוש אין נואישטרו קאפי׳ פרופיו אי שי די לה פיב̄ריו פ̄ואירי אקשידינטאל דיל פלי
אוריש אי טודאש 2 די און מישמו אומור אאון קי אישטה לה פ̄יב̄רי אין איל
קוראסון וינאש אי ואזוש גראנדיש אי מאש פארטיש אינטירנאש דיל קואירפו

25 אי שיגונדארייא ‹אי› קו]נ[שי]קו[טיווה מינטי אין לאש אישטינאש אונה פרופיא קורה ריקירי
איל דולור אי לה פ̄יב̄רי מאש שי פ̄ואירי די אוטרו גינירו די אומור די פירינטי לה פיב
רי קונפ̄ורמי פ̄ואירי איל קי]לה[אזי אי אקודירה איל מידיקו אלו קי מאש אמי
באזארי לה מואירטי

אוימוש טראטאדו די לה אישינשייא קאבזה אי פירנוסטיקוש דיל

30 דולור די קושטאדו אי אירה נישישארייו טראטאר די שו קורה לארגה מינטי מאש
נו מי דיטינגו אין אילייו פורקי אין מי פרופייו קאפי׳ די אישטה אינפ̄ירמידאד
קומו אוימוש דיג̇ו לארגה מינטי לו אגו שולו אקי פונגו אונה אדויירטינשא
קי קואנדו איל דולור איש ‹די אלגונה אפושטימה› אקודירה אין איל מישמו פונטו אין קי רול אינפישו
אה דולור קי נו אקודירה אאינדה נאדה אלא פארטי אה מינישטיר רי וולשייון

/²⁵moles; y se siente mayor calor en la cabidad del pecho, ay sed, y /enpeçan a colorearse las cachetas de la cara, y falta el dolor de lado; /ay más difícil respiración; y crece la calientura; y si la materia es /mucha y flemática, la que aze el pleurís; o las fuerças son pocas para /purgar el umor malo.
Si andan en la ci[u]dad semejantes   pleurizes que se mu[dan] /³⁰en pulmonía, son de <ciertas>
señales de que se mudó el dolor de costado en¹ p(l)e(u)rís /ni pulmonía.

No es kolay de passar el pleurís en /sidafon, luego cuando enpeça sin so<...>narse y despué
<de> entrarle la materia /en el mismo bofe, la cual roze y llana el bofe <y> sus venas y siguéndose
la en/fermedad —ya supurado el pleurís del esputo— se toman ciertas señales. /³⁵Porque dize
Ypocr': *sola varantes pos supuracione et eropi teunin puris quad /...genta de ibos non refirgautor
cui laborant en ta[...]n tr[...]zeunte [...]te.* /Aquellos [que] se supuran después de su[p]urados y
vaciada la materia no

//⁶⁰ʳpurgan en 40 días se azen sidafon.

Y ansí, no se izo sidafon a la suegra del ḥak̲' Nehman /Gallego, que le sucedió sup(u)ración
de un dolor de costado que tubo en el mismo /tienpo de Bula Bucha, en el 14 de la enfermedad,
que se repurgó la materia /dientro de los 40 días y fue gran cantidad lo que escupió, blanco,
/⁵leve, igual, se le fueron sienpre remitiendo los accidentes. Sería moça de /30 años y poco <más>
avía de tener aquella que murió,² y esta que sanó era /muy más flaca de fuerças que aquella otra.
<Esta era> de su madre regalada, blanca en /la color, quebrada, algo melancólica en presencia
de sangre, no muy contenta de /sí por ser bisca³ y el marido para poco. La sangré 2 vezes de los
/¹⁰pies en el discurso⁴ de la dolencia, después de los cuales le vino /su regla. Y ansí, la sangre de la
purgación —como la que le sacamos /de los pies— fue muy maligna. Fue muy regalada de su
madre y de todos los su/yos en la dolencia y ella muy obediente a la medicina.

Y bolviendo a /nuestro perpósito, las mismas señales mostran por dende se a de purgar
/¹⁵el umor. Y ansí, la inflamación que es chica y delgada y de umor ca/liente de tal suerte que con
digerentes se puede resolver, se resolve por las /sangrías del braço, [s]e curan en la vena del ýgado
y, aviéndosse engen/drado la pleurís por falta de alguna evacuación de las partes de aba/xo, se sangrará primero de la vena del pie interna llamada safena. Mas /²⁰aunque sea la pleurís deciendente,
no purgaremos como largamente /dezimos en nuestro capi' propio. Y si la febre fuere accidental
del ple/urís y todas 2 de un mismo umor —aunque está la febre en el /coraçón, venas y vasos
grandes y más partes internas del cuerpo /²⁵y segundaria y co<n>se<cu>tivamente en las exte(r)
nas— una propia cura requere /el dolor y la febre. Mas si fuere de otro género de umor diferente
la feb/re, conforme fuere el que [la] aze y acudirá el médico a lo que más ame/bazare la muerte.

Avemos tratado de la ensencia, causa y pernósticos del /dolor de costado y era necessario
tratar de su cura largamente. Mas /³⁰no me detengo en ello porque en mi propio capi> desta
enfermedad, /como avemos dicho largamente, lo ago. Sólo aquí pongo una advertença: /que
cuando el dolor es <de alguna apostema> acudirá en el mismo punto en que enpeçó /a doler,
que no acudirá aínda nada a la parte, a menester revulsión

---

¹ Reconstruyo la palabra siguiendo el texto que antecede, lo que está escrito es 'peris...'
² Se debe referir a Bula Bucha.
³ La transcripción es arriesgada pues la palabra no se lee con claridad.
⁴ Discurrir.

אלה פארטי דונדי נאשי או אאוטראש לוגֿינשימאש פארטיש אי אנשי גאלינו

60v

און לאש ריבולשייוניש די לוש אפושטימאש או אאושישוש אין איל דישימו דיל מ[י]
טודו דיזי אין פרינסיפייו אינפלאמאמשטיוו שונט פאזוואינדי אט דיש טאן טי
שימאש פארטיש ריוולשושיוני קואיא אדוק אומוריש נו שונט אינפארטי נישי
אין איש אוגואה אאוט פֿורי וונה ‹ויל אין[...]‹איזיגיאה› קואנטיטאטי אין פרינסיפייו די לאש אינפ

5   לאמאשייוניש שי ארן לאש ריבֿולשייוניש אלאש פארטיש מאש לישֿאנאש
פורקי אין אישטי טיינפו אן אקודידו אינדה מוי פֿו[ק]ו אומור אלה פארטי אין
פלאמאדה או קואגֿי נינגונו אי אנשי מישמו אין איל ליבֿרו קישקי דוש
קי אישקריויו אדלאוקון‹ין› דיזי אין פרינשיפייו אינפלאמאשיון[יש] קואנדו א
אה גואריש ‹ג...ר› אינשיפור/נֿט אומוריש ד[...][לֿואי אדגיאונה‹נואה›איש בראקיאו שאנגיריש

10 אנ[...] אין פרינשיפייו די לאש אינפלאמאשייוניש די לאש רודילייאש קואנדו
אינפישאן אקוריר לוש אומוריש שאנגרי דיל בראשו פור לו קואל שי אינטינדירה
קי קואנדו גאלינו אין איל ליבֿרו די שֿאנגי ניש מישיייוני מאנדה שאנגראר די לה
וינה דיל פֿיגאדו דיל בראשו דיל דולור איש קואנדו יא אישטה אומור אין לה פא
רטי אי ייא אינטונשיש נו איש נישישארייא שולה ריבֿולשייון מא[ש]

15   טאנבּיין ריקירי דיריבאשייון אי איבּאקאשייון אי טודאש אישטאש שי אלייאן
אין לה שֿאנגריאה דיל בראשֿו דיל דולור מישמה פארטי אין וינה דיל פיגאדו
אי אינטונשיש איש אור אוניקו רימידייו אי אנשי אישטאנדו ביין אינ
טיראדו אין אישטה אורדין די קונשולטאר שירה גראנדי פרוויגֿו אלוש אינפֿירמוש
אי בֿוש אלקאנשאריש גראנדי אונרה אי קריידיטו קי בֿוש די הבֿיה אין

20 שו שירויישיייו אי פורקי נוש קידי מאש קלארו וֿש פורנו
און פארטיקולאר אינשימפלו קי מי אקון
טישייו אין אנביא פאדרי די [א]נביא
איל מושו אוירה 10 אנייוש
אי איש איל קאבזו

25   איל שיגינטי
דיגֿו

מעשה

פארה איל קואל פֿוי לייאמאדו אין איל דיאה 4 אלא פרימירה אורה דיל דיאה אוויגדו דינדי איל פרימירו ל
לייאמאדו אל ח אישפאנייא ‹ייֿירו אי דינדי איל 3 איל 3 אל דוטור יעקוב זאקוטו אלֿיֿלו אלֿיֿלו

30 איגֿאדו די 18 אנייו בואין אביטו לאש וינאש מוי לייֿנאש אי נו מוי דימאזיאדה מיינטי לא
רגֿאש איל קולור בלאנקו אי קולוראדו לאש קארניש ני דוראש ני בלאנדאש ני גורדו ני פלאקו איל
פיגֿו לארגו קון אלגון קאוֿילֿיו בלאנקו אי פֿארישמיאה אוֿיר שידו אקאשטאנייאדו אין שו מושידאד
או קון מוגֿו קאוֿילֿיו מאש מידייאנה מיינטי לו טיניאה ני גרואישו ני דילגאדו די אישֿאטורה
אלטה איל קואל אירה ביין מאנטיניֿדו קומידֿאש קי לי אגראדאוואן ביין ריגאלאדו קאמינאווה מו

35 דיראדה מיינטי אי אין אישטי טיין... טיינפו שי אנדאווה אפֿאריגֿאנדו פארה אירשי לצפת תוב״ב
אי פור אישטה קאבזה קאמינאווה אינטונשיש די מאזיאדו פֿארה אוֿיאשי קי אירה פור זמן די
שבועות קואנדו שי אורדינאוואן לוש גאלֿיאוֿניש פֿארה מצרים פֿארה אירה אין פין די לה פרימה

61r

וירה ביוויאה וינו ראזונאבֿלי מיינטי ביוויאה וינו אי נו דימאזיאדו מאש קונפורמי שו
אידֿאד קי ריקירי און פוקו מאש קי לאש אטראזאדֿאש אידֿאדיש אי פֿינאל מינטי אירה
אומרי די בואינא וידֿה אי שיריגאלֿוֿה אי אישטאווה קון ראזונאבֿליש פֿואירסאש
איקישֿאוֿאשי די און דולור אין לאדו די ריגֿו טיניאה מוי דיפֿישיל רספיראשיֿון איל פ

/a la parte donde nace o a otras logensimas partes.

Y ansí, Galeno //60v(e)n las rebulsiones de los apostemas o avcesos en el décimo *Del Mé/todo* dize: *in principiu inflamastivu sunt (f)azuende (e)t distanti/ssimas partes revulsusione quia ad oc humores no sunt in parte nisi /in ex [...]gua aut fori vuna <vel i[...]izigia[...]> cuantitate*, en principi de las in-f/5lamaciones se arán las revulsiones a las partes más lexanas /porque en este tienpo an acudido aínda (todavía) muy p[oc]o umor a la parte in/flamada o cuachi ninguno. Y ansí, mismo en el libro /que escrive *Adlaucon* <en>[1] dize: *in principiu inflamación[es] quando /a incip(e)nt d[e fil] loe adge<nua> ex braquio sanguinis /10an[...]*, en principio de las inflamaciones de las rodillas cuando /enpeçan a correr los umores (por la) sangre del braço. Por lo cual se entenderá /que cuando Galeno en el libro *De sanguinis missione* manda sangrar de la /vena del fígado del braço del dolor, es cuando ya está umor en la pa/rte y ya entonces no es necessaria sola rebulsión mas /15tanbién requere deribación y ebacación. Y todas estas se allan /en la sangría del braço del dolor, misma parte en vena del fígado /y entonces es único remedio.

Y ansí, estando bien en /terado en esta orden de consultar, será grande provecho a los enfermos /y bos alcançarex grande onra y crédito que bos de b"[][2] en / 20 su servicio. Y porque nos quede más claro, vox porno /un particular ensemplo que me acon /teció en Anbia padre de [A]nbia /el moço. Averá 10 años /y es el cabso /25 el siguiente /dicho:

Ma'aśeh:

Para el cual fui llamado en el día 4 a la primera ora del día. Aviendo dende el primero /llamado al ḥ> España yerró, y dende el 3 al dotor Yacob Zacuto. Allelo /30echado, de 81 año, buen ábito, las venas muy llenas y no muy demasiadamente la/rgas, el color blanco y colorado, las carnes ni duras ni blandas, ni gordo ni flaco, el /pecho largo, con algún cavello blanco —y parecía aver sido acastañado en su moçedad— y con mucho cavello mas medianamente lo tenía: ni gruesso ni delgado, de estatura /alta. El cual era bien mantenido, de comidas que le agradavan bien rega-lado, caminava mo/35deradamente y en este tienpo se andava aparejando para irse a Safed, ¡que se reconstruya y restablezca! /y por esta causa caminava entonces demasiado para aviarse que era por zeman de /šabu'ot, cuando se ordenavan los galeones para Miṣraim. Y ansí, era en fin de la prima//61vera

prima//61rvera.

Bevía vino razonablemente y no demasiado mas con(f)orme su edad/, que requere un poco más que las atrasadas edades. Y, finalmente, era /omre de buena vida y se regal(a)va y estava con razo-nables fuerças. /

Y quexávasse de un dolor en lado derecho, tenía muy difícil respiración; el pulso

---

[1] Ad Glauco.
[2] Aparentemente es una abreviatura cuyo significado no he encontrado. Podría leerse también הכ״ה.

5 ולשו דורו גראנדי שירינו איל דולור שוביאה א[ש]טה איל קואיליו אי לי באשאווה אסטה
   איל תרפס איגֿאדו דיל מישמו לאדו שי אלייאווה מיגֿור אי פיאור דיל קונטרארייו
   דישֿו קי איל דיאה אנטיש קילי דיישי איל דולור אואה אידו קון שול גראנדי אאונוש
   לוגאריש לישֿוש אי ביבֿיירה אגואה פור איל קאמינו אי אל אוטרו דיאה קון דולור אין איל
   לאדו אי איל איירי פריזינטי אירה [...][לודוש אי אינפישו איל דולור אונה אורה אנטיש קי
10 אמאניששיישי פונגֿיטייו אי מוי אגֿודו דאנדולי פרימירו און פוקו די פֿריאו קי נו
   לו דישֿאווה שושיגאר ני רישפיראר טושיאה פוקו אי שאנגרי אילורינטו אי אישט
   אווה טודו קולוראדו קון גראנדי פיבֿרי אי דולור די קאויסה פולסאנדולי מוגֿו לאש
   שיניש אי גראנדי דישֿושיגו אי קוגנושֿה קינו פודיאה ריפוזאר אין און לוגאר מוש
   טראווה איל פולשו פֿואירסה קונוינייינטי פארה פודירשי קורֿאר אירה פֿרישוראדו אי
15 פֿריקואינטי לה אורינה מוי קולוראדו אי די מידייאנה שושטאנשייא נו פירטוואדה
   ני פֿידייונדה אי לה לינגואה שיקה אי אמארגה אי נו אירה אין אקיל טיינפו אין לה שיבֿדאד
   אוטרוש דולוריש די קושטאדו אי שי אלגונו אויאה אירה שאלודאבֿלי נו אויאה שידו מוי
   דולינטיאו אאון קי טובֿו שיינדו מאנסיבֿו דוש אינפֿירמיאדיש די קאליינטורה אין קי
   פֿואי שאנגראדו שיגֿין דיזיאה פארישֿי פֿואירין קאליינטוראש די שאנגרי [פֿ]וטרידה
20 קואליש שון לוש שינוקוש אילי פֿואי ביין קון לאש שאנגריאש
   אי וישטו אישטו מי פארישייו קי איל אינפֿירמו טיניאה 2 אינפֿירמיאדיש אונה די
   לייאש די קאליינטורה אי דישטינפלאנשה אין לאש פֿארטיש שינמילאריש אי קי אירה
   און שינוקו אי אוטרה אין לאש פֿארטיש אינשטרומינטאליש די שולישיון די קונטינו
   אי קי אירה אונה אינפֿלאמאשייון גראנדי אי פֿורטישימה אי מוי אישקיזיטה אי קון
25 אלגונה מאגֿלינגֿידאד קאבֿזאדה די שאנגרי פודֿרידה אי מולידה קי לוש אקשידינטיש דיגֿוש
   לו מושטראוואן אי לאש קאבֿזאש אי טינפֿיראמיינטו דיל אינפֿירמו אי שו נאטוראלי
   זה דיל אינפֿיריקא אי איל דולור פונטוֿרייו קון לה פיבֿרי אגשידינטאל פור ראזון דיל דולור
   אי אינשינשייאל אין לאש פֿארטיש שינמילאריש קי פֿרושידיאה די פוטריפֿיקאשייון די לה
   מאשה שאנגינארייא אין לוש וואזוש גראנדיש אי אין לאש פֿארטיש שירקאנאש אל קוראסון
30 קומו לו מושטראווה לה אורינה טאן קולוראדה אי קרודה אאון קי די מידייאנה שושטאנשייא
   אי איל פולשו דורו קון גראנדי שיליריֿדאד אי פֿירקואינשייא אי שירינו אאון קי אלגו
   גראנדי נו קומו דיזי אוישינה קי שון לוש די וייגֿוש קוגֿה קאליינטורה איש שיפולטא
   דה אי טאנבייין לו מושטראוואן לה נאטוראליזה דיל אינפֿירמו אי טיינפֿו דיל אנייו אי
   לה קומידה אי ביוידה קי איגֿינדראדוראש די שאנגרי אי איל דימאזיאדו איגֿירשישייו קי איזו
35 איל אינשינדייו מולייו אי אל אדילגאזו לה שנאגרי קון קי אישטו מאש פרונטו פארה
   קורֿאר אי פֿואי קאבֿזה קובֿגונטה די טודֿאש די 2 אינפֿירמיאדיש קומו לו מושטראווה לה
   אורינה אי לה שאנגרי קי וינייאה מישקלאדה קון איל אישפוטו אי נו מישקלאדו קון איל
   קרודו שין שיר אאונאדו ני טינֿיר קוזימיינטו אלגונו אי טאנבייין לו אטישטיגואוואן לוש
   פֿורטישימוש אקשידינטיש קונגושֿאש אינקיאטוד אי וואשקש קי טיניאה שין דורמיר

61v

טישטיגֿוש טודוש די גראנדישימה אינפֿירמידאד אי גראן רישישו דיל אישטאדו נאטוראל
קומו אירן לאש קאבֿזאש די דונדי פרושידיאן קי אורדינארייא מינטי שון איגֿינדראדוראש
די מוי אגֿודאש אי פֿואירטיש דולינשייאש אי מאש קי אישטאנדו ייא אין איל 4 נו
אוויאה נינגון שינייאל די קוזימיינטו אי איווה לה אינפֿירמידאד אין אאומינטו מוש
5 טרנדולו לוש שינטומאש קי קרישיאן קאדה וייש מאש אי פארישיאה אויר אין לה
אינפֿלאמאשייון מוגֿישימה קאנטידאד די שאנגרי פודֿרידה דיקי אזיאה קון פוקה
מישקלה די אוטרוש אומוריש טישטיפֿיקאנדולו איל גראנדי דולור איל קואל שינטיאה
אה וייש קון פולשאשייוניש לוקי מושטראוואן שוש וינאש קי אישטאוואן לייֿנאש
אי איראן מידייאנה מינטי לארגאש אי שו פיגֿו לארגו אי אלגו אי אנשי די
10 טודו אישטו שאקי קי לה פֿארטי אינפֿירמה אירה איל לאדו דירֿיגֿו אין לה פֿליאוריה אה
דונדי קורֿיאה איל אומור שאנגויינייו פודֿריד אקוגֿינדושי אאי אין איל פרינשיפייו

p/⁵ulso duro grande, serrino; el dolor subía a[s]ta el cuello y lo baxava asta/el tarpas. Echado del mismo lado se allava mejor y peor del contrario. /Dixo que el día antes que le diesse el dolor, avía ido con sol grande a unos /lugares lexos, y bebiera agua por el camino y al otro día con dolor en el /lado y el aire presente era lodos. Y enpeçó el dolor una ora antes que /¹⁰amaneciesse, pungitivo y muy agudo, dándole primero un poco de frío que no /lo dexava sosegar ni respirar; tosía poco y sangre elorento[1]; y est/ava todo colorado, con grande febre y dolor de caveça, pulsándole mucho las /sienes y grande desosego y congoxa que no podía reposar en un lugar. Mos/trava el pulso fuerça conveniente para poderse curar, era pressurado y /¹⁵frecuente; la orina muy colorada y de mediana sustancia, no pertuvada /ni fedionda; y la lengua seca y amarga; y no era en aquel tienpo en la ciudad /otros dolores de costado y si alguno avía era saludable. No avía sido muy /dolentío aunque tubo —siendo mançebo— dos enfermedades de calientura en que /fue sangrado. Según dezía, parece fueren calienturas de sangre [p]útrida, /²⁰cuales son los sinocos y le fue bien con las sangrías.

/Y visto esto, me pareció que el enfermo tenía 2 enfermedades: una de/llas de calientura y destenplança en las partes sinmilares y que era /un sinoco; y otra en las partes instrumentales de solición de contino /y que era una inflamación grande y fortíssima y muy esquisita y con /²⁵alguna maglinidad causada de sangre podrida y molida. Que los accidentes dichos /lo mostravan, y las causas y tenperamiento del enfermo y su naturale/za y el dolor puntorio con la febre acidental por razón del dolor /y ensecial en las partes sinmilares que procedía de putrefacción de la /massa sanguinaria en los vasos grandes y en las partes cercanas al coraçón. /³⁰Como lo mostrava la orina tan colorada y cruda aunque de mediana sustancia, /y el pulso duro con grande celeridad y fercuencia y serrino aunque algo /grande; no como dize Avicena que son los de los viejos, cuya calientura es sepulta/da. Y tanbién lo mostravan la naturaleza del enfermo y tienpo del año y /la comida y bevida egendradoras de sangre, y el demasiado ejercicio que izo /³⁵el incendio mollo. Y adelgazó la sangre, con que estuo más pronto para /correr y fue causa cojunta de todas 2 enfermedades, como lo mostrava la /orina y la sangre que venía mesclada con el esputo /crudo, sin ser aunado ni tener cozimiento alguno. Y tanbién lo atestiguavan los /fortíssimos accidentes, congoxas, inqui(e)tud y vascas que tenía sin dormir.

//⁶¹ᵛTestigos todos de grandíssima enfermedad y gran receso del estado natural, /como eran las causas de donde procedían que ordinariamente son egendradoras /de muy agudas y fuertes dolencias. Y más que estando ya en el 4, no /avía ningún señal de cozimiento e iva la enfermedad en aumento, mos/⁵trándolo los síntomas que crecían cada ves mas. Y parecía aver en la /inflamación muchíssima cantidad de sangre podrida, de que se izo con poca /mescla de otros umores, testificándolo el grande dolor; el cual sentía /a vezes con pulsaciones, lo que mostrava sus venas que estavan llenas /y eran medianamente largas y su pecho largo y algo vilioso.

/Y ansí, de /¹⁰todo esto saqué que la parte enferma era el lado derecho en la pleura a/donde corría el umor sanguiño podrido, acogéndosse ahí en el principio

---

[1] Sanguinolento.

שופיטה מינטי אי קי אישטי אירה פודרידה שאנגרי נו מישקלאדה קון מוג׳ו אומור אוטרו
אי קי לה פארטי מאנדאנטי אירה לה קאויסה פור לה נאטוראל וינ[י]נדאד קי טייני אין
איל פיג׳ו אי טודו איל קואירפו קי אישטאווה ליינו די אקיל מישמו אומור אי א

15   גראבייאדו אי קארגאדו קון איל אינביאנדולו פרימירו אלה קאויסה די אאי קורריאה אל לאדו
דיריג׳ו אי אזיאה לה אינפלאמאשייון אי קאב̇זאווה איל דולור איל קואל אטראיאה די
נאיובו מאש אי מאש די אקיל אומור אי שי אקרישינטאווה לה אינפלאמאשייון
אי איל קאמינו דיל קורימיינטו איראן לאש וינאש אי ארטירייאש פור דונדי שי
קומוניקה אי אג̇ונטה איל פיג׳ו קון לה קאויסה אי טודאש לאש וינאש אי ארטירייאש

20   די נואישטרו קואירפו מושטראנדולו איל אינג̇ימיינטו קי אויאה אין איל אי לה קאליינטורה
אישינשיאל שינוקה קאב̇זאדה טאנביין דילה מוג̇ידומברי די שאנגרי פוטרידה קי אין
לאש וינאש מאיוריש דיל קואירפו טודו די דונדי אינביאנדו לאש וינאש אי אלרטירייאש
די לה פארטי אישקירדה אלאש דילה דיריג̇ה פור לוש קאמינוש פור דונדי שיראמי
פיקאן די שוש טרונקוש שי דישקארגאווה איל קואירפו טודו מאנדאנדולו איל אומור

25   אלה קאויסה אי דינדי אאי קורריינדו אלה פארטי דיריג̇ה אי אנשי דישו דישו איפוקר קון
פלוש̇יאו אונה קונשפיראשייו נאטו...רו נאטורה קומוניש 1 אומניא ... או
מיניבוש קונשינשיאוט לה קונפושטורה אומאנא איש טודה אונה אי לה קושפי
ראשייון דילייא איש אונה טודה אי שו קומון נאטוראליזה אונה אי טודאש לאש פא
רטיש דיל אומרי שי קומיניקאן אונאש קון אוטראש   לה

30   קאב̇זה פרוקאטארטיקה אי לישאגה די אישטה אינפ̇ירמידאד פ̇ואי איל די מאזיאדו
קאמינאר נו שיינדו אקושטומבראדו מאש קי אמודיראדו פור אקיל שול קון אייירי
לודוש אי אגואה פ̇ריאה קי ביבי אישטאנדו לוש פורוש אב̇ייירטוש לה קואל אינ
טראנדושי פור טודוש לאש קונקוב̇ידאדיש אינטרנאש דיל קואירפו קי אישטאוואן
אב̇ייירטאש קון איל קאלור אי אייירי דיל טיינפו אין ראזון די לו קואל אישטאוואן ל

35   וש אומוריש אדילגאזאדוש אי דיריטידוש לוש אישפרימייו איל אגואה אפרי
טאנדו לאש פארטיש אינטירנאש קי פ̇ואי אאי̇<בידינטי קאב̇זה אי לישאנה אי א..גשי <...>
דינטי קי ריזולטאשי און טאן גראן קורימיינטו קי קאב̇זו טודה אישטה אינפירמי
דאד   שיינדו שימיג̇אנטיש לאש קאב̇זאש קונג̇ונטאש איפ̇ישיינטיש אי
מאטירייאליש לוקאליש אי נאטוראליש קי אומוש דיג̇ו אי טודאש איליאש פירנונטי

40   קאן מוי אבונדאננטי מינטי אשירקה די לה שאלוד או מואירטי אי אין <אי/דאד די
קריפיטה קומו אישטה קון טראן רישישו דיל אישטאדו נאטוראל מאש מואירטי

62r

קי נו וידה <אי> שולו שי פודיאה אישפיראר שאלוד קי פאריסיאה מאש שו פואירסה די מושו
קי דיוויג̇ו דיקריפיטו די 18 אנייו אי קי אירה די בואין אוטו קי אויאה שידו ביין
מאנטינינדו אי ריגאלאדו קי אירה טיינפו די ויראנו אי לאש אינפ̇ירמידאדיש קי אין איש
טי טיינפו אויאה טודאש איואן אין ביין אי אנשי ויינדו קי אין איל 2 אי 3 דיאה קון

5   לאש 2 איודיש קי לי אורדינארין לוש אוטרוש מידיקוש אויאה אנדאדו ביין דיל ווי
טרי אשי קומו דיל קואירפו קומו אלגונה קולורה קומו לייאמה די גואיווה אין פוקה
קאנטידאד איזי לייאמאר שוש מידיקוש קי ויניירון אי דישקורייינדו יו אין טרי
אילייוש פור טודו לו דיג̇ו ויני אל פירונושטיקו די לה אינפירמידאד פוניינדולו דיב
דיזו אין טרי לה שאלוד אי לה מואירטי שיניפ̇יקאנדו איל פיליגרו אין קי אישטא

10   בה קון לאש ראזוניש אי דוטרינה דיג̇ה אריבה דיזיינדו קון טודו קי שיקוריינדולו
קון לוש רימידייוש ני שישארייוש פארה טאן גראנדיש אינפ̇ירמידאדיש אי קון
שירואנדו לאש פ̇ואירסאש שיינדו ני שי שארייו מירו אה טודו 2 אל אפ̇יקטו
פריטיל נאטוראל קי פ̇אטיגאבה אל אינפ̇ירמו אי לו טראיאה אלה מואירטי אי
אלאש פ̇ואירסאש נאטוראליש אי פרופ̇ייאש אי אינפ̇ירמו דיל אינפ̇ירמו קי קונשירוראש

15   יין אי אין איזדאד טאן ויג̇ה פואיש קי שי אויאה אקוזידו קון לאש 2 איודאש
לה פרימירה ריגון אירה נישישיארייו שאנגראדו לואיגו די לה מישמו בראשו אין

/súpitamente. Y que este era podrida sangre no mesclada con mucho umor otro, /y que la parte mandante era la caveça por la natural venzindad que tiene en /el pecho y todo el cuerpo que estava lleno de aquel mismo umor y a /[15]grabiado y cargado con él, enbiándolo primero a la caveça. De ahí corría al lado /derecho e izo la inflamación y causava el dolor, el cual atraía de /nuebo más y más de aquel umor, y se acrecentava la inflamación. /

Y el camino del corrimiento eran las venas y arterias por donde se /comunica y ajunta el pecho con la caveça y todas las venas y arterias /[20]de nuestro cuerpo, mostrándolo el inchimiento que avía en él y la calientura /esencial sinoca, causada tanbién de la muchedumbre de sangre pútrida que avía en /las venas mayores del cuerpo todo. De donde enbiando las venas y ar/terias /de la parte isquerda a las de la derecha —por los caminos por donde se rami/fican de sus troncos— se descargava el cuerpo todo mandándole el umor /[25]a la caveça, y dende ahí corriendo a la parte derecha.

Y ansí, dixo Ypocr': *con /fluxio una conspiracio una natura comunis 1 omnia ... ómnibus consensiavat*, la conpostura umana es toda una y la cospi/ración della es una toda y su común naturaleza una, y todas las pa/rtes del omre se comunican unas con otras.

La /[30]causa procatártica y lexana de esta enfermedad fue el demasiado /caminar, no siendo acostumbrado más que a moderado, por aquel sol con aire /lodos y agua fría que bebió estando los poros abiertos, la cual en /trándosse por todos las concobidades internas del cuerpo que esta-van /abiertas con el calor y aire del tienpo —en razón de lo cual estavan l/[35]os umores adelgazados y derretidos— los esprimió el agua apre/tando las partes internas. Que fue eb<i>dente causa y le-xana y <...> /dente que resultase un tan gran corrimiento que causó toda esta toda enferme/dad.

Siendo semejantes las causas conjuntas, eficientes y /materiales, locales y naturales que ave-mos dicho y todas ellas pernonti/[40]can muy abudantemente acerca de la salud o muerte. Y en edad de/crépita como esta, con tran gran receso del estado natural, más muerte

/[62r]que no vida, <y> solo se podía esperar salud, que parecía más su fuerça de moço /que de viejo decrépito de 81 año. Y que era de buen ávito, que avía sido bien /mantenido y regalado, que era tienpo de verano y las enfermedades que en es/te tienpo avía todas ivan en bien. Y ansí, viendo que en el 2 y 3 día con /[5]las 2 ayudas que le ordenaren los otros médicos avía andado bien del ven/tre, —assí cossa del cuerpo, como alguna colora como llema de güeva en poca /cantidad — ize llamar sus médicos que vinieron.

Y discurriendo yo entre /ellos, por todo lo dicho vine al pernóstico de la enfermedad, po-niéndolo, /dizo, entre la salud y la muerte, sinificando el peligro en que esta/[10]ba con las razones y dotrina dicha arriba. Diziendo, con todo, que secorriéndolo /con los remedios necessarios para tan grandes enfermedades y con/servando las fuerças, siendo necessario mirar a todos 2: al afecto /pretel natural que fatigaba al enfermo y lo traía a la muerte y /a las fuerças naturales y propias del enfermo que pedían su conserva /[15]ción, y en edad tan vieja, pues que se avía acudido con las dos ayudas. /La primera rejón[1] era necessario sangrarse luego de la mismo braço

---

[1] La palabra 'rejón' a aparecido como 'región' que aquí no tiene sentido, porque no ha usado 'rejón' antes para partes del cuerpo sino más bien vinculando la región a un clima determinado. Tal vez quiera decir 'razón'.

דיל דולור אין וינה דיל פֿיגאדו לה קאנטידאד קי נוש פאֿרישיישי טיניינדו איל
פולשו אין לה מאנו אי אורדינאנאדולי אונה מידיוקיר קומידה קי דישטה מאנירה
אישפירֿאוה אין אין איל דייו שושידיריאה ביין אי אריאה שו קאמינו לאיי תוב״ב אי

20 דיזיינדו ייו אישטה פֿאלאבֿרה שי לי ואנטאֿרון לוש מידיקוש אוטרוש דאנדולו
פור מואירטו דיזיינדו קי ‹דייי› יו דאוה אישפיראנשה די וידה שי אישפֿאנטאוואן
אוויינדו אינפֿירימידאדיש טאן גראנדיש אין טאן אגודאש קון טאנטה קרודיזה
אין איל 4 דיאה אין אידאד די קריפֿיטה אי קי אנטיש דיל 7 מורייריאה אי שי
פֿואירון אי יו דאנדו אישפיראנשאש די שאלוד איזי ויניר אל באֿרירו אי קון איל

25 פולשו אין לה מאנו די לה וינה אי בראשו דיגֿו לי אזי שאנגראר שאקאונדולי
אין און גֿיני 53 דרא די שאנגרי אי וויינדו קי שי דישקובֿריאה איל פולשו מוגֿו
אי מיגֿוראנדוש אין לה שאשי‹›לירידאד פֿריקואנשה אי דוריזה אי קרישיינדו אין
לה גראנדיזה אי קי שי דישקארגאווה נאטוראליזה איזי פֿוניר אוטרו גֿיני שאנקאנדו
אוטראש 04 דרא אין איל מיגֿוראנדוש מאש לוש פולשוש פור לו קואל שו

30 פֿיטה מינטי קיטי אישטה קאנטידאד קי אין שי מיגֿאנטיש אינפֿירימידאדיש
אנשי קומו שיאזין די אונה אנשי שופֿיטה מינטי אי דיאונה קונוייני
קיטאר לה קאבֿזה פֿורקי קון לה איואקאשיון דילה קאבֿזה קאליינטי שי דישפֿרי
שקה לה פֿארטי אי אי[ן]ל[] קואירפֿו טודו אי לוש אומוריש פֿיירדין אקשידינטאל מין
טי שו דימאזיאדו קאלור אי אקרימוניא קי שי אזי פֿירפֿיטה ריבולשיון דיריבֿאש

35 ייון או איוקאשיון דיל קורימיינטו קי באשה אלה פֿארטי אינפֿירמה קי אי שי איזו
לה שאנגריאה שין דישמאיירשי איל אינפֿירמו קידאנדו קונטיינטו דיזיינדו קי
אלייו פֿרווייו אי בֿיבֿייו שארופֿי ויאולאדו אי נופֿאראש דישיגֿו קון אגֿאוה די
שיואדה פֿילאדה די לאש קאשֿקאראש אי קירייו שולו 2 בולייריש אי איראן שולו 10
גראנוש אי אואן קוזידו שולו אין אונה אנקה די אגֿואה די שולו אי פֿריאו קי אנשי

שידה דישפֿואיש פֿורקי נו שי דישמאיי איל אינפֿירמו אי לי אורדיני שו קאלדו די פולייו
גֿיקו פֿארה די אאי אה 2 אוראש אי לו טומו אלייאנדושי מיגֿור אשטה לה טאר
די גאֿרגאֿגֿיואדו מאש קולאי מינטי אי מאש אי איל גֿאֿרגאֿגֿו נו אירה טאן שאנגֿי
אינוולינטו נו טיניאה טאנטו דולור ני קונגושאש אי דישפֿואיש די קינדי זמני לי

5 אינפֿישיארון אקרישיר לוש אקשידינטיש פֿואירטי מינטי פֿור לו קואל אקלייא נוגֿי
וויינדולו מוי פֿאטיגאדו אי קי איל לו פֿידיאה אי קי אויאה באשטאנטי נו פֿואירסאש אין
איל פולשו לו בולבֿי אה שאנגראר די לה מישמה וינה אי בראשו רוניפֿיינדו לה די
נואיוו אי ביין פֿורקי אין לוש וויגֿוש שיינפֿרי לה שאנגרי לה שאנגרי איש גרואישה אי איש מ
ינישטיר קי נו שאלגה קולאדה אי פֿור לה מישמה ראזון ריקירי קי שי אבֿרה די נואיוו

10 פֿורקי איל בוראקו קומו אישטה ייא טאפֿאדו שי שי אבֿרי די שויייו נונקה איש טא
נביין קי נו קידי אלגו שיראדו אי שאלי קולואדה לה שאנגרי שאלייו מוי ביין לה שאנגרי קי
דאנדו איל פולשו ביין קונשטאנטי אי אנשי אישטה קומו לה די לה מאנייא
נה אירה מוי פֿודרידאש אי לה קארה די אריווה בלאנקה קומו לה בואינה מאטיר
ייא קי שאלי די לוש אפֿושטימאש אי לו די לו אבֿאשו אילו די מידייו ניגרו אי לו די

15 מאש דיל איירה שירו קולוראדו אי לו די אין מידייו קי שי קואֿגֿו אירה מוי פֿוקו מוש
טראנדו לה גראן פֿוטריפֿאקשיון אי לי קיטו 04 דרא שינו אקלייא נוגֿי און פֿארו
אוויינדו טומאדו אין טרי דיאה אוטרוש 2 קאלדוש די פולייו אי אוטרו פֿארו אאון קי
לה קאנטידאד אירה פֿוקה אי אוראש אה אוראש טומאווה קונשירווה די מיניגֿשי א
שוקאר רוזאדו אי די פֿרול די בוראגֿה אי קונפֿישיון די דיאשינטוש די נואישטרה

20 דישקרישיון מישקלאדו טודו אי ביביינדו אינשימה אלגונה אגֿאוה די שיואדה די לה
דיגֿה מאש פֿריאה קי קאליינטי אי אקואֿגֿאראדאש שאי ויאולאדו קארה אונה קוגֿא
רה די 4 אינפֿישיוניש אי אין טודו לו קי קומיאה איגֿאווה פולבֿוש די דיאמאֿרגאֿריטון
דישפֿואיש די אישטה שאנגריאה 2 קי אירה נוגֿי די 5 די אוויינדו
דורמידו און פֿוקו שי לי דייו און קאלדו שי לי קאלדו די פולייו קילידֿישי אורדינאדו פֿארה דישפֿואיש פֿא

/del dolor, en vena del fígado, la cantidad que nos pareciesse, teniendo el /pulso en la mano y ordenándole una medioquer comida. Que desta manera, /esperava en el Dio, sucedería bien y aría su camino acia Ereṣ Israel el, ¡que se reconstruya y restablezca!

Y /[20]diziendo yo esta palabra, se levantaron los médicos otros dándolo /por muerto, diziendo que yo[1] dava esperança de vida se espantavan, /aviendo enfermedades tan grandes y tan agudas, con tanta crudeza, /en el 4 día en edad decrépita, y que antes del 7 moriría y se /fueron. Y yo, dando esperanças de salud, ize venir al barbero y con el /[25]pulso en la mano de la vena y braço dicho le (i)ze sangrar, sacándole /en un chiní 35 dra/ de sangre. Y viendo que se descubría el pulso mucho /y mejorándosse en la <ce>leridad, frecuencia y dureza y creciendo en /la grandeza y que se descargava naturaleza, ize poner otro chiní sacando /otras 40/ dra/ en él, mejorándosse más los pulsos. Por lo cual sú/[30]pitamente quité esta cantidad que en semejantes enfermedades /ansí como se azen de una, ansí súpitamente y de una conviene /quitar la causa. Porque con la evacación de la causa caliente se (r)efre/sca la parte y el cuerpo todo y los umores pierden accidentalmen/te su demasiado calor y acrimonia que se aze perfeta rebulsión, deribac/[35]ión u ocasión del corrimiento que baxa a la parte enferma.

Y se izo /la sangría sin desmayarse el enfermo, quedando contento, diziendo que /alló provecho. Y bebió sarope violado y núfaras desecho con agua de /cebada, pelada de las cáxcaras y querió sólo 2 bullores y eran solo 10 /granos y avían cozido solo en una (o)nca de agua, y solo de fría que ansí

//[62v]se da después porque no se desmaye el enfermo.

Y le ordené su caldo de pollo /chico para de ahí a 2 oras y lo tomó, allándosse mejor asta la tar/de, gargageando más kolaymente y más, y el gargajo no era tan sangui/inolento, no tenía tanto dolor ni congoxas. Y después de quende zemani, le /[5]enpeçaron a crecer los accidentes fuertemente por lo cual aquella noche, /viéndolo muy fatigado y que él lo pedía y que avía bastante no fuerças en /el pulso, lo bolbí a sangrar de la misma vena y braço, ronpiéndola de /nuevo y bien. Porque en los viejos sienpre la sangre es gruessa y es m/enester que no salga colada y por la misma razón requere que se abra de nuevo, /[10]porque el buraco como está ya tapado si se abre de suyo nunca es ta/n bien que no quede algo cerrado y sale coloada la sangre.

Salió muy bien la sangre, que/dando el pulso bien costante. Y ansí, esta, como la de la maña/na, era muy podridas. Y la cara de arriva blanca como la buena mater/ia que sale de los apostemas y lo de lo abaxo y lo del medio negro y lo de /[15]más dél era sero colorado. Y lo de en medio, que se cuajó, era muy poco mos/trando la gran putrefacción y le quitó 40 dra/.

Cenó aquella noche un farro, /aviendo tomado entre día otros 2 caldos de pollo y otro farro, aunque /la cantidad era poca. Y oras a oras tomava conserva de menegxi, a/çucar roçada, y de frol (flor) de borraja y confección de diasentos de nuestra/[20] discreción, mesclado todo, y bebiendo encima alguna agua de cevada de la /dicha —más fría que caliente y a cucharadas— xa>(rope) violado, cada ora una cucha/ra de 4 infusiones y en todo lo que comía echava polbos de diamargariton. /

Después de esta sangría 2ª, que era noche de 5 (día), aviendo /dormido un poco se le dio un caldo de pollo que le dexó ordenado pa/[25]ra

---

[1] Escrito <die> sobre el término 'yo'.

25 רה דישפואיש די מידייא נוג'י 2 אוראש איל קואל לי דיירון אלה אורה קי דישפירטו קי שי

ריאה אונה אורה אנטיש די לה מאנייא אנדאנדו פרימירו אונה קאמארה אמאריאה די

מידיוקיר שושטאנשייא קוזה די קואירפו און קאנטידאד מישקלאדו קון קולורה ויטי

לינה קומו ג'ימה די גואיבו און מיג'ור פולשו אין טודאש שוש דיפירינשייאש

לה אורינה נו טאן קולוראדה קון אלגון קוזימיינטו אי איפושטאזי אי קואג'י קי אפאר

30 טאווה אי אזיאה אפינדיקולו קולוראדו אין מידייו דילייא איל אישפוטו שין ש

אנגרי אי מאש מישקלאדו אי איל קולור און פוקו בלאנקו די דונדי טווימוש

מאש אישפיראנשה די שאלוד אי אקיל דיאה דיל 5 ויינדו שושיגאדו מי פאריש

ייו נו טוקאר פואיש קי נאטוראליזה שי אויאה דישקארנאדו אי אויאה קוזידו אי

אישטאווה קוזיינדו אי אירה ביין נו אישטורואארלה די שו אופישייו אי לו ביאטי אקיל

35 דיאה קון פ̄ארוש אי קאלדו[ש] קומו קונוייניניא מיראנדו אלאש פואירסאש אי אלה

אינפירמידאד או אל אישטומאגו קי אין לו לוש וייג'וש שיינפרי איש פ̄אלטו דיקאלור נא

טוראל אי אנשי טודו לוקי טומאווה אירה קאלריינטי מאש קי טיבייו אי קון שו קונשירווה

אי ש̄א אי פולבוש   פור לה טארדי דישפואיש די קינדי זימאני לי אפרי

טארון מוגו לאש קונגושאש אי קרישייו איל דולור אי לוש אנשי דינטיש מוג'ו קי

40 נו דורמיאו טודה לה נוג'י אי פ̄אשו שין קאלדו שולו קון 2 פ̄אריש אישטאנדו גריט[א]דו

קי לו שאנגראשין אוטרה ויש אנדוב̄ו אמידייא נוג'י קומו אין לה דיל 5 אין טודו שימיגא

נטי אי פירשוויראנדו לוש קוזימיינטוש אין לה אורינה אי אין איל אישפוטו איש

קופיאה מוג'ו מאש אי מאש קולאי מינטי אי מישקלאדו איל גארגאג'ו מאש

בלאנקו אי מאש איגואל אאון קי אין אלגונש בולב̄ייו אאיג'אר אלגונה ויניקה די

5 שאנגרי פור לו קואל אישטה מאנייאנה די 6 לו בולב̄י אה שאנגראר דיל מי

שמו בראשו אי מישמה וינה לה קואל אישטאווה ביין שיראדה לוקי אין לוש אין

פירמוש איש מוי בואינו פורקי קואנדו לואיגו שי שירה מושטרה כח אין לה נאטוראליזה

פואיש שולדה אפרישה לה לייאגה אי קואנדו שי איזו לה שאנגריאה נו אויאה אאינדה

ביין אמיניסטיר פורקי קומו אישטאווה קונגושאדו מי לייאמרון דיפרישה די אטא

10 מושלו אקיל דיאה קון שוש פ̄ארוש 3 אי קאלדוש 4 פורקי אויאה אאון שינייאליש די

שאקאר מאש שאנגרי אי אירה מיניסטיר קונשירוואר לאש פואירסאש פארה אילייו

אי לו מושטראוואן לוש אקשידינטיש קי שיניפ̄יקאואן אאינדה אבונדאנשייא די או

מור פודרידו אי שיקיריאה נאטוראליזה דישקארגאר אי לה מוג'ידומב̄רי דיל אומור

פודרידו נו לה דיש̄אווה אזיינדו אקילייוש מאלוש אקשידינטיש אישטה

15 3 שאנגריאה אירה לה שאנגרי מאש מאלה קי לאש אוטראש לו קואג'אדו די אין

מידייו אירה מוי פוקיטו אי טודו לו דימאש שירה קולוראדו אישטאוואן טודאש

לאש שאנגריש מוי דיש אפיגאדאש די לוש ג'יני[ש] קי איש בואינה שינייאל פורקי

מושטרה קי נו איש טאנטה לה פוטריפ̄יקאשייון קי אישטואן קורונפידאש לאש פ̄י[...]

ראש די לה שאנגרי פואיש שי ריקוג'י אין מידייו לו גרואישו אי שי קואג'י אי דאן

20 דולו שירוזו אי אפארטאדו אין מידייו אי קי נאטוראליזה אישטה קונשטאנטי אי קוזי

לוש אומוריש אי אפארטה לו בואינו דילו מאלו   פאשו אישטי דיאה

מי דייוקיר מינטי אין לאש קונגושאש אי אקשידינטיש אי דורמיאו אלגו אין איל אי

לה נוג'י דיל 7 אה פרימה נוג'י אי פור לה מאנייאנה אי אנדוב̄ו לה טארדי דיל 6

אי לה מאנייאנה דיל 7 מאש קופאוזו אי מאש אגואדו טודו קומו ג'ימה די גואיוו

25 52 קון פוקה קאמארה דיל קואירפו טודה וייאה טיניאה שיד אי לי דאב̄אמוש איל ש̄א דיג̄ו

אריווה קון שו אגואה די שיוואדו מוג'ו מאש פ̄וריאה קי טיבייא אי נו לי אינפידי

אמוש קי נו קון לה קונשירווה לה ביניישי אלגו [פ̄]ריאה פורקי גארגאג'יאווה מיג'ור מאש

קולאי מינטי אי אין מאש קאנטידאד אי פ̄ארישיאה לה לי טינפלאווה איל קאלור די

לה שאנגרי אי דישטה מאנירה לי פאשו איל 7 אינאיל קואל וימוש טודוש לוש

30 קוזימיינטוש מאש פירפ̄יטוש אי אי שטוב̄ו שושיגאדו אשטה מידייא נוג'י אי

pa/25ra después de media noche 2 oras. El cual le dieron a la ora que despertó, que se/ría una ora antes de la maña(na), andando primero una cámara amaría, de /medioquer sustancia, cosa de cuerpo, en cantidad mesclado con colora vite/lina como yema de güebo; un mejor pulso en todas sus diferencias; /la orina no tan colorada con algún cozimiento e ipóstasi y cuachi que apar/ 30tava y azía apendículo colorado en medio della; el esputo sin s/angre y más mesclado y el color un poco blanco de donde tuvimos /más esperança de salud. Y aquel día del 5 viendo sosegado, me parec/ió no tocar, pues que naturaleza se avía descarnado y avía cozido y /estava coziendo y era bien, no estorvarla de su oficio. Y lo biaté aquel /35día con farros y caldo[s] como convenía mirando a las fuerças y a la /enfermedad o al estómago, que en los viejos sienpre es falto de calor na/tural. Y ansí, todo lo que tomava era caliente mas que tibio y con su conserva /y xa' (ropes) y polbos.

Por la tarde, después de quende zemani, le apre/taron mucho las congoxas y creció el dolor y los ansidentes mucho que/40 no durmió toda la noche, y pasó sin caldo, sólo con 2 farros, estando grit[a]ndo/

//63rque lo sangrassen otra ves. Andubo a media noche como en la del 5 (día) en todo semeja/nte y perseverando los cozimientos en la orina, y en el esputo es/cupía mucho más y más kolaymente y mesclado el gargajo más /blanco y más igual, aunque en algunos bolbió a echar alguna venica de /5sangre. Por lo cual esta mañana de 6 (día) lo bolbí a sangrar del mi/smo braço y misma vena la cual estava bien cerrada, lo que en los en/fermos es muy bueno. Porque cuando luego se cerra mostra koaḥ en la naturaleza, /pues solda aprissa la llaga. Y cuando se izo la sangría no avía aínda /bien a menester porque como estava congoxado me llamaron deprissa. Diatá/10moslo aquel día con sus farros, 3, y caldos, 4, porque avía aún señales de /sacar más sangre y era menester conservar las fuerças para ello. /Y lo mostravan los accidentes que sinificavan aínda abundancia de u/ mor podrido, y si quería naturaleza descargar y la muchedumbre del umor /podrido no la dexava aziendo aquellos malos accidentes.

Esta /153ª sangría era la sangre más mala que las otras. Lo cuajado de en/medio era muy poquito y todo lo demás será colorado. Estavan todas /las sangres muy desapegadas de los chinís que es buena señal porque /mostra que no es tanta la putrefección que están corronpidas las fi.../ ras de la sangre —pues se recoge en medio lo gruesso y se cuaje quedán/20dole seroso y apartado en medio — y que naturaleza está costante y coze /los umores y aparta lo bueno de lo malo.

Passó este día /medioquermente en las congoxas y accidentes y durmió algo en él y /la noche del 7 (día) a prima noche y por la mañana. Y andubo la tarde del 6 /y la mañana del 7 más copioso y más aguado todo —como yema de güevo— /25con poca cámara del cuerpo todavía, tenía sed y le dábamos el xa'(rope) dicho /arriva con su agua de cevada, mucho más fría que tibia, y no le enpedía/mos que con la conserva la biniesse algo [f]ría porque gargageava mejor, más / kolaymente y en más cantidad y parecía (que) le tenplava el calor de /la sangre.

Y desta manera le passó el 7 en el cual vemos todos los /30cozimientos más perfetos y estubo sossegado asta media noche. Y

אאישטה אורה פֿואירון מוגֿוש אקשידינטיש אי אינפֿיניטאש קונגושֿאש אי ואש
קאש קי נו טיניאה לוגאר אין לה קאמה פור דונדי נו שי ריבולוייישֿי אי אזיאה
קי אונה פארטי אי אוטרה די לה קאש קאזה לי איזייישין קאמאש פֿאשאנדושי די
אונה אין אוטרה שין קיריר טומאר נאדה אי אין אקילייא אורה לו שאנגרימוש 30
דרא　מאש מאלה קי לאש אוטראש ‹קון› קי ריפֿוזו און פוקו שירקה די לה מאנייאנה אי 35
אנדובֿו אוטרה קאמאררה אי אירה פרינשיפיו דיל 8 אין קי אינפישו אגארגאגֿיאר
מוגֿישימו קון מוי פוקו דולור פוקה פֿיבֿרי אורינה קוגֿה איל גארגאגֿו בלאנקו
לייי איגואל אי טומו לוקי לידיירון אי פוקו אה פוקו אין איל 9 אי 11 שו‹ד›‹אנד›ו אי ריש
פונדיינדו ביין אי ויינטרי קומיינדו שו פולייו שי אקאבֿו די דישפידיר לה פיבֿרי דיל

טודו אי איל דולור שי פֿואי אל 11 אין אי איל קואל שודו און פוקו מאש קי אין איל 9 אין
איל 14 שודו מוגֿישימו אי אנדובֿו מוי קופֿיאוזאש 4 ביזיש קומו גֿימה די
גֿואבֿו קולורה אי קידו לימפֿייו די טודוש לוש מאליש אי שי פֿואי אה ‹אה› א״י אדונדי ביב
יו אלגֿונוש אנייוש אאון קי לה נוגֿי דיל 8 לוש די שו קאזה ני אוטרה פרישונה
אלגֿונה קי לו וייאה לו גֿושגאווה אה אי וידה אישפֿאנ‹טאנ›דושי די מי קי לו שאנגראווה 5
אי נו לו דישֿאפֿיאושֿיאבֿה אין פֿין דישטי טראדו בוש קיגֿי טראיר אישטה קורה
פור 2 קוזאש לה פרימירה פארה קי בֿיאשֿ קואנטו איש נישישאריו לאש קונשו
לטאש פארה טומאר אין אילייאש קרידיטו אי פֿאמה אי אישטאר פרונטו אין
לה אישינשייא קאבֿזאש שינטומאש אי שינייאליש אי פֿירונסטיקוש אי קורא
שייון די לאש אינפֿירמידאדיש פארה קי קונשיינדולאש ביין פור אילייוש שינטיפֿי 10
קה מינטי די לאנטי די טודוש לוש פריזינטיש פודאשֿ דיזיר טאל אינפֿירמידאד איש
אי אישטי איש שו פֿירונסטיקו די מואירטי או די וידה אי די ברויי או לארגה די מא
נירה קי אקונטישקה בֿואישטרו פֿירונסטיקו שיירטו אי קונפֿורמי אאישטו פודאשֿ
דישפֿואיש אפליקאר לוש קונויניינטיש רימידייוש קון מוגֿו פרוויגֿו דיל אינפֿירמו
אין לאש אינפֿרימידאדיש קי אין דישאנאר אי פֿירונטיקאנדו לאש די מואירטי קון מוגֿה 15
אוגֿירה ואאישטרה אי גֿושטו די בֿואישטרוש אמיגֿוש אי אפֿישיייונאדוש　　אי לו או
טרו פֿורקי אישטאנדו אנשי טאן ביין פֿואישטו אין לה שינשייא בֿוש אבֿינטאגֿאריש
דילוש דימאש מידיקוש נו אויינדו יירוש אי אזיינדו אשֿו טיינפו לו נישישארייו
פארה לה קורה פֿורקי שי אישטוש מידיקוש אישטובֿיירן ביין אין לה אינפֿירמידאד
אי שופֿואירסה אי קונשיייראן איל כֿח או טינפֿיראמיינטו דיל אינפֿירמו קי פודי 20
אן ביין לייוו ארלאש איואקואשיונינש נו ‹לו› טרושֿיראן אין איל פֿליגֿרו די וידה אין קי שי
וידו שוקוריינדולו לואיגו פרינסיפייו איֿנו דישאנדו קרישיר ני אינקרודישי
ר איל אומור פֿורקי שיגון אירה איל קי אזיאה לה אינפֿירמידאד קאליינטישימו אירה
לה דולינשייא איגֿאקוטו פֿיראקוטה אי די לאש קי שי שואילין גֿושגאר אשטה
איל 7 אי אויאה די אויר פֿירפֿיטה קוקשיון אי פֿירשֿויראנטי דינדי איל 4 25
או פֿורקי נו קונושיירון ני לה פֿואירסה דילה אינפֿירמידאד ני לה דיל אינפֿירמו לי
פֿירונסטיקארון לה מואירטי אי איל לו דישֿארון אי שיפֿואירון אי שינולו אובֿיייראן
דישֿאדו אין מאנוש דימידיקוש טאן אינוראנטיש אי נישיייוש קי פֿרישידיירון
אין לה קורה או קונושימיינטו די לאש פֿואירסאש דיל פֿאשיינטי ‹טאן אינפרודינט›
יינטי ‹מינטי› מאש קומו לי אקומודיׂמוש אאון קי שי טארדו אי נו קושיייו פירפֿיטה מינטי לה 30
נאטוראליזה אשטה אינפֿישאר אין איל 5 אי פי אקאוואר די קוזיר אין 21 פרינשיפייו
דיל 8 לו קי נו אויירה אאון אינטוגֿאשיש שינו שי דישקארגארה דיל טודו נאטוראליזה
אשטה אינטונשיש די לה מוגֿה קופֿייא די שאנגרי מאלה אי פור שי דישקארגאר אקאוו די
קוזיר אין מא אקיל פונטו אישי גֿושגו אשטה איל 14 אאון קי אין איל 11 אי 9 שודו
קון קי שי פֿואי דישקארגאנדו נאטוראליזה דונדי שיוי קי שינו שי קוראר א אישטי אינפֿירמו 35
מורייררה אי קואנטה מאלה איש לה טאררדאנשה אין טודאש לאש קוזאש קואנטי מאש
אין לאש אינפֿירמידאדיש קומו אין קאפֿי' 2 דישטי טראטאדו דישׂימוש די אופֿיניייון

/a esta ora fueren muchos accidentes e infinitas congoxas y vas/cas que no tenía lugar en la cama por donde no se rebolviexe y azía /que una parte y otra de la casa le iziessen camas pasándosse de /una en otra sin querer tomar nada. Y en aquella ora lo sangremos 30 /35dra', más mala que las otras, <con> que reposó un poco cerca de la mañana.

Y /andubo otra cámara y era principio del 8 (día), en que enpeçó a gargagear /muchíssimo con muy poco dolor, poca febre, orina cocha, el gargajo blanco, /leve, igual y tomó lo que le dieron y poco a poco en el 9 y 11 su<d>an<d>o y res/pondiendo bien el vientre, comiendo su pollo, se acabó de despedir la febre del

//63vtodo y el dolor se fue en el 11, en el cual sudó un poco más que en el 9. En /el 14 sudó muchíssimo y andubo muy copiosas, 4 bezes, como yema de /güebo colorá.
Y quedó limpio de todos los males y se fue a 'Ereṣ Iśra'el adonde bib/ió algunos años, aunque la noche del 8 (día) los de su casa ni otra persona /5alguna que lo vea lo jusgava a vida, espantándosse de mí que lo sangrava /y no lo desafeosieaba.[1]
En fin deste tra(ta)do bos quije traer esta cura /por 2 cosas. La primera para que beax cuanto es necessario las consu/ltas para tomar en ellas crédito y fama, y estar[2] pronto en la / esencia, causas, síntomas y señales y pernósticos y cura/10ción de las enfermedades. Para que, conociéndolas bien por ellos, centífi /camente, delante de todos los presentes, podax dezir tal enfermedad es, /y este es su pernóstico de muerte o de vida, de breve o larga, de ma/nera que acontesca buestro pernóstico cierto. Y conforme a esto, podax /después aplicar los conveniente remedios con mucho provecho del enfermo /15en las enfermedades que an de sanar y pernoticando las de muerte con mucha /ojera[3] vuestra y gusto de buestros amigos y aficionados.
Y lo o/tro porque estando ansí tan bien puesto en la cencia, bos abentajarex /de los demás médicos no aviendo yerros y aziendo a su tienpo lo necessario /para la cura. Porque si estos médicos estubieran bien en la enfermedad /20y su fuerça y conocieran el koaḥ o tenperamiento del enfermo, que podí/an bien llevar las evacuaciones, no <lo> truxeran en el peligro de vida en que se /vido socorriéndolo luego dende principio y no de(x)ando crecer ni encrudece/r el umor. Porque según era el que azía la enfermedad calientíssimo era /la dolencia y jacto peracuta y de las que se suelen jusgar asta /25el 7. O avía de aver perfeta cocción y perseverante dende el 4. /O porque no conocieron ni la fuerça de la enfermedad ni la del enfermo, le /pernosticaron la muerte y lo dexaron y se fueron. Y si no lo ubieran dexado en manos de médicos tan inorantes y necios que precedieron /en la cura o conocimiento de las fuerças del paciente <tan inprudent>/30iente<mente>, mas como le acudimos, aunque se tardó y no cozió perfetamente la /naturaleza asta enpeçar en el 5 (día) y acavar de cozer en principio /del 8, lo que no iziera aún entonces si no se descargara del todo naturaleza. /Asta entonces de la mucha copia de sangre mala y por se descargar, acavó de /cozer en aquel punto y se jusgó asta el 14 aunque en el 11 y 9 sudó, /35con (lo) que se fue descargando naturaleza.
Donde se ve que si no se curara este enfermo, /muriera; y cuanta mala es la tardança en todas las cosas cuanti más /en las enfermedades, como en capi' 2 deste tratado deximos de opinión

---

[1] Desahuciaba.
[2] Corregido por encima de la línea.
[3] Lit. 'oguera', pienso que es 'ojera' en el sentido de tener ojo para algo.

די איפוקר' פליניאו ואליררייאנו אי מיאו אי פורקי נו איי מידישינה קי בולוה אלוש מו

64r

מואירטו אי פוקו מאש טארדאר קון איל רימידייו שי מוריאה אי נו פֿואירה אשו קאמינו
אי שי איגֿה די וויר קואן גראן מאל איש אין לאש [...] שיבֿדֿאדֿיש טיניר מידיקוש ניש
יוש אין קואינטה די שאבֿיֿוש קי אבֿיֿינדו קובראדו אופינייני די טאליש קון שוש
אינבושטיש אי פֿאלשאש ראזוניש אין אישטה פרינסיפאל מינטי לו קי נו איי אין

5   אוטראש ‹אי› קי גושגאן שין פאשייון לוש מוראדוריש לוש קי לו שיגֿין **אוש** אויין ש
וש פאלאבֿראש אי גואירדאן קי קומו שי פֿואיראן דיגֿאש פור נביאות נו פור לו
שאוירין קואליש שון שי נו פור רישפיטוש אי קונשידראשיֿוניש קי אין אישטי
אינפֿירמו אי טודוש שוש אליגֿאדוש לוש קי אקי קידֿארון דֿישי קי ויירון אישטה מאראוי
לייא נו פור לו שיר אין מידישינה שי נו פורקי אונו די אקילייוש קי אישטה טיני

10   דו אין קואינטה די אוראקולו אי גראנדֿישימו מידיקו אין מידישינה אישטאן[ב]
טיניירו מאש די ע"ה קי די שינטיפֿיקו ויינדו קי שאלייו טאן נישייו אין אילייא אי טאן
טאן פוקו שינטיפֿיקו אי אישפרימי›ֿ‹נ‹טאדו קון טאנטה ויגֿו קידו טאן אוירגונשאדו
אי פורקי אישטה אינפֿירמידאד מושטרה קואן פוקו מיריֿשיאה טיניר איל נומרי אי ריפוטאש
יין אין קי אישטאווה פואישטו אה פֿאלטה די אומריש דוקטוש דישאנדו מור) אומרי און אומרי פור

15   מיראר שולו אלה אידאד אי נו אלה פֿואירסה פואיש וימוש קי איי וייגֿו קי פאריֿשי מאנשי
בֿו אין לאש פֿואירסאש אי וימוש מאנסיבו קי אין אילייאש פאריֿיאש ווייגֿו איש ראזון קי
מושטרימוש טאנבֿיין[1] קומו אישטי פינשאנדו קי אואיה פֿואירסאש אינקאמינאווה אאוטרו
שינייור פרינסיפאל די אישטה שיבֿדֿאד אקי פירדֿיישי מונגֿוש אנייוש די וידה נו לי קונו
שיינדו לה אינפֿירמידאד ני איל ני לוש מאש קי טיניאה אין שו קונפֿאנייאה קירייינדולו שא

20   נגראר אין און דיאה 8 אויינדולו שאנגראדו 2 ויֿיש אין איל קואל ויינדושי איל חכם
השלם הרב חמובהק מהריט' וֿ‹י‹ יעיש ‹נה'ו› פֿאטיגֿאדֿישימו אאון קי טיניאה 4 מידיקוש ויגֿיטא
נדולו טודוש שוש אמיגֿוש שאבֿיֿינדו איל אישטאדו פֿיליגֿרוזו קי טיניאה אין איל דיגֿו 8
קי איה שבת קודש ויינדו אילייוש קי לו קיריאן שאנגראר לי אקונשיגֿארון קי מי לייאמאשי
אי אנשי אינדו טומי רילאשייון די לה אינפֿירמידאד אנשי דיל אינפֿירמו קומו די לוש קי לו

25   מינישטראוואן פורקי אישטאווה מוי פֿאטיגֿאדו קון און דולור גרא[ב]אטיוו אין לוש פיגֿוש אי
מוי דיפֿישיל רישפיראשייון אי מוגֿאש קונגושאש אי ואשקאש אי טוש אי נו פודֿיאה ביין
שאקאר איל גֿארגֿו אי מיראנדו איל פולשו אי לה אורינה שאלי אדֿונדֿי אישטאוואן לוש או
טרוש מידיקוש אי אינפֿישו לה קונשולטה קון מוגֿה פריזוншנשייון אי שוביֿרוויאה איל ווייגֿו טי
נידו פור גראנדי מידיקו אי ‹אי›זו אונה קורטה רילאשייון דֿונדֿי פאריֿשייון קי איל פֿואירה איל פרי

30   מירו קי וויגֿיטו אל דיגֿו שינייור אי קומו ייא לו אואיאה ביֿשטו אל דיגֿו שינייור קונושי ט
אנבֿיין די לה רילאשייון קי נו אואיה אלקאנשאדו לה קאבֿזה אישטירינה ני אינטירינה אי קונגֿו
נטה די לה אינפֿירמידאד ני טאן פוקו אישטאווה אין לה שירטיזה די לוש אקשידֿינטיש די
לייא ני לה קאלידֿאד די לוש אומוריש פרימירהוש ני שיגונדה ני לא שי איראן פֿלימאטיקוש שי
מילאנקוליקוש שי שאנגיניייוש אאון קי פינשאווה קי איירה איל אומור קי אזיאה לה אינפֿי

35   רמידֿאד שאנגרי וידושי טאנבֿיין די לה רילאשייון קי איקנוראווה קואנטוש גראדוש די פֿואירסה
טיניאה לה אינפֿירמידאד ני איל אינפֿירמו מאש אייה אורדינאנדו לה רילאשייון קי איירה מי
נישטיר טוטאל מינטי און אקיל דיאה 8 שאנגראלרו אוטרה ויש אי אקאו איל דישקורשו
קון דיזיר קי שיגֿישי איל רישטו די לוש מידיקוש די לה קונשולטה לוקי שיאיזו איפֿואירון קאדה
אונו דילייוש שיגֿינדו שו אופינייון אנשי אין איל רימידייו קומו אין לאש פֿרוואש קי טרו

40   שֿו פֿרה פֿרוואר קי איירה נישישארייו אי אנשי טודוש אטורגארון
קי איירה דולור דיקושטאדו נו שולה

64v

‹שמואל מורינו›

___
1 ‹מעשה מהריט'/ן יעיש /נרו›

/de Ypocr', Plinio Valeriano y mío y porque no ay medicina que bolva a los /[64r]muerto(s) y poco más tardar con el remedio se moría y no fuera a su camino. /
Y se echa de ver cuan gran mal es en las ciudades tener médicos nec/ios en cuenta de sabios, que abiendo cobrado opinión de tales con sus enbustes y falsas razones —en esta principalmente lo que no ay en /[5]otras— <y> que jusgan sin passión los moradores. Los que lo siguen oyen s /us palabras y guardan que como si fueran dichas por nebi'ot, no por lo /saveren cuales son sino por respetos y considraciones. Que en este /enfermo y todos sus allegados, los que aquí quedaron, desiquevieron[1] esta maravi/lla, no por lo ser en medicina sino porque uno de aquellos que esta teni/[10]do en cuenta de oráculo y grandíssimo médico en medicina estanb(a) /tenien(d)o más de ayuda de Elohim que de centífico, viendo que salió tan necio en ella y /tan poco centífico y esprimentado con tanta vejes quedó tan avergonçado. /Y porque esta enfermedad mostra cuan poco mereçía tener el nomre y reputa/ción en que estava puesto a falta de omres doctos, dexando morir un omre por /[15]mirar solo a la edad y no a la fuerça. Pues vemos que ay viejo que parece mançe/bo en las fuerças y vemos mançebo que en ellas parece viejo.

Es razón que /mostremos tanbién[2] como este, pensando que avía fuerças, encaminava a otro /señor principal de esta ciudad a que perdiesse munchos años de vida, no le cono/ciendo la enfermedad ni él ni los más que tenía en su conpañía, queriéndolo sa/[20]ngrar en un día 8, aviéndolo sangrado 2 vezes. En el cual viéndosse el ḥakam /ha-salem ha-rab ha-mebuaq (el sabio perfecto, renombrado maestro) Maharit (be)n Yaᶜix <¡Dios le guarde!> fatigadíssimo, aunque tenía 4 médicos vigi/tándole, todos sus amigos —sabiendo el estado peligroso que tenía en el dicho 8 (día), /que era šabat qodeš, viendo ellos que lo querían sangrar— le aconsejaron que me llamasse. /

Y ansí yendo tomé relación de la enfermedad, ansí del enfermo como de los que le /[25]ministravan, porque estava muy fatigado, con un dolor grabativo en los pechos y /muy difícil respiración, y muchas congoxas y vascas y tos y no podía bien /sacar el gargajo. Y mirando el pulso y la orina salí adonde estavan los o/tros médicos y enpeçó la consulta con mucha presunción y sobervia el viejo te/nido por grande médico. <E> izo una corta relación donde pareció que él fuera el pri/[30]mero que vigitó al dicho señor, y como yo ya lo avía bisto al dicho señor conocí t/anbién de la relación que no avía alcançado la causa externa ni interna y conju/nta de la enfermedad, ni tanpoco estava en la certeza de los accidentes de/lla, ni la calidad de los umores primera ni segunda, si eran flemáticos, si /melancólicos, si sanguiños, aunque pensava que era el umor que azía la enfe/[35]rmedad sangre. Vídosse tanbién de la relación que i(g)norava cuantos grados de fuerça /tenía la enfermedad ni el enfermo, mas evía ordenado la relación que era me/nester totalmente en aquel día 8 sangrarlo otra vez. Y acavó el discurso /con dezir que siguesse el resto de los médicos la consulta, lo que se izo y fueron cada /uno dellos siguiendo su opinión ansí en el remedio como en las provas que tru/[40]xo para provar que era necessario.

Y ansí, todos atorgaron que era dolor de costado, no sola//

/[64v]<Samuel Moreno>

---

[1] Describieron.
[2] Escrito en el margen: <Maᶜaše Maharit /(be)n Yaᶜis /¡Dios le guarde! >.

מינטי אין לה פֿליאורה מאש טאנביין אין לוש מושקולוש דיל פיגֿו אי קי לה מימברא

נה אישטאווה אינפֿלאמאדה די טודאש 2 פֿארטיש קי קובֿרי לה קושטילייא אי קי אירה

לה אינפֿלאמאשיין די אומור שאנגינייו פרינסיפֿאל מינטי אי לו מושטרווה איל גארגא

גֿו שאנגי אילֿורֿינפֿֿונולינטו אי קי לה פֿיבֿרי אירה אקשידינטאל דיל דולור קומו מוש

5 טראווה אקילייא דיפֿיֿשיל רישפירַאשיין אי אי איל פולסו אירה שירינו אי קי אישטאווה

לה אורינה אינשינדידה לו קי טודו מושטראווה שי אירה די שאנגרי לה אינפֿלאמאשיין אי

קי איל דולור גראנדי אי לה טוש מוגֿה קי גֿארגֿאגֿאווה פוקו אי קון טראבֿאגֹֿאוי קי נו פֿאלטאווה

פֿואירסה קי אישטאווה איל פולשו ליינו אי קי אנשי אירה נישישארי

יא לה שאנגריאה אי אווֿיינדו דיגֿו אונו אי 2 אי 3 מיקופֿו אמי אורדינאש מי

10 דישקורשו מיראנדו לה אידיאה אי קארה די לה אינפֿירמידַאד פורקי קומו דיזי גאלינו טות

שוונטי מידינדי מודי קוט שונט מורבורון אידֿיאי טאנטוש מודֿוש איי די קורַאר

קונַאטַאש שון לאש קַאראש די לאש אינפֿירמידַאדיש אי מיראנדו טאנביין איל טינ

פֿיראמינטום איט נאטורַאם אבֿישֿ אביש   נו שיקורה איל אומרי אין אונבֿיֿירשַאל

15 אי אין קומון שינו קאדה אונו די נוזוטרוש קי טינימוש די וירשה נאטוראליזה אי דיירשו

טינפֿיראמיינטו אי פור אישטו דישֿו אין אוטרו לוגֿאר איל מישמו גאלינו שי אונואיש

קוגֿֿישקי טינפֿיראמינטום אֿיגֿ ⟨אֿיד נאטורַאם⟩ קוגֿנושירים קואליש פֿאֿיט אישקולַאפֿיַאוש טאלים מ

אישי קרידירים ש   שי יו שופֿיירה איל טינפֿיראמיינטו אין פֿארטיקולַאר די קאדה אונו

מי טובֿייֿרי פור גראן מידיקו קומו[1] אישקולַאפֿיֿיו אנשי קי אווֿיינדו ביין קונשידיראדו לה

20 אינפֿֿירמידַאד קון שוש אקשידֿינטיש אי שינטומַאש אי לה דישפֿוזיֿשיין פֿֿואירסה

אי נאטוראליזה דיל שיניֿיֿור חכם אינפֿישֿי מי דישקורשו דיזֿיינדו שופֹֿאישטה לה

בואינה דוטרינה קי אין אישטַא גֿונטה שיאה טראידֿו אי קי טודו לו פַֿאסַאדו ייא אישטה

איגֿו אי קי קי לה פרינסיפֿאל קאבֿֿזה פורקי שיאזי אישטה קונשולטה איש שי קונויֿיניֿישי

אזֿירשי אונה שאנגריאה איל שניֿיור חכם אין אישטי דיֿאה איש נישישַארייֿי פֿארה א

25 פֿרוואֿרלה אונו קונשידראר שי איי אינפֿיראמידַאד קי לה פידַה אי שי איי פֿֿֿואירשה קי לה

פֿרימיטה אי פֿארה קונפֿליר קון לו פֿרימירו קֿונֿֿיֿינֿ.. קונויֿיני שַאווֿיר אי קונושיר לה

אינפֿֿירמידַאד אי קואל שיאה לה קאבֿזה קי לה אגֿה פורקי קומו דיזי אוישֿ\'ינה אינפֿושֿשיבֿֿלי א

אישי קורַאר איפֿיבֿֿרים ניזי קוגֿנובֿֿיריש איַאן אישי אינפֿושֿשיבֿֿלי קורַאר לה פֿֿיבֿֿרי שין

קונשֿירילה אי לו טומו די איפֿוקר\' קומו לה אומוש וֿישטו אריווֿה אין איל קאפֿֿי[2]

30 די אישֿטי טראֿטאדו אין לה דישֿטינשֿיֿון 1 אי אנשי נוש אֿיש נישֿישֿארייֿו דישֿקוֿריֿר פֿ

ור לאש קאבַֿֿאש שיניֿיַאליש אי שינֿטוֿמַאש די אישֿטה אינפֿֿירמידַאד פורקי אישֿטַאנדו ביין

אין שו קונושֿימֿיייֿנטו שַֿֿאוֿירֿימוש קומו אומוש די קורַאר אנשי לו פֿרימירו קי שֿי נוש

אופֿרישֿי אֿיש לוש שיניֿיַאליש אי שינֿטוֿמַאש קונשֿירֿילה אי שֿו קי מַאש אישֿטה אֿיש

איל דולור איל קוַאל נו אֿיש פֿניֿישֿאריֿיו מַאש אגֿרַאבֿֿאטֿיבֿֿו אי פֿולשֿאַאטֿיוֿו אֿין טודֿו איל גֹֿואֿישֿו דיל

35 פֿישֿקוַאיֿישֿו אשֿטַה לה שֿינֿטוֿרה אי קוַאנדֿו טוֿשֿי רֿישֿפֿֿונֿדֿי אַטוֿדֿו אֿישֿטֿי אֿישֿפַֿאשֿיֿיֿי אַן

שֿי אֿין לו אֿישֿטֿירֿינֿו קומו אֿין אֿיל אֿינֿטֿיֿרֿינֿו אֿי קֿי נו אֿיש קוֿנֿטֿיֿנֿו אֿי קֿון לֿה טֿוֿש

שֿאַֿלֿי אַֿלֿגֹֿו פֿֿוֿקֿו גַֿֿֿארֿגֹֿֿאֿגֹֿו קֿרֿוֿדֿו אֿי שַֿֿֿאֿנֿגֿֿי לֿו שֿֿאֿנֿגֿֿיֿנֿוֿלֿיֿנֿטֿו קֿי אֿיֿי דֿוֿלֿוֿר דֿי קַֿֿֿאֿיֿיֿסֿֿה אֿי אֿיֿל

פֿֿולֿשֿֿו נֿו דֿֿוֿרֿו נֿי שֿֿיֿרֿינֿו מַֿֿאֿשֿ מֿוֿלֿֿיֿי אֿי פֿֿוֿר אֿיֿשֿֿטַֿֿאֿר לֿה אֿלֿטֿיֿרֿייַֿֿאֿ מֿוֿיֿ דֿיֿשֿֿקֿוֿבֿֿיֿיֿֿרֿטֿֿה פַֿֿֿא

רֿיֿשֿֿי וֿיַֿֿאֿי מֿיֿנֿטֿי אֿי פֿֿֿואֿֿיֿרֿטֿי מַֿֿאֿשֿ אֿיֿשֿֿ פֿֿיֿקֿיֿנֿייֿֿֿו אֿי פֿֿוֿר לֿה גֿֿרַֿֿֿאֿן קַֿֿֿאֿלֿיֿינֿטֿֿוֿרֿֿה שֿֿי לֿי

65r

אפֿֿרֿישַֿֿֿאֿדֿו אֿי פֿֿרֿיֿקֿוַֿֿאֿיֿנֿטֿי אֿייֿ טֿוֿשֿֿ אֿי נֿו קֿוֿנֿטֿיֿנַֿֿֿה שֿֿיֿדֿ אֿי אֿלֿֿגֹֿו שֿֿיֿקֿֿה לֿֿה לֿֿיֿנֿגֿֿוַֿֿאֿה לֿֿה אֿוֿרֿי

נֿֿה מֿֿוֿגֹֿֿו קֿֿוֿלֿֿורַֿֿאֿדֿה אֿי אֿֿיֿנֿֿשֿֿֿיֿנֿֿדֿֿיֿדֿֿה קֿֿוֿן אֿֿוֿן פֿֿֿוֿקֿֿו דֿֿי קֿֿוֿזֿֿיֿמֿֿיֿֿיֿֿנֿֿטֿֿו אֿֿיֿפֿֿֿוֿשֿֿטַֿֿֿֿאֿזֿֿי אֿֿי בֿֿֿוַֿֿֿאֿן מֿֿוֿדֿו דֿֿי

שֿֿוֿשֿֿֿטַֿֿֿאֿנֿֿשֿֿייַֿֿֿֿאֿ אֿֿי וֿֿיַֿֿֿאֿו קֿֿי פֿֿֿרֿוֿשֿֿֿיֿדֿֿֿייֿֿֿו לֿֿה אֿֿיֿנֿֿפֿֿֿֿיֿרֿֿמֿֿיֿֿדַֿֿֿאֿדֿ דֿֿי אֿֿוֿן קַֿֿֿֿֿאֿטַֿֿֿֿאֿרֿֿו לַֿֿֿאֿרֿֿגֹֿֿו קֿֿי אֿֿנֿֿטֿֿיֿשֿֿ

טֿֿֿיֿנֿֿיַֿֿֿאֿה אֿֿיֿל שֿֿֿנֿֿיֿיֿֿֿוֿר חכם קַֿֿֿֿֿאֿבֿֿֿזַֿֿֿֿֿאֿדֿֿו דֿֿי נֿֿו אֿֿוַֿֿֿֿאֿיֿר בֿֿֿוַֿֿֿֿאֿיֿנֿֿה דֿֿיֿֿגֹֿֿיֿֿשֿֿֿטֿֿֿייֿֿֿוֿן אֿֿיֿן אֿֿיֿל אֿֿיֿשֿֿֿטֿֿֿֿוֿמַֿֿֿֿֿאֿ

5 גֹֿו דֿֿי לֿֿה קֿֿֿוַֿֿֿֿאֿל רֿֿיֿזֿֿֿוֿלֿֿטַֿֿֿֿֿה שֿֿֿוֿדֿֿֿֿוֿר אֿֿלֿֿה קַֿֿֿֿֿֿאֿוֿֿיֿֿסֿֿֿֿה וֿֿֿֿאֿֿֿ פֿֿֿֿוֿרֿֿֿיֿֿֿשֿֿֿֿ אֿֿֿֿקֿֿֿֿרֿֿֿֿיֿֿֿשֿֿֿֿ אֿֿֿֿי מֿֿֿֿוֿֿֿֿרֿֿֿֿטַֿֿֿֿֿֿֿֿֿֿֿאֿֿֿֿֿלֿֿֿֿֿיֿֿֿֿשֿֿֿֿ אֿֿֿֿֿי קַַֿֿֿֿֿֿֿֿֿֿֿֿֿֿאֿֿֿֿֿייֿֿֿֿֿנֿֿֿֿֿטֿֿֿֿֿיֿֿֿֿשֿֿֿֿֿיֿֿֿֿֿמֿֿֿֿו

שֿֿֿ פֿֿֿֿוֿֿֿֿר לֿֿֿֿה דֿֿֿֿיֿֿֿֿשֿֿֿֿֿטֿֿֿֿֿיֿֿֿֿנֿֿֿֿֿפֿֿֿֿֿֿלַֿֿֿֿֿֿֿֿֿֿֿאֿֿֿֿֿנֿֿֿֿֿשֿֿֿֿֿה קַֿֿֿֿֿֿֿֿֿֿֿאֿֿֿֿֿלֿֿֿֿֿיֿֿֿֿֿינֿֿֿֿֿטֿֿֿֿֿי דֿֿֿֿיֿֿֿֿל אֿֿֿֿיֿֿֿֿגַֹֿֿֿֿֿֿֿֿֿֿֿֿאֿֿֿֿֿדֿֿֿֿו פֿֿֿֿֿוֿֿֿֿֿרֿֿֿֿֿקֿֿֿֿֿי פֿֿֿֿֿֿואֿֿֿֿֿיֿֿֿֿֿרֿֿֿֿֿה קֿֿֿֿֿי שֿֿֿֿֿֿיֿֿֿֿֿינֿֿֿֿֿפֿֿֿֿֿֿרֿֿֿֿֿי דֿֿֿֿֿי קֿֿֿֿֿי שֿֿֿֿֿֿֿיֿֿֿֿֿינֿֿֿֿֿפֿֿֿֿֿֿרֿֿֿֿֿי פֿֿֿֿֿֿואֿֿֿֿֿי שֿֿֿֿֿו פֿֿֿֿֿֿיֿֿֿֿֿגַֹֿֿֿֿֿֿֿֿֿֿֿֿֿאֿֿֿֿֿדֿֿֿֿו

קַֿֿֿֿֿֿֿֿאֿֿֿלֿֿֿיֿֿֿינֿֿֿטֿֿֿי נַֿֿֿֿֿֿֿֿאֿֿֿטֿֿֿֿוֿֿֿרַֿֿֿֿֿֿֿֿֿאֿֿֿל אֿֿֿגֹֿֿֿֿֿֿֿֿוֿֿֿרֿֿֿֿה אֿֿֿיֿֿֿשֿֿֿֿטֿֿֿה מֿֿֿֿוֿֿֿי דֿֿֿֿיֿֿֿֿשֿֿֿֿֿטֿֿֿֿיֿֿֿנֿֿֿֿפֿֿֿֿֿֿלַֿֿֿֿֿֿֿֿֿאֿֿֿֿדֿֿֿו אֿֿֿי פַֿֿֿֿֿֿֿֿֿאֿֿֿרֿֿֿֿיֿֿֿֿשֿֿֿֿֿי קֿֿֿֿי אֿֿֿיֿֿֿֿשֿֿֿֿֿטֿֿֿה דֿֿֿֿיֿֿֿֿשֿֿֿֿֿטֿֿֿֿֿיֿֿֿן

<hr>

1   ⟨Escrito en vertical: הזֿילֿארֿוטֿאן וש יֿא ⟩

mente en la pleura mas tanbién en los músculos del pecho, y que la membra/na estava inflamada de todas 2 partes que cubre la costilla y que era /la inflamación de umor sanguiño principalmente. Y lo mostrava el garga/jo sanguinolento y que la febre era accidental del dolor —como mos/ [5]trava aquella difícil respiración y que el pulso era serrino y que estava /la orina encendida— lo que todo mostrava si era de sangre la inflamación o /que el dolor era grande y la tos mucha, que gargageava poco y con trabajo /y que no faltava fuerça, que estava el pulso lleno y que ansí era necessari/a la sangría. Y aviendo dicho uno y 2 y 3, me cupo a mi ordenar mi /[10]discurso mirando la idea y cara de la enfermedad porque como dize Galeno: *tot /sunt medendi modi quot sunt morborum idei*, tantos modos ay de curar /cuantas son las caras de las enfermedades. Y mirando tanbién el *ten/peramentum et naturam abex.*

No se cura el omre en unubersal /[15]y en común sino cada uno de nosotros que tenemos diversa naturaleza y diverso /tenperamiento. Y por esto dixo en otro lugar el mismo Galeno: *si unuis / cogisque tenperamentum <ed naturam> cognoserem cuales fuet Esculapios talem m/aese crederem*. Si yo supiere el tenperamiento en particular de cada uno[1] /me tubiere por gran médico como Esculapio.

Ansí que aviendo bien considerado la/[20] enfermedad con sus accidentes y síntomas y la disposición, fuerça /y naturaleza del señor ḥakam, enpeçé mi discurso diziendo: supuesta la / buena dotrina que en esta junta se a traído y que todo lo pasado ya está /echo y que la principal causa por que se aze esta consulta es si conveniesse /azerse una sangría el señor ḥakam en este día, es necessario —para a/[25]provarla o no— considerar si ay enfermedad que la pida y si ay fuerça que la /premita. Y para cunplir con lo primero conviene saver y conocer la /enfermedad y cual sea la causa que la aga, porque como dize Avicena *inposible /es curar efebrem nisi cognoberis ean*, es inposible curar la febre sin conocerla. Y lo tomó de Ypocr/ como lo avemos visto arriva en el capi/ 2 /[30]de este tratado en la distinción1.

Y ansí, nos es necessario discurrir p/or las causas, señales y síntomas de esta enfermedad. Porque estando bien /en su conocimiento, saveremos cómo avemos de curar. Ansí lo primero que se nos /ofrece es los señales y síntomas (para) conocerla. Y lo que más está es /el dolor, el cual no es puntorio mas agrabatibo y pulsativo en todo el güeso del /[35]pescueço asta la cintura. Y cuando tose responde a todo este espacio —an/sí en lo externo como en el interno— y que no es contino y con la tos /sale algo poco gargajo crudo y sanguinolento, que ay dolor de caveça, y el / pulso no (es) duro ni serrino mas molle y por estar la alteria muy descubierta pa/rece veemente y fuerte mas es pequeño. Y por la gran calientura se le (ve)

//[65r]apressado y frecuente, ay tos y no contina sed, y algo seca la lengua, la ori/na mucho colorada y encendida con un poco de cozimiento, ipóstasi y buen modo de /sustancia.
Y veo que procedió la enfermedad de un catarro largo que antes /tenía el señor ḥakam, causado de no aver buena digestión en el estóma/[5]go, de la cual resulta sudor a la caveça, vapores acres y mortales y caientíssimo/s por la destenplança caliente del ýgado. Porque fuera de que sienpre fue su fígado /caliente naturalmente agora está muy destenplado y parece que esta desten/plança

---

[1]   Escrito en el margen derecho y, por primera vez, en vertical: <y su naturaleza>.

פלאנסה איש די מוגֿוש דיאש אי אנשי דיל קי לו מאל דיגֿישטו קי ריזולטה די לה קומידה אין

איל אישטומאגו קי אינביאה נאטוראליזה קון שוש פֿאקולדאדיש או פֿואירסאש אי אטראי

10   איל פֿיגאדו קון לאש שווייאש פארה אזירלו שאנגרי די־קי אי לוש מאש אומוריש קידיל

שי איגֿינדראן פֿאזיינדושי אונה מאשה שאנגינארייא מוי קאליינטי אי שאלאדה ריזו

לטאדו די לה גראן פֿלאקיזה די אישטומאגו אי גראן קאלור די פֿיגאדו שוין די אילייא בֿא

פוריש אלה קאויסה אינגֿינדולה די פֿלימאש שאלאדאש אי שיינדו לוש אומוריש קי אי

15   שטאן אין וינאש די אישטי יאיֿש שי פודרישיירון נו שי פודינדו וינטילאר פור שו קאן

טידאד אי מונגֿה מאלה קואלידאד קון קי שי אינגֿינדרו אונה קאליינטורה שינוקה אין פריזין

שייא די שאנגרי פודרידישימה גֿי קון גראנדישימה קאנטידאד די אישטה פֿלימה שאלאדה

פודרידה אי אונאש דישטינפלאשיין די אישטי אומור די לה קאויסה אל פֿיגֿו שין אינפלא

מאשיין ני אפושטימה אין איל לאדו אי נו אבֿיינדו אפושטימה נו פודו אוויר דולור די

20   קושטאדו ליגֿיטימו אין לה פליאורה ני אישפֿרֿלייו אין לוש מושקולוש דיל פֿיגֿו ני מישקלאדו

די אישטוש 2 פואיש קי נו אַיי אינפֿלאמאשיין ני אין לה פליאורה ני אישפֿריי קי שיניי לה קושטילייא

פור טודאש 2 פארטיש ני אין לוש מושקולוש לה פרוה איש קלארה פורקי נו שי ויאן

אין איל שיניֿור חכם קומו אוימוש דיגֿו לוש 5 שינייאליש קי שי אלייאן אין איל דולור די

קושטאדו פורקי איל פולסו נו איש שיריגֿו ני דורה מאש מוליי פור שיר איל קורימיינטו אל

25   פֿיגֿו די שאנגרי אי נו אלה פליאורה מאש אלאש וינאש אי אלטירייאש אישטירנאש אי אינטיר

נאש אי אלה קארני די לוש מושקולוש אי פור אישטו איש איל דולור פולשאטיבֿו אי אגרא

ואטיבֿו אי קומו טודאש אישטאש פארטיש שיירון אל אוזו די לה רישפיראשיין אישטא

נדו אגראבֿיאדאש אי קארגאדאש די אישטי אומור נו פודיאה רישפיראר ליבֿרי מינטי אי

מאש קי לה קאליינטורה אינשינשיאל די לה פוטריפֿאקשיין קי אוייאה אין לה מאשה שאנגי

30   נארייא אין לאש וינאש גראנדיש שירקה דיל קוראסון אי אין איל אוויינדו מיניסטיר פארה רי

פריגֿיראר איל גראנדי קאלור קי אין איל אוייאה קאבֿזאדו די לה קאליינטורה די פור פֿואירסה

ויאה די אזיר לה דיפֿישיל רישפיראסייון קי שיאלייאוה אין איל שיניֿור חכם נ"ו ני טאן

פוקו איל אישפוטו אירה די דולור די קושטאדו די שאנגי קי שאנגי אילֿורֿי אינולינטו פורקי נו

שאליאה דיל פֿיגֿו ני די אינפֿלאמאשיין קי אוייאה אין איל מאש באשֿאווה די לה קאויסה אל

35   קנה די לוקי שוויאה אה אילייא די לאש וינאש אי דיל פֿיגאדו אי אנשי אל אראנקאר אין לה

טוש פאריישיאה קי די אאי שאליאה די [שירקה] די לה לארינגֿי קי איש לה קאויסה דיל קנה אי

אאון קי קון לה טוש לי דולאה אקילייא פארטי דיל פֿיגֿו אדונדי באשֿאווה איל קורימיינטו

נו אירה פורקי שאליישי די אילייא איל גֿארגֿאגֿו שאנגי אילורינטו מאש פורקי קון לה טוש שי

מוויאה טודה אקילייא פארטי קאבֿז אי קון איל מוומיינטו אוייאה דולור אי לה אינ

40   פֿירימידאד פֿואיש אונה קאליינטורה שינוקה לא מושטראווה קון קאטאראל שווייאה אין

לה אורינה אין שו קולור מוי אינשינדידה אי קולוראדה אי אֿאון קי די מידייאנה שושטאנשייה

קון אלגון פוקו דיקוזימיינטו אי אין שימיֿאנטיש קאליינטוראש קאטאראליש אורדינארייא מינטי

65v

וימוש שין אינפֿלאמאשיין ני אפושטימה דולוריש אין לאש פֿארטיש דיל פֿיגֿו אגרא

ואטיווש אי פולשאטיווש טוש אי גֿארגֿאגֿוש ייא קרודוש ייא קוגֿ[ו]ש ייא קון שאנגרי ייא שין

איל קונפורמי שון לאש דישטילאשייוניש קאטאראליש שאלאדאש או נו שאלדאש די

שאנגרי די פֿלימה או די אוטרו קואל קירה אומור או דיטודאש מישקלאדה קרודו או קוגֿו אי

5   קון קאליינטורה אי שין קאליינטורה מאש דיפֿיקולטוזוש אי מינוש דיפֿיקולטוזוש קונפֿו

רמי אלאש פֿארטיש אדונדי קורין אי קומו אישטי קורימיינטו פרושידיאה די לוקי שוויאה אלה

קאויסה די אקילייא פוטריפֿאקשיין קי אוייאה אין לאש וינאש מאייוריש אי ואֿזוש גראנדיש

די אומוריש אקריש אי מורדאזיש אינפֿישאנדו ייא אלגו אקוזיריניש קומו לו מושטרא

ווה לה אורינה אאון קי מוי קולוראדה קון אלגון פרינשיפיֿיו די קוזימיינטו די מידייאנה

10   שושטאנשייא אינפֿישאוה ייא אאיואקקואר פארטי די לוש טאליש אומוריש אי אנשי

מי מושטרארון 2 קורשוש קי אוייאה אקילייא נוגֿי דיל 8 די אונה קולורה מישקלא

ten/plança es de muchos días.

Y ansí, del que lo mal digesto que resulta de la comida en /el estómago que enbía naturaleza con sus faculdades o fuerças y atrae /[10]el fígado con las suyas para azerlo sangre. Y los más umores que dél /se egendran faziéndosse una massa sanguinaria muy caliente y salada, resu/ltado de la gran flaqueza de estómago y gran calor de fígado, suven de ella ba/pores a la caveça, inchéndola de flemas saladas. Y siendo los umores que e/stán en venas de este jaex[1] se pudressieron, no se pudendo ventilar por su can/[15]tidad y muncha mala cualidad con que se engendró una calientu-ra sinoca en presen/cia de sangre podridíssima, con grandíssima cantidad de esta flema salada, / podrida y una destenplación de este umor de la caveça al pecho sin infla/mación ni apostema en el lado. Y no abiendo apostema no pudo aver dolor de /costado legítimo en la pleura, ni espurio en los músculos del pecho, ni mesclado/[20] de estos 2 pues que no ay inflamación ni en la pleura que ciñe la costilla /por todas 2 partes ni en los músculos.

La prova es clara porque no se vean /en el señor ḥaḵam como avemos dicho los 5 señales que se allan en el dolor de /costado, porque el pulso no es serrino ni duro mas molle, por ser el corrimiento al /pecho de sangre y no a la pleura mas a las venas y alterias externas e inter/[25]nas y a la carne de los músculos. Y por esto es el dolor pulsatibo y agra/vatibo y como todas estas partes sierven al uso de la respiración, esta/ndo agrabiadas y cargadas de este umor no podía respirar libremente.

Y más: que la calientura ensencial de la putrefacción que avía en la massa sangui/naria en las venas grandes cerca del coraçón y en él, aviendo menester para re/[30]frigerar el grande calor —que en él avía causado de la calientura— de por fuerça /vea de azer la difícil respiración que se allava en el señor ḥaḵam, ¡Dios le guarde! Ni tan/poco el esputo era de dolor de costado aunque sanguinolento, porque no /salía del pecho ni de inflamación que avía en él, mas baxava de la caveça al /qaneh de lo que suvía a ella de las venas y del fígado.

Y ansí, al arrancar en la/[35]tos parecía que de ahí salía de [cerca] de la laringe —que es la caveça del qaneh— y /aunque con la tos le dolía aquella parte del pecho adonde baxava el co-rrimiento, /no era porque saliesse de allá el gargajo sangui elorento[2] mas porque con la tos se / movía toda aquella parte y con el movimiento avía dolor. Y la en/fermedad fuesse una calientura sinoca catarral se veía en/[40] la orina, en su color muy encendida y colorada aunque de mediana sustancia, /con algún poco decozimiento.

Y en semejantes calienturas catarrales ordinariamente

//[65v]vemos sin inflamación ni apostema, dolores en las partes del pecho agra/vativos y pulsativos, tos y gargajos —ya crudos, ya coch[o]s, ya con sangre, ya sin /él, conforme son las destilaciones catarrales: saladas o no saladas, de /sangre de flema o de otro cualquera umor o de todas mes-clada, crudo o cocho, /[5]con calientura y sin calientura; más dificultosos y menos dificultosos confor/me a las partes a donde corren. Y como este corrimiento procedía de lo que suvía a la / caveça de aquella putrefacción que avía en las venas mayores y vasos grandes /de umores acres y mordazes —enpeçando ya algo a cozerense como lo mostra/va la orina aunque muy colorada con algún principio de cozimiento y mediana /[10]sustancia— enpeçava ya a evacuar parte de los tales umores.

Y ansí, /me mostraron 2 cursos que avía echo aquella noche del 8 de una colora mescla/da

---

[1] Jaez.
[2] Sanguinolento.

דה קון פֿלימאש קי פארישיאה קומו ליימה די גואיו אי דיזיאה איל שינייור חכם נ״ רו קי

פור דונדי פאשאווה לי קימאווה אי ‹קי לי קימאווה› מאש דישטו טאנביין פור שודו[ר] קומו יֵיא אויאה

אינפֿישאדו נאטוראליזה אה קוזיר פארישיאה קי שיקיריאה דישקארגאר פורקי אישטאווה

15   טראשודֿאדו אי טודה אקילייא נוגֿי לו אויאה אישטאדו אי אאון קי טיניאה אלגונאש קון

גושֿאש אי אישטאווה מידייו דורמינטאנדו שין דורמיר ני שיגֿירשי דורמידו קון לוש

אוגֿוש מידייו אווירטוש קואנדו לי אבֿלאוואן רישפונדיאה מוי אפורפוזיטו שין אויר נינגון

ראשטו די דילירייו מאש פארישיאה אויר גראנדי בֿאראשייון אין לה קאוסה די אקילייוש

אומוריש אי אישטאר לה נאטוראליזה מוי אופרישה אי קי פֿואירטי מינטי טראוואגֿאווה

20   פור וינשיר איל אומור אי קוזירלו אי אנשי אירה מיניישטיר פוניר לוש אוגֿוש איל מידי

קו אין אקילייו קי מאש קונוניניאה פארה איודֿארלה אין אישטי פונטו קומו אירה איידֿאר

אל קאלור נאטוראל קי אויאה די אזיר אישטה אובֿרה איל קואל נו אישטאווה טאן פֿואירטי אי

קושטאנטי קומו אירה מיניישטיר פארה אישטי איפֿיטו אין לה קואל קונשישיטיאה טודה

לה שאלוד דיל שינייור חכם אי אנשי פור 2 קאבֿזאש מי פארישיאה נו אירה ראזון שאקא

25   רשי שאנגרי לה אונה פורקי פֿואירטי מינטי נאטוראליזה טראוואגֿאווה פור קוזיר איל אומור

אי ~לה אוטרה פֿור~ נו טיניאה איל קאלור נאטוראל טאנטה פֿואירשה פארה אילייו פורקי פארי

שיאה אלגו די בֿיליטאדו שיגון לאש קונגושֿאש אי אקשידֿינטיש די דורמיטאר שין דורמיר

די לה גראנדי אי גרוא̇יששה אי אפוראשייון אל שיליבֿרו די לוש אומוריש מאלוש קי אישטאוואן

אין וינאש גראנדיש אי לה אוטרה פור לה שאנגריאה דישטראי אי אפֿארטה נאטוראליזה

30   די קוזיר לוש טאליש אומוריש אי מאש אויינדו פֿלאקיזה אין איל קאלור נאטוראל איל

קואל אישטה אינפֿלאנטאדו אין לה שאנגרי אי שאקאנדולה שי ריזֿולֿוריאה אי אינפֿלא

קישיריאה די טאל שֿואירטי קינו פודֿיישי קוזיר אקילייוש מאלוש אומוריש אי אין וויש די וין

שיר אלה אינפֿירמידֿאד קי דאריאה איל אי וינשידֿו אי קֿואנטו‹אֵנֵטֵשֿ› אלו קי דיזיאן קי פור איל דֿולור

קי אויאה אין לה פֿארטי אירה נישישארייֵיא לה שאנגריאה טיניאן ראזון קואנדו פֿואירה איל דֿולור

35   פונטורייו קי מושטראווה קי אויאה אינפֿלאמאמשייון מאש אירה פולשאטורייו אי אגראואטי

[בו] קי נו מושטראווה אוטרו קי אונה ~דיל~ דישטילֿאשֿשייון קאטאראל אאקילייא פארטי די טודו

איל פיגֿו דיסגֿו אי נו אינפֿלאמאמשייון קי אוביישי אין לאש טילאש ני מושקולוש דיל פי

גֿו אי מאש קי אאון קי אובֿיירה קי אינפֿלאדֿישימה פליאוריש שיגון לאש פֿואירישאש נו שי פודֿי

אה אזיר שאנגריאה קי קומו דיזי גאלינו טום פליאוריטישיש טום פידֿיאו מוניאישיש

40   טום אנגֿינוזֿיש שאלוש איש ויריאוש רובֿושֿאנשי אלוש פליאוריטיקוש קומו אלוש

קי טיניין פירמוניאה קומו אלוש קי טיניין אישקינינשֿייא טודה שו שאלוד איש קי טינגֿאן פֿו

אירשה אי פֿור אישטו אינקומינדה קי שיינפֿרי מירין מונגֿו אי אישטי פרופֿייו לוגאר קי

66r

נו שאנגרין טאנטו קי שי דיבֿי‹לי›טי ‹אי› אינפֿלאקישקה איל קאלור נוטוראל די טאל שֿואירטי קי נו אייא

פֿואירסה פארה פודֿיר גארנאגֿיאה פורקי איל שאנגרי איל שיגֿי אירה טריזֿורו דילה וידֿה אדֿונדי קונשי

שטי לה פֿואיריסה אי אנשי אאון קי פֿואירה דֿולור די קושטאדֿו נו אויאה פֿואיריסה פֿא

רה פודֿיר שאנגרֿאר אל רב נר״ו קומו מושטראווה לאש מצוקות קי טיניאה קאבֿזא

5   דאש טודֿאש דיל טראוואגֿו קי פאשאווה נאטוראליזה אין קוזיר אקילייוש מאלוש או

מוריש קי טיניאנטו לה קונבֿאטיאן קון לה שאנגריאה נו פודֿיירה די נינגונה מאנירה

אאקאוואר לה קוקשייון קיטאנדו קון לה שאנגריאה לה וירטוד קי לה אויאה די אזיר אי אישטו

אירה קואנדו פֿואירה דֿולור די קושטאדֿו פוש נו שיינדֿו קומו קלארה מינטי אוימוש פרו

ואדֿו ני לה פֿואירסה לה פרימיטי ני לה אינפֿירמידֿאד לה ריקירי וירדֿאד איש קי מי

10   ארגואיראן קי לה אינפֿירמידֿאד איש שאנגיניֵיא שיגון לו קי יו דיגו אי שֿ... שינוקה די

פוטריפֿאקשֿייֵין די לה מאשה שאנגינאריֵיא אי קי פור אישטה ראזון נינגון רימידֿייו שי

פֿואֵדֿי אזיר טאן קונוינֵיינטי קומו לה שאנגריאה אין דוטרינה די גאלינו אי דיטודה לה

אישקולה מידיקה קונפֿישו קי איש אנשי מאש איש נישישארייו מיראר אין קי טיין

פֿו די לוש 4 גירינאליש אישטה לה אינפֿירמידֿאד קי אין פרינשיפֿייו אי אאומינטו

15   מוגֿו ביין קונויינֵי לה שאנגריאה אונה אי 2 אי 3 אי לאש קי פֿוארין נישישארייאש

mescla/da con flemas que parecía como llema de güevo y dezía el señor ḥakam, ¡Dios le guarde!, que /por donde passava le quemava. Y <que le quemava> más desto tanbién por sudo[r]. Como ya avía /enpeçado naturaleza a cozer parecía que se quería descargar porque estava /[15]trasudado y toda aquella noche lo avía estado. Y aunque tenía algunas con/goxas y estava medio dormintando sin dormir ni seguirse dormido, con los /ojos medios aviertos, cuando le ablaban respondía muy a porpósito, sin aver ningún /rasto de delirio. Mas parecía aver grande baporación en la caveça de aquellos /umores y estar la naturaleza muy opressa y que fuertemente travajava /[20]por vencer el umor y cozerlo.

Y ansí, era menester poner los ojos el médi/co en aquello que más convenía para ayudarla en este punto, como era ayudar /al calor natural que avía de azer esta obra. El cual no estava tan fuerte y /costante como era menester para este efeto, en la cual consistía toda /la salud del señor ḥakam.

Y ansí, por 2 causas me parecía (que) no era razón saca/[25]rse sangre. La una porque fuertemente naturaleza travajava por cozer el umor /y no tenía el calor natural tanta fuerça para ello, porque pare/cía algo debilitado según las congoxas y accidentes de dormitar sin dormir, /de la grande y gruessa vaporación al celebro de los umores malos que estavan /en venas grandes.

Y la otra por la sangría (que) distrae y aparta naturaleza /[30]de cozer los tales umores y más aviendo flaqueza en el calor natural, el /cual está inflamado en la sangre. Y sacándola se resolvería y enfla/quecería, de tal suerte que no pudiesse cozer aquellos malos umores y en ves de ven /cer a la enfermedad quedaría él vencido.

Y c<uanto> a lo que dezían —que por el dolor /que avía en la parte era necessaria la sangría— tenían razón cuando fuera el dolor /[35]puntorio que mostrava que avía inflamación, mas era pulsatorio y agravati/[bo] que no mostrava otro que una destilación catarral a aquella parte de todo /el pecho discho y no inflamación que ubiesse en las telas ni músculos del pe/cho. Y mas que aunque ubiera verdadíssima pleurís, según las fuerças no se podí/a azer sangría, que como dize Galeno: *tum pleuritices, tum pidio munieses /tum anginocis unica salus es vereos robus.* Ansí a los pleuréticos, como a los /que tienen permonía, como a los que tienen esquinencia toda su salud es que tengan fu/erça. Y por esto encomenda que sienpre miren muncho en este propio lugar, que/

//[66r]no sangren tanto que se debi<li>te <y> enflaquesca el calor natural, de tal suerte que no aya /fuerça para poder gargagear. Porque el sangre es tresoro de la vida, adonde consi/ste la fuerça. Y ansí, aunque fuera dolor de costado no avía fuerça pa/ra poder sangrar al rab, ¡Que Dios lo guarde!, como mostraba las mᵉṣuqot que tenía, causa/[5]das todas del travajo que passava naturaleza en cozer aquellos malos u/mores que tanto la conbatían.

Y ansí, sangrándolo no pudiera de ninguna manera /a acavar la cocción, quitando con la sangría la virtud que la avía de azer. Y esto /era cuando fuera dolor de costado pos no lo siendo, como claramente avemos pro/vado, ni la fuerça la premite, ni la enfermedad la requere.

Verdad es que me /[10]argüirán que la enfermedad es sanguiña según lo que yo digo y sinoca de /putrefacción de la massa sanguinaria y que por esta razón ningún remedio se /puede azer tan conveniente como la sangría, en dotrina de Galeno y de toda la /escola médica. Confeso que es ansí, mas es necessario mirar en qué tien/po de los 4 gerenales está la enfermedad. Que en princi/pio y aumento /[15]mucho bien conviene la sangría una y 2 y 3 y las que fueren necessarias

שיגון לו קירי לה נאטוראליזה אי לה פֿואירסה לו פרימיטי מאש שי אישטה ייא אין איל
אישטאדו לה אינפֿירמידאד אי נאטוראליזה אינפֿישה אשיקרישטאר אי איואנקואר איש
טאנדו אקאואדו די קוזיר קומו שי וי אין איל קוזימיינטו קי טראי ייא לה אורינה אי
מודו די שושטאנשייא די לייא אין לוש 2 קאמאראש קי די שוייו איזו אין אישטו טי
ינפו נו קונויני די נינגונה מאנירה פורקי איש דישטראיר לה נאטוראליזה אי קיטארלי   20
לה פֿואירסה קון קי אזי אישטאש 3 אובראש קי וימוש קי אינפֿישה אאזיר פֿארה
שאנאר לה אינפֿירמידאד קומו שון איל קוזימיינטו לה שיקוסטראסיון אי
איואקואשיון טאן איוידיניטיש אי קלאראש קומו פֿאָרישין אין לה אורינה איל קוזימיינטו
אי אין לאש קאמאראש אי שודוש לה אישיקואישטראקסיון אי איואקואשיון שי פרווה
אישטה דוטרינה קון לה קי אוזו גאלינו אין אין איל ליבֿרו ‹אַזירוֹן› די לוש פירנוסטיקוש אַפֿוֹריסטימקאוֹפֿ קאפֿי   25
13 קואנדו פֿואי לייאמאדו פֿארה און בחור איל קואל אירה די טינפיראמיינטו שאנגי
נייו אי אין פרימה וירה אי טיניאה אונה קאליינטורה די שאנגרי אי אישטאוואן אוטרוש
מידיקוש פֿארה לה שאנגריאה אי שיינדו קונשולטאדו גאלינו פֿארה איל קאבֿו דישו קי אירה מוי
אפירפוזיטו לה שאנגריאה שיגון לו פידיאה לה אינפֿירמידאד קומו שיייאה   30
דיל פולשו אי די לוש אקשידינטיש קי טיניאה איל אינפֿירמו אי קי לואיגו אין אקיל פונטו
נאטוראליזה אזיה און גראנדי פֿלושוׁ די שאנגרי די נאריזיש אי שי איואקואווה איל אי או
מור קי אזיאה לה אינפֿירמידאד קי שאנאווה איל אינפֿירמו אי אישטאנדו אין אישטו מי
טייו איל אינפֿירמו איל נֿאדידו אין לה ר נאריש אישקירדה אי לו קיטו אינשאנגרינטאדו
אי מידיאטה מינטי שישיגו און פֿלושוׁ די שאנגרי טאן גראנדי קי פֿואי נישישאריין פוניר   35
רימידייוש פֿארה טאגֿארלו אי קידו ליבֿרי די לה קאליינטורה אנשי שיגון אישטה דוטרינה פוש
וימוש ייא שינייאליש די אישטאדו אינפֿירטיניינטי קוזה שיריאה אזיר שאנגריאה מאש
אויינדולו אנשי אינשינייאדו איפוקרי׳ קי נוש מאנדה קלארה מינטי קי אין איל אישטאדו

66v

נו שולה מינטי קון מידישינאש נו מיניאימוש אל אינפֿירמו מאש אפֿילו קומידה שי פֿואיר
פושיבֿלי נו לידימוש ‹אי› אנשי נו קונוויני קואנטו מאש קי קומו טינימוש דיגו דינינגונה מ
מאנירה נו פירמיטי לה טאל שאנגריאה לה פֿואירסה דיל רב נר׳׳ו אי פֿאטינטי מינטי לומוש
טרה שו פולשו קי אאון קי אישטה מולﬞיי אי פֿארישי פֿואירטי איש פור שיאטאר לה אלטי
רייא מוי דישקוביירטה אי שין קארניש או פוקאש אי פֿארה שו טינפיראמיינטו אוויינדו   5
טאן פֿואירטי קאליינטורה אויאה די אישטאר איל פולשו גראנדי אפרישאדו אי פֿריקו
אינטי מאש אישטה פיקינייו לאנגידו אי קריברו דיפֿיריינסייאש שיירטאש די פוקה פֿואי
רסה אי איש אוויירטו די פורוש איל שינייור חכם מוי ריזולובֿרי די טינפיראמיינ
טו מוי קאלידו קאליינטישימו פֿיגאדו פֿלאקו אי פֿריאו אישטומאגו אי נו שין פֿאש
טיאו אי פוקה גאנה די קומיר אי אאון קי טרימונטאנדו אי שין דורמיר קי טודאש איש   10
טאש קוזאש אינפֿידין לה שאנגריאה אי מאש אויינדו ייא קוזודו אי אינפֿישאדו פור
קורשוש אי שודור איואקואר איל אומור אי אנשי טינגו פור מיﬞוֹר פֿאריישיר די
שׁאר אלה נאטוראליזה ריגולאר לה אינפֿירמידאד פֿואיש יא אינפֿישאדה אאזירלו
נו קאינדו אין איל קאנון דוטרינה די אביישינה איגֿיר קורו קוראטוש איט אידומו פי
דיט קוראמוש אלה אינפֿירמידאד אי מאטאמוש אל אינפֿירמו אנשי קי ביין קונשי   15
דארדה לה דוטרינה מידישינאל אי לאש קאבֿזאש קי איי פֿארה אזיר לה שאנגריאה אונו שי
וי אייוידינטישימה מינטי קי איל פֿיליגרו איש גראנדישימו אזירשי לה שאנגריאה
אי קי וירנה לה שאלוד בעׁׁה אה פוקו נו שי אזיינדו אי אוזאנדו איל רב נר׳׳ו קי לאש
6 קוזאש נו נאטוראליש ביין אינדו אין קאדה טירמינו איואקואנדו נאטוראליזה לו קי אישטה   19
קוגֿו דיל אומור קי אזי לה אינפֿירמידאד אנשי אין איל 9 קומו אין איל 11 קומו אין איל   20
14 יא פור קאמאראש ייא פור שודור אי אין אישטי אולטימו טירמינו ייא וירה אין שי
איל שינייור חכם קומו אישטה פור מיﬞוֹר די אאי די לוש די אין פור דילאנטי אלקאנשארה פי

/según lo quere la naturaleza y la fuerça lo premite. Mas si está ya en el /estado la enfermedad y naturaleza enpeça a secrestar y evacuar es/tando acavado de cozer —como se ve en el cozimien-to que trae ya la orina y /modo de sustancia della en los 2 cámaras que de suyo izo— en esto ti/[20]enpo no conviene de ninguna manera. Porque es distraer la naturaleza y quitarle /la fuerça con que aze estas 3 obras que vemos que enpeça a azer para /sanar la enfermedad: como son el cozimiento, la secostración y /evacuación, tan evidentes y claras como parecen en la orina el cozimiento /y en las cámaras y sudor, la esecuestracción y evacación.

Se prova /[25]esta dotrina con la que usó Galeno en el libro *De los pernósticos*, capi' 13, cuando fue llamado para un baḥur, el cual era de tenperamiento sangui/ño y en primavera. Y tenía una calientura de sangre y estavan otros /médicos para sangrarlo y era día 5 y avía fuerças muchas para poderse /azer la sangría. Y siendo consultado Galeno para el cabso dixo que era muy /[30]a perpósito la sangría según lo pedía la enfermedad —como se vea del pulso y de los accidentes que tenía el enfermo —y que luego en aquel punto /naturaleza azía un grande fluxo de sangre de narizes y se evacuava el u/mor que azía la enfermedad que sanava el enfermo. Y estando en esto me/tió el enfermo el dedo en la narís esquerda y lo quitó ensangrentado, /[35]imediatamente se sig(ui)ó un fluxo de sangre tan grande que fue necessario poner /remedios para tajarlo y quedó libre de la calentura.

Ansí, según esta dotrina, pos /vemos ya señales de estado inpertinente cosa sería azer san-gría. Más /aviéndolo ansí enseñado Ypocr' que nos manda claramente que en el estado

//[66v]no sólamente con medicinas no meneemos al enfermo más, afilu comida si fuer(e) /posible no le demos.

<Y> ansí, no conviene cuanto más que, como tenemos dicho de ninguna /manera no permite la tal sangría la fuerça del rab, ¡Dios le guarde! Y patentemente lo mos/tra su pulso que aunque está molle y parece fuerte, es por estar la alte/[5]ria muy descubierta y sin carnes o pocas y para su tenperamiento. Aviendo /tan fuerte calientura, avía de estar el pulso grande, apressado y frecu/ente, mas está pequeño lánguido y qrebro[1]. Diferencias ciertas de poca fue/rça y es avierto de po-ros el sieñor ḥakam, muy resolubre, de tenperamien/to muy cálido, calientíssimo fígado, flaco y frío estómago, y no sin fas/[10]tío y poca gana de comer, y aunque tremuntando y sin dormir, que todas es/tas cosas inpiden la sangría. Y más aviendo ya coz(i)do y enpeçado por /cursos y sudor (a) evacuar el umor.

Y ansí, tengo por mejor parecer de/xar a la naturaleza regular la enfermedad pues ya (a) enpeçado a azerlo, /no caendo en el *Canon* dotrina de Abicena: *eger curatus est idomo pi/[15]deti*, curamos a la enfermedad y matamos al enfermo.

Ansí que bien consi/darada la dotrina medicinal y las causas que ay para azer la sangría uno se /ve evidentíssimamente que el peligro es grandíssimo —azerse la sangría— /y que verná la salud, con ayuda de Elohim, a poco a poco no se aziendo (la sangría) y usando el rab, ¡Dios lo guarde!, de las /6 cosas no naturales, bien yendo en cada término evacuando naturaleza lo que está/[20] cocho del umor que aze la enfermedad —ansí en el 9, como en el 11 como en el/14— ya por cámaras, ya por sudor. Y en este último término ya verá en sí /el señor ḥakam como está mejor, y en los de ahí por delante alcançará pe/rfeta

---

[1] Quiebro.

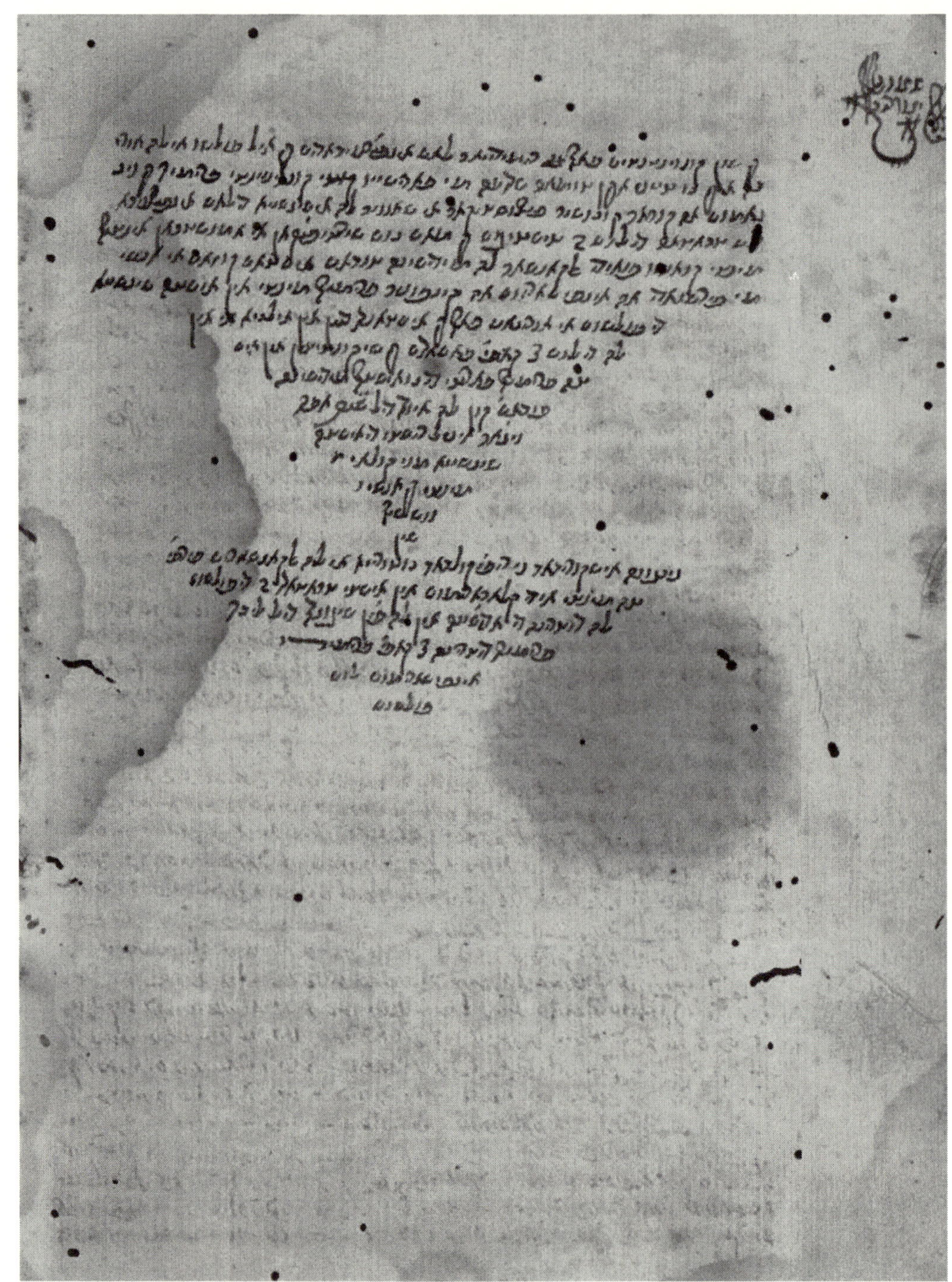

Folio 67v del manuscrito.

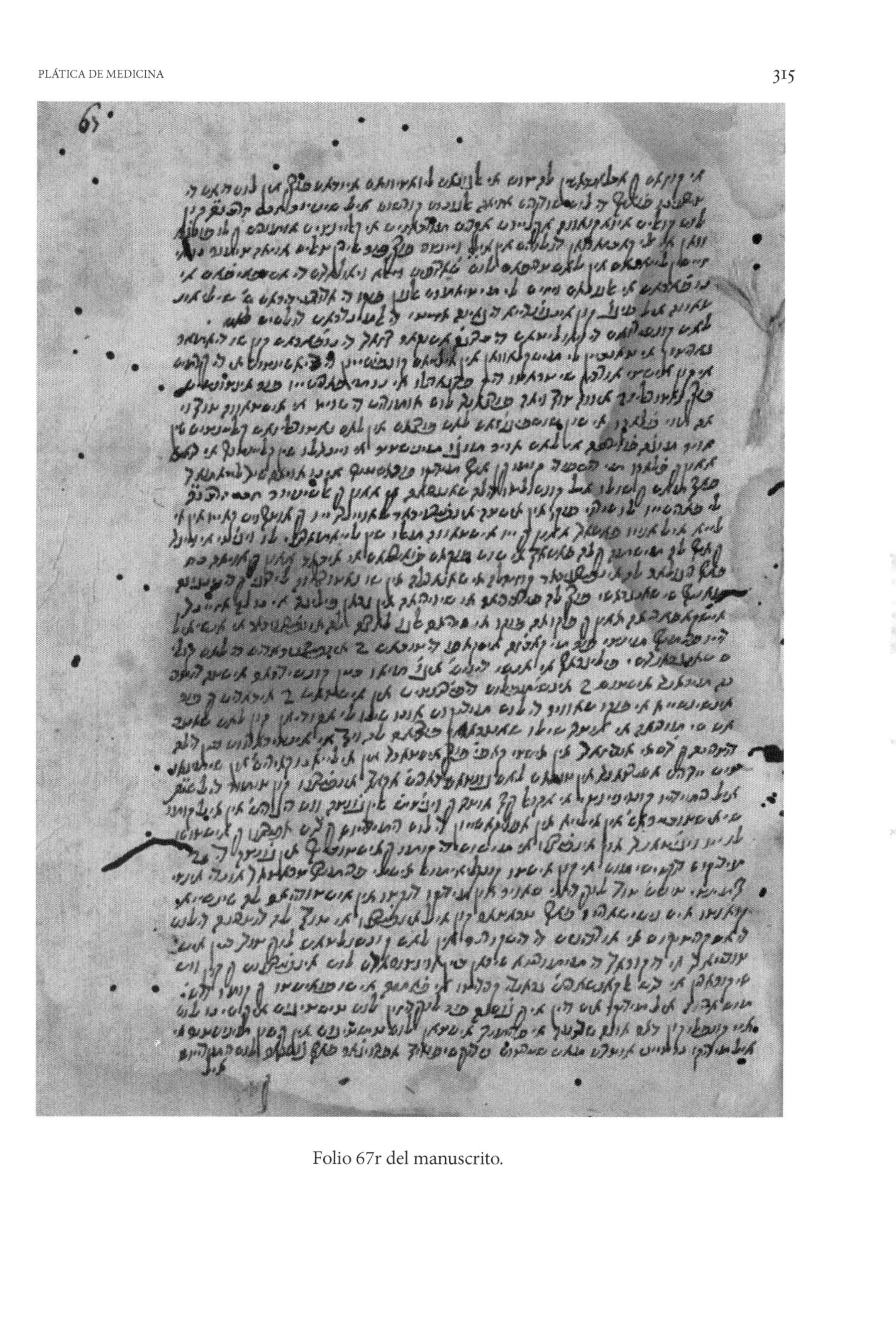

Folio 67r del manuscrito.

רפֿיטה שאלוד קי טינגה קומו פואידי דארלי איל דייו אי לי דיזיאן טודוש לוש קילי ביין
קירין   דישפואיש די מי אבֿלו מיאמט גֿיליבי

25 אי דישֿו לה שאנגריאה אי אפֿונטו אין אונאש שאנגיגֿואיללאש פור שיירטאש אלמו
ראנאש קי שופֿימוש אויאה טינידו איל רב נר״ו לואיגו ריזונו פוקו אי מאלו קומו קוש
טומרה איל חכם מידיקו אינפֿירו קי קירריינדו די פֿינדיר לה אופֿיניון דיל וייגֿו אי וויינדולו איש
טי קי נו לייואוה טירמינו פארה אילייו בולבֿיי אוטרה ויש אקירֿיר פירשואדיר קי שיאיזֿישי
לה שאנגריאה לי רישפֿונדי אשוש ארגומינטו אאון קי אויאה פוקה שושטאנשייא אין אי

30 לייוש אי פור רימאטי מי דיגֿא דימאנדו אמי קואנטוש מודוש אוייאה די שינוקו אילי
רשפֿונדי שילודיריאה קואנדו ייו וויישי קי איל שאויאה קונשיר און דולור די קושטאדו אי
איינדו איל רב וערום במהר״ר מהריטראנה ג[...]הרו קי מיאזו לייאמאר אלא קונשולטה אילוש
מאש שיניוריש קי אישטאוואן אין איל שיר קוזה קונויניינטי מי קונשיגֿו אי קי אירה מי
פאריישיר די שאלוד שין שאנאריאה אי איל די לוש מאש מידיקוש אאון קון לה שאנגריאה

35 פוניאן אין דובֿדה שי די טירמינו קי ‹שי› שיגֿישי מי פארישיר אי פֿואי אין טודו אשירטאדו די טאל
שואירטי קי אל 14 אישטאווה ייא לינפֿיאו די קאליינטורה אי אין אי איל דישֿו איל שינייור חכם
מהריט ן׳ יעיש נר״ו אל וויגֿו זאקוטו קי אירה ייא מוי ויגֿו קי לאש אישקאליראש איראן מון
גֿאש קי נו טומאשי טראוואגֿו שי נו די 2 או 3 : 4 דיאש אי יו קירריינדומי דישפֿידיר
אינטונסיש פורקי שילודישֿו דילאנטי מי נו מי דישֿו אי פֿואי אלגונוש דיאש מאש אי

40 נו טראטו די לוש רימידייוש קי שיאיזֿיירון דישפואיש די לה גֿונטה אין אקיללוש דיאש אש
טה איל 14 פורקי נו פֿואירון אוטרו קי שֿארופֿיש אי אלגונוש קורדיאליש אי קונשירואש פארה
אישפֿורשאר בולטיש דיקואישֿקוש די בימבריליוש פֿארוש קאלדוש קון שוש פולבֿוש קורדיאליש

67r

אי קוזאש קי אבֿלאנדאשין לה טוש אי אלגונאש לייואטיואש איודאואש פורקי אין לוש דיאש די
טירמינו פֿואירה די לוש שודוריש אויאה אלגונוש קורשוש איל שינייור חכם הרב נר״ו קון
לוש קואליש איואקואווה אקיליייוש אקריש מורדאזיש אי קאליינטיש אומוריש קי לו פונגֿא
וואן אי לי קאבזאוואן דולוריש אין איל וויינטרי פורקי שירין טאליש אויאה טימור נו אי
5 זיישין לייאגאש אין לאש טריפאש לוש שֿארופֿיש ויאלא ויאולאדוש די אש[ו]פֿאיפֿאש אי
נופֿאראש אי אלגונאש וויזיש לי מיטיאמוש אלגון פוקו די אדורמידיראש שֿ שי לי און
טאווה איל פיגֿו קון אינגֿונדייא די גֿאינה אזייטי די אלמינדראש דולשיש לאש .
לאש קונשירואש די ויאוליטאש די ברוגֿה אשוקאר רוזאדו די נופֿאראש קון שו דיאמאר
גֿאריטון אי טאנביין לי מישקלאוואן אין אילייאש קונפֿישיון דיאשינטוש אי די קירמיש
10 אי קון אישטי אורדין שי טראטו דיקי פרוגארלו אי נו מי פאריישיו פור אינטונשיש
פורקי נאטוראליזה אייוה טודה ויאה פורגאנדו לוש אומוריש די שויין אי אישטאווה טודה וי
אה מוי פֿלאקו אי שון שושפֿיגֿוזאש לאש פורגאש אין לאש נאטוראליזֿאש קאליינטיש שין
אויר מוגֿה פֿואירסה אי לאש אויר מוגֿו מיניששטיר אי וויינדולו שין קאליינטורה אי בואינו
אאון קי פֿלאקו מי דישפֿידי קומו קין אירה מידיקו פוראשטירו אי נו אוייאה שידו לייאמאדו
15 פארה מאש קי שולו איל קונשולטו די לה שאנגריאה קֿי אאון קי אל שינייור חכם הרב נר״ו
לי פאריישייו לו שירוי פוקו אין אישטה אינפֿירמידאד שאויינדו ייו קי אוטרה ויש קאייו אין אי
לייא איל אנייו פאשאדו אאון קי ייו איטאווה מאלו שין לייאמארמי לו ויגֿיטי אי וויינדו
קי אירה לה מישמה קי לה פאשאדה אי שוש פוקאש פֿואירסאש אי אידאד אאון קי אויאה כח
פארה ריגולאר לה אינפֿירמידאד קוזירלה אין שו נאטוראליזֿה לי רוגי קי די נינגונה
20 מאנירה שי שאנגראשי פורקי לה פירדיריאה או שיויריאה אין גראן פיליגרו אי נו לה אזיינדו
אישֿקאפֿאריאה אאון קי פוקו אה פוקו אי שיריאה אלגו לארגה לה אינפֿירמידאד אי אנשי איל
דייו פרימירה מינטי פור מי קאבֿזה אישקאפֿו די טודאש 2 אינפֿירמידאדיש די לאש קואלי
ש שאנגראנדושי פיליגרארה אי אנשי דינוש איגֿו מיאו ביין קונשידיראר אישטה דוטרי
נה מיראנדו אישטוש 2 אינשֿימפלוש דיפֿירינטיש אין אישטאש 2 אידאדיש קי פור
25 אינשינשייא אי פוקו שאוויר די לוש מידיקוש אונו שינו לי אקודיאן קון לאש שאנגרי
אש שי מוריאה אי אוטרו שילו שאנגראראן פירדיאה לה וידה אי אינטירארוש ביין די לה

pe⁄rfeta salud que tenga como puede darle el Dio y le dezían todos los que le bien ⁄queren.

Después de mí, abló Mehemet Chelebi ⁄²⁵y dixo: la sangría. Y apuntó en unas sanguijuelas por ciertas almo⁄rranas que supimos avía tenido el rab, ¡Dios le guarde! Luego rezonó poco y malo como cos⁄tumra el ḥakam médico enpero que queriendo defender la opinión del viejo y viéndolo es⁄te que no llevava término para ello, bolbió otra ves a querer persuadir que se iziesse ⁄la sangría. Le respondí a sus argumento aunque avía poca sustancia en e⁄³⁰llos y por remate me demandó a mí cuántos modos avía de sinoco. Y le ⁄respondí (que) se lo diría cuando yo viesse que él savía conocer un dolor de costado.

Y ⁄yendo el rab vᵉ-ᶜarun ⁄con nuestro maestro el rabino r⁄ Meheritrana G[...]aro¹ que me izo llamar a la consulta y los ⁄más señores que estavan en el ser cosa conveniente mi consejo y que era mi ⁄parecer de salud sin sangría y el de los más médicos aún con la sangría ⁄³⁵ponían en duḇda si de término que <se> siguesse mi parecer. Y fui en todo acertado, de tal ⁄ suerte que al 14 estava ya limpio de calientura. Y en él dixo el señor ḥakam ⁄Maharit (be)n Yaᶜis, ¡Dios lo guarde!, al viejo Zacuto —que era ya muy viejo— que las escaleras eran mun⁄chas, que no tomasse travajo si no de 2 o 3 : 4 días y yo, queriéndome despedir ⁄entonces —porque se lo dixo delante mí— no me dexó. Y fue algunos días más y no ⁄⁴⁰trató de los remedios que se izieron después de la junta en aquellos días as⁄ta el 14 porque no fueron otro que xaropes y algunos cordiales y conservas para ⁄esforçar, boltes de cuescos de bembrillos, farros, caldos con sus polbos cordiales, ⁄⁄

⁄⁄⁶⁷ʳy cosas que ablandassen la tos y algunas levativas ayudas. Porque en los días de ⁄término, fuera de los sudores, avía algunos cursos el señor ḥakam a rab, ¡Dios lo guarde!, con ⁄los cuales evacuava aquellos acres, mordazes y calientes umores que lo punja⁄van y le causaron dolores en el vientre. Porque por seren tales, avía temor no i⁄⁵ziessen llagas en las tripas los xaropes violados de açufaifas y ⁄núfaras, y algunas vezes le metíamos algún poco de adormideras, se le un⁄tava el pecho con enjundia de ga(ll)ína, azeite de almendras dulces, ⁄las conservas de violetas, de borraja, açúcar rosado de nofaras con su diamar⁄gariton y tanbién le mesclavan en ellas confeción diasentos y de quermes.

⁄¹⁰Y con este orden se trató de que prugarlo, y no me pareció por entonces ⁄porque naturaleza iva todavía purgando los umores de suyo, y estava todaví⁄a muy flaco y son sospechosas las purgas en las naturalezas calientes, sin ⁄aver mucha fuerça, y las aver mucho menester.

Y viéndolo sin calientura y bueno, ⁄aunque flaco, me despedí como quen era médico (f) orastero y no avía sido llamado ⁄¹⁵para más que solo el consulto de la sangría. Aunque al señor ḥakam ha-rab, ¡Dios lo guarde!, ⁄le pareció lo serví poco en esta enfermedad —saviendo yo que otra ves cayó en e⁄lla el año passado— aunque yo estava malo, sin llamarme lo vigité. Y viendo ⁄ que era la misma que la passada y sus pocas fuerças y edad —aunque avía koaḥ ⁄para regular la enfermedad, cozerla y sanarla en su naturaleza— le rogué que de ninguna ⁄²⁰manera se sangrasse porque la (vida) perdería o se vería en gran peligro y no la aziendo ⁄excaparía, aunque poco a poco, y sería algo larga la enfermedad. Y ansí, el ⁄Dio primeramente, por mi causa escapó de todas 2 enfermedades de las cuale⁄s sangrándosse peligrara.

Y ansí, denos, ijo mío, bien considrar esta dotri⁄na mirando estos 2 ensemplos diferentes en estas 2 edades que por ⁄²⁵ensencia y poco saver de los médicos, uno si no le acudían con las sangrí⁄as se moría, y otro si lo sangraran perdía la vida.

Y enterarvos bien de la

---

¹ Parece clara la lectura Meheritrana pero tal vez sea Meherit (nombre que aparece más adelante) Rana. La palabra que sigue no está clara. Parece el apellido para el nombre propio Meheritrana.

דוטרינה קי בֿוש אי אנביזאדו אין אישטי קאפֿי' פורקי אישטאנדו אין אלייו נו קאיירשֿ אין שימיגאן
טיש יירורש אשירטאנדו אין טודאש לאש גונטאש דארישֿ אקאדה אינפֿירמו קון טימור דיל שׁיﬞﬞת
איל רימידייו קונויניינטי אי אקואל קירה אוטרו קי ויגֿיטיש שין גֿונטה וש ריגירשֿ אין איל קומו

30 שי אישטובייראשֿ אין אילייא אין אפֿליקאשיין די לוש רימידייוש קי בֿוש אפֿירמו קי אישטו שו
לו ייו ויגֿיטאנדו און אינפֿירמו אי מי שושידי קומו קי אישטוביירה אין גֿונטה די 20
מידיקוש דוקטישימוש אי קון אישטו קונקליאימוש אישטי פרימירו טראטאדו אונדי אינטי
רה מינטי טיניש טודו לו קי דייו שאויר און מידיקו דוקטו אין אישטודייאר לה שינשייא
קואנטו איש נישישאריו פארה טראטאר קון איל אינפֿירמו אי טודה לה דוטרינה די לוש

35 דיאש קריטיקוש אי אורדינש די דישקורי אין לא קונשולטאש לו קי טודו ביין איש
טודייארו אי ריקוראדו די מימורייא שיראן ביין אוינטוראדוש לוש אינפֿירמוש קי קון וש
שי קורארין אי בוש אלקאנשארשֿ גראנדי קריד'יטו אי פֿאמה אי שו פואישטו קי קומו דישֿי
מוש אריוה איל מידיקו איש דיין אי קי גֿושגה פור לו קי דיזין לוש טישטיגוש אי קי שי נו לוש
איי קונפֿלי קון דאר אונה שבועה אי פרימירו אישטאן לוש טישטיגוש אין קי שון מינישטיר אי

40 איל מידיקו נו טייני אוטרוש שיירטוש ני די קי שי פואידה אפֿרוויגֿאר פארה גֿושגאר לוש רימידייוש

67v ‹שמואל מורינו›

קי שון קונויניינטיש פארה רימידיאר לאש אינפֿירמידאדיש קי איל פולשו אי לה אורי
נה אי קי נו טייני אקין טומאר שבועה מי פארישייו קוטי קונויניינטי פרימירו קי וין
גאמוש אה קוראר קונושיר פירנושטיקאר אי שאויר לה אישינשייא די לאש אינפֿירמידא

[ד]יש טראטאר די לוש 2 טישטיגוש קי מאש נוש שירטיפֿיקאן אי אמושטראן אינטירה
מינטי קואנ[ט]ו פֿואידי אלקאנשאר לה מידישינה טודאש אישטאש קוזאש אי אנשי 5
מי פירשואדי אה אינפישארווש אה קונ‍פֿוניש פרימירה מינטי אין אישטה שינשייא
די פולשוש אי אורנאש פארה קי אישטאנדו ביין אין אילייא אי אין
לה די לוש 3 קאפֿי' פֿאשאדוש קי שיקונטיניין אין איש
טה פרימירה פארטי די נואישטרה מידישינה
פֿודאשֿ קון לה איודה דיל שׁיﬞﬞת אפרו 10
ויגֿאר אייל רישטו די אישטה
שינשייא מוי קולאי מ
מינטי קי אנשי ו
וש שירה
שין 15

נינגונה אישקורידאד ני דיפֿיקולדאד ני דיטורייא אי לה אלקאנשאריש פֿירפֿי
טה מינטי אידי קלארארימוש אין אישטי טראטאדו 2 די פולשוש
לה דוטרינה די אבישינה אין לה פֿין שיגונדה דיל ליברו
פרימירו דוטרינה 3 קאפֿי' פרימירו אינפֿישארימוש לוש 20
פולשוש

/dotrina que ɓos e enbezado en este capi', porque estando en ello no caerex en seme(j)an/
tes yerrores. Acertando en todas las juntas, darex a cada enfermo con temor del Nombre, 'bendito sea! /el remedio conveniente, y a cualquera otro que vigitex, sin junta, vos regirex en él como
/³⁰si estubierax en ella, en aplicación de los remedios. Que ɓos afirmo que esto so/lo yo vigitando
un enfermo y me sucede como que estubiera en junta de 20 /médicos doctíssimos.

Y con esto concl(u)imos este primera tratado onde ente/ramente tenex todo lo que deve
saver un médico docto en estudiar la cencia /cuanto es necessario para tratar con el enfermo. Y
toda la dotrina de los /³⁵días críticos y órdenes de discurrir en las consultas lo que todo bien es/
tudia(d)o y recordado de memoria. Serán bien aventurados los enfermos que con vos /se curaren
y ɓos alcançarex grande crédito y fama.

Y supuesto que, como dixi/mos arriva, el médico es dayan y que jusga por lo que dizen los
testigos, y que si no los /ay, cunple con dar una šabuʻah. Y primero están los testigos en que son
menester y /⁴⁰el médico no tiene otros más ciertos —ni de que se pueda aprovechar para jusgar
los remedios

//⁶⁷ᵛ<Samuel Moreno>

/que son convenientes para remediar las enfermedades— que el pulso y la ori /na y que tiene no
aquen tomar šabuʻah. Me pareció conveniente primero que ven/gamos a curar, conocer pernós-
ticar y saver la esencia de las enfermeda

/[de]s, tratar de los 2 testigos que más nos certifican y amostran entera
/⁵mente cuán[t]o puede alcançar la medicina todas estas cosas. Y ansí
/me persuadí a enpeçarvos a conponer primeramente en esta cencia
/de pulsos y orinas para que estando bien en ella y en
/la de los 3 capi' passados que se contienen en es
/ta primera parte de nuestra medicina,
/¹⁰podax con la ayuda del Nombre, ¡bendito sea!, apro
/vechar en el resto de esta
/cencia muy kolay

/ᵐente, que ansí

/vos será/
/¹⁵sin

/ninguna escuridad ni dificuldad notoria, y la alcançares perfe
/tamente. Y declararemos en este tratado 2º de pulsos
/la dotrina de Abicena en la fen segunda del libro
/primero, dotrina 3ª, capi' primero. Enpeçaremos /²⁰los
pulsos.

PARTE III

ANEXOS

GLOSARIO, ÍNDICES Y BIBLIOGRAFÍA

GLOSARIO

Se incluyen términos hebreos, turquismos, palabras en otras lenguas peninsulares y específicas del judeoespañol y términos técnicos —bien médicos o nombres de plantas— términos en desuso o cuyo significado actual no se corresponde con el del s. XVII o son términos habituales de la literatura médica medieval. También incluyo vocablos que no he conseguido identificar y en estos casos añado entre paréntesis la palabra en grafía hebrea y la frase en que aparece dentro del texto.

Referencias a diccionarios y autores citados en el glosario:

Bernard de Gordon: Bernardo de Gordonio. *Lilio de Medicina*. Estudio y edición de Brian Dutton y María Nieves Sánchez. Madrid: Arco Libros, 1993.

Bos: Gerrit Bos. *A Concise Dictionary of Novel Medical and General Hebrew Terminology from the Middle Ages*. Leiden/Boston: Brill, 2019.

CNDHE: Real Academia Española: *Corpus del Diccionario histórico de la lengua española (CDH)* [en linea]. https://apps.rae.es/CNDHE.

CORDE: Real Academia Española: Banco de datos (CORDE) [en línea]. *Corpus diacrónico del español*. http://www.rae.es.

Corominas: Joan Corominas y Pascual, José A. *Diccionario Crítico Etimológico Castellano e Hispánico*. Madrid: Gredos 1984-1991, 6 vols.

Covarrubias: Sebastián de Covarrubias Orozco, *Tesoro de la lengua castellana o española*. Madrid 1611.

Crews: Cynthya Crews. «One Hundred Medical Recipes in Judeo-Spanish of ca. 1600» en *Revue des études juives*, tome 126, n°2-3, avril-septembre 1967, pp. 203-263.

DETEMA: *Diccionario Español de Textos Médicos Antiguos*, bajo la dirección de María Teresa Herrera. Madrid: Arcos, 1996, 2 vols.

DHJE: Aitor García Moreno (dir.). *Diccionario Histórico del Judeoespañol – DHJE* (CSIC, 2013). http://esefardic.es/dhje.

DRAE: Real Academia Española. *Diccionario de la lengua española*. https://dle.rae.es.

García Moreno-Orfali: Aitor García Moreno - Moisés Orfali (2018). *La saga de los reyes otomanos. Edición crítica y estudio de tres versiones sefardíes del Séfer Sipur maljé ʿotmanlim (Constantinopla 1767 y 1863, y Kazanlak ca. 1815)*. Granada: Editorial Universidad de Granada.

Gómez de Enterría: Josefa Gómez de Enterría. *El vocabulario de la medicina en el español del siglo XVIII*. Bern, Berlin, Bruxelles, New York, Oxford, Warszawa, Wien: Peter Lang, 2020.

Laguna: Pedacio Dioscorides Anazarbeo. *Acerca de la materia medicinal y de los venenos mortíferos*. Traducido del griego e ilustrado por el doctor Andrés de Laguna en Anvers, en casa de Juan Latio, MDLV (edición facsímil). Madrid: Comunidad de Madrid 1991.

Mensching: Guido Mensching. *La sinonimia delos nombres delas medeçinas griegos e latinos e arauigos*, estudio y edición crítica. Madrid: Arco Libros, 1994.

Nehama: Joseph Nehama. *Dictionnaire du judéo-espagnol*, avec la collaboration de Jesús Cantera. Madrid: CSIC, Instituto Arias Montano,1977.

Pascual Recuero: Pascual Recuero, Pascual (1977), *Diccionario básico ladino-español*. Barcelona: Ameller ediciones.

Perhaya: Klara Perhaya [*et alii*]. *Judeo Espanyol-Trükë, Trükë-Judeo Espanyol: diksyonaryo: szlkü*. Istanbul: Gözlem Gazetecilik Basın ve Yayı, 1997.

Quintana: Aldina Quintana Rodríguez. *Geografía Lingüística del Juedoespañol. Estudio sincrónico y diacrónico*. Bern, Berlin, Bruxelles, Frankfurt and Main, New York, Oxford, Wien: Peter Lang, 2006.

Romeu Ferré: Pilar Romeu Ferré. *Tratado sobre la peste. Edición de un manuscrito aljamiado de la obra de Juan de Tornamira (s. XVI)*. Barcelona: Tirocinio 2022.

Stala: Ewa Stala, *Los nombres de los colores en el español de los siglos XVI-XVII*. Alicante: Biblioteca Virtual Miguel de Cervantes, 2011.

TeLeMe: Bertha M. Gutiérrez Rodilla (dir.). *Tesoro lexicográfico médico (TeLeMe)* [en línea]. Consultado en http://teleme.usal.es. Reúne varios diccionarios y cito el año del diccionario que utilizo en cada término.

GLOSARIO

A

Ábito del cuerpo: DETEMA I:802, el término 'ábito' tiene el significado de costumbre adquirida por repetición pero también tiene un segundo significado en la medicina medieval, 'Composición, constitución física'. En este texto aparece con ambos sentidos.

Abolita: este término lo usa para definir una acción y un tipo de pulso. Es clarificador el párrafo donde dice que la (acción) abolita es aquella en que todo se perdió y no se puede hacer nada. El término derivado del *abolere* latino, 'abolido', del que parece proceder, significa 'derogado'. Sin embargo, en este texto se acerca más al significado de 'absoluto'.

Accesión: DETEMA I:309, es una variante de la palabra 'cicción'. Véase 'cición'.

Aclear [אקליארל]: «que son tan inorantes los médicos que asta que los vean por la caye a los enfermos, no dexan de vigitarlos y dezir que no están linpios de calientura; ya que sea por inorancia, ya que por esta con cobdicia de *aclearlos*» (fol. 25r). El contexto apunta a sacar provecho, dinero, de los pacientes, pero el origen de la palabra me es desconocido. No está en CNDHE ni en Corominas.

Acutísima: referida a la enfermedad muy aguda. Término arcaico, aparece en textos de finales del s. XVI. Hay 7 casos en CORDE.

Advertiente: DETEMA I:42, Adversante: contrario, que está en contra. Se cita en este diccionario un texto que también se refiere a tipos de medicamentos como en la *Plática de medicina*: «el vino blanco subtil no es diuretico assy como los aduersantes».

Aferiente (causa): DETEMA I:44, encuentro aferujenta, herventar. Tal vez tenga que ver con 'Ferida'.

ʾ*Afilu* (heb): incluso.

Afogar: DETEMA I:58, la forma 'afogar' para 'ahogar' está atestiguada.

Agallas: como término anatómico no lo he encontrado ni en DETEMA, ni en Corominas. En Perhaya (66) 'agáyas' aparece como amígdalas, lo que tiene sentido.

Agravantivo: DETEMA II:50, agraviativo: que causa pesadez.

Aínda: todavía, aún. Término portugués integrado en el judeoespañol.

Alabtear [אלאבטיאנדו]: «Fuime *alabteando* todo el invierno, rigéndome lo mejor que podía» (fol. 39r). Tras una enfermedad grave, parece indicar que fue pasando el invierno con relativa calma respecto a esa enfemedad.

Alcha [אלֹגֹה]: «y el color: si es negro, si blanco, si amarío, si rufu, si colorado, si *alcha* o de otro color» (fol. 28v). No lo he encontrado en el libro sobre nombre de colores de Stala (2011). Los dos colores básicos que faltan son verde y azul. El color verde aparece con su forma castellana 'verde' más adelante. Por exclusión, podría referirse al color azul.

Alegante: este término aparece como adverbio 'alegantemente' en una obra de Enrique de Villena en 1417, referido a lo poético. En este contexto, tal vez podría ser una variante de 'alegado', refiriéndose a un texto ya citado, pero no encuentro esa variante en el CNDHE y más adelante hablará de una doctrina 'alegante y buena' (fol. 13r).

Alferezía: DETEMA I:73, aferecía. Véase también frenesí. Enfermedad infantil con convulsiones.

Allana [אלייאנה]: «para causar el dolor es necessario tener 2 cosas: la una que pueda azer allana grandes y supitas mutaciones» (fol. 34v). Término desconocido.

Almorrana: DETEMA I:83, hemorroide. Tumorcillo sanguíneo, externo o interno, del ano.

Alterante: En DETEMA I:88, alterativo. 1. Que altera o modifica.

Alteratris: véase Alterante.

Amarío: amarillo, término judeoespañol.

Amena [אמינה]: «Suposta esta dotrina, tienen todas las febres intremitentes su amena y fuente y bolsa y lugar de donde sale la materia» (fol. 27v). Lo usa varias veces y parece ser sinónimo de fuente. No aparece ni en DETEMA ni en CNDHE ni en DHJE. En este contexto parece sinónimo de fuente y bolsa como lugar de donde sale alguna materia.

Analozigismo: no encuentro ni en CNDHE ni en CORDE 'analogizismo' ni 'analogismo', tampoco en DHJE. Se usa en el sentido de la adquisición del conocimiento a través de la comparación entre semejantes (fol. 49r).

Anbezar: véase enbezar.

Apansos (turc): Nehama, *s.v.* 'Apansíz', inopinadamente.

Apedínculo: DETEMA I:125, consecuencia o prolongación de algo.

Apossar: en el sentido en desuso de 'Morar, habitar'. Se refiere en varias partes a las partes del cuerpo donde se aposenta la enfermedad o herida.

Aquilonios: es un viento del norte. Corominas, *s.v.* Aquilón, señala los siguientes derivados: aquilonal, aquilonar. Viene del lat. *Aquilo,-onis*.

Astrigentes: DETEMA I:10, no encuentro 'astrigente', sino 'abstergiente', con la acción de absterger que es enjugar, secar. En Corominas, *s.v.* Estreñir, cita fuentes del s. XVI que utilizan 'astringente'.

Atentar: cuidar y poner atención. Véase DETEMA I:169.

Atimamiento: véase Atimar.

Atimar: Corominas, *s.v.* Timar, menciona las formas portuguesas antiguas, *atemar* y *atimar*, con el sentido de acabar, cumplir.

Atorgar: Corominas, *s.v.* 'Atorgar', otorgar en castellano antiguo.

Atrabilis: según el CNDHE, el primer texto en que aparece la palabra 'atrabilis' es del año 1575 y después se incorpora a la lengua. Se refiere a la bilis negra.

Attiticio [אטטיטישייו]: «attiticio tenperamiento que es aquel que con la comida y la bevida el enfermo, y con el uso de las otras cosas no naturales, adquirió» (fol. 42r). Por la explicación puede referirse a un temperamento no natural sino adquirido.

ʾAv (heb): mes del calendario hebreo.

Avagar: aparece en un texto de 1293 y c.1400 en una biblia ladinada según el CNDHE y el CORDE añade una referencia en 1491 en las *Siete pártidas de Alfonso X*. En DHJE 'Avagar' aparece como un un adjetivo, 'lento', o adverbio 'gradualmente, poco a poco'. En DETEMA II:1697 aparece 'Vagar'.

Ayuda: es un enema. Es una palabra típica judeoespañola y española (aparece como 5ª acepción en el diccionario de la RAE). En los textos cuando se refieren a 'ayuda' en su acepción más común usan 'ayudo' para distinguirlo de ese 'ayuda' que es siempre enema.

Azino: término judeo-español de origen árabe que tiene también la forma andalusí *ḥazino*, enfermo.

B

Baḥur (heb): muchacho.

Bacuante: en DETEMA I:695, *s.v.* Evacuativo 1. Que hace evacuar.

Bayizaines: no he encontrado este término, que parece turco. En una época de bandidos e insurgentes, tal vez se refiera a un grupo de ellos, oponiendo en el texto el término 'soldado' al de 'bandido'.

Berakah (heb): bendición.

Bezos: Corominas, *s.v.* Bezos, labios, especialmente abultados.

Biatar: puede ser una aféresis del verbo 'Aviar' en su sentido de preparar y disponer algo, como la comida.

Boeras: Covarrubias *s.v.*: Boreas, viento septentrional por otro nombre dicho Aquilo. En nombre griego poreas. Bora: Un viento frío que sopla desde la llanura húngara hasta el mediterráneo. También boreas, un viento del norte.

Bofe: DETEMA I:220, pulmón (referido a carneros).

Bolsa: DETEMA I:221-2, entre otros sentidos, cualquier cavidad del cuerpo en el que se puede contener alguna sustancia, humor.

Bómica: DETEMA II:1670, *s.v.* Virtud, menciona la virtud vómica, como facultad impulsora del vómito. Por el contexto, sin embargo, se corresponde más a la definición de 'vómica' en TeLeMe, en un diccionario de 1840, como una colección de pus enquistado en el interior de una víscera que busca su salida a través del vómito.

Bostilla: postilla. Aparece en CORDE, en una biblia ladinada de 1400 y en una versión judeoespañola tardomedieval de una obra de Juan de Tornamira: Véase Romeu Ferré (2022), fol. 4v 10: 114-15.

Bozear (turc): Nehama, *s.v.* Bozeár, del turco *bozeak*, destrozar.

Bunieca: muñeca. Conjuntura de la muñeca. Posiblemente un término judeoespañol aunque no lo he encontrado documentado.

Buraco: Corominas, *s.v.* Aguja, lo menciona como un arcaísmo para la palabra 'agujero'. Nehama, *s.v.*, Buráko, lo considera un término de origen portugués.

C

Cacoquímico: procede del latín y este del griego. DETEMA I:240: que padece una alteración humoral. Atestiguado en el s. XV. En CNDHE aparece en documentos del XVIII. También aparece en TeLeMe en diccionarios de la segunda mitad del s. XIX.

Cadenques [קאדינקיש]: «los pulsos desordenados entre cadenques» (fol. 56v), parece claro que está relacionado con el termino 'cadencia' y que puede referirse en la frase a pulsos desordenados frente a los que guardan una cadencia.

Calefacientes: DETEMA I:247, calefacientes. Que produce o causa calor.

C(a)lificativa: un tipo de facultad o virtud que no he encontrado en los diccionarios utlizados.

Cámara: excremento.

Camisa: DETEMA I:256, es menstruación. El 'menstro de 2 camisas' (fol. 59v) puede significar que le habían faltado dos reglas y, en consecuencia, no había perdido la sangre que se menstrua.

Carcañal: DETEMA I:246, calcañal, el talón.

Cartilajenes: DETEMA I:278. Atestiguada la forma 'cartilajen' para cartílago.

Catáfora: en una misma frase aparecen varios sinónimos: 'letargo o coma o catalepsi o catáfora o caros o catoque' (fol. 28r). Para catáfora en TeLeMe, en un diccionario de 1840, dice «Estado semejante al sueño con privación del sentido y de la voz. Según otros un sueño profundo».

Causas procatárticas y antrecedentes: Porras en 1691 cita ambas causas, véase Gómez de Enterría: 534. En DETEMA I:287-88, aparecen las causas antecedentes, pero no las procatárticas. Bernard de Gordon: «De las señales unas son antecedentes, otras concomitantes e otras subsequentes», Bernard de Gordon: 14. En TeLeMe, en un diccionario de 1840, dice que «son las primeras que obran y que ponen las otras en movimiento».

Chatear: En DHJE con una cita del *Me'am lo'ez* proponen como significado 'Decir'.

Chauz [גֿאוז]: «Mas, por la mayor parte, todos se ocupan en traer autoridades y sentencias de los escritores antigos, declarándolas y concordándolas. Y en esto ponen todo su fuerte trabajo e industria y estudio. De donde con mucha por[va]da o menos *chauz* de nuestro arte, se levantan c[iert]as conparaciones de opiniones esp[er]xadas mucho con muchas auteridades» (fol. 2v-3r). En el diccionario de Nehama, *s.v.* Čauš, turc. *çavuş*, sargento, gusdiá, ujier. En el DRAE dice 'Entre los árabes, portero de estrados, alguacil o ministro del juez'; 'chiause' aparece como un término del turco *chāuss* con el significado de corregidor en textos portugueses del s. XVI. Véase Monsehor Sebastião Rodolfo Delgado, *Glosario luso-asiático*,

Coimbra 1919-1921. Ninguno de estos significados tienen sentido en esta frase.

Cheletes (turc): Nehama: *s.v.* Ğellat, del turco *čellat*, verdugo.

Chiní: aparece en DHJE con los significados de plato y escudilla.

Cición: fiebre, calentura. Aparecen atestiguadas muchas variantes del término, alguna de las cuales también aparece en este texto, como 'accesión'. Véase DETEMA I:309. Los textos que lo recogen son del s. XV y en el CNDHE el texto más reciente que lo usa es de 1664.

Circunstantes: término que alude a los que están alrededor, recogido por Corominas, *s.v.* Estar.

Citudines: por el contexto parece ser 'heridas'.

Cocotiva: un tipo de facultad o virtud. Alude a la facultad de cocer, esto es, de digerir.

Colora: cólera. Véase 'Colora' en CORDE.

Colos: Corominas, *s.v.* Cuello. En gall. colos. *Vocabulario del portugués medieval, s.v.* Colo.

Conciteción: Corominas, *s.v.* Citar, cita el término 'Concitación' como un cultismo derivado de citar. En el CNDHE encontramos 'Concitación' ligada a tumulto y arrebatamiento en texto de 1427 a 1562. También concentración con el sentido actual de 'Reunión de personas o cosas' en un texto de 1562 y otro de 1569.

Concoquientos (causa): tal vez sea 'concocción', significando que 'cuecen', o sea digieren.

Congoxa: TeLeMe, 1852: Desmayo, delicuo, síncope, vahído, vértido y también se dice de las pasiones del ánimo.

Congestión: DETEMA I:369, acumulación excesiva de humores.

Conjuctura: DETEMA I:370, juicio basado en una probabilidad.

Conpessar: comienza. Corominas, *s.v.* Comenzar, compesar fue el resultado de la concurrencia entre 'Comenzar' y 'Empezar': compeçar. Pascual Recuero (1977: 83) lo califica de término inusitado.

Contino: DETEMA II:492, solución de continuidad. Rotura, quiebro.

Cordial (medicamento): DETEMA I:403, Estimulante, vigorizador del corazón del corazón.

Coros: posiblemente los corazones, si bien no he encontrado esta forma ni en CNHDE ni en CORDE o los diccionarios de español. Cabe la posibilidad de que se haya producido una confusión entre yod y waw, lo que es relativamente frecuente a lo largo del manuscrito, y hubiera que leer 'cores'. En un manuscrito hebreo del s. XV encontramos lo siguiente: לב ולעז קורי «corazón (*lev*). en *laʿaz* core» (Institute of Oriental Manuscripts, the Russian Academy of Sciences, St. Petersburg, Russia Ms. C 113, fol. 335r).

Correpugnar: lit. 'corregpugnar'. Habría que entenderlo con el significado, en desuso, al que se refiere el DRAE: «Dicho de una cosa. Ser opuesta a otra».

Corroriza: no encuentro el término pero en DETEMA I:407-8 hay muchos ejemplos del uso de correr junto a humores, en el sentido de fluir y pasar de un tejido a otro.

Costandina: Estambul.

Cris: en el texto aparecen indistintamente 'cris' y 'crisis'.

Cuentra: contra, término judeoespañol.

Curso: diarrea en TeLeMe y DRAE.

D

Dalet ha-ʿam (heb): lit. La puerta del pueblo. Alude a la gente humilde.

Dayan (heb): juez.

Degligentes: negligentes. Juan Méndez Nieto usa 'Deligençia'. En *Discursos medicinales*: 22. No las encuentro en CNDHE.

Denario: a finales del s. XVI se usa la palabra denario haciéndola equivaler a dinero. Se dice en varios textos 'Denario o dinero' observándose así como de una palabra latina se deriva la española dinero y se describe la evolución: «y de este nombre denario ó dinero tan vsado y consensuado hasta nuestros tiempos» (Martín de Gurrea y Aragón, *Discursos de medallas y antigüedade*s); también en esta época se señala el uso de denario para traducir el dracma de los escritos galénicos. En 1492 Francisco de Vallés, en su *Tratado de las aguas destiladas, pesos y medidas de que los boticarios deben usar*, señala el error de traducir dracma como denario y dice «y que a esta tiró el salernitano». Puede ser una alusión al famoso *Regimen salernitano* o a cualquiera de los autores vinculados con esta ciudad donde se considera que estuvo la primera escuela de medicina de la Europa cristiana. A lo largo del XVII se observa el uso de denario como dinero, medida de peso y como referencia al número diez. Véase CNDHE. En su uso como 'dinero', en los siglos XVI y XVII se empleó el plural 'dineros' con el mismo sentido colectivo que hoy tiene 'dinero', véase Francisca Medina Morales. *La lengua del Siglo de Oro. Un estudio de variación lingüística*. Granada: Universidad de Granada, 2005: 191.

D *e rašim* (heb): exégesis, comentarios.

Deprendimiento: Nehama, *s.v.* Deprendér, aprender. Después se utilizarán otras formas como enbezar. En este texto se usan ambas.

Deribación: DETEMA I:486, Derivación: Paso de los humores de una parte del cuerpo a otra.

Desafeosieaba: DETEMA I:489, aparece el verbo desafear, en el sentido de afear. Pero, por el contexto, me inclino más por una escritura deformada de la palabra 'desfeüzado' o 'desfiuzado' que aparecen desde el s. XIII con el sentido de 'desahuciado'. Véase CNDHE, *s.v.* 'desahuciado'.

Desmentir: DETEMA I:508, desvanecer, disipar, dispersar.

Desoario: en el contexto en que se encuentra (fol. 5r), esta relacionado con 'desoir', significando no oyendo, no prestando atención, se agrava la enfermedad.

Despartir: Nehama, *s.v.* Despartír, separar, repartir, distribuir.

Diasentos: DETEMA I:530, *s.v.* Diasen, electuario de hojas de sen. En TeLeMe, diccionario de 1840: «Diasento: Electuario purgante compuesto con el sen».

Diaria: un tipo de fiebre que debe su nombre a que dura un día. En DETEMA I:722 aparece bajo la denominación de 'efímera'.

Diatar: derivado de dieta, el verbo es dietar o adietar.

Dilizencia: según información de Pilar Romeu Ferré, al principio de las aljamías, las grafías aljamiadas usaron g con una marca (rafé) para decir *diligencia*, pero con el tiempo se va usando más záyin con marca. En este caso la marca no se aprecia, si bien hay que hacer notar que son letras añadidas sobre el renglón, lo que dificulta que se escriba o se lea la marca.

Digerente: en DETEMA I:535-6, sv. Digerir aparece 'digeriente'.

Dinim (heb): plural de *din*, juicio, precepto.

Discursión: de 'discurrir', el discurrir de los fluidos o la extensión.

Disentería: DETEMA I:542, enfermedad infecciosa y específica, caracterizada por ulceración del intestino y que tiene por síntomas característicos la diarrea con pujos y alguna mezcla de sangre.

Disento: véase Entrecalar.

Dolor de costado: de esta manera se llamaba a la pleuritis en los textos medievales por ser su síntoma más claro un agudo dolor de costado. TeLeMe: En un diccionario de 1840 remite esta expresión a 'Pleuresía'.

Dotroico: puede ser 'en cambio'. En el *Vocabulario del portugués medieval* aparece *Troco*, como cambio.

E

Echas: acciones. Como sustantivo parece en un libro de refranes de Pedro Valles de 1549, «Quien ha las echas: ha las sospecha». En 1572 Martín Enriquez escribe: «Desbaratar las echas», véase CNDHE, *s.v.* 'echas'.

E[s]pantosa: parece que significa evidente, clara. En el texto se ha usado la expresión 'no es de espantar', con el significado de 'no es de sorprender'. No encuentro para 'espanto' ni su adjetivo ese significado en los diccionarios del castellano.

ʿEd (heb): testigo.

Elefatiasi: Véase Elepaziansie.

Elepanziansie: DETEMA I:576. Aparece elefancía, enfemedad cutánea, y elefantiasis, síndrome caracterizado por el crecimiento anormal de una parte del cuero.

Emoliente: no aparece en DETEMA I:584, donde encontramos emollesce posiblemente con el mismo sentido, pero sí en TeLeMe, en un diccionario de 1840, donde da el significado de 'ablandar' y se trata de «sustancias que tienen la propiedad de relajar y ablandar los tejidos».

Enbezar: aprender. Nehama, *s.v.* Embezar.

Enchimiento: véase 'enchir'.

Enchir: hinchar. Término arcaico.

Enfamar: infamar, enfamar. Atestiguado desde 1260 en CNDHE, con el sentido de dar mala fama.

Englutir: este término aparece en CNDHE en tres documentos del s. XV y luego reaparece en textos del s. XX. Para el s. XVII puede considerarse un término arcaico. En DETEMA I:611 aparecen derivados como 'englutinar' o 'englutativos' pero no 'englutir'.

Enperico: el cielo empíreo. En la cosmología antigua, es el cielo o las esferas concéntricas en que se mueven los astros.

Entrecalares o disentos (días): ninguno de estos dos términos aparece en DETEMA donde sí encontramos 'Entrecaer' y 'Entrecayente', I:628, en un texto del s. XV como día que queda en medio, participando de lo que precede y de lo que sigue. Tampoco está en TeLeMe.

Entrepolada: parece ser interpolada en el sentido de intermitente. Bernard de Gordon: 15, aparece 'fiebre interpolda'.

Escálido: Corominas, *s.v.* Escuálido, es sucio, pero tiene también el sentido de flaco.

Escanientamiendo: DETEMA I:640, escalientamiento, calentamiento y también combustión, quemazón.

Escopo: Corominas, *s.v.* Escopo: Objeto o blanco a que uno tiende. Cultismo usado sólo por algunos autores de la Edad de Oro. Este no parece ser el significado aquí. En 1618 Esteban Manuel de Villas usa la expresión: 'Escopos de este libro',

como partes del libro que sí tiene sentido en el *Plática de medicina*. Véase CNDHE. En DHJE aparece con un significado que no tiene sentido aquí: objetivo, blanco.

Escudía: término judeoespañol. En DHJE: escudilla, plato y señala que es sinínomo de chiní, que también aparece en este texto.

Escutar: Corominas, *s.v.* Escuchar, port. *escutar*.

Esecuestración: véase Secrestar.

Espartir: término judeoespaño, en DHJE aparece con el significado de separar, repartir. No encuentro esta forma en los diccionarios y bases de datos del español.

Esquerción: excrección. Corominas, *s.v.* Cerner, recoge «Excreción como tomado del latín Excremetnum» que tiene entre sus significados 'Secreción'.

Esquinencia: DETEMA I:677, esquinancia, enfermedad de la garganta que se manifiesta en inflamación que impide la repiración y el paso de la comida. Corominas, *s.v.* Esquinencia, dice que Nebrija lo define como angina. Con este significado lo recoge un diccionario de 1852 (TeLeMe). En CNDHE aparece atestiguado desde 1381 hasta 1771.

Ética: un tipo de fiebre. En DETEMA I:722, fiebre hética, la que se produce en la tisis.

Exputres (virtud): parece referirse a la virtud expulsiva, pero no encuentro una forma como esta ni en DETEMA, ni en Corominas, ni CNDHE, ni en TeLeMe.

Exquerreción: véase Esquerción.

Extravasado: según Corominas, *s.v.* Vaso, este término con el sentido de 'crecer' se conserva en el judeoespañol de Marruecos en su época. Aparece en textos médicos con el sentido de esparcido (*s.v.* Divieso). En TeLeMe, diccionario de 1840, lo recoje como «los líquidos que han salido de sus vasos, y que se han derramado en cualquiera cavidad, ó inflitrado en el tejido celular».

F

Farro: el farro es grano de cebada a medio moler y parece la base de una comida que debía ser popular en su tiempo. Se encuentra una receta de farro en una obra anónima de 1529, *Libro de guisados de Ruperto de Nola* [España] [Dionisio Pérez, Madrid, Compañía Iberoamericana de Publicaciones, 1929]. Véase CNDHE.

Ferencia: la expresión 'con ferencia y tolerancia' aparece también como 'con conferencia y tolerancia' (fol. 15r). Podría querer decir 'deferencia y tolerancia'. El autor trata el término 'ferencia' como palabra independiente cuyo significado cambia según el prefijo que el precede, y así aparece también 'di ferencias' (fol. 23v).

Ferir, ferida: forma arcaica de herir, herida.

Fermado: Atado.

Fernesí: véase Frenesí.

Ferrugenta: DETEMA I:720, se recogen varias palabras semejantes (feruentada, feruer, feruientes) que remiten al concepto de hervir. También en 'Ferrugen' que es Orín, herrumbre. Quintana: 192-194, *s.v.* Herrumbre, recoge el adjetivo 'ferrrugento' en castellano antiguo y en portugués.

Feucia: Confianza, Quintana: 234-36, del castellano antiguo 'feuzia', 'fiuzia' se conservó en judeoespañol. En el *Diccionario de Autoridades* del s. XVII aún aparece esta forma pero como «voz anticuada».

Fígado: hígado. Término arcaico, incorporado al judeoespañol. Quintana:194-196, esta forma es la más común antes de1492 en castellano, portugués y aragonés. Se encuentra en Estambul a principios del s. XVII.

Finado: aunque el único significado para esta palabra en DRAE es 'persona muerta', cabe suponer por el contexto en que aparece (fol. 10v) que Moreno se refiere al paciente, aún vivo.

Flosso: flojo, laxo. En DETEMA I:736, citan la forma 'floxo'.

Fluxón: DETEMA I:738, fluxo, flujo.

Franquia: por 'francos' se entiende fundamentalmente a los judíos de Italia y Francia que con frecuencia llegan a Estambul en misiones comerciales por lo que no se entiende la alusión militar en el texto. Escribe Ben-Naeh: «many European merchants, including Jews, to conduct trade with the Ottoman Empire [..] In most cases, these Jews, known as 'Francos,' came from Livorno and other Italian city-states, or were former Marranos or descendants of Marranos» *Jews in the realm of the Sultans*: 58.

Frenesí: una enfermedad del alma. DETEMA I:747, delirio, pérdida o alteración del conocimiento. TeLeMe, diccionario de 1840, lo define como 'Delirio continuo é intenso'.

G

Galea: Galea por 'galera' se encuentra en textos desde 1240. Véase CNDHE. Aparece también en *La saga de los reyes otomanos*. Véase García Moreno-Orfali: 169.

G^{e}barim (heb): señores.

Gerenatris: facultad o virtud, TeLeMe, diccionario de 1884, Generatriz, «La que enjendra o produce alguna cosa».

Gómito: Corominas , *s.v.* Vomitar, recoge las formas con /g/ que están en autores de mediados del s. XVI, como en la obra de Laguna. A Covarrubuias le parece «grosero» este uso. También CORDE lo recoge en textos del s. XVI y uno del XVII.

Güezmear: término judeoespañol. Corominas, *s.v.* Husmear, 'güezmar, oler' en las Biblias judeos españolas de Ferrara (1553) y Cosntantinopla. No está en Nehama pero Perhaya: 236, recoge: 'guezmear' y 'guezmo',.

Güezmo: véase Güezmear.

H

Habanah (heb): comprensión.

Ḥakam (heb): sabio, título honorífico.

Ḥakam ha-šalem ha-rab (heb): el sabio perfecto, renombrado maestro.

Ḥanukah (heb): fiesta judía.

Ḥaṣlaḥah (heb): éxito.

Ḥarif (heb): perspicaz.

Ḥazino: véase Azino.

Ḥešvan (heb): mes del calendario hebreo.

I

Idolodos [אידולודוש] y **lluviosas** [לייוביוזאש]: «por la mucha cantidad de humor que baxa en el vientre y estómago y semejantes, sole causar *idolodos* y las *llubiosas* constituciones» (fol. 37r). No he encontrado estas denominaciones para constituciones.

Incidente: un tipo de causa que no encuentro con este significado ni en DETEMA I:886, Incidir que es cortar, ni en TeLeMe, (diccionario de 1840, días o medicinas incidentes).

Ipóstasi: DETEMA I:832, *s.v.* Hipóstasis: Depósito o sedimento.

'Iqar (heb): lo principal.

Itericia: Corominas, *s.v.* Ictérico: C. de las Casas (1570) y Oudin (1616) traen itericia. DETEMA I:856.

K

Koaḥ (heb): fuerza, virtud.

Kolay (turc): fácil. Turquismo incorporado al judeoespañol. Se adverbializa añadiendo 'mente', kolaymente.

Kuskunjura (turc): Doğa Filiz Subaşı me sugiere que se refiere a Kuzguncuk que era un barrio de no musulmanes, sobre todo de judíos, en la parte Anatolia de Estambul.

L

Landre: DETEMA II:914, tumor que se forma en las zonas glandulosas. Corominas, *s.v.* Bubas, «Bubas y landres como nombres de enfermedades muy temidas y comunes, no sé si venéreas».

Lesa: DETEMA II:930, que lesiona o daña. Cita a GOR: 'lesa action'.

Lobaliño: DETEMA II:960, lobanillo. Tumor o bulto superficial que se forma en algunas partes del cuerpo. Atestiguado 'lobanielo'.

Lodos: viento del suroeste, propio de la costa mediterránea turca y del mar Egeo.

Logchinoza: en DETEMA no lo encuentro, ni como nombre individual ni *s.v.* Humor.

En el texto dice que es 'ferrugenta'. Véase Ferrugenta.

Lombo: la única referencia a esta palabra que pueda tener relación con el texto es una obra anónima de c.1300. Recogida en el CNDHE dice: «Si enzebra, aya la tuerdega del lombo & de las carnes su part». Y en CORDE se aporta una redación diferente de este mismo texto que aclara que lombo es lomo: «Si azebra, aya la tuerdega, del lomo e de las carnes su parte». En TeLeMe, diccionario de 1840, recoge variso términos anatómicos con Lombo.

Longo: este 'longo' parece tomado directamente del término latino, pero cabe recordar la forma portuguesa 'longe'.

M

Ma'aśeh (heb): un hecho.

Machucada: Corominas, *s.v.* 'Macho', de su significado «mazo grande para forjar hierro» aparece machucar que tardíamente deriva en machacar.

Maiemar baxe (turc): Doğa Filiz Subaşı me sugiere una posible interpretación al término basado en dos palabras turcas: 'mimarbaşı' que sería la suma de 'mimar' ('arquitecto') y 'baş' ('cabeza') más la terminación -ı (de): arquitecto real; responsable de los arquitectos del imperio, que se encargaba de la construcción, reparación y reformación de los edificios reales.

Maline: un tipo de viento que no he conseguido identificar.

Mamaś (heb): verdaderamente.

Manadero: fuente. El término se encuentra tanto en CORDE como en DHJE.

Maśal (heb): ejemplo.

Maśal bi-pratut (heb): ejemplo concreto, particular.

Mascadas: podría equivaler a 'Masculladas', palabra a la que en el DRAE se le dan dos significados: Mascar mal y Pronunciar mal.

Matadura: DETEMA II:1009, llaga o herida en los animales. En TeLeMe, en un diccionario de 1885, mantiene este significado:

«Úlcera que aparece en el lomo de las bestias».

Mautia [מאוטייא]: «llagas cuando conocemos en ellas malas señales, como estaren pas<m>adas no hazeren *mautia*».

Mayorgar: el término aparece en DHJE y en el CORDE en un texto ladino de Ferrara. Nehama, *s.v.* Mayorgár: dominar, subyugar. Corominas, *s.v.* Mayor, señala que este término judeoespañol tenía un correspondencia arcaica en el cat. rosell. 'meregat' (adulto).

Medioquer: mediocre.

Melenizar: en DETEMA II:1019, se recoge la forma 'melizinar' para 'medicina, cuyo significado es prescribir o aplicar un tratamiento médico.

Meneras: CNDHE: en textos desde 1250 hasta 1598.

Menegxi (turc): Nehama, del turco *menekşe*, alhelí o violeta.

Menstro: según DETEMA I:256, es menstruación. El 'menstro de 2 camisas' puede significar que le habían faltado dos reglas y en consecuencia no había perdido la sangre que se menstrua.

Meollo: DETEMA II:1035, masa nerviosa contenida en el cerebro.

Mesparo: níspero. Dice Laguna: fol. 107-108 en su comentario al Dioscórides que «Meſpero [...] llamamos comunmente a ſu fructo en Eſpaña Neſperas».

Mestro: menstruación.

M^eṣuqot (heb): aflicciones.

Miraquia: DETEMA II:1052, enfermedad del vientre, atestiguada en Bernard de Gordon.

Miṣraim (heb): Egipto.

Molle: blando. En DETEMA I:99 aparece el verbo 'Amollecer' con el sentido de ablandar. En fol. 78v, l. 18 aparece 'dureza y molleza'.

Molochas: puede leerse también molojas y ser la hierba llamada 'milhojas'. Sin embargo, me inclino por la lectura 'molocha' que es una designación para plantas del género Malva, con las formas 'molochia' y 'moloche'. Mensching: 127 y 202.

Morbo: DETEMA II:1066, enfermedad, mal, pasión.

(Mor)fea: la lectura de la primera letra es poco clara. Podría ser כפיאה o בפיאה, incluso תפיאה. No la encuentro con ninguna de estas letras ni es común que comience con la doble consonante kf, bf o tf. Basándome en el final del término y en el contexto, sugiero la lectura (mor)fea, un nombre que designaba la lepra en particular y enfemedad cutánea en general. DETEMA II:1069.

Muxculas [מושׁקולאשׁ]: «las *muxculas* y el membrillo y las xorvas apretan el ventre» (fol. 36r). Por el contexto parece referirse a una fruta astrigente.

N

N^ebi²ot (heb): profetisas.

Nešimah (heb): respiración.

Nobatar [נובאטאמוש]: «la fen segunda de este libro adonde se trata de las enfermedades y sus accidentes, pulsos y orinas, de los cuales *nobatamos* antes de los febres declarando el mismo Abicena en su sumas para que con más clareza escribiésemos las febres en particular» (fol. 2r).

Núfara: podría referirse a 'nenúfaras'.

Ñ

Ñudo: ñudo y nudo conviven hasta el s. XVIII en que se impone nudo. Véase Medina Morales, *La lengua del Siglo de Oro*: 168.

O

Ogar: término judeoespañol que en Perhaya se traduce como brasero. Su origen podría ser el término 'hogar' en el significado que da el DRAE: «Sitio donde se hace la lumbre en las cocinas, chimeneas, hornos de fundición, etc». Nehama, *s.v.* 'oğák', aporta el significado de de horno y dice que viene del turco *ocak*.

Opilación: DETEMA II:1144: Obstrucción.

Orror: Corominas, *s.v.* Horror: estremecimiento.

Oz': abreviatura de onza.

P

Parte disimilar: en TeLeMe, diccionario de 1840, dice: «Lo que es de diferente naturalez: como las venas, arterias, músculo, nervios, son partes disimilares».

Parte similar: en TeLeMe, diccionario de 1840, dice: «Los antiguos [...] llamaban partes similares á las fibras, mebranas, huesos, etc».

Pasmado: Corominas, *s.v.* Pasmo. Parálisis pasajera causada por un enfriamiento. DETEMA II:1185, afectado de rigidez y tensión muscular.

Peca: humor que peca: De «humores pecantes», o excesivos en su cantidad. Expresión en desuso que fue utilizada por médicos del s. XVII como Diego Álvarez de Chanca, Juan Méndez Nieto y otros. Véase CORDE.

Pecheros: Nehama, *s.v.* Pečar, recoge la expresión 'fazer pečar': obligar, por persuasión o fuerza, o amenaza, a contribuir a un gasto.

Peragudas: DETEMA II:1202. Muy agudas.

Perexil de las vuertas: dice literalmente Dioscórdies: «Haze mención de cinco eſpecies de Apio en el capítulo preſente Dioſcorides: la primera de las quales, y la mas familiar, es el Apio que crece en los huertos, quiero dezir nueſtro vulgar Perexil, con el qual hazemos las ſalſas». Laguna: fol. 213.

Pesaḥ (heb): *pesaḥ*, fiesta judía, la pascua.

P^esaqim (heb): sentencias.

Pescudar: inquirir, investigar. Término judeoespañol. Véase Corominas *s.v.* Querer.

Pescueço: DETEMA II:1216, cuello.

Pirperativa: una clase de virtud o facultad que no aparece como tal ni en DETEMA, ni en TeLeMe.

Poargroso: véase Poigra.

Poigra: de podagra (gota en el pie) que en DETEMA II:1238 aparecen atestiguadas las formas poagre, puagre.

Poiras: véase Poigra.

Ponderal: en CNDHE aparece varias veces en una obra 1592 de Francisco de Vallés, *Tratado de las aguas destiladas, pesos y medi-*

das de que los boticarios deben usar. [España], como un adjetivo relacionado con una medida.

Poraieras: veáse Boeras.

Posse: Corominas, *s.v.* Posar, que viene del latín Pausare, significa cesar y para. De ahí deriva reposar.

Postilla: TeLeMe, diccionario de 1852, «La especie de costra que se cria en las llagas ó granos cuando van secándose».

Pretel natural: TeLeMe, diccionario de 1885, «Preternatural - Lo que se halla fuera del ser ó estado natural de alguna cosa».

Pulso serrino: DETEMA II:1465, se aplica al pulso en que los dedos perciben las pulsaciones en distintos lugares a la vez. TeLeMe, diccionario de 1878, «Nombre dado por algunos médicos al pulso pequeño y desigual».

Pungir: Corominas, *s.v.* Punto, Pungir, pungente de *pungere*, son términos cultos. En CORDE: punge, en varios tratados médicos entre 1509 y en la traducción española del *Libro de las fiebres* de Isaac Israelí. También aparece 'punjada'.

Puntorio (dolor): DETEMA II:1301. Puntura: 2. Punzada, dolor agudo, repentino y pasajero, pero que suele repetirse de tiempo en tiempo.

Purim (heb): fiesta judía.

Pútrida: un tipo de fiebre.

Q

Qaneh (heb): tráquea.

Quende z^emani: no conozco esta expresión cuya segunda parte es en hebreo. Por el contexto en este párrafo y cuando aparece más adelante se entiende que es un periodo específico del día, posiblemente el atardecer.

Quermes: este término aparece en *La sinonimia delos nombres delas medeçinas giegos e latinos e arauigos* pero su editor no pudo identificarlo. Mensching: xx. En TeLeMe, en un diccionario de 1884 aparece 'grana quermes', como una excrecencia que forma un insecto y exprimida produce un color rojo, como la cochinilla (a lo que apunta otro diccionario de 1885). Nehama, *s.v.* Kerméz, le da el mismo significado.

Quiatación: en CORDE, 'Quietación' en textos de 1564, 1589, 1607. Quietud.

R

Rab (heb): maestro.

Raedor: un raedor es, de acuerdo con DETEMA II:1328 un instrumento quirúrgico. El sustantivo ha derivado del verbo Raer que significa Raspar, rasurarse. Estos signficados no tienen sentido en este texto (fol.28v). En la frase en que aparece, tal vez se refiera a los alrededores de los vasos.

Raledad: DETEMA II:1330, porosidad.

Rama'ut (heb): fraude, engaño.

Raša' (heb): malvado.

Rebeler: Corominas, *s.v.* Convulso: «Reveler, de reveller, separar por fuera».

Rebu(l)sión: revulsión aparece en textos desde 1557 en adelante junto a acciones como evacuación y atracción. Véase 'Rebeler'.

Rejo: régimen. Aparece esta palabra en *La saga de los reyes otomanos*: 174, donde es transcrita como 'rijo' y entendida también como regimiento, comportamiento. Aparece en CORDE con un significado que no tiene relación con este uso pero también como 'buen rejo', 'manera y rejo'. Es un término del s. XVI y principios del XVII.

Relaxados: DETEMA II:1358, de relajar: Distendir, Herniado.

Ren, renes: DETEMA II:1364, el uso de ren, renes, para riñón se da en el s. XV.

Resireda: DETEMA II:1138, sinónimos de recaer: recidivar, recudir.

Restigrente: DETEMA II:1377, aparece 'restinjente' para restriñiente.

Retación: 'retación de la naturaleza', retención.

Retentres: un tipo de virtud. Parece referirse a la retentiva, pero no encuentro una forma como esta ni en DETEMA, ni en Corominas, ni CNDHE.

Revulsión: podría estar relacionado con el verbo 'Revolver' y el sustantivo 'Revolvimiento'. Ver DETEMA II:1386.

Rob (heb): mayoría.

Rufu: 'Rufus' se recoge en diccionarios de finales del XV para rojo (Martínez 1570) y (Fernández 1569). Véase Stala: 90.

S

Ṣaʿar (heb): angustia, dolor.

Šabat qodeš (heb): sábado santo.

Šabuʿah (heb): semana.

Šabuʿot (heb): fiesta judía.

Salutar: la misma raíz de salutable que también aparece en el texto y con el sentido de sanable.

Salvatela: DETEMA II:1425. Vena superficial del dorso de la mano.

Saloniki: Salónica en judeoespañol.

Sam ha-mavet (heb): veneno.

Sap (turc): Palabra turca que significa 'mango, palo, asa'.

Sarope o xarope: Véase jarabe.

Satiria: los significados que da DETEMA II:1438 para satiriasis (erección, priapismo) o sairio, satirión (una planta) no tienen sentido en este contexto.

Secostración: véase Secostrar.

Secostrar [שי קוסטראר]: «la enfermedad está en el estado acabándose de cozer para *secostrarse* que es apartarse el malo del bueno y evacuarse el humor» (fol. 6v-7r). Aquí se explica el significado y se usa más adelante el sustantivo *secostración*.

Secrestar: DETEMA II:1444, salir de las glándulas materias elaboradas por ellas, mantener algo oculto o reservado.

Šᵉ-domeh (heb): parecido.

Šᵉfat (heb): Safed.

Semiterciana: un tipo de fiebre que aparece en textos castellanos a finales del XIII. Véase CNDHE.

Sensorio: sentido. Aparece usado con frecuencia en 1589 en una obra de Juan de Pineda con el significado de sentido y también de sentimiento. Véase CNDHE.

Serrino: véase Pulso serrino.

Sidafon (heb): tisis. Véase Bos: 269-70.

Sinoco: un tipo de fiebre. DETEMA I:723, s,v, Fiebre. Fiebre sinoca, una fiebre continua y que no es por lo general grave. TeLeMe, diccionario de 1840, «han dado este nombre á un género de calentura contínua que dura de dos a tres semanas».

Solano: un viento. Covarrubias: 64. Corominas: *s.v.* Sol. DETEMA, II:1487.

Sólito: en un texto de 1484 aparece «lugar solito y acostumbrado» y en otro de 1656 aparece la oposición «Solito o ynsolito» (véase CNDHE), por lo que me inclino a pensar que el autor se refiere a lo que es la costumbre, el hábito.

Solombra: sombra. Término judeoespañol. Véase Nehama, *s.v.* Solómbra.

Sontamatinamente [שונטאמאטינה מינטי]: «Tanbién hay mucho que mirar en la calidad del esquermento, si sale kolay o no, si con dolor, si sin él, si de suyo, si con medicina, si fue indicado, si sale decretoriamente o *sontamatinamente*» (fol. 29v). Aparece como alternativa a decretorio, que es el día en que se puede diagnosticar la enfermedad.

Sukot (heb): fiesta judía.

Suposto: esta expresión, o 'Suposto cabso' o solamente 'Suposto' en el sentido de 'Una vez esto aceptado o conocido' es frecuente a lo largo del texto. No la he encontrado en el CNDHE o en CORDE pero sí en una obra portuguesa «Epanaphoras de varia historia portuguesa» de Francisco Manuel de Melo (Lisboa, 1608-1666), escritor, militar y diplomático.

Surquieto: aparece en el fol. 10v con su traducción hebrea al margen: גלגל. (rodear). Por lo que entiendo que es 'circuito', palabra que aparece escrita claramente en el fol. 55v.

T

Talmid (heb): estudiante, discípulo.

Tarpaš (heb): pleura. Recogido en Bos: 114 con una grafía diferente: טרפשה (*tarpašah*).

Ṭebaʿ (heb): naturaleza. En el texto significa excremento.

Tela (que ciñe las costillas): DETEMA II:1531, el 3er significado: membrana del cuerpo humano.

Tᵉnaʾim (heb): condiciones.

Tento: lo encuentro en CORDE como forma verbal, significando tocar (tentar) o (in) tento, tengo.

Teriasna: terciana, otro tipo de fiebre, que es intermitente y se repite cada tres días. DETEMA I:723.

Tolondro: Corominas, *s.v.* Tolondro y tolondrón, «chichón: de la palabra torondo resultó tolondro que aparece en la Biblia de Ferrera (1553) y la de Constantinopla». Término judeoespañol, Nehama, *s.v.* 'Tolóndro'.

Toratenu ha-qᵉduša (heb): nuestra santa Ley.

Trachís [טראגֿיש]: «Y si no diriemos a los pintores y a los *trachís* y los navegaciones y escrituras de los autores de nuestro tienpo en todas las cencias y todos los más oficios que se aprenden» (fol. 1r). En la Edad Media era habitual al hablar de las artes, o técnicas, poner junto a la navegación la agricultura.

Travar: estreñir. En DETEMA II:1574-5 aparece 'trabar' pero no con este significado.

Tremuntar: temblar. En DETEMA II:1586 aparece 'tremer'.

Tresladar: traducir, Covarrubias, *s.v.* Trasladar: «Vale algunas vezes interpretar alguna escritura de una lengua en otra, y también vale copiar y éste se llama traslado. Algunos son simples y otros están autenticados».

Triste: en el sentido de 'Dolorosa', DETEMA II:1591.

Turar: Corominas, *s.v.* Durar, la forma 'Turar', junto a 'Aturar' se encuentra desde Berceo hasta el s. XVII.

U

ʾUmot (heb): naciones.

Unturia: DETEMA II:1609, untura como Acción y efecto de untar y como ungüento.

V

Vanio: la palabra no está clara en el manuscrito. Aunque el término parece ser claramente masculino, ya que más adelante dice 'comí dél', Pilar Romeu Ferré me sugiere la lectura 'vanía', esto es 'vainilla'.

Vantage: ventaja. Corominas, *s.v.* ventaja, encontró está palabra en el Fuero de Aragón y lo interpretó como influencia del francés.

Vascas: DETEMA I:200, *s.v.* Basca, náusea.

Vaso rejo: puede referirse a la vena aorta, en cuanto es la más importante (regia) del cuerpo humano.

Ve-ʿarun (heb): y astuto.

Vena mesibaieca: DETEMA II:1631, vena meseraica.

Vena porte: DETEMA II:1631, vena porta, que se origina en la vena espléntica con las mesentéricas y termina en el hígado.

Vertigen: DETEMA II:1652, esta forma aparece como variante de 'Vértigo' en textos quirúrgicos de finales del s. XV.

Vešeṭ (heb): garganta. El autor no sabe como acaba la palabra y escribe superpuestas las letras ṭet y tav.

Vigil: en un texto de farmacología de 1606 dice: «Coma, vigil, enfermedad de duerme y vela». Véase CNDHE.

Virgüela: DETEMA II:1670-1, *s.v.* Viruela. Entre las numerosas formas atestiguadas no aparece esta variante. Sí aparece en Quintana: 468 como forma judeoespañola extendida en una amplia geografía.

X

Xarope: forma atestiguada en DETEMA II:1684, xarop y xarope, para jarope, hoy jarabe.

Xaudo: jauto, también xauto, es término aragonés que significa soso, insípido.

Xir[gü]elas: podría ser ciruelas, que eran conocidas por sus propiedades laxantes. Quintana: 183, <Ciruela> [...] aragonés *cirguela*. Aparece en el listado de recetas publicado por Crews: fol. 98v, 12.

Xorva: Laguna: fol. 110, comentando a Dioscórides dice que la forma 'Sorba' es latina mientras que en castellano se dice 'Serua'. DETEMA II:1464: Serba, fruto del serbal, aparece con la forma 'Sorba'.

Y

Yaex: Jaez, del árabe *ğaház*.

Yerva de viento: citada en *La sinonimia delos nombres*, Mensching:104. Este nombre aparece como sinónimo de la consuelda menor.

Z

Zᵉman (heb): tiempo.

APÉNDICES

LISTADO DE AUTORES Y OBRAS CITADAS

Listado de autores y, en su caso las obras citadas, con indicación del tratado de la *Plática de medicina* en que aparece. Abarca al conjunto de la obra y no sólo la parte aquí editada. Las obras aparecen tal y como el autor las cita, a veces en español y a veces en latín. No todas se encuentran en los listados de obras atribuidas a estos autores que manejamos actualmente. Debe tenerse en cuenta que puede haber nombres cambiados, falsas atribuciones, o son referencias a capítulos o secciones de obras que circularon de forma independiente.

1. Aecio (tratado 1).

2. Aristóteles (en los tres tratados).

De alimento (t. 2).
De anima (t. 2).
De la pulsatica (t. 2).
De las (é)ticas (t. 2).
De los físicos (t. 2).
De morte y vita (t. 2).
De natura humana (t. 2).
De semento (t. 2).
De ystoria anymalium (t. 3).
Libro de los poblemas (t. 3).

3. Arquígenes (tt. 1 y 2).

4. Averroes (tt. 2 y 3).

Colliget (tt. 2 y 3).

5. Cisaron.

Libro del sueño de Sipión (t. 1).

6. Dioscórides (t. 1).

7. Galeno.

Adlaucon, (tt. 1 y 2).
Aforismos, el comentario (t. 3).
Arte medicinal (t. 1).
Cod sanguie en arterias (t. 2).
De Anatomocos Adamium (t. 2).
De causas morborum (t. 2).
De causa pulsuu (t. 2).
De causas sintomatum y *De las causas de
    los síntomas* (t. 3).
De conciendis pulsibus (t. 2).

De considuar la sanidad (t. 1).
De constitucione artis medicis (tt. 1 y 2).
De crisibus y *De las crisis* (tt. 1, 2 y 3).
De diferencias (t. 2).
De diferencias pulsus (t. 2).
De diferentes febrium y *De diferencia
    febrium* (tt. 1 y 2).
De dignocione (disnocione) pulsus (t. 2).
De facultade respiraciones (t. 2).
De facultatibus naturalibus (t. 1).
De istrumento odoratus (t. 2).
De la faculdad de los simples (t. 3).
De moto musculares (t. 2).
De partio de 7 meses (t. 1).
De persignacione ex pulsibus (t. 2).
De placetis (t. 2).
De pulsibus Atirones (t. 2).
De purgacione (t. 2).
De racione virtus (t. 2).
De rasione victo (t. 2).
De sanguines missione (t. 1).
De toyendo sanitati, Desanitate toendo
    (ts. 1 y 3).
De sinplicium (t. 2 y 3).
De sintomatum causas (t. 2).
De sintomatum causis (t. 2 y 3).
De tenperamientos (t. 2).
De tremore et palpitaciones cordini (t. 2).
De typsys (t. 3).
De usus pulsus (t. 2).
De utilitate respiraciones (t. 2).

De valetudine toendo (tt. 1 y 2) .
Del tesoro (t. 2).
Del uso de las partes y *De usu partium* (tt. 1 y 2).
Digestione pulsu (t. 2).
Escoe enmedi catrina cencia (t. 2).
Faculdades naturales (t. 2).
Las epidemias (tt. 1 y 2).
Libro de los pernósticos, De los pornósticos, De pronósticos (tt. 1 y 2).
Libro de vene secci(o)nes (tratado 1).
Locis (t. 2).
Los días críticos (t. 1).
Los días decretorios (t. 1).
Los tienpos gerenales de las enfermedades (t. 1).
Método (t. 1 y 2).
Tratado de pulsos (t. 2).
Virtud de los simples (t. 3).

8. Gentile de Fologiño.

Questones medicinales (t. 1).

9. Erasítrato (ts. 1 y 2).

10 Fernelio: .

Libro de orina (t. 3).

11. Gerónimo Frescatorio.

Enfermedades contagiosas (t. 3).

13. Gordonio (t. 1).

14. Guido de Cauliaco (t. 1).

15. Isaac Israelí (t. 2 y 3).

Libro de orines (t. 3).

16. Latancio Fermiano.

Livro de sus insi<tua>siones (t. 1).

17. Moreno:

Economia medici (t. 3).
Tratado Febres (tt. 1 y 3) .
Las enfermedades de las mujeres (t. 1).

18. Oribasio (t. 1).

19. Paulo, Pablo (tt. 1 y 2).

20. Torizano (tt. 1 y 2).

21. Ypocras.

Aforismos (tt. 1, 2 y 3).
Carta al Aulir Crativa (t. 1).
De locis, aeris y nemoni (t. 1) .
Libro del arte (t. 2).
Las epidemias (tt. 1 y 2).
Las medicinas purgantes (t. 1).
Pronosticos (tt. 1, 2 y 3).
Libro de alimentos (t. 2).
De rasiones victos (t. 1).

ÍNDICE DE TÉRMINOS MÉDICOS, PLANTAS Y ALIMENTOS

Cada palabra tiene el número o números de página del texto transcrito y del glosario. Cuando una misma palabra se escribe de distintas maneras, entiendo como principal aquella que aparece más veces en el texto o es anterior en el orden alfabético y a esa remito el resto, excepto cuando la diferencia está exclusivamente en una letra sibilante, en una vocal o en la diferenciación c/cc, l/r y ocasionalmente b/v. En este caso dejo constancia de la lectura diferente pero no creo una entrada diferente. Cuando una palabra aparece exclusivamente en nota, lo señalo añadiendo 'n' al número de página.

A

Abolita, 325, véase *s.v.* Acción y Causa.

Accesión, accasión, 115, 125, 127, 143, 169, 183, 185, 189, 191, 193, 197, 241, 247, 249, 329.

Accidente, acidente, 97, 99, 107, 111, 115, 117, 147, 159, 175, 183, 233, 255, 281, 285, 287, 289, 291, 295, 299, 301, 303, 305, 307, 311, 313.

    del alma, 187, 255.

Acción.

    abolita, 191, 203, 281.

    animal, 183, 191.

    coronpida, 191.

    crecida, 191.

    depravada, 191.

    enñadida, 191.

    lesa, 191, 203, 241, 243, 247.

    natural, 183, 191.

    no natural, 191.

    triste, 191.

    vital, 183, 191.

Acre, véase *s.v.* Cámara.

Acrimonia, 259, 271, 273, 299.

Açucar, 229.

Açucar roçado, 299, 317.

Açufaifas, 317.

Acutísima, 325, véase *s.v.* Enfermedad.

Adormecimiento, 277, 281.

Adormideras, 317.

Advertiente, 325, véase *s.v.* Medicamento.

Aflacar, 109.

Afogar, 207, 325.

Agallas (anatomía), 217, 325.

Agra, véase *s.v.* Flema.

Agrabatibo, agravantivo, agravativo, véase *s.v.* Dolor.

    Agua de cevada, çebada, 229, 299, 301.

Agua rosada, 109.

Aguda, véase *s.v.* Enfermedad, Febre y Pleurís.

Alferezía, 233, 325.

    Alibianar, alivianar, 115, 139, 227, 229, 287.

Alma, 97, 101, 131, 169, 225, 243, 273.

Almorranas, 115, 123, 225, 229, 273, 317, 326.

Alteración, 133, 153, 205, 211, 237, 241.

Alteratris, 326, véase *s.v.* Virtud.

Alteria, véase Arteria.

Amargores de boca, 111.

Amaría, véase *s.v.* Cámara.

Amariaura, 221.

Analozigismo, 255, 326.

Animal, véase *s.v.* Acción y Faculdad.

Ansidentes, véase Accidente.

Antrecedente, 327 (*s.v.* Causas procatárticas y antrecedentes), véase *s.v.* Causa.

Apceso, véase Avceso.

Apendículo, 301.

Apetencia, 203, 205, 207, 243.

Apetito, 119, 121, 205, 207, 209.

Apio, 233.

Apostema, 113, 227, 291, 299, 293, 309.

Apretamiento, 215, 269, 273.

Ardiente, véase *s.v.* Febre.

Arte (médico), 97, 101, 103, 105, 107, 161, 163, 167, 169, 171, 173, 177, 231, 237, 239, 241, 247, 249, 251, 253, 261, 287.

Arte de suregía y farmacéutica, 101.

Arteria, 183, 201, 223, 271, 277, 297, 307, 309, 313.

Asimilación (del alimento), 243.

Astrigente, 326, véase *s.v.* Medicamento.

Atrabilis, 225, 326.

Atracción, 217, 219, 243, 271.

Atratis, véase *s.v.* Faculdad.

Aumento, véase *s.v.* Tienpo de la enfermedad.

Avacación, véase Evacuación.

Avceso, Abceso, Apceso, 115, 159, 269, 293.

Ayuda, 326, véase *s.v.* Medicamento.

Azeite de almendras dulces, 317.

Azeite rosado, 229.

Azina, 127, 129, 331.

Azino, véase Acción.

B

Baço, 231, 235, 257, 259.

Baño, 273.

Bapor, véase Vapor.

Bascas, 111.

Baxiamiento, 255.

Begnina, véase *s.v.* Pleurís.

Bembrillo, 317.

Bevida, véase *s.v.* Medicamento.

Bexiga, 195.

Bezos, 237, 327.

Bigilia, Vijilia, 243, 281.

Bilioso, véase *s.v.* Sangre y Umor.

Blanco, véase *s.v.* Esputo y Orina.

Boca, 109, 111, 193, 195, 217, 219, 231, 249, 287.

Boca del estómago, 205, 209, 231.

Bocado, véase *s.v.* Medicamento.

Bofe, 129, 271, 277, 285, 287, 289, 291, 327.

Bómica, 289, 327.

Borraja, 229, 235, 299, véase *s.v.* Frol de y Violetas de.

Bostilla, 169, 327.

Braço, 159n, 227, 259, 289, 291, 293, 297, 299, 301.

Bunieca, véase *s.v.* Conjetura de.

Buraco, 259, 299, 327.

C

Cabeça, véase Caveça.

Cabidad del pecho, 289.

Cachetas de la cara, 289.

Cacoquímico, 327, véase *s.v.* Cuerpo.

Cadenque, 327, véase *s.v.* Pulso.

Calabícula, 275.

Caldo, 229, 301.

Caldo con sus polbos cordiales, 317.

Caldo de pollo, 299.

Caldo de pollo chico, 299.

Calefaciente, 327, véase *s.v.* Medicamento.

Calentura, véase Calientura.

Caliente, véase *s.v.* Causa y Tenperamiento.

Calientura, Calentura, 143n, 177, 181, 187, 189, 197, 203, 227, 229, 231, 235, 281, 291, 295, 297, 307, 309, 313, 317.

    catarral, 309.

    colérica, 149.

    de sangre, 295, 313.

    diaria, 235.

    pestilente, 189.

podrida, 189.

sanguiña, 149.

sepultada, 283, 295.

sinoca, 297, 309.

Calienturicas, 225.

Calificativa, 327, véase *s.v.* Virtud.

Calor natural, 111, 113, 181, 183, 205, 207, 211, 219, 231, 233, 261, 301, 311.

Calor pretel natural, 181, 201, 219, 231.

Cámara, 115, 123, 129, 187, 193n, 195, 197, 227, 229, 235, 269, 283, 287, 301, 303, 313, 327.

acre, 249.

amaría, amarilla, 227, 249, 301.

mordas, 249.

verde, 249.

Camino (anatomía), 217, 219, 223, 249, 271, 273, 287, 297.

Camisa (menstruación), 289, 327.

Canal (anatomía), 223.

Cara, 227.

Cara del pie, 201.

Carcañal, 201, 327.

Carne, 187, 225, 223, 229, 231, 293, 309, 313.

Caros, 191, 327 (*s.v.* catáfora).

Cartilagenes, Cartilajanes, 211, 327.

Cassia, pulpa de, 229.

Catáfora, 191, 327.

Catalepsi, 191 (*s.v.* Catáfora).

Catarral, véase *s.v.* Calientura.

Catoque, 191, 327 (*s.v.* Catáfora).

Causa.

abolita, 203.

actual, 199.

aferiente, 251.

antrecedente, 179.

caliente, 299.

conjunta, 179, 199, 231, 233.

eficiente, 199, 201, 207, 209, 221, 223, 241, 267, 269, 271, 273, 297.

extenuante, 251

externa, 181, 201, 305.

final, 215, 269, 271.

formal, 199, 215, 273.

incidente, 251.

inmediata, 201, 209, 213, 231, 269.

interna, 181, 201, 305.

istrumental, 199, 207, 215.

local, 199, 297.

material, 199, 201, 215, 269, 271, 273, 297.

morbi, 115.

natural, 219, 297.

potencial, 199.

procatártica, 179, 297.

sugeptiva, 201, 207, 215.

Caveça, 115, 153, 181, 193, 205, 213, 219, 239, 253, 271, 277, 293, 295, 297, 307, 309.

Cavidad, 213.

Çebeda, 229.

Celebro, 211, 311.

Cencia, 95, 97, 99, 103, 105, 107, 137, 157, 161, 163, 165, 193, 199, 225, 263, 265, 303, 319.

Centíficamente, 159, 303.

Centífico, 105, 161, 177, 181, 305.

Cición, Cicción, 187, 229, 233, 328.

Ciencia, véase Cencia.

Citudines ulcerosas, 187, 328.

Clavija, véase Calabícula.

Cocción, coción, 111, 113, 139, 141, 143, 147, 153, 155, 159, 195, 215, 239, 241, 243, 261, 303, 311.

Cocho, véase *s.v.* Esputo.

Cocotiva, 328, véase *s.v.* Virtud.

Cogestión, 269.

Coindicante, véase *s.v.* Síntoma.

Cojentura de la bunieca, 159, 327 (*s.v.* Bunieca).

Colérica passio, 181.

Colérica condición, 223.

Colérico, véase *s.v.* Calientura, Febre, Enfermedad, Orina, Sangre, Pleurís, Sero, Tenperamiento, y Umor.

Colora, 111, 147, 169, 187, 193, 195, 217, 221, 223, 227, 229, 231, 233, 247, 269, 277, 297, 309, 328.

pútrida, 277.

vitelina, 301.

Colorado, véase *s.v.* Orina y Sero.

Coma, 191.

Comeción, começión, 187, 225, 229, 233.

Conbulsión de niervos, 269.

Concoción, 237.

Concupicencia del uso venéreo, 243.

Concupicible, véase *s.v.* Virtud.

Confección, véase *s.v.* Medicamento.

Congestión, 269, 328.

Congoxa, 111, 115, 123, 137, 183, 197, 231, 245, 273, 295, 299, 301, 303, 305, 311, 328.

Congoxado, 115, 301.

Conposta, véase *s.v.* Pleurís.

Conpostura, 173, 195, 239, 267.

Conpostura umana, 297.

Conrepocante, véase *s.v.* Síntoma.

Conserva, véase *s.v.* Medicamento.

Conservante[s], 215.

Consulta, 99, 163, 165, 167, 179, 189, 237, 239, 251, 253, 255, 257, 261, 263, 265, 305, 307, 317, 319.

Contración, 227.

Contra indicante, véase *s.v.* Síntoma.

Contra repugnante, véase *s.v.* Síntoma.

Convaleciente, 181, 239.

Convulsión, Convurlsión, 211, 277.

Coraçón, 131, 183, 185, 187, 189, 213, 227, 273, 277, 291, 295, 309.

Cordial, 328, véase *s.v.* Medicamento.

Correpugnar, 255, 328.

Corrimiento, corrimento, corromento, 201, 251, 253, 269, 271, 273, 283, 297, 299, 309.

Cortadura de contino, 211, 328 (*s.v.* Contino).

Cosas naturales, 173.

Cosas no naturales, 99, 115, 119, 225, 233, 235, 253, 255, 289, 313.

Costilla, 267, 269, 271, 273, 275, 277, 279, 307, 309.

Costumbre (menstruación), 105.

Cozer, 111, 115, 121, 141, 153, 185, 229, 233, 269, 283, 285, 299, 301, 303, 309, 311, 313, 317.

Cozimiento, 111, 121, 125, 137, 139, 153, 159, 185, 219, 227, 295, 301, 307, 309, 313.

Cozimiento de las materia, 137.

Cris, crisi, crisis, 113, 115, 117, 119, 121, 123, 125, 127, 129, 133, 135, 137, 141, 143, 145, 147, 149, 151, 153, 155, 157, 159, 241, 289, 328.

    Sanguiña, 129.

Crítico, véase *s.v.* Día.

Crónica, véase *s.v.* Enfermedad.

Crudo, véase *s.v.* Esputo y Gargajo.

Cuartana, véase *s.v.* Febre.

Cuello, 295.

Cuero, 99, 169, 187, 201, 221, 227, 231, 233, 249, 281.

Cuerpo, 97, 107, 111, 115, 129, 131, 133, 137, 139, 141, 149, 169, 171, 173, 179, 181, 183, 185, 187, 189, 191, 193, 195, 197, 199, 201, 203, 205, 207, 209, 211, 213, 215, 217, 219, 221, 223, 227, 231, 235, 237, 239, 241, 243, 247, 249, 251, 253, 255, 257, 259, 261, 263, 271, 273, 279, 281, 283, 287, 291, 297, 299, 301.

    cacoquímico, 169.

    colérico, 247.

    pretel natural, 237, 261.

Çumo de limón, 229.

Cura, 95, 99, 105, 119, 135, 161, 165, 167, 171, 175, 177, 179, 181, 183, 185, 193, 199, 217, 249, 261, 263, 291, 303.

Curable, 265.

Curación, 165, 171, 177, 183, 257, 265.

Curar, 95, 105, 107, 109, 111, 113, 117, 131, 135, 167, 169, 171, 175, 177, 179, 183, 185, 189, 199, 217, 249, 251, 253, 255, 257, 261, 265, 267, 269, 281, 283, 285, 287, 291, 295, 307, 313, 319.

Curso, 309, 313, 317, 328.

D

Dañar, 107, 111, 113, 121, 131, 133, 171, 183, 191, 201, 203, 205, 209, 217, 239, 241, 247, 251, 265, 267, 271, 273, 279, 281, 285, 291.

Daño, 99, 111, 113, 121, 133, 173, 175, 191, 193, 197, 203, 205, 209, 225, 267, 271, 283.

De color, véase *s.v.* Enfermedad.

De sangre, véase *s.v.* Calientura, Enfermedad y Febre.

Declinación, decrinación véase *s.v.* Tienpo de la enfermedad.

Decretorio, véase *s.v.* Día.

Dedo, 201, 313.

Delirio, 275, 277, 279, 281, 283, 311.

Deribación, 251, 253, 293, 329.

Derramamiento, 213, 215, 269.

Desmayar, 109, 299.

Desmayo, 109, 183, 269, 279, 283.

Desopilar, 235.

Destemplar, véase Destenplar.

Destenplar, 113, 183, 205, 217, 231, 307.

Destenplança, Destenplancia, 173, 181, 183, 199, 207, 219, 221, 227, 231, 241, 257, 259, 267, 277, 295, 307.

Destilación catarral, 309, 311.

Detenimiento, detenimento, 197, 199, 215, 217.

Deziangrar, 227.

Día.

    crítico, 97, 119, 123, 127, 129, 135, 137, 141, 143n, 319.

    decretorio, decrotorio 119, 121, 123, 125, 127, 129, 131, 135, 141, 143, 145, 149, 153, 155, 193.

    diacrítico, 115, 119, 125, 127, 139, 141.

    entre disentos, 121.

    entrecalar, 121, 145, 151.

    indicatorio, indicatórico, 121, 135, 139, 143, 145n, 151, 153, 159, 197.

    judicatorio, 119, 121, 125, 135n, 143, 145n, 151, 153, 155n, 157, 159, 197.

Diacrítico, véase s.v. Día.

Diaria, 329, véase s.v. Calientura, Febre.

Diamargariton, 299, 317.

Diarrea, 141, 189.

Diasentos, 299, 317, 329.

Diente, 217.

Dieta, 99, 229, 233, 255, 257, 261, 263.

Digerir, 203, 205, 229, 269.

Digerente, 329, véase s.v. Medicamento y Membrana.

Digestión, 121, 251, 307.

Dilatación, 227.

Disentería, 193, 197, 273, 329.

Disposición, 199, 279, 281, 307.

Disolvente, véase s.v. Medicamento.

División de contino, 267, 328 (s.v. Contino).

Doctrina, véase Dotrina.

Dolencia, 107, 143, 145, 169, 177, 181, 199, 201, 223, 227, 263, 265, 291, 295, 303.

Dolentío, 295.

Doler, 211, 213, 291.

Doliente, 105n, 109, 115, 137.

Dolor, 115, 139, 177, 179, 191, 193, 195, 197, 201, 209, 211, 213, 215, 233, 247, 263, 267, 269, 271, 273, 275, 277, 279, 281, 283, 289, 291, 293, 295, 297, 299, 301, 303, 307, 309, 311.

    agrabatibo, agravantivo, agravativo, grabativo, 281, 305, 307, 309, 311, 329.

    pulsatibo, pulsativo, 307, 309.

    pulsatorio, 279, 311.

    pungitivo, 261, 263, 295.

    puntorio, 275, 277, 279, 295, 307, 311.

    tensivo, 279.

Dolor de costado, 139, 179, 263, 265, 267, 275, 277, 279, 281, 283, 285, 287, 289, 291, 305, 309, 311, 317, 329.

    sanguiño, 281.

Dotrina, 97, 101, 103, 105, 107, 109, 111, 113, 115, 123, 127, 129, 135, 137, 139, 141, 147, 149, 151n, 155, 157, 159, 161, 167, 171, 177, 189, 199, 209, 215, 223, 235, 249, 251, 253, 255, 263, 275, 297, 307, 311, 313, 317, 319.

Duro, véase s.v. Pulso.

E

Ebacación, véase Evacación.

Ebacuar, véase Evacuar.

Echinduación, 231.

Efecto suporosos, 191.

Eficiente, véase s.v. Causa.

Elefatiasi, 239, 330.

Elepaziansie, 199, 330.

Emoliente, 330, véase s.v. Medicamento.

Encendida véase s.v. Orina.

Enchimiento, 111, 273, 330.

Enchindar, 231.

Enchir, 255, 330.

Enfermedad, 95, 97, 99, 105, 107, 109, 111, 113, 115, 117, 119, 121, 123, 125, 127, 129, 131,

133, 135, 137, 139, 141, 143, 145, 149, 151,
153, 155, 159, 167, 169, 171, 173, 175, 177,
179, 181, 183, 185, 189, 191, 193, 195, 197,
199, 201, 203, 205, 209, 211, 215, 219, 221,
223, 225, 227, 229, 231, 233, 235, 237, 239,
241, 243, 245, 247, 249, 251, 253, 255, 257,
259, 261, 263, 265, 267, 269, 271, 273, 275,
277, 279, 281, 283, 285, 287, 289, 291, 295,
297, 301, 303, 305, 307, 309, 311, 313, 317,
319.
  acutísima, 143.
  aguda, acuta, 107, 113, 119, 129, 139, 143,
    149, 155, 159, 241, 265, 267, 277, 297.
  colérica, 129.
  crónica, 113, 129, 155, 159.
  de color, 143.
  de sangre, 147.
  entrepolada, 107.
  exate peracuta, 159.
  melancólica, 129.
  mortal, 109,145, 155, 169, 245, 249, 275.
  peracuta, peraguda, 139, 159.
  pipitosa, 129.
  sanguiña, 129, 147, 311.
  sinoca, 311.
Enfermo, 95, 97, 99, 105, 107, 109, 111, 113, 115,
    117, 119, 121, 125, 127, 129, 131, 137, 139,
    141, 143, 145, 149, 155, 159, 163, 165, 167,
    169, 171, 173, 175, 177, 179, 181, 183, 185,
    187, 189, 191, 193, 195, 197, 201, 203, 205,
    209, 211, 215, 217, 225, 227, 229, 233, 235,
    237, 239, 245, 247, 249, 251, 253, 255, 259,
    261, 263, 267, 273, 275, 277, 279, 281, 283,
    285, 287, 291, 287, 289, 293, 295, 297,
    299, 303, 305, 313, 317.
Englutir, 217, 255, 330.
Enjundia de gaína, 317.
Entrecalar, 330, véase *s.v.* Día, 330.
Entre disentos, véase *s.v.* Día.
Entrepolada, 330, véase *s.v.* Enfermedad.
Enpuxamiento, 269.
Escanientamiendo, 227, 330.
Escumoso, véase *s.v.* Esputo.
Esecuestracción (secostración), 313, 330.
Erida, véase Ferida.
Especia del mal, 239.
Esperiença, esperiencia, 113, 125, 127n, 157,
    205, 255, 275.

Esprimentar, esprimemtar, 119, 127, 137, 143,
    153, 157, 161, 177, 199, 271, 277, 305.
Esprito, 141, 189, 259.
Espuria, véase *s.v.* Flema y Pleurís.
Esputo, 121, 129, 277, 281, 287, 291, 295, 301,
    309.
  amario, 281.
  blanco, 281, 291.
  cocho, 277.
  crudo, 277, 289.
  escumoso, 281.
  negro, 289.
  pardo, 289.
  pegadoso, 281, 289.
  sangrento, 281.
  sanguiño, 281.
  sanguinolento, 309.
Esputres, exputres, 330, véase *s.v.* Faculdad y
    Virtud.
Esquerción, exquerreción, 139, 197, 199, 330.
Esquermento, exquermento, véase Excremento.
Esquinches, 137.
Esquinencia, 199, 311, 330.
Estado, véase *s.v.* Tienpo de la enfermedad.
Estado morboso, 255.
Estado natural, 199, 283, 295, 297.
Estado pretel natural, 199, 211.
Esterior, véase *s.v.* Membrana.
Estiercol, 195.
Estómago, estógamo, 111, 117, 129, 131, 181,
    203, 205, 207, 209, 217, 219, 221, 223,
    225, 227, 229, 231, 233, 235, 301, 309, 313.
Estrología, 165.
Ética, 330, véase *s.v.* Febre.
Evacación, evacuación, 99, 115, 123, 133, 137,
    139, 141, 183, 187, 193, 195, 197, 205, 207,
    209, 215, 219, 229, 231, 237, 239, 241, 251,
    257, 259, 287, 291, 299, 313.
Evacuante, véase *s.v.* Medicamento.
Evacuar, ebacuar, 111, 115, 123, 129, 145, 179,
    195, 201, 203, 205, 207, 209, 217, 249,
    251, 259, 269, 271, 273, 285, 287, 309, 313.
Exate peracuta, véase *s.v.* Enfermedad.
Excremento, escremento, exclemento, 129,
    169, 183, 187, 191, 193, 195, 197, 215, 217,
    219, 221, 231, 239, 241, 243, 249.

Exquermento, véase Excremento.

Exquisita, véase *s.v.* Pleurís y Terciana.

Externa, esterno, véase *s.v.* Causa y Músculo.

F

Fáblica del omre, 99.

Faculdad, 209, 307.

 animal, 191.
 atratis, 223.
 esputres, exputres, 223, 271.
 sensitiva, 191.
Facultad, véase Faculdad.

Fame canina, 205.

Farro, 299, 301, 317, 331.

Fastío, 107, 169, 203, 233, 235, 247, 275, 277, 313.

Febre, 99, 109, 125, 135, 141, 143, 147, 149, 159, 169, 171, 173, 175, 177, 179, 181, 183, 185, 187, 189, 201, 203, 207, 213, 219, 223, 225, 227, 235, 237, 247, 249, 251, 253, 257, 259, 273, 277, 279, 281, 283, 285, 289, 291, 293, 295, 301, 303, 307.

 accidental, 291, 295, 305.
 aguda, 183, 275.
 ardiente, 125, 207, 213.
 colérica, 277.
 cuartana, 241, 257.
 de sangre, 147, 149.
 diaria, 183, 189, 235.
 ética, 183, 189.
 intremitente, 185, 189, 249.
 particular, 189.
 pestilente, 187, 189, 205.
 podrida, 171, 187, 189.
 pútrida, 169, 179, 183, 185, 187, 189, 235, 237, 263.
 sepultada, 227.
 semiterciana, semi teriasna, 185.
 sinoca, 147, 149, 189.
 tierciana, teriasna, tiersaiana 187, 237, 241, 247, 249, 263, 277, 336.
 terciana exquisita, 247, 249, 267.
Fedionda, véase *s.v.* Materia.

Ferida, 153, 211, 237, 241, 245, 331.

Ferir, 205, 209, 211.

Fernesí, 169, 251, 253, 269, 331.

Fernético, 203, 205, 211.

Ferugenta, 279, 331.

Fígado, 131, 197, 205, 207, 217, 219, 221, 223, 225, 227, 229, 231, 233, 235, 239, 247, 289, 291, 293, 297, 307, 309, 313, 331.

 colérico, 247.
Filosofía, 165, 193.

Finado, 129, 331.

Final, véase *s.v.* Causa.

Finojo, 229.

Flaqueza, 111, 113, 141, 153, 199, 201, 219, 221, 223, 227, 229, 231, 233, 309, 311.

Flema, véase *s.v.* Umor.

Flemático, véase *s.v.* Materia, Tenperamiento y Umor.

Flemón, 113.

Fluxo de sangre, 123, 145, 313.

Formal, véase *s.v.* Causa.

Frenesí, véase Fernesí.

Frío, véase *s.v.* Tenperamiento.

Frol (flor) de borraja, 299.

G

Gargagear, 285, 299, 301, 303, 307, 311.

Gargajo, 139.

 blanco, 301.
 crudo, 307.
 delgado, 283.
 grueso, 283.
 leve, 303.
 negro, 283.
 pegadoso, 283.
 redondo, 283.
 sanguinolento, sangui elorento, 299, 307, 309.
 verde, 283.
Gerenación, 131, 211, 225, 269.

Gerenativa, véase *s.v.* Virtud.

Gerenatrix, 331, véase *s.v.* Virtud.

Gomitar, 195, 235.

Gómito, 115, 123, 183, 187, 239, 249, 335.

Gota artética, 195.

Gozo, 131, 191, 209.

Grano, 225.

Gruessa, véase *s.v.* Flema.

Güesmo, guezmo, 215, 241, 331.

348   LOLA FERRE

Güeso, 195, 209, 211, 267, 275, 307.

H

Ḥazino, 181, 185, 332, véase Anzino.

I

Ictericiado, ietericiado, 221.

Idolodos (constitución), 219, 332.

Iflamación, véase Inflamación.

Inchación, Inchaçión, 115, 159, 187, 201, 267.

Inchar, 169, 201, 203, 213, 229, 259, 267, 275, 283, 309.

Inchemiento, 111.

Incidente, 332, véase *s.v.* Causa.

Infecionar, 119.

Indicante, véase *s.v.* Síntoma.

Indicatorio, véase *s.v.* Día.

Inflamación, 187, 227, 231, 233, 267, 269, 271, 273, 275, 277, 279, 281, 283, 287, 289, 291, 295, 297, 307, 309, 311.
     esquisita, 269, 295.
     pleurética, 267.

Inflamar, 227, 271, 287, 307, 311.

Infusión, véase *s.v.* Medicamento.

Inquiataciones (inquietud), inquietud, inquietut, 117, 247, 295.

Interior, véase *s.v.* Membrana y Músculo.

Interna, véase *s.v.* Causa.

Intremitente, véase *s.v.* Febre.

Ipóstasi, 139, 301, 307, 332.

Istrumental, véase *s.v.* Causa.

Itericia, 199, 221, 223, 225, 231, 332.

J

Judicatorio, véase *s.v.* Día.

Junta (de médicos), 97, 99, 159, 161, 163, 165, 167, 171, 173, 175, 179, 181, 183, 185, 189, 191, 193, 197, 199, 201, 203, 209, 215, 235, 247, 249, 257, 263, 265, 269, 307, 317, 319.

K

Koaḥ, 301, 303, 317, 332.

L

Lagrimear, 117.

Landre, 225, 332.

Laringe, 309.

Lavio, 117.

Lectuario, véase *s.v.* Medicamento.

Legítima, véase *s.v.* Pleurís.

Lengua, 111, 169, 217, 249, 279, 295, 307.

Lesa, 332, véase *s.v.* Acción.

Letargo, 191.

Levativa, véase *s.v.* Medicamento.

Leve, véase *s.v.* Gargajo.

Ligamento, ligamientos, 211.

Limón, 225, 229, véase *s.v.* Çumo de.

Llaga, 235, 257, 259, 301, 317.

Llagar, 195, 213, 215.

Llema de gueva, llema de güevo, véase Yema de güebo.

Llubiosa (constitución), 219, 332.

Lobaliño, 159, 332.

Local, véase *s.v.* Causa.

Lombo, 223, 332.

Lombriz, 193.

M

Madre (anatomía), 99, 115, 195, 237.

Mal, 129, 135, 143, 145, 153, 173, 177, 181, 191, 197, 199, 209, 211, 223, 229, 233, 239, 245, 257, 259, 269, 273, 281, 303, véase *s.v.* Especia de.

Malancolía, Malencolía, véase *s.v.* Umor.

Maligna, véase *s.v.* Pleurís.

Mançanilla, 229.

Mano, 105, 107, 109, 119, 145, 149, 169, 171, 197, 199, 213, 221, 223, 225, 275, 279, 297, 299.

Massa sanguinaria, 147, 221, 295, 309, 311.

Matadura, 281, 333.

Materia, 113, 129, 137, 141n, 149, 151, 153, 155, 165, 189, 193, 199, 201, 209, 213, 221, 223, 241, 243, 257, 259, 263, 269, 271, 273, 285, 289, 291.

de supuración, 289.
fedionda, 113.
flemática, 291.
medicinal, 263.
pútrida, 113.
Material, véase *s.v.* Causa.

Matres, véase Madre.

Mebrana, véase Membrana.

Medicamento, medicamiento, 107, 109, 111, 113, 253, 255, 271.
advertiente, 257.
ayuda, 229, 297, 317.
astrigente, 257.
bacuante, 257.
bevida, 107, 203, 207, 223, 235, 255, 257, 273, 295.
bocado, 107.
calefaciente, 257.
confección, confeción, 299, 317.
conserva, 299, 301, 317.
cordial, 317.
digerente, 285, 287, 291.
disolvente, 285.
emoliente, 259.
evacuante, 259, 287.
infusión, 299.
lectuario, 107.
levativa, 317.
píldora, 107.
polbo, 299, 301, 317.
repelente, 287.
resolvente, 287.
úmedo, 111.
xarope, sarope, 227, 229, 299, 301, 317.
de limones, 225.
de limones y núfaras y borraja y mésparos, 229.
violado, 299, 317.
Medicina, 95, 97, 99, 101, 103, 105, 107, 109, 111, 115, 117, 123, 127, 135, 159, 161, 163, 165, 179, 181, 195, 203, 205, 219, 225, 235, 241, 247, 255, 257, 263, 265, 285, 287, 291, 303, 305, 313, 319.

Medicinal, véase *s.v.* Materia.

Médico, 95, 97, 99, 101, 105, 107, 109, 111, 113, 115, 117, 119, 127, 129, 131, 139, 159, 161, 163, 165, 167, 169, 171, 173, 175, 177, 179, 181, 183, 185, 189, 191, 193, 195, 197, 199, 201, 203, 207, 215, 217, 225, 233, 235, 237, 239, 241, 243, 245, 247, 249, 251, 253, 255, 257, 261, 263, 265, 291, 297, 303, 305, 307, 311, 313, 317, 319.

Meláncolico, véase *s.v.* Enfermedad, Sangre y Umor.

Melancólico, 291.

Melinizar, 279, 333.

Membrana, 213, 267, 269, 275, 277, 279, 281, 289, 305.
esterior, 279.
interior 279.
Membrillo, 217.

Membro, 129, 169, 175, 211.

Memoria, 243, 319.

Memstro (menstruación), 127.

Menegxi, 299, 333.

Meollo, 131, 203, 205, 333.

Mesibaieca, 337, véase *s.v.* Vena.

Mesparo, 229, 333.

Mestro, 123, 333.

M^eṣuqot, 311, 333.

Miraquia, 225, 333.

Modorra, 225.

Mole, véase *s.v.* Orina y Pulso.

Molestia, 209.

Molocha, 229, 333.

Morbi, véase *s.v.* Causa.

Morbo, 191, 189, 267, 333.

Mordas, véase *s.v.* Cámara.

Mordicar, 203.

Morfea, 239, 333.

Mortal, véase *s.v.* Enfermedad y Pleurís.

Mortal, 109, 119, 137, 145, 149, 169, 269, 273, 285, 287, 289, 307.

Mujer parida, 105, 143.

Mujer preñada, 233.

Músculo, 217, 267, 273, 279, 305, 309, 311.
del asiento, 217.
esterno, 279.
internos, 279.
Muxcula, 217, 333.

N

Narís, 115, 121, 145, 195, 239, 255, 313.
   derecha, 195.
   isquerda, 195, 313.
Natomía, 99.
Natura, véase Naturaleza.
Naturaleza, noturaleza, 95, 99, 107, 109, 111,
   113, 115, 121, 123, 127, 129, 131, 133, 135,
   137, 139, 141, 143, 145, 149, 151, 153, 155,
   161, 167, 169, 173, 175, 177, 179, 181, 185,
   189, 191, 195, 197, 207, 209, 213, 217, 219,
   221, 227, 231, 233, 235, 237, 239, 241, 243,
   247, 249, 251, 253, 255, 257, 261, 263, 265,
   267, 269, 271, 285, 287, 295, 297, 299,
   301, 303, 307, 309, 311, 313, 317.
Negro, véase s.v. Esputo, Gargajo, y Orina.
Nervoso, 289.
N^{e}šima, 227, 229, 231, 233, 333.
Niervo, niervio, 205, 207, 211, 269.
Nubliza, véase s.v. Orina.
Núfara, 229, 299, 317, 333.
Nutrición, 237, 243.
Nuvezica, véase s.v. Orina.

O

Obtrución, obtrucción, 185, 187, 231.
Oído, 117, 197, 215, 241.
Ojo, 99, 117, 153, 157, 161, 223, 227, 311.
Operación, 99, 121, 129, 137, 169, 181, 191, 215,
   249, 267, 281.
Opilación, 227, 231, 235, 259, 333.
Opilado, 223.
Optrucción, véase Obtrucción.
Orina, 99, 115, 121, 129, 139, 169, 185, 187, 193,
   195, 219, 223, 225, 227, 229, 231, 235, 237,
   239, 241, 249, 279, 281, 283, 287, 295,
   301, 303, 305, 309, 313, 319.
   blanca, 121.
   colorada, 121, 281, 295, 301, 307, 309.
   colérica, 249.
   encendida, 307, 309.
   negra, 169.
   nubliza, 121.
   nuvezica, 139.

P

Paralizia, 211.
Pardo, véase s.v. Esputo.
Paroxismo, 113, 129.
Partes disimilares, 171, 173, 334.
Partes similares, sinmilares, 173, 183, 199, 241,
   295, 334.
Particular, véase s.v. Febre.
Passión, pasión, 191, 193, 209, 305.
Peca, que peca, 334, véase s.v. Umor.
Pecho, 99, 129, 195, 213, 267, 271, 277, 279, 281,
   285, 291, 293, 295, 297, 305, 307, 309, 311,
   317.
Pegadoso, véase s.v. Esputo, Gargajo y Flema.
Pena, 203.
Peracuta, peraguda, 334, véase s.v. Enfermedad.
Percetos (preceptos) y reglas de la medicina, 115.
Perexil, 233, 235.
   de canpo, 235.
   de la uerta, vuerta, 233, 235.
Permutación de cris, 115.
Pernosticar, pornosticar, 113, 169, 171, 177,
   185, 237, 239, 241, 243, 245, 247, 249,
   265, 285, 287, 297, 319.
Pernóstico, pornóstico, 99, 135, 169, 171, 177,
   179, 183, 185, 189, 199, 235, 237, 245, 247,
   251, 257, 265, 283, 291, 303.
Pertubar, 115, 171.
Pertubación, 115, 187, 243.
Pescueço, 117, 275, 307. 334.
Peste, 149.
Pestilente, véase s.v. Calientura y Febre.
Pie, 145, 201, 229, 253, 289, 291, véase s.v. Cara
   del.
Piel, 231.
Pierna, 109, 225, 257.
Píldora, véase s.v. Medicamento.
Pipitosa, véase s.v. Enfermedad.
Pirperativa, 334, véase s.v. Virtud.
Pleura, 227, 289, 295, 305, 309.
Pleurético, 277, 311.
Pleurira, véase Pleurís.
Pleurís, pleuriz, preurís, 179, 265, 267, 269,
   271, 273, 275, 277, 279, 281, 283, 285, 287,
   289, 291, 311.

aguda, 275.
begnina, 267, 275, 281, 285.
colérica, 281.
conposta, 273.
espuria, 267, 269.
exquisita, 267.
legítima, 267, 269.
maligna, 267, 275, 279.
mortal, 275.
saludable, 275.
sanable, 281.
sinple, 273.
verdadera, 275.
Poagra, véase Poiras.

Poargroso, 201, 334.

Podrida, véase *s.v.* Calientura, Febre, Flema, y Sangre.

Poigra, 334, véase Poira.

Poira, 201, 219, 334.

Polbo, véase *s.v.* Medicamento.

Pollo, 229, 303, véase *s.v.* Caldo de.

Poplexía, 181.

Poro, 115, 169, 187, 297, 313.

Porte, 337, véase *s.v.* Vena.

Postema, 187, 229.

Postilla, 225, 334.

Pretel natural, 334. véase *s.v.* Calor, Umor.

Principio, véase Tienpo de la enfermedad.

Procatártica, 327 (*s.v.* Causas procatárticas y antrecedentes) véase *s.v.* Causa.

Pronosticar, véase Pernosticar.

Pudrecer, pudrescer, putrecer, 187, 189, 247, 285.

Pudrificación, pudrificaçión, 187.

Pulmonía, pelmonía, permonía, 271, 289, 291, 311.

Pulsación, 275, 295.

Pulsada, 169.

Pulsatibo, pulsativo, véase *s.v.* Dolor.

Pulsatorio, véase *s.v.* Dolor.

Pulso, 99, 109, 169, 215, 223, 227, 229, 243, 247, 275, 277, 279, 281, 283, 289, 295, 297, 299, 301, 305, 307, 309, 313, 319.
cadenque, 279, 327.
duro, 279, 281, 295, 307, 309.
mole, molle, 281, 309.

pungente, 281.
quebro, 279, 281, 289.
serrino, 227, 275, 277, 293, 295, 305, 307, 309, 334.
Pungir, 121, 137, 141n, 199, 215, 221, 253, 271, 317, 334.

Pungitivo, punzitivo, 279, 281, 295.

Punjación, 193.

Punjada, 137, 229.

Punjar, véase Pungir.

Puntorio, 334, véase *s.v.* Dolor.

Purga, 99, 109, 253, 257, 317.

Purgación, 215, 289.

Purgar, 111, 129, 285, 287, 291, 317.

Purgativo, véase *s.v.* Medicamento.

Putrefacción, 289, 295, 299, 301, 309, 311.

Putreficación, putreficaçión 113, 187, 189.

Pútrida, 334, véase *s.v.* Causa, Colora, Febre, Materia y Sangre.

Putreficar, 185.

Q

Qaneh, 309, 334.
Quermes 317, 334.
Quilo, 231.

R

Racional, véase *s.v.* Virtud.

Raledad, 289, 335.

Rasquina, 187, 229, 231.

Rebulsión, revulsión, 253, 291, 293, 299, 335.

Recaer, 115, 125, 147, 181, 229, 239.

Recaída, 121, 123n, 135, 229, 239.

Redondo, véase *s.v.* Gargajo.

Region, resión 107, 117, 175, 233, 243, 255.

Regimento, Regimiento, Regimiento, 155, 223, 253.

Regir, 99, 159, 229, 233, 239, 249, 259.

Regla (menstruación), 291.

Rejo, 335, 337, *s.v.* Regimiento y Vaso.

Relajazón, 213.

Remediar, 107, 113, 175, 215, 217, 283, 319.

Remedio, 95, 99, 107, 109, 113n, 163, 165, 167, 169, 173, 175, 177, 185, 189, 195, 217, 225, 231, 233, 237, 243, 247, 251, 253, 255, 257, 259, 261, 263, 265, 281, 283, 285, 287, 289, 293, 297, 303, 305, 311, 313, 317, 319.

Renes, 129, 213, 335.

Rentención, véase Retención.

Repelente. Véase s.v. Medicamento.

Resireda, 123, 335.

Repurgar, 291.

Resolvente, véase s.v. Medicamento.

Respiración, 215, 227, 243, 247, 267, 273, 277, 281, 289, 291, 293, 305, 309.

Respirar, 279, 295, 309.

Restigrente, 281, 335.

Retención, rentención, 221, 239, 243.

Retentres, 335, véase s.v. Virtud.

Retorsijón, 193.

Rigor, 117, 247, 275, 277, 289.

Rodilla, 293.

S

Ṣaʿar, 165, 335.

Safena, véase s.v. Vena.

Salada, véase s.v. Flema.

Saliva, 193.

Salud, 99, 101, 115, 119, 129, 133, 135, 137, 139, 141, 143, 145, 163, 165, 167, 173, 175, 193, 239, 245, 249, 261, 283, 285, 287, 289, 297, 299, 301, 311, 313, 317.

Saludable, saludabre, 109, 117, 139, véase s.v. Pleurís.

Salutal, salutar, 135, 179, 269, 335.

Salvatela, 335, véase s.v. Vena.

Sam ha-mavet, 149, 221, 335.

Sanable, 109, 113, 151, 155, 169.

Sanar, 105n, 107, 109, 113, 141, 145, 159, 169, 173, 175, 177, 195, 239, 241, 247, 259, 265, 269, 273, 275, 277, 283, 285, 287, 291, 303, 313, 317.

Sangrar, 109, 123, 125, 185, 189, 225, 227, 229, 237, 249, 259, 289, 291, 293, 295, 297, 299, 301, 303, 305, 311, 313, 317.

Sangre, 111, 115, 121, 123, 125, 143n, 145, 147, 149, 193, 195, 201, 221, 223, 225, 227, 229, 231, 249, 259, 267, 269, 273, 275, 277, 281, 289, 291, 293, 295, 297, 299, 301, 303, 305, 307, 309, 311, 313, véase s.v. Fluxo de.

biliosa, viliosa, 269, 275, 277.
colérica, 231, 249, 269.
malancólico, 277.
podrida, 295, 297, 309.
pútrida, 289, 295, 297.

Sangría, 99, 109, 253, 255, 257, 259, 279, 289, 291, 293, 295, 297, 299, 301, 307, 311, 313, 317.

Sangrino, 199, 201, 281.

Sanguinolento, véase s.v. Esputo y Gargajo.

Sanguijuela, 229, 317.

Sanguiño, véase s.v. Calientura, Esputo Tenperamiento y Umor.

Sanguiño, 289, 295, 307.

Sanidad, 135, 147, 173, 175, 177, 215, 239, 241, 255.

Sano, 117, 129, 147, 173, 175, 181, 191, 195, 197, 211, 215, 217, 219, 225, 239.

Sarpullido, 225.

Satiria, 287, 335.

Secostración, 313, 335.

Secostrar, 115, 335.

Secrestar, 313, 335.

Secura, 111, 279.

Sed, 169, 227, 229, 247, 269, 275, 277, 279, 291, 301, 307.

Sedimento de la orina, 185.

Semiterciana, semi teriasna, 335, véase s.v. Febre.

Sensación, sensaçión, 203, 205, 211.

Sensitivo, véase s.v. Faculdad y Virtud.

Sentido, 139, 143, 193, 203, 205, 207, 209, 211, 213, 215, 241, 275.

Sentimiento, sentimento, 193, 203, 209, 211.

Señal, 95, 111, 115, 117, 119, 125, 129, 133, 135, 137n, 139, 141, 143, 145, 147, 153, 155, 167, 169, 171, 175, 177, 179, 185, 189, 195, 197, 235, 237, 241, 243, 245, 247, 249, 255, 263, 265, 273, 275, 277, 279, 281, 283, 285, 287, 289, 291, 295, 301, 303, 307, 309, 313.

Sepultada, véase *s.v.* Calientura.

Sero, 193, 227.

    colorado, 227, 299.

Seroso, 301, véase *s.v.* Umor.

Serrino, 336, véase *s.v.* Pulso.

Sidafon, 291, 336.

Sinoca, 336, véase *s.v.* Calientura, Enfermedad y Febre.

Sinple, véase *s.v.* Pleurís.

Síntoma, 97, 99, 107, 111, 117, 175, 177, 179, 181, 183, 189, 191, 199, 203, 209, 215, 223, 237, 241, 245, 247, 249, 263, 265, 267, 279, 281, 283, 285, 295, 303, 307.

    coindicante, 255.

    conrepocantes, 261.

    contra indicante, 255, 259, 261.

    contra repugnante, 255.

    indicante, 255, 257, 259, 261.

Solición de continidad, véase Solución de contino.

Solición de contino, véase Solución de contino.

Solución de continidad, véase Solución de contino.

Solución de contino, 213, 267, 295, 328 (*s.v.* Contino).

Sonido de oídos, 117.

Sopor, 191.

Sosego, 111.

Sudar, 183, 303.

Sudor, 115, 121, 123, 125, 135, 179, 185, 187, 193, 219, 227, 241, 249, 269, 283, 287, 307, 311, 313, 317.

Sueño, 191, 207, 243, 281.

Sugeptiva, véase *s.v.* Causa.

Supuración, 287, 289, 291.

Suregía, 101.

T

Tacto, 183, 193, 197, 223, 227, 241, 247, 279.

Tapamiento de los vasos, 231.

Tarpas, tarpaš, 227, 231, 233, 275, 277, 281, 289, 293, 295, 336.

Teba?, 107, 127n, 336.

Tela, 227, 267, 311, 336.

    del estógamo, 205.

    del peritoneo, 231.

    que ciñe las costillas, 267, 273.

    que cubre el fígado, 227.

Tenperamiento, tenparimiento, 117, 119, 125, 165, 171, 173, 175, 199, 201, 203, 207, 217, 221, 223, 225, 227, 231, 233, 235, 239, 243, 245, 289, 295, 303, 307, 313.

    caliente, 117, 233.

    colérico, 223, 235.

    flemático, 233, 235.

    frío, 207.

    natural, 223, 235.

    sanguiño, 125, 289, 313.

    úmedo, 117.

Tensión, 213.

Tensivo, véase *s.v.* Dolor.

Tienpos de la enfermedad, 113, 115, 117, 119, 123, 139, 141, 169, 183, 229, 277, 279, 311.

    aumento, 113, 139, 183, 185, 193, 197, 283, 311.

    declinación, decrinación, 113, 139, 183, 185, 193, 197, 249, 267, 283.

    estado, 113, 139, 183, 185, 193, 197, 247, 249, 267, 283, 313.

    principio, 113, 139, 183, 185, 193, 197, 247, 249, 267, 281, 283, 295, 311.

Tierciana, teriasna, tiersaiana, 336 (Teriasna), véase *s.v.* Febre.

Tobillo, 201.

Tolondro, 187, 336.

Tos, 195, 227, 277, 279, 283, 305, 307, 309, 317.

Toser, 195, 295, 307.

Tractación, 265.

Tripa, 129, 193, 195, 217, 219, 221, 223, 225, 231, 317.

Tumor, 187, 201, 257, 259, 265, 267, 269, 271, 273, 275.

Túnicas de los vasos (anatomia), 223.

Túnicas del tarpas, 289.

U

Úmedo, véase *s.v.* Medicamento y Tenperamiento.

Umor, 107, 111, 115, 121, 123, 125, 129, 137, 139, 141, 143, 145, 147, 149, 153, 155, 165, 169, 177, 185, 187, 189, 191, 193, 201, 203, 205, 207, 209, 213, 215, 217, 219, 221, 223, 227,

231, 249, 253, 255, 259, 261, 267, 269, 271, 273, 275, 277, 279, 281, 283, 285, 287, 289, 291, 293, 295, 297, 301, 303, 305, 307, 309, 311, 313, 317.
   bilioso, 187, 207, 221.
   colérico, 221, 227, 231, 233.
   flema, 111, 187, 193, 201, 205, 267, 269, 277, 281, 309, 311.
      agra, 111, 205.
      espuria, 269.
      gruessa, 125.
      pegadossa, 125.
      podrida, 309.
      salada, 125, 307, 309.
   flemático, 205, 207, 305.
   melancólico, 205, 207, 305.
   malancolía, malencolía, 187, 193, 281.
   pretel natural colérico, 233.
   que peca, 111, 113.
   sanguiño, 295, 305.
   seroso, 195.
   venenoso, 149.
Unción, 273.
Unturia, 231, 337.
Uña, 105.

V

Vacuar, véase Evacuar.
Vanio, 233, 337.
Vapor, bapor, 119, 141, 187, 213, 221, 271, 307, 309, 370.
Vaporación, 311.
Varices, 273.
Vasca, 231, 295, 305, 337.
Vaso (anatomía), 115, 185, 187, 189, 193, 201, 213, 223, 231, 291, 295, 309.
   rejo, 231.
Vena, 115, 185, 193, 205, 217, 219, 221, 227, 231, 239, 257, 259, 271, 281, 289, 291, 293, 295, 297, 299, 301, 309, 311.
   mesibaieca, 231, 337.
   porte, 231, 337.
   safena, 291.
   salvatela, 229, 335.
Veneno, 149.
Venenoso, véase s.v. Flema.
Venica de sangre, 301.

Ventosidad, 267.
Verdadero, véase s.v. Pleurís.
Verde, véase s.v. Gargajo.
Vertigen, 181, 337.
Vešet, 217, 337.
Vientre, ventre, 99, 193, 197, 215, 217, 219, 221, 225, 227, 229, 231, 239, 287, 297, 303, 317.
Vijilia, véase bigilia.
Vinagre, 109.
Vino, 223, 225, 229, 231, 235, 257, 293.
Violetas de borraja, 317.
Virgüela, 149, 337.
Virtud, 131, 145, 203, 205, 207, 211, 215, 217, 221, 223, 271, 273, 289, 311.
   alteratris, 289.
   calificativa, 131.
   cocotiva del estómago, 131.
   concupicible, 131.
   de sentir, 203, 207.
   esputres, esprutes, exprutes, exputres 217, 221, 271, 273.
   gerenatris, 131.
   gerenativa, 131.
   iracible, 131.
   pirperativa, 131.
   racional, 131.
   retentres, 217, 221, 335.
   sensitiva, 203.
Vista, 197, 241, 279.
Vitelina, véase s.v. Causa y Colora.

X

Xarope, 337, véase s.v. Medicamento.
Xirgüela, 229, 337.
Xorva, 217, 337.

Y

Yema de güebo, llema, güevo, 125, 297, 301, 303, 311.
Yerva, 235.
Yerva de viento, 229, 337.
Ýgado, véase Fígado.
Ysípola, 219, 235.
Ysipolada, 235.

ÍNDICE DE NOMBRES PROPIOS.

Incluyo nombres propios de personas y lugares y nombres comunes referidos a grupos humanos.

A

Abadesa, badesa, 125, 139, 153.
Abdere Nicodemo, 125.
Aben Sira, 105.
Abicena, Abicena, Avicena, 95, 99, 101, 109, 113, 115, 137, 143, 147, 149, 151, 181, 185, 187, 227, 263, 295, 307, 313, 319.
   Canon, 313.
   Fen, 99, 109, 137, 151, 185, 319.
Abicenistas, 101.
Abraham Cohen el Meniache, 289.
Aecio, 263.
África, 117.
Amarillo, ḥakam, 147.
Anaxion, 153.
Anbia, 283, 293.
Andulucía, 117.
Anemania, 117.
Antigos (autores, escritores, sabios), 101, 103, 181, 187.
Arístoles, 131.
Arquígenes, 121, 127, 157.
Autores griegos, 107.
Autoridades, 101, 263.

B

Badesa, véase Abadesa.
Barzilai, doctor, 147.
Bayizaines, 97, 326.
Bula Bucha, 289, 291.

C

Casa de Israel, 101.
Casa Rubios, 119.
Castilla la Vieja, 117.
Cisaron, 131.
   Libro del sueño de Sipion.
Coria, 117.
Cornelio Cerlso, 177.
Costandina, 119n, 147, 328.
Coviliana, 117
Crizomene, 125.

D

Diascories, 235.
Dioclo, 157.

E

Enrique de Castilla, Don, 239.
Erasístrato, Erisatretaro, 121, 127.
Ereṣ Iśrael, 299, 303.
Escola médica, 131, 235, 311.
Escola médica antiga. 113.
Esculapio, 307.
España, ḥ, 293.
Esta ciudad (Costandina), 95, 97, 99 105, 119, 161, 181, 247, 249, 305.
Estremadura, Extremadura, 117.

F

Filósofo, 209, 263.
Filósofos latinos, 97.
Filósofos pitagóricos, 299, 303, 131.
Fondón, 117.
Frailes de perdicar, 97.
Francia, 117.
Franquia, 97.

G

Galenistas, 101.
Galeno 99, 101, 103, 107, 109, 111, 113, 115, 121, 123, 125, 127, 135, 137, 139, 141, 143, 145, 147, 149, 151, 155, 157, 159, 177, 185, 187, 253, 255, 261, 265, 267, 291, 293, 307, 311, 313.
    Adlaucon, 293.
    Arte medicinal, 255.
    De considuar la sanidad, 255.
    De const tituciones artis <medici>, 265.
    De crisibus, 113, 127, 139, 143, 145, 151.
    De diferentes febriu, 185.
    De facultatibus natural[ralib]us, 103.
    De las crisis, 115 147.
    De los días críticos, 109, 155.
    De los días decretorios, 125, 137, 141, 155, 157.
    De los pornósticos, 121, 313.
    De los tienpos gerenales de las enfermedades, 113.
    De método, 293.
    De partio de 7 mezes, 127.
    De sanguinis missione, 293.
    De toendo sanitati, 109.
    De valetudine toendo, 185.
    De vene seccione, 109.
    Del uso de las partes, 99.
Gata, 117
Gentil de Foligiño, 113.
    Questones medisanales.
Gordonio, 147.
Guido de Cauliaco 103.

H

Hadasa, 225.

I

Isḥaq Levi, ḥ', 161.
Israel, 95, 101, 131.

K

Kuskunjura, 231.

L

La Guarda, 119.
Laguna, 233, 235.
    declarando a Dioscórides, 233.
Latancio Fermiano, 133.
    Livro de sus insi<tua>siones.
Letrados de leies, 97.

M

Madre de Pardo, 161.
Maharit (be)n Yaʿix, 305, 317.
Manlio, poeta, 133.
Maro, poeta, 131.
Matatía (be)n Arroyo, 287.
Médicos racionales, 255.
Mehemet Chelebi, 313, 317.
Meheritrana G[..]aro, 317.
Meuse, 107.
Miṣraim, 293.
(Moreno).
    Las enfermedades de las mujeres, 143.
    Tratado de la febres, 147-9.
Mošeh, 131, 133.

N

Neḥman Gallego, 291.
Nicolao Florentino, 151.
Noah, 161.

O

Oribasio, Orobasio, Oribástico, 113, 115, 121, 123, 135.

P

Paulo, 263.
Pitagóricos filósofos, 131.
Plinio Valeriano, 107, 303.
Portugal, 117.
Profesores de la medicina, 105.

R

Romano, 161.

S

Sabios, 97, 99 101, 133, 161.
Sabios antigos, 181.
Saloniki, 119, 161.
Šᵉlomoh Ḥason, h', r', 119, 161.
Sierra de la Estrella, 117.
Suegra del ḥak̲ Neḥman Gallego, 291.

T

Turisano, 115.

Y

Yacob Zacuto, dotor, 293.
Yeuda (be)n Yaᶜix, 225.
Yeuda Rosales, 147.
Ymocrates, 125.
Ypocr(ates), 103, 105, 107, 109, 111, 113, 115, 121, 123, 125, 135, 137, 141, 141, 143, 153, 159, 233, 235, 253, 263, 265, 279, 287, 291, 297, 303, 307, 313.
   Aforismos, 103, 109, 111, 113, 115, 125, 135, 143, 153, 233, 235, 253.
   Carta al Aularir Crativa, 107.
   De cons tituciones artis medicis,. 265.
   De locis, aeris y neumoni, 109.
   De los pernósticos, 143.
   De los per[sonio]s, 141.
   De rasiones victos, 265.
   Las epidemias, 105, 125, 137, 141, 143.
   Las medicinas purgantes, 107.
   Los morbos burgales, 123.
Yspania, 117.

Z

Zacuto, el viejo, 317.

BIBLIOGRAFÍA

Fuentes de obras médicas

Amati Lvsitani medici physici praeftantifsimi, Curationum medicinalium Centuria prima, variáq: rerum cognitione referta. Florentiae 1551.

Avicennae Liber canonis De medicinis cordialibus Cantica De remonvendis nocumentis in regimine sanitatis De syrupo. Venetiis, 1562.

Barbolani, Cristina (1990), J*uan de Valdés. Diálogo de la lengua*, Madrid: Cátedra.

Bernardo de Gordonio. Lilio de Medicina, Estudio y edición de Brian Dutton y María Nieves Sánchez. Madrid: Arco Libros, 1993.

Boucher, Esther (1995), *Edición crítica del* Tratado de las fiebres *de Isaac Israelí*, Thèse doctorale, Faculté des lettres, Université Laval. Québec, Canada.

Cano, Mª José - Ferre, Dolores (1988), *Maimónides. Cinco epístolas de Maimónides*, trad. Barcelona: Riopiedras ediciones.

Crews, Cynthia Mary (1967), «One Hundred Medical Recipes in Judeo-Spanish of ca. 1600», *Revue des études juives*, tome. 126, n°2-3: 203-263.

Cull, John - Brian Dutton (1991), B*ernardo Gordonio. Lilio de medicina. Edición crítica de la versión española, Sevilla 1495*. Madison, Wi: The Hispanic Seminary of Medieval Studies.

Gabrielis a Fonseca Lusitani Medici OEconomia. In qua Omnia que ad perfecti Medici munus attinent breuibus explanantur. Roma, 1623.

Gordonio, Bernardo de (1993), *Lilio de Medicina*. Estudio y edición de Brian Dutton y María Nieves Sánchez. Madrid: Arco Libros.

Juan Méndez Nieto, (1989), *Discursos medicinales*, introducción: Luis S. Granjel, descripción bibliográfica: Teresa Santander, transcripción: Gregorio del Ser Quijano y Luis E. Rodríguez-San Pedro. Salamanca: Universidad de Salamanca, Junta de Castilla y León.

Mensching, Guido (1994). *La sinonimia delos nombres delas medeçinas griegos e latinos e arauigos*, estudio y edición crítica de Guido Mensching. Madrid: Arco Libros.

Pedacio Dioscorides Anazarbeo (1991), *Acerca de la materia medicinal y de los venenos mortíferos*, traducido del griego e ilustrado por el doctor Andrés de Laguna en Anvers, en casa de Juan Latio, MDLV (edición facsímil). Madrid: Comunidad de Madrid.

Romeu Ferré, Pilar (2014), *Daniel de Ávila Gallego. Diálogo del colorado. Interpretación académica de la escarlatina. Edición, introducción y notas*. Barcelona: Ediciones Tirocinio.

Romeu Ferré, Pilar (2022), *Juan de Tornamira. Tratado sobre la peste. Edición de un manuscrito aljamiado de la obra de Juan de Tornamira (s. XVI)*. Barcelona: Tirocinio.

Diccionarios, catálogos, enciclopedias, obras generales y fuentes documentales.

Arquivo Nacional. Torre do Tombo. https://digitarq.arquivos.pt/details?id=4805793.

A World Beyond: Jewish Cemeteries in Turkey, 1583-1990. https://jewishturkstones.tau.ac.il/#/. Courtesy of the academic research site of the Goldstein-Goren Diaspora Research Center of Tel Aviv University.

Bos, Gerrit (2019), *A Concise Dictionary of Novel Medical and General Hebrew Terminology from the Middle Ages*. Leiden/Boston: Brill.

Brossollet, Jacqueline, «Guy de Chauliac» y «Fernel, Jean», *Enciclopedia universalis*. https://www.universalis.fr/encyclopedie [consultado en mayo de 2022].

Ceccarelli-Lemut, Maria L. (2000), «Gentile da Foligno», Dizzionario Biografico degli Italianii, Treccanni, vol. 53 www.treccani.it/enciclopedia.

Chandelier, Joel (2019), «Pietro Torrigiano», *Dizzionario Biografico degli Italianii*. Treccanni, vol. 96, www.treccani.it/enciclopedia.

Corominas, Joan y Pascual, José A (1984-1991), *Diccionario Crítico Etimológico Castellano e Hispánico*. Madrid: Gredos, 6 vols.

Covarrubias Orozco, Sebastián de (1611), *Tesoro de la lengua castellana o española*. Madrid.

Dizionari di Medicina, Treccanni https://www.trecanni.it/enciclopedia.

Durling, Richard J. (1967), *A Catalogue of Sixteenth Century Printed Books in the National Library of Medicine*. Bethesda, Md. : U.S. Dept. of Health, Education, and Welfare, Public Health Service, National Library of Medicine.

García Moreno, Aitor (dir.), *Diccionario Histórico del Judeoespañol*. CSIC, http://esefardic.es/dhje.

Gómez de Enterría, Josefa (2020). *El vocabulario de la medicina en el español del siglo XVIII*. Bern, Berlin, Bruxelles, New York, Oxford, Warszawa, Wien, Peter Lang.

Gutiérrez Rodilla, Bertha M. (dir.), *Tesoro lexicográfico médico*, http://teleme.usal.es. TeLeMe.

Herrera, María Teresa (dir) (1996), *Diccionario Español de Textos Médicos Antiguos*. Madrid: Arco Libros, 2 vols. DETEMA.

Klebs, Arnold C. (1938), «Incunabula scientifica et medica. Short title List», *Osiris*, 4: 1–359.

Krivasty, Peter (1989), *A Catalogue of Seventeenth Century Printed Books in the National Library of Medicine*. Bethesda Md. : U.S. Dept. of Health and Human Services, Public Health Service, National Institutes of Health, National Library of Medicine.

Mucillo, Maria (1994), *Dizzionario Biografico degli Italianii*, Treccanni, vol. 44 www.treccani.it/enciclopedia.

Nehama, Joseph (1977), *Dictionnaire du judéo-espagnol*, avec la collaboration de Jesús Cantera. Madrid: CSIC.

Pascual Recuero, Pascual (1977), *Diccionario básico ladino-español*. Barcelona: Ameller ediciones.

PERHAYA, KLARA [*et alii*] (1997), *Judeo Espanyol-Trüké, Trüké-Judeo Espanyol : diksyonaryo : szlkü.* Istanbul: Gözlem Gazetecilik Basın ve Yayı.

PERUZZI, ENRICO (1997), *Dizionari Biografico degli Italiani,* volumen 49, https://www.treccani.it/enciclopedia/girolamo-fracastoro_(Dizionario-Biografico).

REAL ACADEMIA DE LA LENGUA (Comisión de gramática) (1989). *Esbozo de una Nueva Gramática de la Lengua Española.* Madrid: Espasa Calpe.

REAL ACADEMIA ESPAÑOLA: *Corpus del Diccionario histórico de la lengua española* (CDH) [en linea]. https://apps.rae.es/CNDHE.

REAL ACADEMIA ESPAÑOLA. *Banco de datos* (CORDE) [en línea]. Corpus diacrónico del español. http://www.rae.es .

REAL ACADEMIA ESPAÑOLA, *Diccionario de la lengua española,* https://dle.rae.es.

RICHLER, BENJAMIN (1994), *Guide to Hebrew Manuscript Collections.* Jerusalem: The Israel Academy of Sciences and Humanities.

RODOLFO DELGADO, MONSEHOR SEBASTIÃO (1919-1921), *Glosario luso-asiático.* Coimbra.

SARTON, GEORGE (1975), *Introduction to the History of Science: Vol. I: From Homer to Omar Khayyam.* New York: Robert E. Krieger Publishing Company.

ESTUDIOS DE HISTORIA DE LA PENÍNSULA IBÉRICA Y DEL IMPERIO OTOMANO

BARNAI, JACOB (1992), «The Jews of the Ottoman Empire in the Seventeeth and Eighteenth Centuries», *The Sephardi Legacy,* ed. Haim Beinart, 2 vols. Jerusalem: The Magnes Press, The Hebrew University, vol.2: 135-165.

BARON, SALO WITTMAYER (1983), *A Social and Religious History of the Jews.* Second edition, Revised and Enlarged. Vol. XVIII: *The Ottoman Empire, Persia, Ethiopia, India and China.* New York- Philadelphia: Columbia University Press, The Jewish Publication Society of America.

BEN-NAEH, YARON (2008), *Jews in the realm of the Sultans. Ottoman Jewish Society in the Seventeenth Century.* Túbingen: Mohr Siebeck.

ESCOBAR QUEVEDO, RICARDO (2020), «Una familia criptojudía del interior de Portugal ante una visita inquisitorial. São Vicente da Beira, junio de 1579 A Crypto-Jewish Family from the Portuguese Countryside in front of an Inquisitorial Visit. São Vicente da Beira, June of 1579», *Fronteras de la Historia,* vol. 25, núm. 2: 8-34.

ESPERABÉ ARTEAGA, ENRIQUE (1917), *Historia de la Universidad de Salamanca.* Tomo II: Maestros y alumnos más distinguidos. Imp. y Lib De Francisco Nuñez Izquierdo. Salamanca.

FRANCO SILVA, ALFONSO -J.M. GONZÁLEZ INFANTE, J.M. (2011), «Enrique IV. Nuevas interpretaciones sobre su personalidad desde la historia», *Boletín de la Real Academia de la Historia.* Madrid 204 (Cuad.3): 383-412.

GALANTÉ, AVRAHAM.«Médecins Juifs au service de la Turquie» en *Histoire des Juifs de Turquie* (9 vols). Istanbul: Isis Yayimcilik Ltd. s/d, vol.9: 77-94.

GARCÍA MORENO, AITOR - MOISÉS ORFALI (2018), *La saga de los reyes otomanos. Edición crítica y estudio de tres versiones sefardíes del Séfer Sipur maljé ʿotmanlim (Constantinopla 1767 y 1863, y Kazanlak ca. 1815).* Granada: Editorial Universidad de Granada.

HADAR, GILA (2010), «Bienvenida "Blessed be her comes" and hazebuena "Does good deeds" Name-giving patterns for girls and women in the Judeo-Spanish Diaspora (Salonika 1492-1943)», *Pleasant Are Their Names. Jewish Names in the Sephardi Diaspora*, ed. By Aaron Demsky. Bethesda: University Press of Maryland, 209-233.

HEYD, URIEL (1953), «The Jewish Communities of Istanbul in the Seventeeth Century», *Oriens* 6: 299-314.

HUERGA CRIADO, PILAR (1993), *En la raya de Portugal: solidaridad y tensiones en la comunidad judeo conversa*. Salamanca: Universidad de Salamanca. Servicio de Archivos y Bibliotecas.

IHSANOGLU, EKMELEDDIN- HATICE AYNUR (2007), «The Birth of the Tradition of Printed Books in the Ottoman Empire. Transition from Manuscript to Print (1729-1848)», *Archivum Otommanicum*, ed. by György Hazai. Wiesbaden: Harrasowitz Verlag: 165-196.

KAPLAN, YOSEF (1989), *From Christianity to Judaism. The Story of Isaac Orobio de Castro*, tr. from Hebrew by Raphael Loewe. Oxford: Oxford University Press.

LEVY, AVIGDOR (1992), *The Sephardim in the Ottoman Empire*. Princenton, New Jersey: Darwin Press Inc.

LEVY, AVIGDOR (1994), «The Era of Standstill and Decline, 1580-1826» en *The Jews of the Ottoman Empire*, ed. by Avigdor Levy. Princenton: The Darwin Press, Inc. in Cooperation with The Institute of Turkish Studies, INC. Whasington, D.C.: 71-97.

LEWIS, BERNARD (1984), *The Jews of Islam*. Princeton: Princeton University Press.

LÓPEZ TERRADA, MARÍA LUZ (2002), *Francisco Nuñez de Oria y su regimiento y aviso de sanidad (1586)*. Valencia: Publicacions de la Universitat de Valencia.

MARCOS DE DIOS, ÁNGEL (1994), «Índice de portugueses en la Universidad de Salamanca (1580-1640)», *Brigantia*, XIV-3,4 Bragança: 87-140.

MAZZEO, ETTORE G. (1965), *The Abate Juan Andrés. Literary historian of the XVIII century*. New York: The Hispanic Institute in the Unites States.

MORENO, CARLOS (2019), «El apellido Moreno y la burla de los linajes», *Nueva Revista de Filología Hispánica* (NRFH), n.2, 619-639.

MURPHEY, RHOADS (1998), *Ottoman Warfare 1500-1700*. London: Routledge.

NELSON NOVOA, JAMES W. (2015), «Gabriel da Fonseca. A new Christian doctor in Bernini's Rome», *Humanismo e Ciência. Antiguidade e Renascimento*, António Manuel Lopes Andrade, Carlos de Miguel Mora, João Manuel Nunes Torrão (Coord.). Aveiro, Coimbra, Sao Paolo: UA Editora- Universidade de Aveiro- Impresa da Universidade de Coimbra-AnnaBlume: 227-2411.

PULIDO SERRANO, JUAN IGNACIO (2011), «Plural identities: the Portuguese New Christians», *Jewish History* 25: 129-151.

ROZEN, MINNA (2006), «The Ottoman Jews», *The Cambridge History of Turkey*, S. Faroqhi (ed.). Cambridge: Cambridge University Press: 256-271.

SÁNCHEZ-PÉREZ, MARÍA (2018), «De la Castilla medieval a la comunidad sefardí de Constantinopla del siglo XIX: dos leyendas de Pedro I», *Miscelánea de Estudios Árabes y Hebraicos. Sección Hebreo*, 67: 87-19.

SCHREIBER, MARKUS (2022). «Realidades conversas. Andrés de Fonseca y su familia (ss. XVI y XVII)», *Sefarad*, vol. 82:1, enero-junio: 57-96.

SHAW, STANFORD J. (1991), *The Jews of the Ottoman Empire and the Turkish Republic*. New York: New York University Press.

WHITE, SAM (2011), *The Climate of Rebellion in the Early Modern Ottoman Empire*. e-book, New York, NY: Cambridge University Press.

YERUSHALMI, YOSEF H. (1971), *From Spanish court to Italian Ghetto. Isaac Cardoso a study in seventheeth-century marranism and Jewish Apologetics*. New York and London: Columbia University Press.

ZARINEBAF-SHAHR FARIBA (1997), «Qızılbash "Heresy" and Rebellion in Ottoman Anatolia During the Sixteenth Century», *Anatolia moderna - Yeni anadolu*, Tome 7: 1-15.

ESTUDIOS DE HISTORIA DE LA MEDICINA

ARRIZABALAGA, JON (2007), «The world of Iberian converso practitioners, from Lluís Alcanyís to Isaac Cardoso», *Más allá de la leyenda negra: España y la revolución científica/ Beyond the black legend: Spain and the scientific revolution*, Víctor Navarro Brotóns and William Eamon (eds). Valencia, Instituto de Historia de la Ciencia y Documentación López Piñero (Universitat de València-CSIC): 307-322.

ARRIZABALAGA, JON (2009), «Medical Ideals in the Sephardic Diaspora: Rodrigo de Castro's Portrait of the Perfect Physician in early Seventeenth-Century Hamburg», *Medical History*. Supplement 29: 107-24.

CARRERAS PANCHÓN, ANTONIO (2006), «La medicina, siglos XVI-XIX», *Historia de la Universidad de Salamanca*. Salamanca: Ediciones Universidad de Salamanca, (6 vols) vol. 3, tomo 1: 303-344.

FRIEDENWALD, HARRY (1937), «Amatus Lusitanus», *Bulletin of the History of Medicine*, vol. VIII, nº 7, July1937. Reimp. en *The Jews and Medicine. Essays*. Baltimore: Johns Hopkins University, 1967, vol. II: 332-380.

FRIEDENWALD, HARRY (1939), «Abraham Zacuto», *Bulletin of the History of Medicine*, vol. VIII, nº 5, May 1939. Reimp. en *The Jews and Medicine. Essays*. Baltimore: Johns Hopkins University, 1967, vol. II: 295-321.

FRIEDENWALD, HARRY (1941). «The Medical Pioneers in the East Indians», Bulletin of the History of the Medicine, Vol. IX, 1941. Reimp. in *The Jews and Medicine. Essays*, 1967, vol. II. Baltimore: Johns Hopkins University, 430-447, 436-444.

FRIEDENWALD, HARRY (1946), *Jewish Luminaries in Medical History and a Catalogue of the private library of Harry Friedenwald*. Baltimore: The John Hopkins Press.

FRIEDENWALD, HARRY (1967), «Spanish and Portuguese Physicians After the Expulsion at the End of the Fifteenth Century», Chapter 7 of the «History of the Jewish Physicians of Spain, Portugal and Southeastern France», en *The Jews and Medicine,. Essays*, vol. II. Baltimore: Johns Hopkins University: 701-771.

FERRE, LOLA (2018), «Un manuscrito sefardí de medicina en Estambul, s. XVII: el *Canon* de Avicena y otros textos (Manuscrito Fr 3172 de la Biblioteca Nacional de Israel)», *Miscelánea de Estudios Árabes y Hebraicos. Sección Hebreo*, 67: 63-85.

FERRE, LOLA (2023), *Isaac Israeli's* The Definion of Fever and Its Essence *in Its Hebrew Translations (*The First Treatise of *The Book on Fevers). (Accompanied by Arabic, Latin* *and Old Spanish editions and English Translation*), with the collaboration of Esther Boucher and Basem Mahmud. Philadelphia: American Philosophical Society Press.

GRANJEL, LUIS S. (1989), *Los estudios de Medicina en Salamanca (Ensayo histórico)*. Salamanca: Real Academia de Medicina de Salamanca.

LÓPEZ PIÑERO, JOSÉ MARÍA (1979), *Ciencia y técnica en la sociedad española de los siglos XVI y XVII*. Barcelona: Labor.

LÓPEZ PIÑERO, JOSÉ MARÍA (2007), *Medicina e historia natural en la sociedad española de los siglos XVI y XVII*. Valencia: Universitat de València.

PARDO TOMÁS, JOSE - ÁLVAR MARTÍNEZ VIDAL (2020), «Las consultas y juntas de médicos como escenarios de controversia científica y práctica médica en la época de los novatores (1687-1725)», *Dynamis. Acta Hisp.Med.Sci.Hist.Illus.*, 22: 303-325.

RECIO MUÑOZ, VICTORIA (2018), «Ut iuvet et non noceat: médico, paciente y enfermedad en el Introitus de Amato Lusitano a las Curationum medicinalium centuriae», *Evphrosyne. Revista de filología clássica* 46: 261-277.

RECIO MUÑOZ, VICTORIA (2019), «Medicus artifex sensualis est: Amato Lusitano ante la teoría de los días críticos», *eHumanista/Conversos* 7: 39-58.

MURPHEY, RHOADS (2002), «Jewish Contributions to Ottoman Medicine, 1400-1800», *Jews, Turks, Ottomans. Shared History. Fifteenth Through the Twentieth Century*, edited by Avidor Levy. Syracuse NY: Syracuse University Press: 61-74.

RUBIO MUÑOZ, FRANCISCO JAVIER (2020), *La República de Sabios. Profesores, cátedras y universidad en la Salamanca del siglo de Oro*. Madrid: Universidad Carlos III.

RUDERMAN, DAVID B. (2001), «Medicine and Scientific Thought. The World of Tobias Cohen», *The Jews of early modern Venice*, eds. C. David and Benjamin Ravid. Baltimore, London: Johns Hopkins University Press:191-210.

SANTANDER, TERESA (1984), *Escolares médicos en Salamanca (Siglo XVI)*. Salamanca: Europa Artes Gráficas.

SARI, NIL-ALI H. BAYAT (1999/00), «The Medical Organization at the Ottoman Court», *Studies in History of Medicine & Science*, Vol. XVI, Nº 1-2, New series: 37-51.

SHEFER-MOSSENSOHN, MIRI (2009), *Ottoman Medicine: Healing and Medical Institutions*. Albany: State University of New York Press.

SIRAISI, NANCY G. (1987), *Avicenna in Renaissance Italy: The Canon and medical teaching in Italian universities after 1500*. Princeton: Princeton University Press.

SIRAISI, NANCY G. (2008), *History, medicine, and the Traditions of Renaissance Learning*. Ann Arbor: The University of Michigan Press.

ULLMANN, MANFRED (1976), *Islamic medicine*, en *Islamic Surveys* II. Edinburgh: University Press.

ESTUDIOS DE LENGUA ESPAÑOLA Y DE JUDEO-ESPAÑOL

BUNIS, DAVID M. (1999), *Leshon Judezmo: Mavo li-Lshonam shel ha-Yehudim ha-Sefaradim ba-Imperiyah*. Jerusalem: 24-35.

BUNIS, DAVID M. (2017), «The lexicography of Sephardic Judaism», *International Handbook of Modern Lexis and Lexicography*, P.Hanks, G.- M.de Schryver (eds.). Germany: Springer-Verlag GmbH: 1-25.

CALDERÓN CAMPOS, MIGUEL Y MARÍA TERESA GARCÍA-GODOY (2023). «Historia de las fórmulas de tratamiento», en Steven N. Dworkin, Gloria Clavería Nadal y Álvaro S. Octavio de Totelo y Huerta (eds): *jjoo*, London and New York, Taylor and Francis, Routledge Handbooks, 208-221..

CANO AGUILAR, RAFAEL (2004), «Cambios en la fonología del español durante los siglos XVI y XVII», *Historia de la lengua española*, Rafael Cano (Coord.). Barcelona: Editorial Ariel: 825-857.

GIRÓN, JOSE LUIS (2004), «Cambios gramaticales en los Siglos de Oro», *Historia de la lengua española*, Rafael Cano (Coord.). Barcelona: Editorial Ariel: 859-893.

LAPESA, RAFAEL (1942), *Historia de la lengua española*. Madrid: Gredos: 2014 (9.ª edición refundida y aumentada. Publicación original: Escelicer, 1942).

MEDINA MORALES, FRANCISCA (2005), *La lengua del Siglo de Oro. Un estudio de variación lingüística*. Granada: Universidad de Granada.

NÚÑEZ-MÉNDEZ, EVA (2016), «A Diachronic Approach to the Confusion of b with v in Spanish» en Núñez-Méndez, Eva (ed.): *Diachronic Applications in Hispanic Linguistics*. Cambridge: Cambridge Scholars Publishing: 126-166.

OESTERREICHER, WULF (2004), «Textos entre inmediatez y distancia comunicativas. El problema de lo hablado escrito en el Siglo de Oro», en *Historia de la lengua española*. Rafael Cano (Coord.). Barcelona: Editorial Ariel: 729 -769.

QUINTANA RODRÍGUEZ, ALDINA (2002), «Geografía lingüística del judeoespañol de acuerdo con el léxico», *Revista de Filología Española* 82, 1: 105-138.

QUINTANA RODRÍGUEZ, ALDINA (2004), «El sustrato y el adstrato portugueses en judeoespañol», *Neue Romania. Judenspanisch* VI, 11: 167-192.

QUINTANA RODRÍGUEZ, ALDINA (2006), *Geografía Lingüística del Judeoespañol. Estudio sincrónico y diacrónico*. Bern, Berlin, Bruxelles, Frankfurt am Main, New York, Oxford, Wien: Peter Lang.

QUINTANA, ALDINA (2009), «Aportación lingüística de los romances aragonés y portugués a la coiné judeoespañola», *Languages and Literatures of Sephardic and Oriental Jews*, David M. Bunis (ed.). Jerusalem: Misgav Yerushalayim & The Bialik Institute: 221-255.

ROMEU FERRÉ, PILAR (2004), «Turquismos en un manuscrito de medicina», *Revista de Dialectología y Tradiciones Populares*, LIX, 31-42.

STALA, EWA (2011), *Los nombres de los colores en el español de los siglos XVI-XVII*. Alicante: Biblioteca Virtual Miguel de Cervantes.

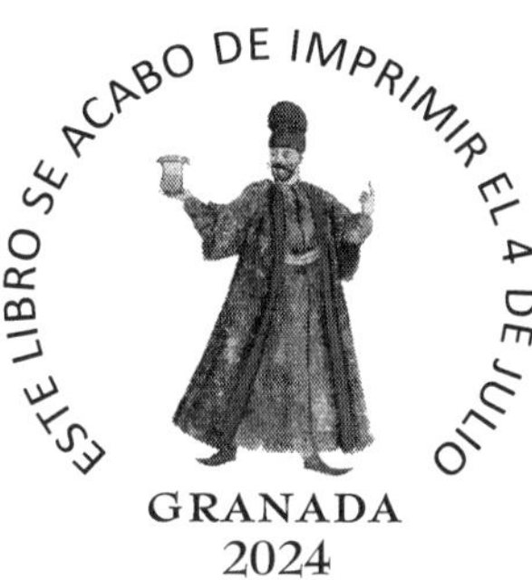

ESTE LIBRO SE ACABO DE IMPRIMIR EL 4 DE JULIO
GRANADA
2024